ORL

Chez le même éditeur

Dans la même collection

Activité physique et sportive : facteur de santé, par le Collège français des enseignants en médecine et traumatologie du sport et de l'exercice physique (CFEMTSEP), 2019, 96 pages.

Anatomie et cytologie pathologiques, par le Collège français des pathologistes (CoPath), 3e édition, 2019, 416 pages.

Chirurgie maxillo-faciale et stomatologie, par le Collège hospitalo-universitaire français de chirurgie maxillo-faciale et stomatologie, 5e édition, 2021, 432 pages.

Dermatologie, par le Collège des enseignants en dermatologie de France (CEDEF), 8e édition, 2022, 504 pages.

Endocrinologie, diabétologie et maladies métaboliques, par le Collège des enseignants d'endocrinologie, diabète et maladies métaboliques (CEEDMM), 5e édition, 2021, 568 pages.

Gériatrie, par le Collège national des enseignants de gériatrie (CNEG), 5e édition, 2021, 400 pages.

Gynécologie obstétrique, par le Collège national des gynécologues et obstétriciens français (CNGOF), 5e édition, 2021, 696 pages.

Hématologie, par la Société française d'hématologie (SFH), 4e édition, 2021, 400 pages.

Hépato-gastro-entérologie – Chirurgie digestive, par la Collégiale des universitaires en t (CDU-HGE), 4e édition, 2018, 536 pages.

Imagerie médicale par le Collège des enseignants de radiologie de France et le Collège National des Enseignants de Biophysique et de Médecine Nucléaire (CERF-CNEBMN), 3e édition, 2022, 704 pages.

Immunopathologie, par le Collège des enseignants d'immunologie, 2022, 400 pages.

Maîtriser la LCA en anglais – Méthodologie et entraînement, par le Collège universitaire des enseignants de santé publique (CUESP), 5e édition, 2019, 248 pages.

Médecine cardio-vasculaire, par le Collège national des enseignants de cardiologie (CNEC) et la Société française de cardiologie (SFC), 2e édition, 2022, 560 pages.

Médecine intensive, réanimation, urgences et défaillances viscérales aigües, par le Collège des enseignants de médecine intensive – réanimation (CEMIR), 7e édition, 2021, 904 pages.

Médecine légale – Médecine du travail, par la Société française de médecine légale, le Collège des enseignants hospitalo-universitaires de médecine et santé au travail, 2019, 272 pages.

Médecine physique et de réadaptation, par le Collège français des enseignants universitaires de médecine physique et de réadaptation (COFEMER), 7e édition, 2021, 384 pages.

Neurochirurgie, par le Collège de neurochirurgie, 3e édition, 2022, 332 pages.

Neurologie, par le Collège des enseignants de neurologie (CEN), 6e édition, 2021, 624 pages.

Nutrition, par le Collège des enseignants de nutrition (CEN), 4e édition, 2022, 292 pages.

Ophtalmologie, par le Collège des ophtalmologistes universitaires de France (COUF), 5e édition, 2021, 336 pages.

ORL, par le Collège français d'ORL et de chirurgie cervico-faciale (CFORL-CCF), 5e édition, 2022, 448 pages.

Parasitoses et mycoses des régions tempérées et tropicales, par l'Association française des enseignants de parasitologie et mycologie (ANOFEL), 7e édition, 2022, 488 pages.

Pédiatrie, par le Collège national des professeurs de pédiatrie (CNPU), 8e édition, 2021, 936 pages.

Rhumatologie, par le Collège français des enseignants en rhumatologie (COFER), 7e édition, 2020, 624 pages.

Santé publique, par le Collège universitaire des enseignants de santé publique (CUESP), 5e édition, 2022, 544 pages.

Urologie, par le Collège français des enseignants d'urologie (CFEU), 5e édition, 2021, 440 pages.

ORL

Sous l'égide du
Collège français d'ORL et de chirurgie cervico-faciale
Coordonné par :
Emmanuel Lescanne
André Coste
Cécile Parietti-Winkler

5ᵉ édition

Elsevier Masson

ELSEVIER

Elsevier Masson SAS, 65, rue Camille-Desmoulins, 92442 Issy-les-Moulineaux cedex
www.elsevier-masson.fr
ORL, 5ᵉ édition, par le Collège français d'ORL et de chirurgie cervico-faciale.
© 2022 Elsevier Masson SAS
ISBN : 978-2-294-76627-5
e-ISBN : 978-2-294-76691-6
Tous droits réservés.

Les praticiens et chercheurs doivent toujours se fonder sur leur propre expérience et connaissances pour évaluer et utiliser toute information, méthodes, composés ou expériences décrits ici. Du fait de l'avancement rapide des sciences médicales, en particulier, une vérification indépendante des diagnostics et dosages des médicaments doit être effectuée. Dans toute la mesure permise par la loi, Elsevier, les auteurs, collaborateurs ou autres contributeurs déclinent toute responsabilité pour ce qui concerne la traduction ou pour tout préjudice et/ou dommages aux personnes ou aux biens, que cela résulte de la responsabilité du fait des produits, d'une négligence ou autre, ou de l'utilisation ou de l'application de toutes les méthodes, les produits, les instructions ou les idées contenus dans la présente publication.

Tous droits de traduction, d'adaptation et de reproduction par tous procédés, réservés pour tous pays. Toute reproduction ou représentation intégrale ou partielle, par quelque procédé que ce soit, des pages publiées dans le présent ouvrage, faite sans l'autorisation de l'éditeur est illicite et constitue une contrefaçon. Seules sont autorisées, d'une part, les reproductions strictement réservées à l'usage privé du copiste et non destinées à une utilisation collective et, d'autre part, les courtes citations justifiées par le caractère scientifique ou d'information de l'œuvre dans laquelle elles sont incorporées (art. L. 122-4, L. 122-5 et L. 335-2 du Code de la propriété intellectuelle).

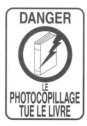

Ce logo a pour objet d'alerter le lecteur sur la menace que représente pour l'avenir de l'écrit, tout particulièrement dans le domaine universitaire, le développement massif du « photocopillage ». Cette pratique qui s'est généralisée, notamment dans les établissements d'enseignement, provoque une baisse brutale des achats de livres, au point que la possibilité même pour les auteurs de créer des œuvres nouvelles et de les faire éditer correctement est aujourd'hui menacée. Nous rappelons donc que la reproduction et la vente sans autorisation, ainsi que le recel, sont passibles de poursuites. Les demandes d'autorisation de photocopier doivent être adressées à l'éditeur ou au Centre français d'exploitation du droit de copie : 20, rue des Grands-Augustins, 75006 Paris. Tél. 01 44 07 47 70.

Table des matières

Les auteurs	XIII
Avant-propos	XVII
Note de l'éditeur	XIX
Compléments en ligne	XXI
Abréviations	XXIII

1 Connaissances

1 ITEM 87 Épistaxis — 3
- I. Rappels — 4
- II. Définition — 6
- III. Diagnostic — 6
    - A. Diagnostic positif — 6
    - B. Diagnostic de gravité — 6
    - C. Diagnostics différentiels — 6
- IV. Examens complémentaires — 7
- V. Prise en charge thérapeutique — 7
    - A. Mesures générales — 7
    - B. Contrôle du saignement — 8
    - C. Prévention des récidives — 9
- VI. Étiologie — 10
    - A. Causes locales — 10
    - B. Causes générales — 11

2 ITEM 88 Trouble aigu de la parole. Dysphonie — 17
- I. Rappel — 18
    - A. Fonctions du larynx — 18
    - B. Définitions — 21
- II. Introduction sur la dysphonie — 21
- III. Diagnostic positif — 21
- IV. Diagnostic différentiel — 21
- V. Diagnostic étiologique (démarche diagnostique) — 22
    - A. Lésions malignes et suspectes — 23
    - B. Lésions d'allure bénigne — 24
    - C. Immobilités unilatérales — 25
    - D. Immobilités bilatérales — 27
    - E. Cordes vocales normales et mobiles — 29
- VI. Place de la rééducation orthophonique — 29

3 ITEMS 47, 56, 89, 118, 122 Surdité et handicap — 31
- I. Généralités — 36
    - A. Rappels anatomophysiologiques — 36
    - B. Définition des grands types de surdité — 39
- II. Diagnostic des troubles auditifs de l'adulte — 40
    - A. Signes d'appel — 40
    - B. Examen clinique — 40
    - C. Examens fonctionnels de l'audition — 40
- III. Diagnostic des troubles auditifs de l'enfant — 46
    - A. Examen clinique — 47
    - B. Bilan audiologique — 48
- IV. Surdités de transmission — 50
    - A. Diagnostic positif, caractères communs — 50
    - B. Diagnostic étiologique et traitement — 50

V. Surdités de perception 54
  A. Diagnostic positif, caractères communs 54
  B. Diagnostic étiologique et traitement 55
  C. Diagnostic différentiel des surdités 63
VI. Prise en charge des surdités 63
  A. Réhabilitation des surdités 63
  B. Rééducation orthophonique 64
  C. Prise en charge du handicap auditif 64
  D. Prévention des troubles de l'audition 65
  E. Particularités de la prise en charge de l'enfant sourd 66

4 ITEM 90 Pathologie des glandes salivaires   69

I. Anatomie, histologie, physiologie élémentaires des glandes salivaires 70
  A. Glande parotide 70
  B. Glande submandibulaire 73
  C. Glande sublinguale 75
  D. Unité sécrétoire d'une glande salivaire 75
II. Inflammation et infection d'une glande salivaire principale : sialites 76
  A. Sialites aiguës 76
  B. Sialites chroniques 78
III. Tuméfaction globale chronique des glandes salivaires principales : sialoses .. 79
  A. Sarcoïdose 79
  B. Syndromes secs 79
  C. Séropositivité pour le VIH 80
  D. Maladie de Kimura 80
  E. Maladie à IgG_4 80
  F. Amylose 81
  G. Parotidomégalies essentielles 81
IV. Tumeurs des glandes salivaires principales 81
  A. Clinique 81
  B. Bilan d'imagerie devant une suspicion de tumeur des glandes salivaires . 83
  C. Tumeurs épithéliales bénignes 84
  D. Tumeurs malignes 86
  E. Tumeurs non épithéliales 87
  F. Principes de prise en charge des tumeurs des glandes salivaires 87

5 ITEM 99 Migraine, névralgie du trijumeau et algies de la face   89

I. Présentation générale, position du problème 90
II. Classification des céphalées 91
III. Démarche diagnostique 92
IV. Migraine 93
V. Céphalées de tension 95
VI. Algies vasculaires de la face 95
VII. Névralgie du trijumeau 97
  A. Névralgie essentielle 97
  B. Névralgies secondaires ou symptomatiques 98
VIII. Céphalées associées à une douleur de la face d'origine dentaire, sinusienne,
  oculaire ou auriculaire 99
  A. Causes dentaires 99
  B. Causes sinusiennes 99
  C. Causes oculaires 100
  D. Causes auriculaires 101
  E. Autres douleurs latérales 101
  F. Douleurs attribuées à une anomalie de la muqueuse nasale 102
IX. Traitement des douleurs de la face 102
  A. Migraines 102
  B. Algies vasculaires de la face 102
  C. Névralgies du trijumeau 103

6 ITEM 101 Paralysie faciale périphérique — 105
- I. Rappels anatomiques — 106
- II. Définition — 108
- III. Sémiologie de la paralysie faciale périphérique — 109
  - A. Description d'une paralysie faciale périphérique sévère chez le sujet conscient — 109
  - B. Chez le sujet comateux — 110
  - C. Diagnostic de sévérité — 110
  - D. Diagnostic de localisation lésionnelle — 111
- IV. Étiologie et traitement des paralysies faciales périphériques — 112
  - A. Paralysie faciale idiopathique, ou « *a frigore* » ou paralysie de Bell — 112
  - B. Paralysies faciales infectieuses — 115
  - C. Paralysies faciales traumatiques — 117
  - D. Paralysies faciales tumorales — 119
  - E. Paralysies faciales de causes rares, congénitales, générales ou bilatérales (diplégie faciale) — 120

7 ITEMS 103, 109 Vertiges et troubles de l'équilibre — 123
- I. Définition — 125
  - A. Vertige et syndrome vestibulaire — 125
  - B. Diagnostic positif et différentiel — 127
- II. Prise en charge d'un vertige en urgence : caractérisation d'un grand vertige aigu prolongé — 128
  - A. Examen otoneurologique — 129
  - B. Test de HINTS : signes en faveur d'une origine centrale — 129
  - C. Syndrome vestibulaire harmonieux : en faveur d'une origine périphérique — 130
- III. En dehors de l'urgence — 132
  - A. Vertiges brefs (1 minute ou moins) — 132
  - B. Vertiges de quelques minutes ou quelques heures — 133
  - C. Vertige unique et prolongé : le déficit vestibulaire unilatéral aigu de la névrite vestibulaire — 134
  - D. Vertige ou instabilité permanente — 134
- IV. Sémiologie analytique : mener l'interrogatoire d'un patient vertigineux — 135
  - A. Caractères du vertige — 135
  - B. Durée du vertige — 135
  - C. Circonstances d'apparition — 135
  - D. Enveloppe évolutive — 136
  - E. Symptômes associés — 136
  - F. Retentissement — 136
  - G. Antécédents — 137
  - H. Examen clinique — 137
- V. Examens complémentaires — 137
  - A. Examens audiologiques — 138
  - B. Vestibulométrie — 138
  - C. Examens radiologiques — 138
- VI. Prise en charge — 139
  - A. Traitement symptomatique du vertige et traitements de fond — 139
  - B. Traitement étiologique — 139
  - C. Rééducation vestibulaire — 140
  - D. Particularité de la prise en charge de la personne âgée — 140

8 ITEM 110 Troubles du sommeil de l'enfant et de l'adulte — 143
- I. Épidémiologie — 144
- II. Aspects cliniques — 145
- III. Examen clinique — 146
- IV. Examens paracliniques — 146
- V. Traitement — 147
  - A. Traitement du ronflement simple — 147
  - B. Traitement du SAOS sévère (IAH > 30/h) — 147
  - C. Traitement du SAOS léger ou modéré (IAH = 5–30/h) — 148

9 ITEM 241 Goitres, nodules thyroïdiens et cancers thyroïdiens ... 151
I. Généralités sur la thyroïde ... 152
- A. Embryogenèse ... 152
- B. Anatomie ... 152
- C. Fonctions ... 153

II. Définition du goitre et de ses différents types ... 154

III. Exploration de la thyroïde ... 156
- A. Exploration biologique ... 156
- B. Exploration par imagerie ... 156
- C. Cytologie ... 160

IV. Principales étiologies des goitres et leur prise en charge ... 161
- A. Thyroïdites auto-immunes ... 161
- B. Nodules thyroïdiens ... 164

V. Les différents types de cancers de la thyroïde ... 167
- A. Carcinomes épithéliaux de la thyroïde ... 167
- B. Carcinomes médullaires de la thyroïde ... 168
- C. Carcinomes indifférenciés de la thyroïde ... 169

10 ITEM 148 Infections nasosinusiennes de l'enfant et de l'adulte ... 171
I. Pathologie rhinosinusienne aiguë : rhinites aiguës ... 172
- A. Rhinite aiguë de l'adulte : « rhume banal » ... 172
- B. Formes cliniques ... 173
- C. Traitement ... 174

II. Sinusites aiguës ... 174
- A. Rappel anatomique ... 174
- B. Physiopathologie ... 174
- C. Sinusite maxillaire aiguë ... 175
- D. Diagnostic ... 176
- E. Formes cliniques ... 177
- F. Traitement ... 180

11 ITEMS 148, 149 Angines de l'adulte et de l'enfant et rhinopharyngites de l'enfant ... 185

Angines ... 187

I. Généralités sur les angines et points communs ... 187
- A. Définition ... 187
- B. Physiopathologie ... 187
- C. Microbiologie ... 189
- D. Épidémiologie ... 189
- E. Examen clinique ... 189
- F. Examens complémentaires ... 190
- G. Évolution ... 191
- H. Traitement ... 191
- I. Indications d'hospitalisation ... 191

II. Angines érythémateuses et érythémato-pultacées ... 192
- A. Diagnostic clinique ... 192
- B. Diagnostic étiologique ... 192
- C. Diagnostic microbiologique de SBHA ... 193
- D. Évolution ... 194
- E. Traitement antibiotique des angines à SBHA ... 194
- F. Prise en charge des angines non liées au SBHA ... 197
- G. Complications générales des angines à SBHA ... 198
- H. Complications locales et locorégionales des angines à SBHA ... 200

III. Angines pseudomembraneuses ... 204
- A. Diagnostic clinique ... 204
- B. Mononucléose infectieuse à EBV ... 204
- C. Diphtérie ... 205

IV. Angines vésiculeuses ... 206
- A. Diagnostic clinique ... 206
- B. Diagnostic étiologique ... 206

        C. Évolution 207
        D. Traitement 207
    V. Angines ulcéreuses et nécrotiques 207
        A. Diagnostic clinique 207
        B. Angine de Vincent 208
        C. Chancre syphilitique de l'amygdale 209
        D. Cancer de l'amygdale et agranulocytose sur hémopathie maligne ... 210
Rhinopharyngites 210
    I. Diagnostic clinique 211
    II. Diagnostic étiologique 211
    III. Évolution 212
    IV. Traitement 212
    V. Complications des rhinopharyngites 213
    VI. Hypertrophie des végétations adénoïdes et rhinopharyngites à répétition ... 213
    VII. Autres facteurs favorisant les infections rhinopharyngées ... 214

12 ITEM 150 Otites infectieuses de l'adulte et de l'enfant — 215
    I. Rappels anatomiques et physiologiques 216
        A. Anatomie et physiologie de l'oreille moyenne 216
        B. Physiopathologie de l'otite séromuqueuse (OSM) 217
        C. Physiopathologie et bactériologie des otites moyennes aiguës (OMA) ... 217
    II. Otite externe aiguë et diagnostic différentiel face à une otalgie ... 218
        A. Notions anatomophysiologiques pour la compréhension des otalgies ... 218
        B. Examen d'un patient otalgique 219
        C. Otalgies : les lésions de l'oreille externe 222
        D. Otalgies : les lésions de l'oreille moyenne 225
        E. Otalgies et affections de l'oreille interne 226
        F. Otalgies réflexes 227
        G. Névralgies 228
    III. Otites moyennes aiguës 229
        A. Définition 229
        B. Prévalence, épidémiologie 229
        C. Diagnostic 230
        D. Formes cliniques 231
        E. Diagnostic différentiel 232
        F. Traitement 232
        G. Évolution 235
        H. Complications 235
    IV. Otites moyennes chroniques 237
        A. Physiopathologie 237
        B. Otite séromuqueuse 238
        C. Perforation tympanique, ou otite muqueuse à tympan ouvert .. 242
        D. Séquelles des otites 243
        E. Cholestéatome ou otite chronique cholestéatomateuse 245
        F. Otite tuberculeuse 247
    V. Complications des otites moyennes chroniques 248
        A. Paralysie faciale périphérique 248
        B. Labyrinthites 248
        C. Complications endocrâniennes 248

13 ITEMS 203, 359 Dyspnée aiguë et chronique : dyspnée laryngée — 251
    I. Anatomie et fonctions du larynx 254
        A. Anatomie du larynx 254
        B. Fonctions du larynx 255
    II. Définition de la dyspnée laryngée 257
    III. Dyspnée laryngée de l'enfant 259
        A. Diagnostic positif 259
        B. Diagnostic différentiel 261
        C. Diagnostic étiologique 262
        D. Traitement des dyspnées laryngées de l'enfant 265

Table des matières

    IV. Dyspnée laryngée de l'adulte 265
        A. Diagnostic positif 265
        B. Diagnostic différentiel 266
        C. Diagnostic étiologique 267
        D. Traitement des dyspnées laryngées de l'adulte 269

14 ITEM 220 Adénopathie superficielle de l'adulte et de l'enfant (cervicale) ... 271

    I. Diagnostic positif 272
        A. Interrogatoire 272
        B. Examen clinique 273
        C. Examen ORL et cervicofacial 273
        D. Examens paracliniques 274
    II. Diagnostic étiologique et indications thérapeutiques 274
        A. Adénopathies cervicales latérales 275
        B. Tuméfactions cervicales médianes 280
    III. Diagnostic différentiel 280
        A. Face à une adénopathie latérocervicale 280
        B. Face à une adénopathie sous-mandibulaire 281
        C. Face à une adénopathie sus-claviculaire 282
        D. Face à une adénopathie spinale 282
        E. Face à une adénopathie sous-mentale 282
        F. Face à une adénopathie prélaryngée, rare 282
    IV. Orientation diagnostique en présence d'une adénopathie cervicale 283

15 ITEM 273 Dysphagie 287

    I. Physiopathologie 288
    II. Sémiologie 289
        A. Symptômes observés au cours des troubles de la déglutition 289
        B. Autres symptômes 290
        C. Signes d'adaptations alimentaires 290
        D. Facteurs aggravants 291
        E. Recherche d'éléments d'orientation : 291
    III. Signes physiques 291
    IV. Diagnostic 292
        A. Évaluer la sévérité du trouble 292
        B. Examens complémentaires 292
        C. Diagnostic étiologique : éléments d'orientation 295

16 ITEM 298 Tumeurs de la cavité buccale, nasosinusiennes et du cavum, et des voies aérodigestives supérieures 303

    I. Rappels anatomiques 304
    II. Épidémiologie 306
        A. Cancers de la cavité buccale, de l'oropharynx, de l'hypopharynx et du larynx 307
        B. Cancers rhinosinusiens 307
        C. Cancers du cavum (nasopharynx) 308
    III. Diagnostic et bilan préthérapeutique 308
        A. Signes d'appel 308
        B. Examen clinique 308
        C. Bilan paraclinique d'extension locorégionale et à distance 309
        D. Bilan état général et comorbidités 311
    IV. Principes de traitement 311
        A. Chirurgie 312
        B. Radiothérapie 312
        C. Chimiothérapie 313
        D. Immunothérapie 313
    V. Suivi post-thérapeutique 313
        A. Surveillance 313
        B. Évolution 314
    VI. Prévention 315

VII. Cancers de la cavité buccale	315
A. Épidémiologie	315
B. Signes d'appel	315
C. Examen clinique	315
D. Diagnostic et bilan	317
E. Classification TNM	317
F. Traitement	318
VIII. Cancers de l'oropharynx	318
A. Épidémiologie	318
B. Signes d'appel	318
C. Examen clinique	319
D. Diagnostic et bilan	320
E. Classification TNM	320
F. Traitement	321
IX. Cancers de l'hypopharynx	322
A. Épidémiologie	322
B. Signes d'appel	322
C. Examen clinique	322
D. Diagnostic et bilan	323
E. Classification TNM	323
F. Traitement	324
X. Cancers du larynx	324
A. Épidémiologie	324
B. Signes d'appel	325
C. Examen clinique	325
D. Diagnostic et bilan	326
E. Classification TNM	326
F. Traitement	327
G. Cas particulier : cancer sous-glottique	328
XI. Cancer du rhinopharynx (UCNT)	328
A. Épidémiologie	328
B. Signes d'appel	329
C. Examen clinique	329
D. Diagnostic	329
E. Bilan d'extension	329
F. Traitement des UCNT	331
XII. Cancers des fosses nasales et des sinus	331
A. Cancer de l'ethmoïde	331
B. Cancer du sinus maxillaire	334
C. Tumeur de la cloison nasale	335
D. Tumeur du sphénoïde	335

17   ITEMS 334, 335 Orientation diagnostique et conduite à tenir devant un traumatisme craniofacial : fracture du rocher ... 337

I. Étiologie et mécanisme des fractures du rocher	340
A. Étiologie	340
B. Mécanisme	340
II. Tableau clinique	344
A. Patient vu en période de coma	344
B. Patient vu au décours du coma ou sans qu'il n'y ait eu de coma	344

18   ITEMS 334, 335 Orientation diagnostique et conduite à tenir devant un traumatisme craniofacial : fracture des os propres du nez ... 351

I. Anatomie des os propres du nez	353
II. Origine et mécanisme des fractures des os propres du nez	353
III. Tableau clinique	354
A. Interrogatoire	354
B. Examen clinique	355
IV. Bilan radiologique	356

V. Complications 356
VI. Prise en charge thérapeutique 356

19 **ITEMS 148, 150, 273, 359 Corps étrangers des voies aériennes supérieures et autres corps étrangers ORL** 359
   I. Corps étrangers de l'oreille 363
   II. Corps étrangers du nez 364
   III. Corps étrangers du pharynx et de l'œsophage 364
      A. Corps étranger pharyngé 364
      B. Corps étranger œsophagien 365
   IV. Corps étrangers trachéobronchiques et laryngés 366
      A. Corps étranger laryngé 367
      B. Corps étranger trachéobronchique 367

II Entraînements

20 **Dossiers cliniques progressifs** 375
   Énoncés et questions 375
   Réponses 434

21 **Questions isolées** 491
   Questions 491
   Réponses 504

   Index 509

Les auteurs

Coordination de l'ouvrage

Ouvrage rédigé sous l'égide du Collège français d'ORL et de chirurgie cervico-faciale, coordonné au bureau du Collège par Emmanuel Lescanne, André Coste et Cécile Parietti-Winkler avec Olivier Deguine, Nicolas Leboulanger, Christian Righini et Christophe Vincent.

Comité éditorial

Dr Sarah Atallah, université Sorbonne-Université.
Pr Emmanuel Babin, université de Caen.
Dr Sophie Boucher, université d'Angers.
Pr Anne Charpiot, université de Strasbourg.
Dr Sait Ciftci, université de Strasbourg.
Pr André Coste, université Paris Est-Créteil.
Pr Erwan De Mones Del Pujol, université de Bordeaux.
Dr Sophie Deneuve, université de Rouen.
Pr Olivier Deguine, université Toulouse 3.
Dr Xavier Dubernard, université de Reims.
Pr Xavier Dufour, université de Poitiers.
Dr Diane Evrard, université Paris Cité.
Dr Lea Fath, université de Strasbourg.
Dr Maxime Fieux, université Lyon 1 (Claude-Bernard).
Pr Antoine Giovanni, université Aix-Marseille.
Pr Franck Jegoux, université Rennes 1.
Dr Alexandre Karkas, université de Saint-Étienne.
Pr Nicolas Leboulanger, université Paris Cité.
Dr Jean-Christophe Leclere, université de Bretagne occidentale.
Pr Emmanuel Lescanne, université de Tours.
Pr Remi Marianowski, université de Bretagne occidentale.
Dr Éric Moreddu, université Aix-Marseille.
Pr Sylvain Morinière, université de Tours.
Pr Cyril Page, université d'Amiens.
Pr Cécile Parietti-Winkler, université de Lorraine.
Dr Pierre Philouze, université Lyon 1 (Claude-Bernard).
Pr Virginie Prulière-Escabasse, université Paris Est-Créteil.
Dr Mathilde Puechmaille, université Clermont-Auvergne.
Pr Christian Righini, université Grenoble-Alpes.
Pr Cécile Rumeau, université de Lorraine.
Dr Nicolas Saroul, université Clermont-Auvergne.
Dr François Simon, université Paris Cité.
Pr Frédéric Tankéré, université Sorbonne-Université.
Pr Natacha Teissier, université Paris Cité.
Pr Stéphane Tringali, université Lyon 1 (Claude-Bernard).

Pr Sébastien Vergez, université Toulouse 3.
Pr Benjamin Verillaud, université Paris Cité.
Pr Christophe Vincent, université de Lille.

Avec les enseignants d'oto-rhino-laryngologie et de chirurgie cervico-faciale

Pr Karine Aubry, université de Limoges.
Pr Emmanuel Babin, université de Caen.
Pr David Bakhos, université de Tours.
Pr Beatrix Barry, université Paris Cité.
Pr Bertrand Baujat, université Sorbonne-Université.
Pr Pierre Bonfils, université Paris Cité.
Dr Damien Bonnard, université de Bordeaux.
Pr Philippe Bordure, université de Nantes.
Pr Alexis Bozorg-Grayeli, université de Dijon.
Pr Laurent Castillo, université Côte-d'Azur.
Pr Philippe Céruse, université Lyon 1 (Claude-Bernard).
Pr Anne Charpiot, université de Strasbourg.
Pr Dominique Chevalier, université de Lille.
Pr Andre Coste, université Paris Est-Créteil.
Pr Vincent Couloigner, université Paris Cité.
Pr Louis Crampette, université de Montpellier.
Pr Vincent Darrouzet, université de Bordeaux.
Pr Erwan De Mones Del Pujol, université de Bordeaux.
Pr Christian Debry, université de Strasbourg.
Pr Olivier Deguine, université Toulouse 3.
Pr Françoise Denoyelle, université Paris Cité.
Pr Patrick Dessi, université Aix-Marseille.
Dr Xavier Dubernard, université de Reims.
Pr Suzy Duflo, université des Antilles.
Pr Xavier Dufour, université de Poitiers.
Pr Florent Espitalier, université de Nantes.
Pr Nicolas Fakhry, université Aix-Marseille.
Pr Pierre Fayoux, université de Lille.
Pr Valérie Franco, université de Bordeaux.
Pr Patrice Gallet, université de Lorraine.
Pr Erea Noel Garabedian, université Paris Cité.
Pr Renaud Garrel, université de Montpellier.
Pr Laurent Gilain, université Clermont-Auvergne.
Pr Antoine Giovanni, université Aix-Marseille.
Pr Benoit Godey, université Rennes 1.
Pr Nicolas Guevara, université Côte-d'Azur.
Pr Stéphane Hans, université Versailles – Saint-Quentin.
Pr Philippe Herman, université Paris Cité.
Pr Roger Jankowski, université de Lorraine.
Pr Franck Jegoux, université Rennes 1.
Pr Romain Kania, université Paris Cité.

Les auteurs

Dr Alexandre Karkas, université de Saint-Étienne.
Pr Laurent Laccourreye, université d'Angers.
Pr Ollivier Laccourreye, université Paris Cité.
Pr Benjamin Lallemant, université de Montpellier.
Pr Georges Lamas, université Sorbonne-Université.
Pr Jean-Pierre Lavieille, université Aix-Marseille.
Pr Ludovic Le Taillandier de Gabory, université de Bordeaux.
Pr Nicolas Leboulanger, université Paris Cité.
Pr Emmanuel Lescanne, université de Tours.
Pr Olivier Malard, université de Nantes.
Dr David Malinvaud, université Paris Cité.
Pr Remi Marianowski, université de Bretagne occidentale.
Pr Jean-Paul Marie, université de Rouen.
Pr Mathieu Marx, université Toulouse 3.
Pr Justin Michel, université Aix-Marseille.
Pr Haitham Mirghani, université Paris Cité.
Pr Thierry Mom, université Clermont-Auvergne.
Pr Michel Mondain, université de Montpellier.
Pr Sylvain Morinière, université de Tours.
Pr Geoffrey Mortuaire, université de Lille.
Pr Jérôme Nevoux, université Paris-Saclay.
Pr Yann Nguyen, université Sorbonne-Université.
Pr Richard Nicollas, université Aix-Marseille.
Pr Michel Ouayoun, université Paris 13.
Pr Cyril Page, université d'Amiens.
Pr Jean-François Papon, université Paris Saclay.
Pr Cécile Parietti-Winkler, université de Lorraine.
Pr Virginie Prulière-Escabasse, université Paris Est-Créteil.
Pr Thomas Radulesco, université Aix-Marseille.
Pr Christian Righini, université Grenoble-Alpes.
Pr Cécile Rumeau, université de Lorraine.
Pr Sébastien Schmerber, université Grenoble-Alpes.
Pr Philippe Schultz, université de Strasbourg.
Pr Elie Serrano, université Toulouse 3.
Pr Fréderic Tankéré, université Sorbonne-Université.
Pr Laurent Tavernier, université de Besançon.
Pr Natacha Teissier, université Paris Cité.
Pr Jean-Michel Triglia, université d'Aix-Marseille.
Pr Stéphane Tringali, université Lyon 1 (Claude-Bernard).
Pr Éric Truy, université Lyon 1 (Claude-Bernard).
Pr Thierry Van Den Abbeele, université Paris Cité.
Pr Fréderic Venail, université de Montpellier.
Pr Sébastien Vergez, université Toulouse 3.
Pr Benjamin Verillaud, université Paris Cité.
Pr Christophe Vincent, université de Lille.

Avant-propos

Le Collège français d'ORL et de chirurgie cervico-faciale a rédigé cet ouvrage pour les étudiants en médecine se préparant aux EDN et ECOS, actuelles épreuves nationales déterminantes avant de débuter le troisième cycle des études médicales. Les nouveaux items de la R2C traités dans ce référentiel constituent le socle des connaissances médicales des pathologies ORL et cervico-faciales. Elles sont évaluées par les Épreuves dématérialisées nationales et préparent l'étudiant aux Examens cliniques objectifs et structurés.

L'ouvrage sera très utile à tous les médecins qui désirent connaître ou réviser l'essentiel des affections ORL et cervico-faciales.

Ce livre a été élaboré au bureau du Collège par les professeurs André Coste, Olivier Deguine, Nicolas Leboulanger, Emmanuel Lescanne, Cécile Parietti-Winkler, Christian Righini et Christophe Vincent, avec la collaboration spécifique d'un comité éditorial investit dans la refonte de ce nouveau référentiel.

Professeur Emmanuel Lescanne
Président du Collège français d'ORL et de chirurgie cervico-faciale

Note de l'éditeur

Dans le respect de la Réforme du deuxième cycle des études médicales (R2C), les connaissances rassemblées dans cet ouvrage sont hiérarchisées en rang A, rang B et rang C à l'aide de balises et d'un code couleur :

A Connaissances fondamentales que tout étudiant doit connaître en fin de deuxième cycle.

B Connaissances essentielles à la pratique mais relevant d'un savoir plus spécialisé que tout interne d'une spécialité doit connaître au premier jour de son DES.

C Connaissances spécifiques à un DES donné (troisième cycle).

Compléments en ligne

Une banque d'images et des vidéos (indiquées dans le texte par un picto « e ») sont associées à cet ouvrage, Pour consulter ces compléments numériques, connectez-vous sur http://www.em-consulte/e-complement/476627 et suivez les instructions.

Vidéos

Vidéo 2.1. Paralysie laryngée.

Vidéo 2.2. Cancer du larynx.

Vidéo 3.1. Platinotomie pour otospongiose.

Vidéo 3.2. Myringoplastie.

Vidéo 16.1. Nasofibroscopie normale.

Vidéo 16.2. Bilan d'extension des cancers des VADS : laryngoscopie.

Banque d'images

Accédez à la banque d'images de cet ouvrage : l'**ensemble des illustrations** y sont regroupées et accessibles facilement via un **moteur de recherche**. Et retrouvez d'autres fonctionnalités. Pour accéder à cette base iconographique, connectez-vous sur www.em-consulte.com/ecomplement/4766277 et suivez les instructions pour activer votre accès.

Abréviations

AMM	autorisation de mise sur le marché
ASSR	*Auditory Stady State Response*
ATT	aérateur transtympanique
AVC	accident vasculaire cérébral
BK	bacille de Koch
C2G	céphalosporine de deuxième génération
C3G	céphalosporine de troisième génération
CA	conduction aérienne
CAE	conduit auditif externe
CAI	conduit auditif interne
CCE	cellules ciliées externes
CCI	cellules ciliées internes
CIVD	coagulation intravasculaire disséminée
CMV	cytomégalovirus
CO	conduction osseuse
CRP	*C-Reactive Protein*
CV	cordes vocales
DIP	débit inspiratoire de pointe
EBV	virus d'Epstein-Barr
EEG	électroencéphalogramme
EFR	épreuves fonctionnelles respiratoires
EMG	électromyographie
EPO	érythropoïétine
ERI	épreuve rotatoire impulsionnelle
FOGD	fibroscopie œsogastroduodénale
FTA	*Fluorescent Treponemal Antibody Test*
GNA	glomérulonéphrite aiguë
HTA	hypertension artérielle
HTE	loge hyothyroépiglottique
HTIC	hypertension intracrânienne
IAH	index d'apnées-hypopnées
IDR	intradermoréaction
IMC	indice de masse corporelle
INR	*International Normalized Ratio*
IPP	incapacité permanente partielle
IRM	imagerie par résonance magnétique
LARP	*left anterior-right posterior*
LED	lupus érythémateux disséminé
LPC	langage parlé complété
MNI	mononucléose infectieuse
NFS	numération-formule sanguine
NLI	nerf laryngé inférieur
NLS	nerf laryngé supérieur
OEA	otoémissions acoustiques
OEAP	otoémissions acoustiques provoquées
OEAS	otoémissions acoustiques spontanées
OMA	otite moyenne aiguë

OMC	otite moyenne chronique
OSM	otite séromuqueuse
PCR	*Polymerase Chain Reaction*
PEA	potentiels évoqués auditifs
PEO	potentiels évoqués otolithiques
PFP	paralysie faciale périphérique
PR	poche de rétraction tympanique
PSDP	pneumocoque de sensibilité diminuée à la pénicilline
RAA	rhumatisme articulaire aigu
RALP	*right anterior-left posterior*
RCP	réunion de concertation pluridisciplinaire
RGO	reflux gastro-œsophagien
ROC	réflexe d'orientation conditionné
RVO	réflexe vestibulo-oculaire
RVS	réflexe vestibulo-spinal
SADAM	syndrome algodystrophique de l'appareil manducateur
SAHOS	syndrome d'apnées-hypopnées obstructives du sommeil
SAOS	syndrome d'apnées obstructives du sommeil
SEP	sclérose en plaques
SGA	streptocoque du groupe A
SLA	sclérose latérale amyotrophique
SP/AP	potentiel de sommation/potentiel d'action
SSO	sphincter supérieur de l'œsophage
SUB	surdité unilatérale brusque
SUNCT	*Short-lasting Unilateral Neuralgiform headache with Conjunctival injection and Tearing*
TC	traumatisme crânien
TCA	temps de céphaline activé
TDM	tomodensitométrie
TDR	test de diagnostic rapide
TED	trouble envahissant du développement
TOC	troubles psychiatriques obsessionnels compulsifs
TORCH	*Toxoplasmosis, Others, Rubella, Cytomegalovirus, Herpes*
TP	taux de prothrombine
TPHA	*Treponema Pallidum Hemagglutination Assay*
TSA	trouble du spectre de l'autisme
TSH	*Thyroid Stimulating Hormon*
UCNT	*Undifferentiated Carcinoma of Nasopharyngeal Type*
VADS	voies aérodigestives supérieures
VAS	voies aériennes supérieures
VDRL	*Veneral Disease Research Laboratory*
VHIT	*Video Head Impulse Test*
VIH	virus de l'immunodéficience humaine
VNG	vidéonystagmographie
VNS	vidéonystagmoscopie
VPPB	vertige positionnel paroxystique bénin
VRS	virus respiratoire syncytial
VS	vitesse de sédimentation
VVS	verticale visuelle subjective
VZV	virus de la varicelle et du zona

I Connaissances

CHAPITRE 1

ITEM 87
Épistaxis

I. Rappels
II. Définition
III. Diagnostic
IV. Examens complémentaires
V. Prise en charge
VI. Étiologie

Situations de départ

- **59**. Tendance au saignement.
- **60**. Hémorragie aiguë.
- **147**. Épistaxis.

Hiérarchisation des connaissances

Rang	Rubrique	Intitulé	Descriptif
A	Définition	Définition de l'épistaxis	
A	Diagnostic positif	Critères diagnostiques et diagnostic différentiel	Connaître les critères du diagnostic positif et de gravité des épistaxis et diagnostic différentiel
A	Diagnostic positif	Connaître les signes d'interrogatoire et d'examen clinique à rechercher devant une épistaxis	Connaître les éléments de l'interrogatoire qui permettent d'évaluer le contexte utile et la sévérité d'une épistaxis ; connaître les éléments de l'examen clinique général qui permettent d'orienter le diagnostic de gravité et étiologique d'une épistaxis
A	Examens complémentaires	Description des examens biologiques de base dans une épistaxis	Connaître les examens complémentaires de base à réaliser en urgence selon la sévérité dans une épistaxis
B	Examens complémentaires	Indication des examens d'imagerie devant une épistaxis	Scanner avec angioscanner craniofacial si rhinorrhée cérébrospinale ou exophtalmie pulsatile (cause traumatisme) ; IRM si suspicion de tumeur
B	Prise en charge	Connaître le principe de traitement par radiologie interventionnelle de l'épistaxis	En cas d'épistaxis massive résistant aux traitements locaux de tamponnement, méchages antérieur et postérieur, l'embolisation percutanée permet d'arrêter le saignement. Elle doit se faire en urgence après stabilisation hémodynamique du patient

ORL
© 2022, Elsevier Masson SAS. Tous droits réservés

Rang	Rubrique	Intitulé	Descriptif
A	Prise en charge	Connaître la stratégie thérapeutique dans une épistaxis	Connaître les éléments clefs de la stratégie thérapeutique dans une épistaxis
B	Prise en charge	Principes de la gestion thérapeutique de l'HTA au cours d'une épistaxis	Connaître les principes de la gestion du traitement d'une HTA accompagnant une épistaxis
A	Étiologie	Connaître les principales étiologies des épistaxis	Connaître les différentes causes infectieuses, inflammatoires et traumatiques des épistaxis, HTA et épistaxis essentielle
B	Étiologie	Connaître les autres étiologies des épistaxis	Connaître les différentes causes tumorales, maladies hémorragiques et maladies vasculaires
A	Prise en charge	Connaître le principe du tamponnement antérieur	Connaître la technique du tamponnement antérieur
B	Prise en charge	Connaître le principe du tamponnement antéropostérieur	Tamponnement antéropostérieur par ballonnet hémostatique par mèches

I. Rappels

C La vascularisation artérielle des fosses nasales est tributaire des deux systèmes carotidiens (l'artère carotide externe et l'artère carotide interne). Il existe des anastomoses nombreuses entre des artérioles issues des deux systèmes carotidiens.

L'artère sphénopalatine est l'artère principale des fosses nasales. C'est la branche terminale de l'artère maxillaire interne (issue de l'artère carotide externe), qui prend le nom de sphénopalatine lors de son passage au niveau du foramen sphénopalatin. Elle émet des branches vers les cornets et vers la cloison.

L'artère de la sous-cloison, branche de l'artère faciale (elle-même branche de l'artère carotide externe), vascularise également la partie antéro-inférieure de la cloison.

Les artères ethmoïdales antérieure et postérieure, branches de l'artère ophtalmique (elle-même branche de l'artère carotide interne), issues de l'orbite, vascularisent la partie haute des fosses nasales.

La **tache vasculaire** est une zone d'anastomose de trois systèmes artériels : l'artère ethmoïdale antérieure, l'artère sphénopalatine et l'artère faciale (via l'artère de la sous-cloison). Aussi dénommée « tache vasculaire de Kiesselbach », elle est située sur la partie antérieure du septum nasal et est la principale zone d'épistaxis (figures 1.1 et 1.2).

ITEM 87 Épistaxis

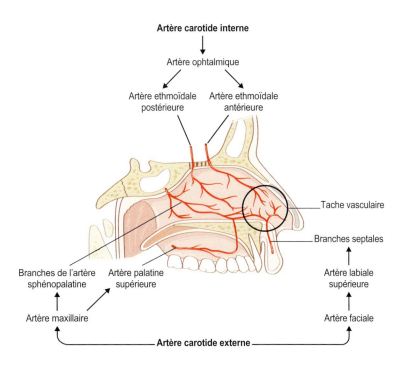

Fig. 1.1. Ⓐ **La vascularisation artérielle du septum nasal.**
Le système carotidien interne donne naissance à l'artère ethmoïdale antérieure et à l'artère ethmoïdale postérieure, toutes deux branches de l'artère ophtalmique. Le système carotidien externe donne naissance à l'artère maxillaire et à l'artère faciale. L'artère maxillaire fournit les branches de l'artère sphénopalatine qui se distribuent vers la queue des cornets, siège habituel des saignements dans les épistaxis postérieures. L'artère palatine supérieure et les branches septales de l'artère faciale vascularisent la région antérieure du septum. À ce niveau, la tache vasculaire est le siège habituel des épistaxis antérieures, zone d'anastomose de trois systèmes artériels : artères ethmoïdales (territoire carotidien interne), artère palatine et artère faciale (territoire carotidien externe).
Illustration : Carole Fumat.

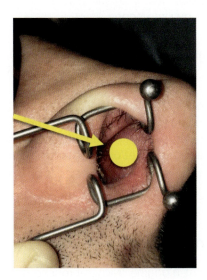

Fig. 1.2. Ⓐ **Position de la tache vasculaire lors de l'examen de la fosse nasale.**

II. Définition

Ⓐ Une épistaxis est un écoulement sanglant provenant des cavités nasales ou sinusiennes.

III. Diagnostic

A. Diagnostic positif

Le diagnostic positif d'une épistaxis repose sur la mise en évidence d'un saignement issu des fosses nasales. Le saignement peut être :
- *antérieur* (extériorisé par les narines) ;
- et/ou *postérieur* (extériorisé par les choanes, et visible sous la forme d'un écoulement sanglant sur la paroi pharyngée postérieure).

L'examen ORL (rhinoscopie antérieure, examen pharyngé), après évacuation des caillots par mouchage, permet de confirmer la présence d'un saignement actif, de préciser son siège antérieur ou postérieur, son origine localisée ou diffuse, uni- ou bilatérale.

B. Diagnostic de gravité

Les critères de gravité de l'épistaxis sont recherchés rapidement, sans retarder la prise en charge thérapeutique.
- À l'interrogatoire :
  - terrain débilité : âge élevé, insuffisance coronarienne, terrain polyvasculaire… ;
  - trouble de l'hémostase :
    - constitutionnel : maladie de Willebrand, hémophilie… ;
    - acquis : traitement antiagrégant ou anticoagulant, hémopathie, insuffisance hépatocellulaire… ;
  - lésions nasales à risque hémorragique particulier : en particulier maladie de Rendu-Osler, tumeur nasale ou sinusienne.
- À l'examen clinique :
  - mesure des constantes : tachycardie, hypotension artérielle ;
  - examen général : pâleur, sueurs, agitation, puis marbrures, cyanose, troubles de conscience ;
  - abondance du saignement : elle est souvent difficile à estimer, surévaluée par le patient ou son entourage, ou au contraire sous-évaluée en cas d'épistaxis déglutie. Les critères devant faire craindre un saignement abondant sont la présence d'une épistaxis antérieure et postérieure, bilatérale et/ou persistante depuis plusieurs jours ;
  - examen facial à la recherche de télangiectasies pouvant orienter vers une maladie de Rendu-Osler.

C. Diagnostics différentiels

- Hémoptysie : saignement d'origine trachéo-broncho-pulmonaire, souvent extériorisé lors d'efforts de toux.
- Hématémèse : saignement d'origine digestive, souvent extériorisé lors d'efforts de vomissements.
- Saignement d'origine pharyngée par rupture carotidienne : à craindre en particulier chez les patients présentant un antécédent d'irradiation cervicofaciale.

ITEM 87 Épistaxis

IV. Examens complémentaires

En l'absence de critère de gravité, aucun examen complémentaire n'est nécessaire.

En présence d'un ou plusieurs critères de gravité, un bilan biologique est indiqué :
- bilan du retentissement hémorragique : NFS ;
- étude simple de l'hémostase : dosage des plaquettes, temps de céphaline activé (TCA), taux de prothrombine (TP), *International Normalized Ratio* (INR) chez les patients sous AVK ;
- bilan prétransfusionnel : groupe/rhésus et recherche d'anticorps irréguliers (RAI) dirigés contre les antigènes érythrocytaires.

D'autres examens peuvent être prescrits en fonction du contexte :
- études plus complètes de l'hémostase (temps de saignement, dosage des facteurs de la coagulation…) ;
- recherche d'une souffrance myocardique : ECG et dosage de la troponine ;
- créatininémie si une artério-embolisation est envisagée :
  - **B** angio-TDM cervicofaciale en cas d'épistaxis post-traumatique avec suspicion de lésion de l'artère carotide interne (fracture transsphénoïdale) ;
  - TDM du massif facial avec injection de produit de contraste en cas de suspicion de tumeur nasale ou sinusienne, à compléter secondairement par une IRM du massif facial avec injection de produit de contraste.

V. Prise en charge

A. Mesures générales

A Le patient est installé en position assise ou demi-assise ; il existe un risque d'inhalation en position allongée.

Un anxiolytique oral ou injectable non sédatif est prescrit chez les patients anxieux ou agités.

En présence de signes de mauvaise tolérance hémodynamique ou plus généralement s'il existe des critères de gravité, une mise en condition adaptée doit être rapidement effectuée (pose d'une voire deux voies veineuses de bon calibre, monitoring des constantes vitales, éventuellement oxygénothérapie, surveillance en unité de soins intensifs).

La transfusion est rare mais parfois obligatoire. Elle est indiquée chez les patients ayant une anémie aiguë avec une hémoglobine inférieure ou égale à 7 g/dl (ou 10 g/dl chez les patients souffrant d'une insuffisance coronaire aiguë). Dans les autres cas, une supplémentation martiale est privilégiée.

Il est recommandé d'hospitaliser les patients présentant des critères de gravité (notamment une insuffisance coronarienne), nécessitant une transfusion, la pose d'une sonde à double ballonnet ou tout autre geste hémostatique invasif et/ou présentant des difficultés de surveillance à domicile (âge, isolement, précarité).

B Devant une HTA observée lors de la prise en charge initiale, il faut savoir répéter les mesures de la pression artérielle après avoir tari l'hémorragie et calmé le patient : en effet, la tension artérielle peut être faussement élevée dans un contexte de stress important. C'est seulement si l'HTA persiste qu'un traitement antihypertenseur d'action rapide doit être prescrit.

C Chez les patients traités par antithrombotiques, la situation doit être évaluée en tenant compte du terrain, de l'importance du saignement, de l'indication du traitement antithrombotique et d'un éventuel surdosage. Dans le cas particulier des patients traités par AVK, la survenue d'une épistaxis sévère non contrôlée par les moyens usuels justifie l'arrêt des AVK et l'administration en urgence de CCP (concentré de complexe prothrombinique) et de 10 mg de vitamine K en privilégiant la voie orale.

B. Contrôle du saignement

🅐 Les premiers gestes peuvent être effectués par le patient à domicile : évacuation des caillots par mouchage, position tête surélevée et légèrement penchée en avant, compression bidigitale antérieure de 10 minutes « montre en main ». La mise en place de tampons hémostatiques locaux (Coalgan®) à la partie antérieure de la fosse nasale par le patient lui-même est également possible. Une information sur ces mesures simples doit être donnée aux patients qui présentent des saignements réguliers.

En cas d'échec, une prise en charge médicale est justifiée. Après évacuation des caillots par mouchage, un méchage des cavités nasales avec des cotons imbibés de Xylocaïne® à la naphazoline est effectué durant 10 minutes : le produit permet une anesthésie locale et une rétraction muqueuse par son effet vasoconstricteur. Si la situation le permet, un examen des cavités nasales est ensuite effectué afin de tenter de localiser le saignement. Il est parfois possible d'effectuer une hémostase élective à l'aide d'une pince coagulante si la zone de saignement est accessible.

Si l'épistaxis est récidivante ou persistante ou si le site de l'hémorragie est non visualisé, un tamponnement antérieur classique est réalisé (cf. infra encadré 1.1). Le recours à des mèches résorbables est privilégié s'il existe un risque élevé de récidive du saignement à l'ablation des mèches (trouble de l'hémostase, maladie de Rendu-Osler…). Si le méchage est laissé en place plus de 48 heures, on prescrit une antibioprophylaxie par amoxicilline-acide clavulanique (ou clarythromycine en cas d'allergie).

En cas d'échec, en particulier dans le cadre des saignements postérieurs, on recourt au tamponnement antéropostérieur avec une sonde à double ballonnet (cf. infra encadré 1.2). Il s'agit d'un geste qui peut être effectué par un médecin non ORL.

🅑 Enfin, en cas d'échec du tamponnement antéropostérieur avec récidive importante de l'épistaxis, un avis spécialisé doit être pris en urgence pour évaluer l'opportunité d'un geste invasif : embolisation des branches de l'artère carotide externe ou ligature de l'artère sphénopalatine. L'embolisation est en générale privilégiée en cas de trouble de l'hémostase constitutionnel ou de traitement antiagrégant plaquettaire/anticoagulant ne pouvant pas être interrompu ; elle est effectuée par voie endovasculaire, sous anesthésie locale ou sous anesthésie générale (figure 1.3). En cas d'échec, d'autres gestes invasifs peuvent être discutés en dernier recours, comme la ligature de l'artère ethmoïdale antérieure (figure 1.4).

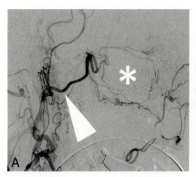
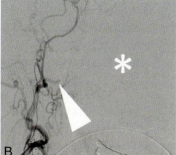

Fig. 1.3. 🅐 **Opacification de l'artère carotide externe gauche avant (A) et après (B) embolisation de l'artère maxillaire interne gauche (flèche blanche).**
Noter la disparition du lit vasculaire nasal d'aval (astérisque) sur le cliché après embolisation.
Clichés : Dr Jean-Pierre Saint-Maurice.

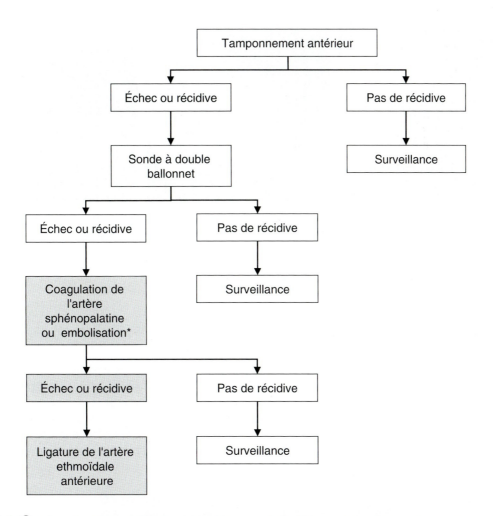

Fig. 1.4. Ⓐ **Arbre décisionnel d'élaboration de la stratégie thérapeutique de la prise en charge d'une épistaxis après le tamponnement antérieur (deuxième intention).**
* L'embolisation est à privilégier en cas de trouble de l'hémostase constitutionnel ou de traitement antiagrégant plaquettaire/anticoagulant ne pouvant pas être interrompu. Les cas particuliers (angiomatose de Rendu-Osler, épistaxis post-traumatique, tumeurs rhinosinusiennes, malformation artérioveineuse, saignement postopératoire) relèvent d'une prise en charge spécifique.
Source : Recommandation pour la pratique clinique de la Société française d'ORL. Prise en charge des épistaxis de l'adulte. © SFORL https://www.orlfrance.org/wp-content/uploads/2017/06/Prise-en-charge-des-epistaxis-adulte.pdf

C. Prévention des récidives

Ⓐ La survenue de saignements itératifs prenant leur origine au niveau de la tache vasculaire est fréquente, notamment chez les enfants et les jeunes adultes : même s'il existe rarement des critères de gravité, il est possible d'effectuer une cautérisation chimique (figure 1.5) ou électrique sous anesthésie locale en consultation ORL, idéalement à distance d'un épisode de saignement, afin de diminuer la fréquence des épistaxis. La cautérisation est en général effectuée d'un seul côté à la fois, car il existe un risque théorique de perforation de cloison en cas de cautérisation bilatérale simultanée.

Ⓑ S'il existe une HTA persistante après traitement de l'épistaxis, un avis spécialisé doit être proposé pour discuter la mise en place d'un traitement de fond antihypertenseur.

Ⓐ Chez un patient ayant présenté une épistaxis sévère en lien avec une coagulopathie, une prise en charge spécifique est à prévoir ; le cas échéant, l'indication des traitements antiagrégants et anticoagulants doit être réévaluée.

Dans tous les cas, un bilan étiologique doit être réalisé soit lors de la prise en charge initiale soit dans les jours qui suivent, avec au minimum un examen endoscopique des cavités nasales afin de s'assurer de l'absence de lésion sous-jacente à l'origine du saignement.

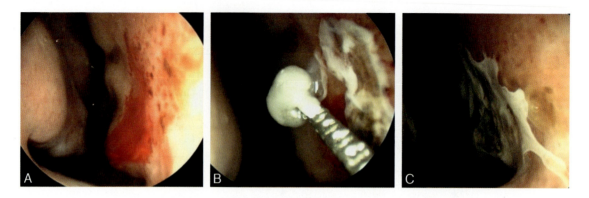

Fig. 1.5. Ⓐ A. **Tache vasculaire saignante.** B. **Cautérisation chimique.** C. **Aspect en fin de geste.**

VI. Étiologie

A. Causes locales

- Infectieuses et inflammatoires : les rhinosinusites aiguës ou chroniques peuvent parfois être à l'origine d'épistaxis.
- Traumatiques : il s'agit d'une cause fréquente d'épistaxis. Les circonstances sont nombreuses : corps étranger intranasal (notamment chez l'enfant); perforation septale; traumatisme opératoire ou lié à une intubation nasale; traumatisme de la face accidentel : dans les cas sévères, il peut exister une brèche méningée associée avec issue de LCS (« épistaxis qui s'éclaircit ») ou une fracture du canal carotidien dans le sinus sphénoïdal (figure 1.6) avec la possibilité d'une exceptionnelle fistule carotido-caverneuse (association épistaxis et exophtalmie pulsatile).

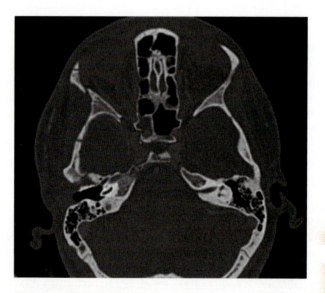

Fig. 1.6. Ⓐ **Scanner du massif facial avec injection de produit de contraste en coupe axiale.**
Fenêtrage osseux, réalisé après un traumatisme facial : trait de fracture passant par le canal carotidien droit dans le sphénoïde (flèche blanche). Noter la zone de prise de contraste dans le sinus sphénoïdal, traduisant la présence d'un pseudo-anévrysme post-traumatique.

- Tumorales : il peut s'agir de tumeurs bénignes, la plus classique étant le fibrome nasopharyngé, à l'origine d'épistaxis sévères et récidivantes chez les adolescents de sexe masculin (figure 1.7). Les tumeurs malignes nasosinusiennes ou du cavum peuvent être révélées par une épistaxis : on peut citer en particulier les adénocarcinomes nasosinusiens, plus fréquents chez les travailleurs du bois, et les cancers du cavum qui touchent plus particulièrement les patients originaires d'Asie du Sud-Est ou du pourtour méditerranéen. L'épistaxis s'associe alors souvent à d'autres signes : obstruction nasale chronique, déficit des nerfs crâniens, otite séreuse, adénopathies cervicales.

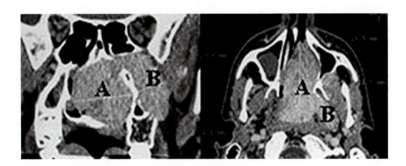

Fig. 1.7. Ⓐ **Scanner chez un patient présentant un fibrome nasopharyngien.**
À droite, coupe frontale ; à gauche, coupe axiale. Le fibrome a un contingent nasal et nasopharyngé (A) et un contingent dans la fosse ptérygomaxillaire (B), les deux contingents communiquant par un élargissement de la fente sphénopalatine, siège de départ de ce type de tumeur.

B. Causes générales

- HTA : c'est un facteur général à rechercher systématiquement ; elle peut être la cause de l'épistaxis, mais elle peut aussi aggraver une autre cause d'épistaxis.
- Ⓑ Troubles de l'hémostase : thrombopénies ou thrombopathies, perturbation congénitale ou acquise des facteurs de la coagulation, capillarites…
- Maladie de Rendu-Osler : il s'agit d'une angiomatose hémorragique familiale autosomique dominante à expressivité variable ; l'examen retrouve de façon caractéristique des télangiectasies (taches violacées) sur le visage, les doigts, et sur les muqueuses nasales et buccales (figure 1.8). La rupture de télangiectasies nasales peut être à l'origine de saignements majeurs. Une précaution particulière doit être prise lors du méchage pour éviter de déclencher de nouveaux saignements par traumatisme d'autres télangiectasies.
- Ⓐ Épistaxis essentielle. Certains facteurs peuvent favoriser la survenue de l'épistaxis : grattage, exposition solaire, phénomènes vasomoteurs, facteurs endocriniens (épistaxis pubertaire, prémenstruelle, de la grossesse).

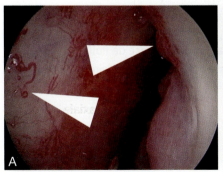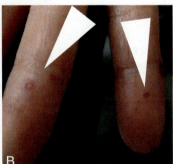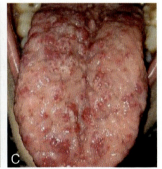

Fig. 1.8. Ⓐ **Maladie de Rendu-Osler avec télangiectasies (flèches blanches) dans la fosse nasale gauche (A), sur les doigts (B) et sur toute la surface de la langue (C).**

Connaissances

> **Encadré 1.1**
>
> ## Tamponnement antérieur
>
> ❶ Le choix du tamponnement utilisé va dépendre des matériaux disponibles, de l'importance du saignement et du terrain.
>
> La réalisation pratique est la suivante :
> - malade assis ou demi-assis ;
> - mouchage énergique pour évacuer les caillots ;
> - lavage des cavités nasales au sérum physiologique froid si besoin ;
> - il est recommandé de préparer la fosse nasale par l'application de coton ou d'une compresse non tissée imbibés de Xylocaïne® à 5 % additionnée de naphazoline (sauf chez le jeune enfant) et d'administrer un antalgique et/ou un sédatif léger avant le méchage ;
> - introduction de la mèche à l'aide d'une pince à bouts mousses sans griffe, ou nasale, coudée (pince de Politzer). La mèche est enfoncée jusqu'à la partie postérieure de la fosse nasale en évitant de la faire basculer dans le pharynx. Elle est ensuite bien tassée en accordéon d'arrière en avant jusqu'à la narine, en suivant le plan du plancher nasal (figure 1.9) ;
> - en cas de trouble de l'hémostase, de maladie de Rendu-Osler ou dans toute autre situation où une récidive hémorragique importante risque de survenir à l'ablation des mèches, on privilégie les mèches résorbables (type Surgicel®) ; une antibioprophylaxie est alors prescrite (amoxicilline-acide clavulanique en première intention, clarythromycine en cas d'allergie) ;
> - dans les autres cas, on utilise des mèches non résorbables : mèche grasse vaselinée (Jelonet®), tampon (Merocel® ou Netcell® ; figure 1.10), mèche d'alginate de calcium (Algosteril® ou Urgosorb®)… Le tamponnement est retiré après 24 ou 48 heures, après correction des facteurs favorisants ; l'antibiothérapie n'est dans ce cas pas nécessaire.
> - Détail des différents matériaux utilisables : figure 1.11.

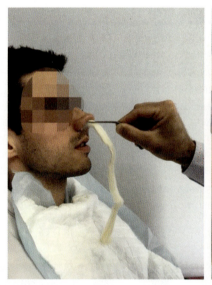 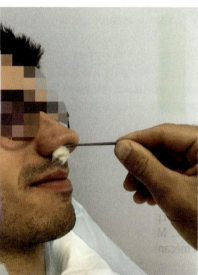

Fig. 1.9. ❶ **Introduction de la mèche à l'aide d'une pince nasale coudée (pince de Politzer).**
La mèche est enfoncée jusqu'à la partie postérieure de la fosse nasale en évitant de la faire basculer dans le pharynx. Elle est ensuite bien tassée en accordéon d'arrière en avant jusqu'à la narine, en suivant le plan du plancher nasal.

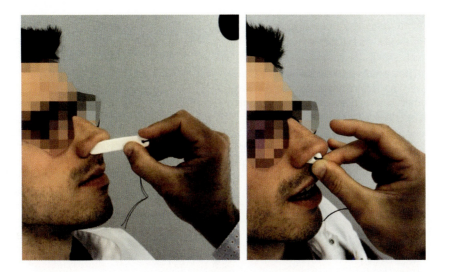

Fig. 1.10. Ⓐ Introduction d'un tampon hémostatique non résorbable rigide en suivant le plan du plancher nasal.

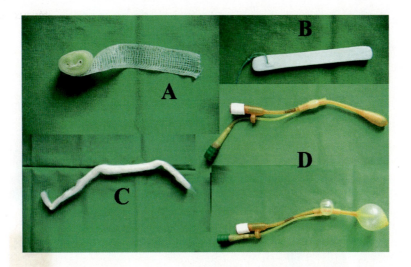

Fig. 1.11. Ⓐ Différents matériels utilisables pour réaliser un tamponnement antérieur.
A. Mèche grasse. B. Éponge de Merocel® (qui va augmenter de volume au contact des liquides, permettant une compression). C. Mèche contenant des alginates : action mécanique et locale des alginates. D. Ballonnet gonflable (action mécanique).

> **Encadré 1.2**
>
> ### Tamponnement antéropostérieur à l'aide d'une sonde à double ballonnet hémostatique
>
> Ⓑ La réalisation pratique est la suivante :
> - malade assis ou demi-assis ;
> - mouchage énergique pour évacuer les caillots ;
> - lavage des cavités nasales au sérum physiologique froid si besoin ;
> - il est recommandé de préparer la fosse nasale par l'application de coton ou d'une compresse non tissée imbibés de Xylocaïne® à 5 % additionnée de naphazoline (sauf chez le jeune enfant) et d'administrer un antalgique et/ou un sédatif léger avant le tamponnement, qui est douloureux ;

- la sonde est introduite dégonflée (figure 1.12A);
- il faut suivre le plan du plancher nasal dans la fosse nasale jusque dans le cavum;
- le ballonnet postérieur est ensuite gonflé dans le cavum avec du sérum physiologique à l'aide d'une seringue à une pression juste suffisante pour le bloquer dans la choane;
- on gonfle ensuite le ballonnet antérieur dans la fosse nasale pour isoler et comprimer la cavité nasale suffisamment pour tarir l'hémorragie (figure 1.12B);
- pour limiter le risque de nécrose muqueuse, il faut noter le volume injecté dans les ballonnets et l'heure de la pose, en le dégonflant si possible toutes les 6 à 8 heures;
- il faut être attentif aux zones de contact sonde-peau pour éviter toute escarre narinaire;
- la sonde à ballonnets doit être laissée en place au maximum 72 heures et il est recommandé de dégonfler progressivement les ballonnets à partir de 24 à 48 heures;
- les ballonnets hémostatiques doivent faire partie de la trousse d'urgence de tout médecin.

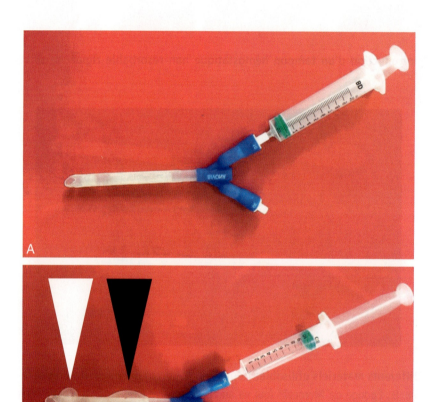

Fig. 1.12. Sonde à double ballonnet dégonflée (A) et gonflée (B).
Le ballonnet postérieur (flèche blanche) est placé dans le cavum de façon à bloquer la choane, et le ballonnet antérieur est gonflé dans la fosse nasale de façon à isoler et comprimer la cavité nasale.

ITEM 87 Épistaxis

Points clés

- **A** Devant toute épistaxis il faut :
  - faire le diagnostic positif ;
  - rechercher des critères de gravité ;
  - contrôler le saignement ;
  - faire un bilan étiologique à la recherche de la cause de l'épistaxis et tenter de prévenir sa récidive.
- Le contrôle du saignement repose sur l'escalade thérapeutique suivante : compression bidigitale ; tamponnement antérieur ; tamponnement antéropostérieur par sonde à double ballonnet ; embolisation des branches de l'artère carotide externe ou ligature des artères sphénopalatines ; puis, en situation de recours, ligature des artères ethmoïdales.

Pour en savoir plus

 Recommandation pour la pratique clinique de la Société française d'ORL. Prise en charge des épistaxis de l'adulte. Septembre 2016.
https://www.orlfrance.org/recommandation-sforl-prise-en-charge-dune-epistaxis-de-ladulte/.

CHAPITRE 2

ITEM 88
Trouble aigu de la parole. Dysphonie

I. Rappel
II. Introduction sur la dysphonie
III. Diagnostic positif
IV. Diagnostic différentiel
V. Diagnostic étiologique (démarche diagnostique)
VI. Place de la rééducation orthophonique

Situations de départ

- **62**. Troubles de déglutition ou fausse route.
- **134**. Troubles du langage et/ou de la phonation.
- **146**. Dysphonie.
- **238**. Demande et préparation aux examens endoscopiques (bronchiques, digestifs).

Hiérarchisation des connaissances

Rang	Rubrique	Intitulé	Descriptif
B	Éléments physiopathologiques	Connaître les fonctions du larynx	Respiration et déglutition
B	Éléments physiopathologiques	Savoir comment se fait l'émission d'un son	
A	Définition	Définition d'un trouble aigu de la parole	
A	Définition	Définition d'une dysphonie	
A	Diagnostic positif	Connaître la démarche diagnostique devant une dysphonie	Connaître les éléments cliniques positifs qui permettent de poser le diagnostic
A	Étiologies	Connaître les 4 principales causes de dysphonie	Lésion maligne ou suspecte des CV, lésion bénigne, immobilité unilatérale, immobilité bilatérale
B	Diagnostic positif	Connaître les examens à réaliser en première intention dans le cadre d'une dysphonie	Laryngoscopie indirect au miroir laryngé, Nasofibroscopie laryngée, laryngoscopie directe

Rang	Rubrique	Intitulé	Descriptif
B	Étiologies	Connaître l'orientation diagnostique d'une paralysie laryngée en fonction du contexte et des manifestations associées	Connaître les présentations cliniques orientant vers un type particulier d'immobilité cordale
B	Examens complémentaires	Connaître les indications des examens d'imagerie devant une dysphonie	
A	Étiologies	Connaître l'orientation diagnostique en fonction du contexte et des manifestations associées d'une dysphonie traînante	Connaître les présentations cliniques orientant vers une lésion maligne des cordes vocales
B	Diagnostic positif	Diagnostiquer une dysphonie par paralysie laryngée unilatérale ou bilatérale	
B	Diagnostic positif	Identifier la dysphonie et la dysarthrie en cas de syndrome parkinsonien	
A	Diagnostic positif	Diagnostiquer une laryngite (aiguë, chronique) en cas de dysphonie	
A	Identifier une urgence	Connaître le risque vital d'une immobilité laryngée	Immobilité en position fermée et détresse respiratoire, en position ouverte et fausses routes

I. Rappel

A. Fonctions du larynx

B Les quatre fonctions laryngées sont les suivantes :
- phonation (plis vocaux/cordes vocales);
- protection des voies aériennes inférieures (toux) (cf. ITEM 204 « Toux »);
- participation à la ventilation pulmonaire (ouverture adéquate) (cf. ITEM 203 « Dyspnée laryngée »);
- participation à la déglutition (fermeture adéquate) (cf. ITEM 273 « Dysphagie »).

Le larynx est constitué principalement par les cordes vocales qui fonctionnent à la manière d'une valve ou d'un sphincter : ouvertes, elles permettent à l'air de traverser le larynx vers ou depuis les poumons; fermées, elles empêchent les aliments de se diriger vers la trachée et les laissent se diriger vers la bouche œsophagienne. Dans certaines conditions (cf. *infra*), une position fermée des cordes vocales et une expiration contrôlée peuvent faire vibrer le bord des cordes vocales, créant ainsi le son de la voix.

A En cas de dysphonie, garder à l'esprit les fonctions vitales du larynx (respiration et déglutition) qui sont sous-jacentes. Par exemple, une paralysie unilatérale d'une corde vocale entraîne potentiellement une dysphonie (qui est un symptôme gênant), mais il existe un risque de fausses routes (qui est un risque vital).

1. Ouverture/fermeture du larynx

Ⓐ Le larynx fonctionne comme un sphincter ouvert au repos. Il est constitué d'une armature cartilagineuse assurant sa rigidité (« anneau » cricoïdien, « bouclier » thyroïdien) et d'un ensemble de muscles assurant sa fermeture ou son ouverture. Les plus volumineux de ces muscles sont répartis dans deux structures paires et symétriques appelées cordes vocales (figure 2.1).

Ⓑ La mobilité des cordes vocales (ouverture pour les phases de respiration et fermeture lors de la déglutition) est contrôlée par le nerf récurrent, branche collatérale du X (nerf vague), dont il faut connaître les particularités anatomiques qui permettent de comprendre certains aspects de la sémiologie : le noyau est situé au niveau du bulbe rachidien à proximité du noyau du IX (glossopharyngien) et du XII (hypoglosse). Ces trois nerfs sont impliqués à des degrés divers dans la déglutition. Le trajet du X est descendant dans le cou, à proximité des gros vaisseaux et notamment de la carotide. Puis, le nerf récurrent « remonte » vers le larynx après sa naissance (sous la crosse de l'aorte à gauche, à la base du cou à droite). Dans ce trajet ascendant, il est collé à la face profonde de la glande thyroïde (figure 2.2).

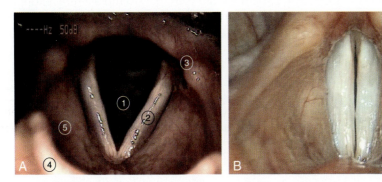

Fig. 2.1. Ⓐ **Vue du plan glottique.**
A. En abduction (ouverture). B. En adduction (fermeture) au cours d'une laryngoscopie (l'avant est en bas).
1. Fente glottique. 2. Pli (corde) vocal gauche. 3. Aryténoïde gauche. 4. Épiglotte. 5. Bande ventriculaire.

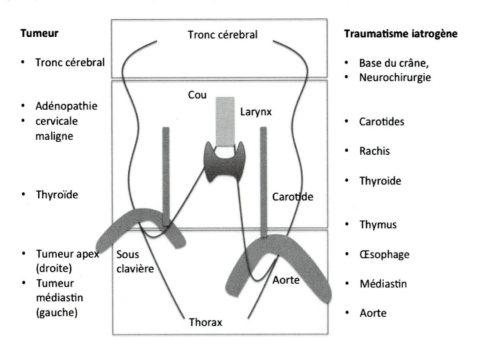

Fig. 2.2. Ⓐ **Trajet schématique du nerf pneumogastrique montrant les différentes étiologies à rechercher en cas de paralysie d'une ou des cordes vocales.**

2. Vibration des cordes vocales

Lorsque les cordes vocales sont en position de fermeture modérée (cordes simplement au contact l'une de l'autre) et que le sujet expire l'air pulmonaire, la pression d'air sous les cordes (pression sous-glottique) augmente jusqu'à devenir légèrement supérieure à la pression de fermeture des cordes. Dès lors, l'air s'échappe vers le haut entre les cordes vocales, en faisant vibrer au passage la muqueuse qui recouvre le bord libre des cordes vocales. C'est cette vibration qui constitue le son de la voix.

Si les cordes vocales ont des caractéristiques physiques différentes (atrophie ou paralysie d'un côté par exemple), il est possible que cette vibration soit perturbée avec apparition de deux vibrations simultanées ou en alternance, phénomènes regroupés sous le terme de voix « bitonale » (figure 2.3).

Au total, il existe donc un phénomène actif musculaire consistant en la fermeture des cordes vocales qui crée un rétrécissement, puis un phénomène passif consistant en la vibration de la muqueuse sous l'influence du passage de l'air au niveau de ce rétrécissement. Sur le plan sémiologique, les anomalies de la fermeture (paralysies, par exemple) entraîneront principalement une fuite d'air audible (voix faible, soufflée), tandis que les anomalies de la muqueuse (polypes, par exemple) entraîneront principalement une irrégularité de la vibration (voix éraillée, rauque).

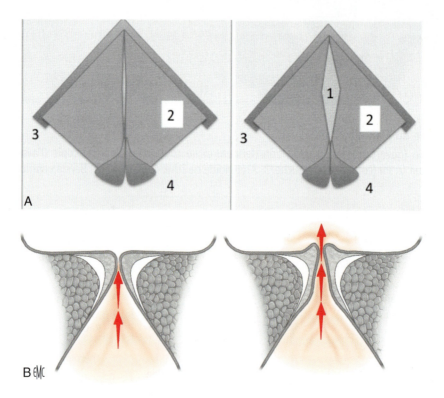

Fig. 2.3. Ⓐ **Vibration muqueuse pendant la phase d'adduction (fermeture) du larynx.**
A. Vue supérieure schématique. B. Coupe frontale. 1. Fente glottique. 2. Corde vocale. 3. Cartilage thyroïde. 4. Cartilage aryténoïde.
Source (figure B) : A. Giovanni, J. Sacre, D. Robert. Forçage vocal. EMC – Oto-rhino-laryngologie 2007 : 1-12 [Article 20-720-A-40]. Elsevier Masson SAS. Tous droits réservés.

B. Définitions

Les mots « voix » et « parole » ne sont pas des synonymes.

Ⓐ La voix est le son produit par les cordes vocales lorsqu'elles vibrent sous l'influence de l'air pulmonaire.

Une dysphonie correspond à un trouble de la voix, c'est-à-dire de la vibration des cordes vocales (lésion, inflammation, mauvaise utilisation). Elle est différente des dysarthries (également appelées parfois troubles de l'articulation ; par exemple, lenteur de parole des patients parkinsoniens ou bègues).

Ⓑ La parole correspond aux modifications de ce son en fonction de la forme du conduit aérodigestif : ainsi, la même vibration des cordes vocales (la même « note » donc) sera entendue comme le son « a » si la langue reste basse pendant la production du son, mais entendue comme un « i » si la langue reste haute et rétrécit le pharynx en arrière de la bouche.

Le trouble de la parole inclut donc la dysphonie mais peut également être lié à des modifications de l'ensemble du conduit aérodigestif qui perturbent l'émission de sons.

Le langage, lui, correspond à l'utilisation de sons de la parole dans un but signifiant.

Une aphasie correspond à des troubles du langage liés à des lésions ou dysfonctionnements cérébraux.

De même, toutes les anomalies audibles dans le discours d'un patient ne sont pas des dysphonies.

Il est clair que la sémiologie de départ (voix, parole ou langage) oriente fortement l'orientation diagnostique.

II. Introduction sur la dysphonie

Ⓐ Toute dysphonie traînante depuis plus de 8 à 15 jours doit faire l'objet d'un examen des cordes vocales lors d'une consultation ORL avec fibroscopie nasopharyngée. L'objectif de cet examen est de rechercher une éventuelle lésion suspecte et notamment un cancer du larynx, en particulier chez les sujets à risque de cancer (homme autour de la cinquantaine, fumeur et consommant de l'alcool).

III. Diagnostic positif

Une dysphonie correspond à une anomalie du son — on peut également dire du timbre — de la voix. Ce diagnostic est porté à l'écoute du patient et ne nécessite pas d'examen complémentaire diagnostique à ce stade. Dans tous les cas, au moindre doute, l'examen des cordes vocales s'impose.

IV. Diagnostic différentiel

Ⓑ Toutes les anomalies de la parole ne sont pas des dysphonies et il est important de faire ce diagnostic différentiel pour ne pas omettre une démarche diagnostique particulière, notamment un examen neurologique.

On peut citer :
- les voix faibles (hypophonie) des insuffisants respiratoires ou des patients en grande altération de l'état général ;

- les anomalies de la voix en rapport avec une obstruction nasale aiguë ou chronique (on parle de rhinolalie fermée) ou de fuite d'air au niveau du voile, comme dans les anomalies congénitales ou acquises du voile (on parle de rhinolalie ouverte);
- les anomalies du timbre de la voix en rapport avec la présence d'une volumineuse tumeur basilinguale ou oropharyngée (on parle de voix « pharyngée »);
- les dysarthries, notamment dans le cadre des maladies neurologiques (par exemple, maladie de Parkinson, sclérose latérale amyotrophique).

Dans le syndrome parkinsonien, on retrouve effectivement une dysarthrie au premier plan avec une voix monocorde et monotone.

V. Diagnostic étiologique (démarche diagnostique)

A Devant toute dysphonie traînante, l'examen des cordes vocales lors de la consultation ORL est nécessaire. Il effectue alors un bilan complet en consultation qui comprend :
- l'examen ORL doit être complet et comprendre : l'analyse du terrain et la recherche des facteurs de risque de cancer : âge, profession « à risque vocal » (comme les enseignants), sexe, alcool, tabac, reflux gastro-œsophagien, antécédents chirurgicaux ou traumatiques;
- la recherche de signes ORL associés à la dysphonie : dyspnée, dysphagie, fausses routes;
- l'examen des paires crâniennes, en particulier des nerfs mixtes : motricité de la langue (XII), du voile (X), de la paroi pharyngée postérieure (IX et X : « signe du rideau »);
- l'examen des aires cervicales et de la glande thyroïde.

L'examen clé est l'**examen du larynx** (= laryngoscopie) qui permet d'analyser à la fois la mobilité du larynx et la présence de lésions muqueuses.

C Cette laryngoscopie est réalisée en première intention en consultation ou au lit du patient chez un patient éveillé :
- soit par voie transnasale au moyen d'un endoscope souple (figure 2.4C). Cet examen a différentes appellations selon les habitudes (fibroscopie laryngée, nasofibroscopie pharyngolaryngée…);
- soit par voie transorale au moyen d'un endoscope rigide (figure 2.4B) : examen laryngé par voie trans-orale au moyen d'un épipharyngoscope.

À noter que l'examen au miroir laryngé (figure 2.4A) n'est quasi plus réalisé en pratique courante. Dans un second temps, une laryngoscopie peut être réalisée sous anesthésie générale, par voie transorale. Cet examen est souvent intitulé « laryngoscopie directe » ou « laryngoscopie en suspension ». Cette intervention permet alors un examen au microscope opératoire (« microlaryngoscopie directe ») pour une meilleure visualisation. Cet examen a un intérêt diagnostique (inspection, palpation et biopsies, par exemple). Cet examen peut également permettre un acte thérapeutique (exérèse d'une lésion muqueuse, par exemple).

A Les quatre principales causes de dysphonie retrouvées à l'examen sont les suivantes :

- *cordes vocales normales mais présentant un trouble de la mobilité* (paralysie uni- ou bilatérale) : ces situations conduisent à une démarche diagnostique centrée autour du trajet des nerfs laryngés jusqu'à leur organe effecteur, la corde vocale et son aryténoïde (vidéo 2.1);

- *cordes vocales suspectes ou présentant une lésion d'allure néoplasique maligne* : dans ces cas, le patient doit être programmé sans délai pour une laryngoscopie en suspension à visée histologique (cf. *infra*) (vidéo 2.2);
- *cordes vocales présentant une lésion manifestement bénigne* (nodules bilatéraux par exemple) : il n'est pas justifié dans ces cas de proposer d'emblée une laryngoscopie en suspension, car il n'existe pas de doute quant à la nature bénigne; mais la plus grande prudence doit être de mise et, au moindre doute lors de l'examen initial ou lors de l'évolution, une laryngoscopie en suspension avec biopsie-exérèse doit être proposée;

- *cordes vocales normales et mobiles* : la présence d'un trouble de la voix alors que l'examen semble normal doit conduire à proposer un examen spécialisé auprès d'un médecin spécialisé en phoniatrie, car il existe certains diagnostics difficiles à porter lors d'un simple examen fibroscopique.

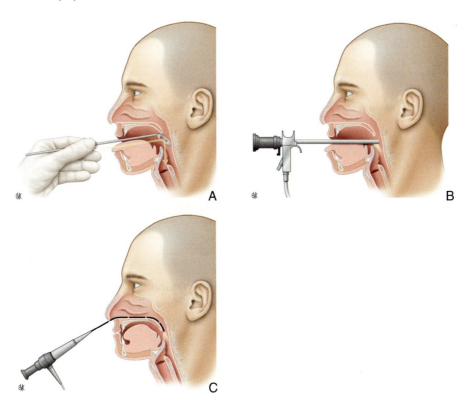

Fig. 2.4. Ⓐ **Techniques de laryngoscopie indirecte.**
A. Au miroir. B. À l'épipharyngoscope. C. Au nasofibroscope.
Source : Lagier A, Ltaief-Boudrigua A. Anatomie descriptive, endoscopique et radiologique du larynx. EMC – Oto-rhino-laryngologie 2021;36(1):1-27 [2021-01-01]. © Elsevier Masson. Tous droits réservés.

A. Lésions malignes et suspectes

Une lésion maligne des cordes vocales doit être redoutée et recherchée à l'occasion de toutes les dysphonies traînantes mais de façon plus impérative encore lorsque les facteurs de risque habituels des cancers ORL sont présents, notamment chez un homme de plus de 50 ans, fumeur et consommant de l'alcool. L'absence de ces facteurs de risque ne permet pas d'éliminer ce diagnostic.

La dysphonie est en règle apparue insidieusement chez un patient ayant une voix qualifiée de rauque ou grave depuis longtemps, et elle s'aggrave progressivement. Les autres symptômes classiques du cancer ORL peuvent être retrouvés : dyspnée inspiratoire, otalgie, adénopathie cervicale.

Lors de l'examen en fibroscopie nasopharyngée, on retrouve **une ou des lésions dont l'aspect est suspect** : plaques blanchâtres, irrégulières, mal limitées, par exemple. En réalité, surtout dans ce contexte, toutes les lésions présentes sont suspectes, y compris les lésions mal vues en raison d'un réflexe nauséeux important. La présence d'un polype de la corde vocale dans ce contexte doit inciter à la prudence et le plus souvent à une laryngoscopie en suspension avec exérèse de la lésion ; elle est donc en pratique considérée comme une lésion suspecte. Il en est de même des œdèmes des cordes vocales (œdème de Reinke).

Dans tous les cas, **ces lésions suspectes doivent bénéficier d'une laryngoscopie en suspension** (sous anesthésie générale) (figure 2.5) en vue de la réalisation soit d'une biopsie-exérèse si elle est possible (lésion superficielle, bien limitée) soit de biopsies dans tous les autres cas. Comme partout, il est important de se souvenir qu'une biopsie n'a de valeur que positive et qu'une simple biopsie « rassurante » doit être suivie d'une surveillance très attentive et de nouvelles biopsies au moindre doute.
(Cf. aussi ITEM 298 au chapitre 16.)

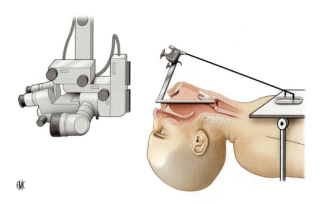

Fig. 2.5. Ⓐ **Installation du patient en laryngoscopie en suspension.**
Source : Lagier A, Ltaief-Boudrigua A. Anatomie descriptive, endoscopique et radiologique du larynx. EMC – Oto-rhino-laryngologie 2021;36(1):1-27 [2021-01-01]. © Elsevier Masson SAS. Tous droits réservés.

B. Lésions d'allure bénigne

Dans certains cas, l'examen fibroscopique nasopharyngé permet de retrouver des lésions manifestement bénignes dont l'exérèse chirurgicale sous laryngoscopie en suspension n'est pas toujours nécessaire.

Ⓑ Il s'agit de diagnostics spécialisés qui ne posent pas de problème de démarche diagnostique mais plutôt de choix thérapeutique :
- les nodules des cordes vocales : petites lésions cornées sur les cordes vocales survenant le plus souvent chez des jeunes femmes présentant un malmenage vocal chronique, comme les enseignantes par exemple. Ces lésions peuvent être aussi plus « œdémateuses » et sont assimilées à des polypes bénins. L'aspect rassurant en laryngoscopie permet de ne pas proposer de laryngoscopie à visée biopsique ;
- les granulomes du tiers postérieur des cordes (au niveau de l'apophyse vocale des aryténoïdes), souvent dans le cadre d'un traumatisme d'intubation et/ou d'un reflux gastro-œsophagien ; leur aspect est parfois tout à fait caractéristique : lésion arrondie, régulière, pédiculée (figure 2.6) ;
- les papillomatoses laryngées juvéniles, sortes de verrues, d'aspect tout à fait caractéristique pour des spécialistes (figure 2.7).

Dans cette catégorie s'intègrent également les aspects d'inflammation locale du larynx correspondant aux laryngites aiguës d'origine infectieuse. Le tableau est en effet dominé par une dysphonie d'installation rapide (moins de 48 heures) avec une voix couverte associée à une douleur pharyngée généralement intense. On peut également retrouver une odynophagie avec parfois une otalgie réflexe, de la fièvre et/ou une dyspnée. L'examen de choix est la nasofibroscopie qui permet de faire le diagnostic en visualisant l'œdème et l'érythème de l'épiglotte avec l'inflammation des structures supraglottiques.

Cf. aussi ITEM 203 au chapitre 13.

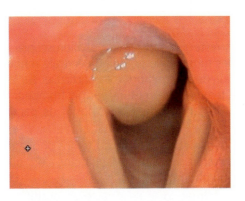

Fig. 2.6. Ⓐ **Granulome au tiers postérieur de la corde vocale droite.**

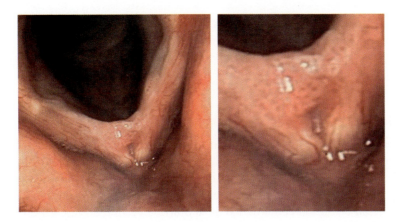

Fig. 2.7. Ⓐ **Papillomatose laryngée située à la commissure antérieure des cordes vocales.**
L'aggrandissement à droite met en évidence l'aspect typique verruqueux.

> Ⓐ En dehors de cas très particuliers (terrain très différent du terrain habituel des cancers ORL, absence d'intoxication tabagique, lésion parfaitement rassurante en fibroscopie nasopharyngée), la règle est de considérer toute lésion comme suspecte et de proposer une laryngoscopie en suspension au moindre doute.

C. Immobilités unilatérales

Ⓑ L'immobilité n'est pas synonyme de paralysie, et il existe des immobilités qui correspondent à un blocage mécanique ou tumoral d'une ou des deux articulations cricoaryténoïdiennes ou encore d'une cicatrice unissant les deux aryténoïdes.

Le diagnostic différentiel entre immobilité et paralysie n'est pas toujours aisé, et il est porté généralement sur les circonstances cliniques, les données de l'examen et parfois par l'examen en laryngoscopie en suspension.

Dans les cas difficiles — en particulier dans des situations médicolégales —, l'électromyographie (EMG) laryngée peut être proposée, mais il s'agit en règle générale de diagnostic de spécialistes.

1. Diagnostic

Une des cordes vocales reste immobile à la nasofibroscopie. Les mouvements transmis au larynx par l'ensemble des muscles de la région cervicale rendent ce diagnostic d'immobilité parfois difficile. L'attention devra être portée en particulier sur le temps d'ouverture des cordes vocales plus que sur le temps de fermeture parfois trompeur. Il est à noter que la stroboscopie n'apporte aucun élément au diagnostic positif de paralysie ou d'immobilité laryngée unilatérale.

La position de la corde vocale est jugée lors du temps phonatoire : la corde est dite en position ouverte lorsqu'elle reste en position inspiratoire alors que la corde mobile se met en position médiane (position phonatoire).

Elle est dite en position fermée lorsqu'elle reste en position phonatoire pendant le temps inspiratoire et que la corde vocale mobile se met en position ouverte. La position de la corde paralysée dépend du nombre de fibres motrices lésées — paralysie en position ouverte si toutes les fibres sont lésées.

La symptomatologie est directement fonction de la position :
- position ouverte : voix très faible et soufflée, fausses routes par inhalation ;
- position fermée : sémiologie discrète voire absente ; en général, pas de gêne respiratoire notable.

2. Démarche étiologique

L'interrogatoire et l'analyse des circonstances de survenue sont souvent déterminants (apparition des troubles au réveil d'une intervention chirurgicale, par exemple).

L'examen est complété par l'examen des nerfs crâniens qui peut avoir une valeur localisatrice : si l'immobilité est associée à une immobilité de l'hémivoile, il est probable que la lésion sur le nerf siège au-dessus de l'émergence de la branche vélique du X, c'est-à-dire dans la partie supérieure du cou.

L'examen est également complété par un examen de la glande thyroïde et de la région cervicale à la recherche d'adénopathies.

Enfin, un examen neurologique est réalisé (troubles associés de la marche, de la préhension, etc.).

Il n'est pas nécessaire de pratiquer à titre systématique une laryngoscopie en suspension.

En l'absence de circonstances évocatrices, on propose un bilan par TDM injectée depuis la base du crâne jusqu'au thorax. Une échographie thyroïdienne est optionnelle et en tout cas ne dispense pas du bilan TDM. L'IRM n'a pas d'indication en dehors d'une clinique évocatrice de lésion intracrânienne du nerf vague.

3. Étiologie (tableau 2.1)

Blocages articulaires

Ⓐ Les plus fréquents sont :
- les *blocages de l'espace paraglottique par un cancer* laryngé ou du sinus piriforme. Dans cette situation, le diagnostic d'immobilité est d'une importance cruciale car le statut TNM tient compte de la mobilité (toute lésion du larynx entraînant une immobilité unilatérale est classée T3) (cf. aussi ITEM 298 au chapitre 16) ;
- les *lésions post-traumatiques après intubation* notamment : le plus souvent il s'agit d'une dysphonie survenant au réveil après une chirurgie parfois courte ou en cas d'intubation d'extrême urgence. L'aryténoïde peut être inflammatoire voire déplacé, ce qui correspond à une luxation ou subluxation de l'aryténoïde sur la cricoïde par le bec du laryngoscope d'anesthésie.

Tableau 2.1. Ⓐ Étiologie des immobilités laryngées unilatérales à ne pas oublier.

	Blocage articulaire	Atteinte de la voie motrice
Traumatisme (iatrogène +++)	Luxation traumatique (intubation)	Chirurgie sur le trajet du X : base du crâne, cou (thyroïde ++), thorax
Tumeur	Blocage tumoral	Envahissement du nerf par une tumeur sur le trajet du X : poumons, thyroïde, œsophage
Inflammation	Polyarthrite rhumatoïde	Neuropathies diabétiques
Autres	–	Maladie mitrale, syndrome de Guillain-Barré, paralysie idiopathique

Lésions de la voie motrice

Il faut rechercher l'*envahissement nerveux par une lésion maligne siégeant sur le trajet du nerf*, depuis le noyau ambigu situé dans le bulbe jusqu'à sa terminaison. C'est dans cette indication que la TDM est particulièrement utile.

Ne pas oublier en particulier de rechercher :

- *les cancers thyroïdiens* : un nodule thyroïdien associé à une paralysie laryngée est suspect de cancer (cf. aussi ITEM 241 au chapitre 9) ;
- *les cancers pulmonaires* : surtout à gauche en raison du trajet du nerf X. Mais il existe des envahissements à droite par un cancer de l'apex pulmonaire et des envahissements médiastinaux responsables de paralysies à gauche alors que le cancer pulmonaire initial est à droite ;
- *les cancers œsophagiens* : si l'œsophage est normal sur le scanner, il est extrêmement peu probable qu'un cancer débutant, éventuellement non visible sur le scanner, puisse être responsable d'un envahissement nerveux qui nécessite que la tumeur ait traversé toute l'épaisseur de l'œsophage. Il n'y a donc pas de logique à proposer une fibroscopie œsogastroduodénale (FOGD) dans ce cas ;
- *les lésions traumatiques* (section, compression, étirement) en rapport en particulier avec n'importe quelle chirurgie à proximité du nerf vague (neurochirurgie du tronc cérébral ou de la base du crâne), chirurgie cervicale ou carotidienne, chirurgie du rachis ou de sa branche récurrentielle (chirurgie œsophagienne, pulmonaire, cardio-aortique, thyroïdienne, thymique) ; le contexte de survenue et l'interrogatoire sont primordiaux ;
- *les causes neurologiques* : syndrome de Guillain-Barré, AVC du tronc, sclérose en plaques, syringomyélie, encéphalite, méningite, neuropathies diabétiques, inflammatoires, toxiques. Le contexte pathologique est généralement au premier plan, et il est rare que la paralysie laryngée unilatérale soit le symptôme inaugural ;
- *les causes cardiaques* (très rares) : maladie mitrale, coarctation aortique ;
- *les paralysies idiopathiques* (environ 20 % des cas) : le diagnostic est un diagnostic d'élimination, et la récupération survient dans environ un cas sur deux, parfois après 6 à 8 mois d'évolution. Une étiologie virale est parfois évoquée sans preuve.

D. Immobilités bilatérales

Ⓑ En cas d'immobilité laryngée bilatérale, la symptomatologie est en règle générale plus bruyante qu'en cas de paralysie unilatérale.

Ⓐ L'urgence diagnostique d'un tel tableau est liée au risque de dyspnée laryngée.

Si les deux cordes vocales sont immobiles en position fermée

La dyspnée est au premier plan, tandis que la voix est quasi normale le plus souvent. Il s'agit d'une dyspnée « haute » ou laryngée avec les signes classiques : bradypnée inspiratoire avec tirage (dépression inspiratoire des creux sus-sternal et sus-claviculaire) et cornage (bruit inspiratoire, souvent dénommé « stridor » chez l'enfant).

Il s'agit d'une **urgence diagnostique et thérapeutique** car il existe une mise en jeu du pronostic vital.

Le bilan étiologique doit être réalisé en parallèle de la prise en charge thérapeutique avec, dans la plupart des cas, la mise en place d'une trachéotomie transitoire.
(Cf. aussi ITEM 359 au chapitre 13.)

Si les deux cordes vocales sont immobiles en position ouverte

La dysphonie est importante avec une voix quasi inaudible ; des fausses routes à la déglutition peuvent exister surtout pour les liquides.

2. Démarche étiologique

Elle est strictement identique à celle des immobilités unilatérales. Notamment, en l'absence de contexte évocateur, l'examen clé est la TDM depuis la base du crâne jusqu'au thorax (cf. *supra*).

3. Étiologie (tableau 2.2)

Blocages articulaires

Les plus fréquents sont :
- les *blocages de l'espace paraglottique* par un cancer laryngé ou du sinus piriforme. Il s'agit alors d'un **signe de gravité** particulier posant le problème d'un geste de sauvetage (trachéotomie, désobstruction endoscopique) (cf. aussi ITEM 298 au chapitre 16) ;
- les *lésions traumatiques après intubation prolongée lors d'un séjour en réanimation*. Le mécanisme peut être une ankylose des articulations cricoaryténoïdiennes ou la présence de brides cicatricielles, en particulier dans la région postérieure. Ce type de lésion peut être associé à d'autres lésions, trachéales par exemple, à tendance sténosante ;
- les *lésions inflammatoires bilatérales de l'articulation cricoaryténoïdienne* dans le cadre d'une maladie comme la polyarthrite rhumatoïde : importance ici du contexte pour le diagnostic. À l'examen, on retrouve parfois un aspect inflammatoire de la région sous-glottique postérieure. On peut en rapprocher, sur le plan physiopathologique, les immobilités bilatérales post-radiques parfois extrêmement difficiles à différencier des récidives tumorales.

Tableau 2.2. Ⓐ Étiologie des immobilités laryngées bilatérales à ne pas oublier.

	Blocage articulaire	**Atteinte de la voie motrice**
Traumatisme (iatrogène +++)	Réanimation (intubation prolongée)	Chirurgie sur le trajet du X : base du crâne, thyroïde
Tumeur	Blocage tumoral	Envahissement du nerf par une tumeur : envahissement basicrânien, volumineuse tumeur thyroïdienne
Inflammation	Polyarthrite rhumatoïde Fibrose post-radique	
Neurologique	–	Maladies neurologiques : myasthénies, sclérose latérale amyotrophique

Lésions de la voie motrice

Les catégories étiologiques sont les mêmes que pour les paralysies unilatérales avec une prédominance de certaines étiologies :
- cancers de la base du crâne ou de la région thyroïdienne ou basicervicale (zones où les deux voies motrices sont proches l'une de l'autre) ;
- lésions traumatiques iatrogènes des chirurgies de la base du crâne et de la thyroïde ou de l'œsophage cervical ;
- causes neurologiques : AVC du tronc, sclérose en plaques, syringomyélie, syndrome de Guillain-Barré, encéphalite, méningite, neuropathies diabétiques, inflammatoires, toxiques. Comme pour les paralysies unilatérales, le contexte pathologique est généralement au premier plan et il est rare que la paralysie laryngée bilatérale soit le symptôme inaugural.

E. Cordes vocales normales et mobiles

C Attention à certains kystes intracordaux qui ne sont décelables que par stroboscopie.

Les causes sont variées :
- troubles endocriniens (les plus classiques) : hypothyroïdie, hyperandrogénisme ;
- dysphonie par surmenage vocal (le plus fréquent) : il s'agit de patients qui forcent de façon chronique ou aiguë sur leur voix. En fonction des circonstances, ces patients sont à prendre en charge soit comme des inflammations aiguës, soit comme des patients présentant des nodules des cordes vocales (état prénodulaire) ;
- dysphonie d'origine psychique : il s'agit le plus souvent de femmes présentant une aphonie totale s'apparentant à une hystérie de conversion ; le début est typiquement brutal, l'évolution est capricieuse ;
- dysphonie spasmodique : la voix est serrée, étranglée, de façon parfois très invalidante ; à l'examen, on observe l'hyperactivité des cordes vocales en phonation, alors que les autres mouvements du larynx, notamment la déglutition, ne sont pas touchés ;
- dysphonie myasthénique : la dysphonie est intermittente, associée à des épisodes de ptosis et quelques troubles de la déglutition ; il s'agit d'un diagnostic exceptionnel en milieu spécialisé.

VI. Place de la rééducation orthophonique

A Une rééducation orthophonique de la voix peut être indiquée dans la prise en charge d'une dysphonie mais seulement une fois le diagnostic médical posé. Une rééducation orthophonique ne doit pas être prescrite avant l'examen des cordes vocales.

Cette rééducation orthophonique peut être prescrite seule ou en complément d'un traitement médical ou chirurgical. Il appartient au médecin ORL d'évaluer l'indication de la rééducation orthophonique et son timing.

Si une rééducation orthophonique a été proposée seule en première intention, un nouvel examen des cordes vocales doit être envisagé en l'absence d'amélioration vocale attendue.

Connaissances

> **Points clés**
> - **A** Toute dysphonie traînante doit faire évoquer en premier lieu une tumeur au niveau des cordes vocales ou sur le trajet du nerf vague.
> - Le bilan initial repose sur l'examen des cordes vocales en consultation (miroir ou fibroscopie nasopharyngée).
> - S'il existe une lésion suspecte, une laryngoscopie en suspension avec biopsie doit être programmée.
> - S'il existe une immobilité avec des cordes vocales qui paraissent normales, la laryngoscopie en suspension n'est pas indiquée mais on doit pratiquer un scanner du trajet du X depuis la base du crâne jusqu'au thorax.

▶ Compléments en ligne

Des vidéos sont associées à ce chapitre, indiquées dans le texte par un picto « 🎞 ». Pour voir ces vidéos, connectez-vous sur http://www.em-consulte/e-complement/476627 et suivez les instructions.

Vidéo 2.1. Paralysie laryngée.

Vidéo 2.2. Cancer du larynx.

CHAPITRE 3

ITEMS 47, 56, 89, 118, 122
Surdité et handicap

I. Généralités
II. Diagnostic des troubles auditifs de l'adulte
III. Diagnostic des troubles auditifs de l'enfant
IV. Surdités de transmission
V. Surdités de perception
VI. Prise en charge des surdités

Situations de départ

- **134**. Troubles du langage et/ou de la phonation.
- **140**. Baisse de l'audition/surdité.
- **184**. Prescription et interprétation d'un audiogramme.
- **226**. Découverte d'une anomalie du cerveau à l'examen d'imagerie médicale.
- **265**. Consultation de suivi d'un nourrisson en bonne santé.
- **295**. Consultation de suivi gériatrique.
- **308**. Dépistage néonatal systématique.
- **315**. Prévention des risques professionnels.
- **345**. Situation de handicap.

Hiérarchisation des connaissances

ITEM 89 – Altération de la fonction auditive

Rang	Rubrique	Intitulé	Descriptif
A	Définition	Définition d'un test auditif tonal	
A	Définition	Connaître les grands types de surdité	
B	Diagnostic positif	Connaître les critères des tests acoumétriques	
B	Examens complémentaires	Connaître les principes de réalisation d'une audiométrie tonale, vocale	
B	Examens complémentaires	Connaître les principes de l'impédancemétrie	
B	Examens complémentaires	Connaître les principes d'un test auditif objectif par PEA	
A	Diagnostic positif	Connaître les caractéristiques de surdités de transmission	
B	Examens complémentaires	Indication des examens d'imagerie devant une surdité de transmission	
B	Examens complémentaires	Connaître l'utilité de la tympanométrie dans le diagnostic des surdités de transmission	
A	Étiologie	Connaître les étiologies principales des surdités de transmission	(Otospongiose) (Séquelles d'otite chronique) (Fracture du rocher) (Bouchon de cérumen) (Origine infectieuse, séromuqueuse : OSM)

Rang	Rubrique	Intitulé	Descriptif
A	Diagnostic positif	Connaître les caractéristiques de surdité de perception	Dont celle du sujet âgé (presbyacousie)
A	Examens complémentaires	Indication des examens d'imagerie devant une surdité de perception	
B	Examens complémentaires	Indication des examens d'imagerie devant une surdité de perception chez l'enfant	Couple TDM (os temporal)-IRM (os temporal + encéphale)
A	Étiologie	Connaître les étiologies principales des surdités de perception	(Surdité brusque) (Autres étiologies) (Neurinome du VIII) (Surdités génétiques) (Presbyacousie) (Traumatisme sonore, ototoxicité)
B	Diagnostic positif	Connaître les particularités des surdités de perception de l'enfant	

ITEM 118 – La personne handicapée : bases de l'évaluation fonctionnelle et thérapeutique

Rang	Rubrique	Intitulé	Descriptif
A	Définition	Connaître l'histoire et les principaux enjeux des définitions du handicap*	
B	Définition	Cadre législatif*	La loi de 2005 et ses conséquences pour la reconnaissance du handicap
A	Prise en charge	Connaître et savoir développer des partenariats avec les usagers*	
A	Prise en charge	Principaux moyens pour le retour au domicile des personnes handicapées*	Définitions des différentes aides, savoir orienter les personnes vers les instances compétentes pour la réadaptation, connaître la notion d'aidant
A	Diagnostic positif	Évaluer une déficience motrice (examen clinique, démarche diagnostique)*	Principe d'évaluation, échelles et exemples d'une déficience motrice, principe d'évaluation, échelles et exemples d'une déficience articulaire
A	Diagnostic positif	Évaluer les déficiences sensorielles (examen clinique, démarche diagnostique)	Connaître la définition d'une surdité de transmission, de perception, mixte ; savoir décrire les signes d'appel d'une surdité de l'enfant et l'adulte ; connaître les principes d'une exploration audiométrique ; savoir décrire les principes de la prise en charge d'un trouble de l'audition de l'enfant et de l'adulte ; évaluer les autres déficiences sensorielles
A	Diagnostic positif	Évaluer une déficience cognitive (examen clinique, démarche diagnostique)*	Principe d'évaluation, échelles et exemples d'une déficience cognitive
A	Définition	Connaître la définition des principales fonctions cognitives*	Attention, mémoire, langage, praxies, gnosies, fonctions exécutives et comportementales
A	Diagnostic positif	Savoir évaluer la mémoire*	MMS, cinq mots
A	Diagnostic positif	Connaître les différents temps de l'évaluation du langage*	Évaluation de l'expression spontanée, dénomination, répétition, compréhension, lecture, écriture

ITEMS 47, 56, 89, 118, 122 Surdité et handicap

Rang	Rubrique	Intitulé	Descriptif
A	Diagnostic positif	Savoir reconnaître une négligence unilatérale*	
A	Diagnostic positif	Savoir évaluer les activités instrumentales de la vie quotidienne	Téléphone, mode de transport, prise de médicaments, gestion d'un budget
B	Diagnostic positif	Principes et principaux moyens d'évaluation des limitations d'activité et de participation*	
B	Prise en charge	Transformation du logement et handicap*	Éléments réglementaires et modes de financement des transformations du logement pour personnes handicapées
B	Prise en charge	Conduite automobile et handicap*	Éléments réglementaires et structures d'aide à la reprise de la conduite automobile d'une personne handicapée
B	Prise en charge	Structures d'hébergement des personnes lourdement handicapées*	Orientations possibles et connaissances des structures d'hébergement pour personnes handicapées
B	Prise en charge	Retour au travail des personnes handicapées*	Structures et éléments réglementaires du travail des personnes handicapées

ITEM 122 – Principales techniques de rééducation et de réadaptation

Rang	Rubrique	Intitulé	Descriptif
A	Définition	Rôle du médecin*	Définition d'un programme de rééducation et rôle du médecin
A	Définition	Rôle du médecin de médecine physique et réadaptation (MPR)*	Définition des fonctions propres au médecin de médecine physique et de rééducation
A	Définition	Rôle des auxiliaires médicaux*	Principaux rôles des auxiliaires médicaux dans un programme de rééducation
A	Prise en charge	Principales indications d'un programme de rééducation*	Indications de la rééducation dans les pathologies courantes
A	Prise en charge	Principaux objectifs de la rééducation	Objectifs simples de la rééducation dans les pathologies courantes
A	Prise en charge	Principales indications d'un programme de kinésithérapie*	Indications de la kinésithérapie dans les pathologies courantes
B	Définition	Principales techniques de kinésithérapie*	Définition des différents types de traitements réalisés par les kinésithérapeutes
A	Prise en charge	Principales indications d'un programme d'ergothérapie*	Indications de l'ergothérapie dans les pathologies courantes
A	Prise en charge	Principales indications de l'orthophonie	Indications de l'orthophonie dans les pathologies courantes
A	Prise en charge	Règles de prescription de la masso-kinésithérapie*	Éléments indispensables et facultatifs de la prescription de kinésithérapie
A	Prise en charge	Règles de prescription de l'orthophonie	Éléments indispensables et facultatifs de la prescription d'orthophonie
B	Prise en charge	Règles d'arrêt de la rééducation*	Éléments pour arrêter une prise en charge de rééducation

Rang	Rubrique	Intitulé	Descriptif
B	Prise en charge	Indications de la rééducation d'entretien*	Description et modalités de la rééducation d'entretien dans certaines pathologies chroniques

ITEM 47 – Suivi d'un nourrisson, d'un enfant et d'un adolescent normal

Rang	Rubrique	Intitulé	Descriptif
A	Définition	Connaître les définitions des tranches d'âge des enfants*	
B	Prise en charge	Connaître les recommandations professionnelles du suivi des nourrissons et enfants*	
A	Prise en charge	Connaître les éléments d'interrogatoire et d'examen clinique systématique d'un enfant en fonction de son âge et du contexte	
A	Définition	Dépistage systématique des troubles visuels*	Examens ophtalmologiques recommandés chez l'enfant
B	Prise en charge	Connaître les principales situations à risque des troubles visuels*	
B	Diagnostic positif	Dépistage des troubles visuels par le médecin traitant : modalités*	Connaître les grands principes cliniques du dépistage visuel du nourrisson et de l'enfant : tests cliniques en fonction de l'âge
A	Prise en charge	Connaître les indications d'adressage d'un enfant à un ophtalmologiste*	
B	Éléments physiopathologiques	Comprendre le développement du système visuel*	
A	Diagnostic positif	Signes fonctionnels et physiques évocateurs de malvoyance chez l'enfant*	
A	Définition	Dépistage systématique des troubles auditifs	Connaître les âges clés du dépistage auditif
B	Diagnostic positif	Connaître les principales situations à risque des troubles auditifs chez l'enfant en fonction de son âge	
B	Prise en charge	Dépistage des troubles auditifs par le médecin traitant : modalités	Connaître les grands principes cliniques du dépistage auditif du nourrisson et de l'enfant : tests cliniques en fonction de l'âge
A	Prise en charge	Connaître les indications d'adressage d'un enfant à un ORL	
A	Définition	Enfant sourd	
B	Examens complémentaires	Mesure de l'audition chez l'enfant	
A	Définition	Connaître la numérotation dentaire internationale*	
A	Définition	Connaître la définition d'une carie dentaire*	
A	Prise en charge	Connaître les principes de prévention de la carie dentaire*	
B	Éléments physiopathologiques	Connaître le calendrier d'éruption dentaire*	
B	Définition	Savoir identifier un trouble de l'articulé dentaire*	
A	Diagnostic positif	Luxation congénitale de hanche (LCH), indication du dépistage*	
A	Diagnostic positif	LCH, modalités du dépistage*	
B	Diagnostic positif	LCH, formes cliniques*	

ITEMS 47, 56, 89, 118, 122 Surdité et handicap

Rang	Rubrique	Intitulé	Descriptif
B	Examens complémentaires	LCH, indication de l'imagerie*	
B	Pronostic, suivi évolutif	LCH, complications*	
B	Diagnostic positif	Anomalies d'axe des membres inférieurs*	Trouble de torsion, genu valgum et varum
A	Diagnostic positif	Scoliose de l'enfant, facteurs de risque*	
A	Diagnostic positif	Scoliose de l'enfant, examen clinique*	
B	Examens complémentaires	Scoliose de l'enfant, indication de l'imagerie*	
B	Contenu multimédia	Radiographie du rachis lombaire d'une scoliose malformative*	
B	Diagnostic positif	Cyphose thoracique de l'enfant*	
A	Définition	Examens médicaux obligatoires du nourrisson et de l'enfant	
A	Définition	Médecine scolaire*	
A	Définition	Bilans de santé systématiques à l'âge scolaire, coordination avec médecine scolaire	
A	Définition	Connaître les éléments constitutifs du carnet de santé et leur utilité	
B	Prise en charge	Connaître les modalités d'organisation et d'indemnisation du suivi systématique obligatoire du nourrisson et de l'enfant	
B	Prise en charge	Connaître les modalités de rédaction des trois certificats médicaux accompagnant le suivi systématique obligatoire du nourrisson, au 8e jour et aux 9e et 24e mois	
B	Prise en charge	Connaître les objectifs et les items contenus dans les trois certificats médicaux accompagnant le suivi systématique obligatoire du nourrisson	
B	Diagnostic positif	Connaître les particularités de l'examen de suivi des adolescents*	
A	Prévalence, épidémiologie	Mortalité et morbidité infantiles*	Y compris accidentologie et en fonction de l'âge
A	Prise en charge	Accidents chez l'enfant : connaître les moyens de prévention*	

ITEM 56 – L'enfant handicapé : orientation et prise en charge

Rang	Rubrique	Intitulé	Descriptif
A	Définition	Définition du handicap	
A	Définition	Typologie du handicap de l'enfant	Définition des différents types de handicap chez l'enfant et prise en compte de leurs caractéristiques temporelles
A	Diagnostic positif	Principes d'évaluation et d'examen clinique	Évaluation d'un enfant handicapé selon les principes de la classification internationale du fonctionnement et principes de l'examen clinique (clinique moins « franche », importance de l'entourage dans l'évaluation)
A	Prise en charge	Principes généraux de la prise en charge dont les principes de scolarisation	Principe du triple projet de la prise en charge de l'enfant handicapé, principes de scolarisation

Connaissances

Rang	Rubrique	Intitulé	Descriptif
A	Prise en charge	Multidisciplinarité de la prise en charge	Éléments de compréhension de la nécessaire multidisciplinarité autour d'une enfant handicapé
A	Définition	Définition de la MDPH*	Rôle et description des maisons départementales des personnes handicapées et spécificités pour l'enfant
B	Prévalence, épidémiologie	Handicap de l'enfant en France*	Principales causes de handicap de l'enfant
B	Étiologie	Étiologie du handicap*	Savoir chercher une cause de handicap
B	Suivi et/ou pronostic	Orientation en fonction du handicap*	Description des types d'orientation d'un enfant handicapé en fonction de son handicap (Quelles structures pour quels enfants ?)

I. Généralités
A. Rappels anatomophysiologiques

L'anatomie et la physiologie du système auditif sont, comme dans tout système sensoriel, intriquées (figure 3.1). Nous ne décrirons dans ce rappel que les éléments nécessaires à la compréhension de l'item.

L'*oreille externe* est constituée par le pavillon, le conduit auditif externe (CAE) et la face externe cutanée du tympan. L'*oreille moyenne* (figure 3.2) est constituée de la face interne muqueuse du tympan, de la caisse du tympan (cavité aérienne tapissée de muqueuse respiratoire) qui contient le système tympano-ossiculaire, de la trompe d'Eustache et de la mastoïde.

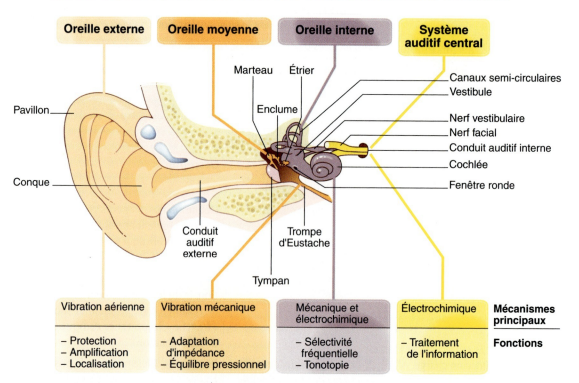

Fig. 3.1. Anatomie et physiologie du système auditif.
Illustration de : Carole Fumat.

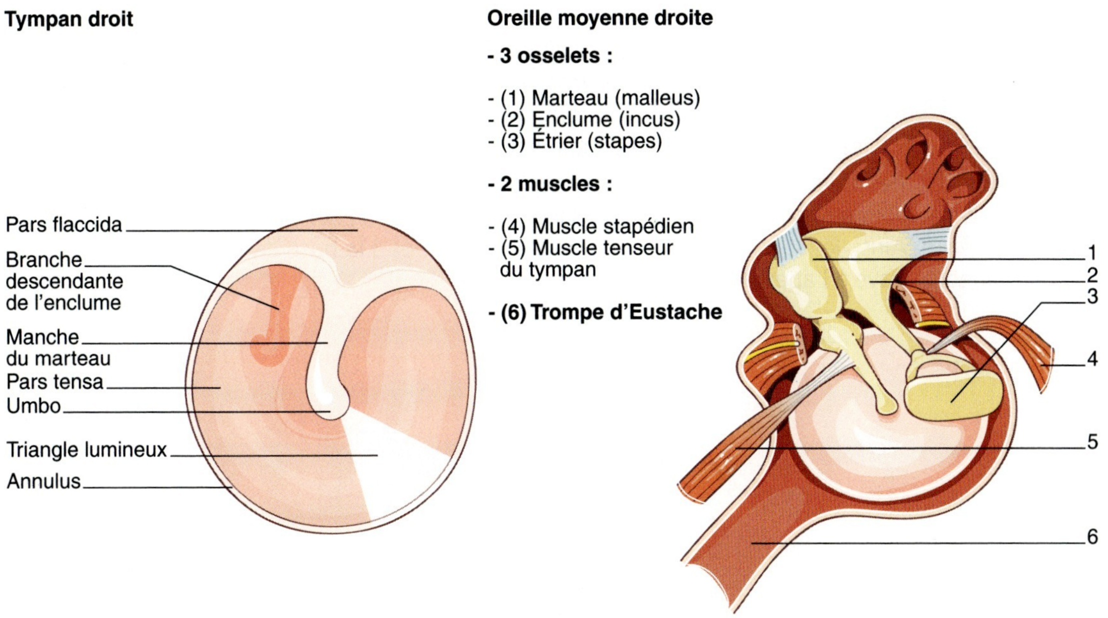

Tympan droit

Pars flaccida
Branche descendante de l'enclume
Manche du marteau
Pars tensa
Umbo
Triangle lumineux
Annulus

Oreille moyenne droite

- 3 osselets :
- (1) Marteau (malleus)
- (2) Enclume (incus)
- (3) Étrier (stapes)

- 2 muscles :
- (4) Muscle stapédien
- (5) Muscle tenseur du tympan

- (6) Trompe d'Eustache

Fig. 3.2. L'oreille moyenne.
Illustration de : Carole Fumat.

La membrane tympanique appartient à la fois à l'oreille externe et à l'oreille moyenne. Elle sépare le conduit auditif externe de la caisse du tympan, et on lui décrit deux parties :
- la *pars tensa*, qui représente la majeure partie du tympan. Elle est semi-transparente et présente un relief principal, le manche du marteau, avec à sa partie inférieure l'umbo ;
- la *pars flaccida* correspond à la partie supérieure du tympan, au-dessus de la courte apophyse du marteau.

La chaîne ossiculaire est constituée de trois osselets, de dehors en dedans : le marteau ou malleus, l'enclume ou incus, l'étrier ou stapes.

Les fonctions principales de l'oreille externe et de l'oreille moyenne sont :
- la protection mécanique du système tympano-ossiculaire par le pavillon de l'oreille et le conduit auditif externe ;
- l'amplification des fréquences conversationnelles (surtout entre 2 et 4 kHz) ;
- la localisation sonore.

Le système tympano-ossiculaire a pour fonctions principales :
- l'adaptation d'impédance des ondes transmises en milieu aérien vers le milieu liquidien de l'oreille interne ;
- la protection de l'oreille interne des sons forts via la mise en jeu du réflexe stapédien.

La trompe d'Eustache (ou trompe auditive) a une fonction équipressive, permettant de maintenir une équipression de part et d'autre du tympan, nécessaire pour le fonctionnement optimal du système tympano-ossiculaire, et une fonction de drainage, d'évacuation des sécrétions de la muqueuse de l'oreille moyenne vers le cavum grâce au tapis mucociliaire.

L'*oreille interne* (figure 3.3), ou labyrinthe, comprend la cochlée dévolue à la fonction auditive, le vestibule et les canaux semicirculaires dévolus la fonction d'équilibration.

La cochlée assure la transduction mécano-sensorielle, c'est-à-dire la transformation d'un stimulus mécanique — l'onde sonore transmise par le système tympano-ossiculaire aux liquides de l'oreille interne — en un signal électrique transmis aux centres nerveux centraux par le nerf cochléaire. L'onde sonore transmise à la cochlée par le système tympano-ossiculaire au niveau de la fenêtre ovale se propage le long de la spirale cochléaire dans les liquides périlymphatiques des rampes vestibulaire puis tympanique, ce qui va induire un déplacement de la membrane basilaire. Ce déplacement de la membrane basilaire sur laquelle est situé l'épithélium sensoriel de Corti entraîne un cisaillement des stéréocils des cellules ciliées externes (CCE) et internes (CCI). Les CCE sont à l'origine d'une amplification sélective de la vibration de la membrane basilaire grâce à leurs propriétés d'éléctromotilité. Les CCI quant à elles sont les véritables transducteurs et transforment cette énergie mécanique localement amplifiée en un message nerveux avec création d'un potentiel d'action sur les fibres nerveuses cochléaires (figure 3.4).

Le codage des fréquences est fondé sur la tonotopie cochléaire par laquelle un son d'une fréquence donnée est codé en un message nerveux à un endroit spécifique de la spirale cochléaire. Ainsi, les sons de fréquences aiguës sont codés à la base de la cochlée, les sons de fréquence grave à l'apex (figure 3.5).

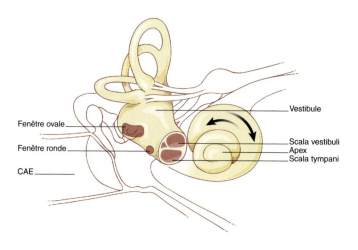

Fig. 3.3. L'oreille interne.
Illustration de : Carole Fumat.

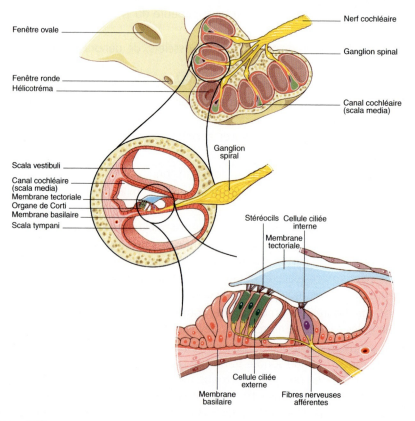

Fig. 3.4. La cochlée.
Illustration de : Carole Fumat.

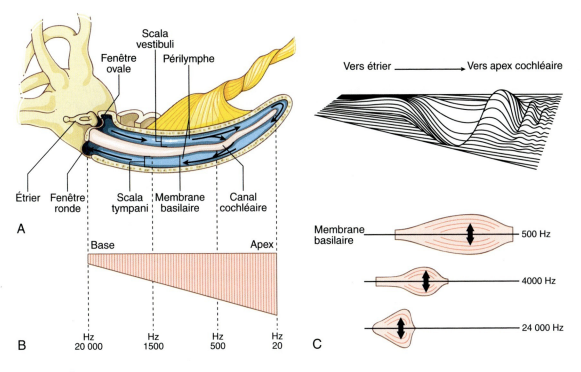

Fig. 3.5. Oreille interne et onde propagée.
Illustration de : Carole Fumat.

B. Définition des grands types de surdité

L'audition est une fonction sensorielle qui participe à la communication orale. Elle s'intègre dans la boucle audio-phonatoire qui associe audition, langage, mimique et mémoire centrale. La surdité définit une baisse de l'audition, quelle que soit son importance, quelle que soit son étiologie. La surdité constitue un handicap. Le terme « hypoacousie » en est un synonyme, souvent employé pour les atteintes légères. La « cophose » est une surdité totale.

La surdité peut être uni- ou bilatérale.

Il existe deux grands types de surdité, d'origine, de pronostic et de traitement différents, pouvant être différenciés par l'acoumétrie et l'audiométrie :
- les surdités de transmission liées à l'atteinte des structures de l'oreille externe et/ou de l'oreille moyenne ;
- les surdités de perception ou neurosensorielles, liées à l'atteinte de la cochlée (surdité de perception endocochléaire) et/ou du nerf auditif (VIII), des voies nerveuses auditives ou des structures centrales de l'audition (surdité de perception rétrocochléaire).

La surdité mixte associe surdité de transmission et surdité de perception, témoignant d'une atteinte de l'oreille externe et/ou moyenne et de l'oreille interne ou des voies rétrocochléaires.

II. Diagnostic des troubles auditifs de l'adulte

A. Signes d'appel

Chez l'adulte, la surdité est le signe faisant amener une consultation. En fonction de l'étiologie, l'hypoacousie peut être uni- ou bilatérale, isolée ou associée à d'autres signes otologiques, brutale, fluctuante ou progressive avec, dans certains cas, une évolution insidieuse qui peut faire retarder le diagnostic. Les doléances du patient peuvent être :
- une baisse de l'audibilité (« je n'entends pas/plus »);
- une baisse de l'intelligibilité (« je ne comprends pas/plus »), en particulier dans les ambiances bruyantes (réunion de famille, de travail, situation dite de « cocktail »…) : le patient fait répéter son entourage, éprouve des difficultés à téléphoner, en particulier dans un environnement bruyant. Les difficultés peuvent être initialement repérées par l'entourage.

Le diagnostic de surdité peut aussi être posé lors d'un bilan de vertiges, d'acouphènes, d'otalgie et otorrhées, plus rarement de paralysie faciale périphérique.

B. Examen clinique

Devant une surdité de l'adulte, qu'elle soit uni- ou bilatérale, l'interrogatoire doit faire préciser :
- les antécédents personnels : otologiques (otites à répétition, maladie pressionnelle connue), traumatiques et généraux ;
- les antécédents familiaux de surdité ;
- les traitements médicamenteux, notamment ototoxiques (aminosides notamment);
- la localisation : uni- ou bilatérale, le côté, le caractère asymétrique ressenti par le patient ;
- l'évolutivité : apparition brutale ou progressive, durée et rapidité d'évolution ;
- les signes associés : acouphène, vertige, otorrhée, otalgie, céphalées ;
- le mode de vie : profession, loisir, entourage, avec recherche d'une exposition aux bruits et traumatismes sonores.

L'examen physique permet d'orienter le diagnostic étiologique par :
- l'otoscopie bilatérale comparative : examen du conduit auditif externe et du tympan ;
- l'acoumétrie : épreuves de Weber et de Rinne ;
- l'examen vestibulaire en cas de symptomatologie vestibulaire associée.

C. Examens fonctionnels de l'audition

La transmission de l'énergie acoustique se fait habituellement via la conduction aérienne (pavillon-CAE-tympan-osselets-cochlée), mais elle peut se faire aussi par conduction osseuse directement à la cochlée (stimulation par vibration au niveau de la mastoïde) :
- en cas de *surdité de transmission*, les niveaux auditifs en conduction osseuse sont normaux et donc meilleurs qu'en conduction aérienne ;
- en cas de *surdité de perception* (ou surdité neurosensorielle) pure, les niveaux auditifs en conduction osseuse et en conduction aérienne sont les mêmes ;
- en cas de *surdité mixte*, les niveaux auditifs en conduction osseuse sont abaissés, mais restent meilleurs qu'en conduction aérienne.

ITEMS 47, 56, 89, 118, 122 Surdité et handicap

Ces caractéristiques permettent de déterminer le type de surdité grâce aux examens fonctionnels de l'audition de première intention (acoumétrie et audiométrie).

Les modalités de l'audiométrie, de l'impédancemétrie et des examens objectifs de l'audition ont fait l'objet d'une conférence de consensus de la Société française d'ORL en 2016.

1. Acoumétrie

Il s'agit des tests au diapason, qui permettent une orientation diagnostique quant au type d'atteinte auditive. Réalisables « au lit du malade », ils permettent une première orientation, par exemple en cas de surdité brutale.

Épreuve de Weber

B L'épreuve de Weber teste les deux oreilles simultanément (tableau 3.1 et figure 3.6). Elle consiste à poser un diapason en vibration sur le crâne à équidistance des deux oreilles (front ou vertex) :
- si le patient entend le son dans les deux oreilles ou de manière diffuse, le Weber est dit indifférent ;
- si le patient entend le son dans une oreille, on parle de Weber latéralisé vers l'oreille où le son est perçu :
  - le Weber est latéralisé vers l'oreille sourde (ou la plus sourde) en cas de surdité de transmission ;
  - le Weber est latéralisé vers l'oreille saine (ou la moins atteinte) en cas de surdité de perception.

Épreuve de Rinne

L'épreuve de Rinne consiste à comparer de manière subjective l'intensité du son perçu par le patient lorsqu'un diapason est en vibration devant le pavillon (conduction aérienne, CA) ou posé sur la mastoïde (conduction osseuse, CO) (tableau 3.1 et figure 3.6) :

Rinne = CA – CO.

Chaque oreille est testée séparément. On commence par appliquer le diapason sur la mastoïde puis, quand le patient ne perçoit plus le son, on place le diapason devant le pavillon :
- en l'absence de pathologie de la transmission (surdité de perception pure), le patient doit continuer à percevoir le son plus longtemps par voie aérienne que par voie osseuse, on parle de Rinne acoumétrique positif (CA – CO > 0) ;
- si le patient ne perçoit plus le son, on parle de Rinne acoumétrique négatif (CA – CO < 0). Il existe alors une part transmissionnelle à la surdité (surdité de transmission ou mixte).

Tableau 3.1. **B** Données de l'acoumétrie au diapason.

	Audition normale	Surdité de transmission	Surdité de perception
Épreuve de Weber	Absence de latéralisation	Latéralisation à l'oreille sourde ou la plus sourde	Latéralisation à l'oreille saine ou la moins sourde
Épreuve de Rinne	Positif	Nul ou négatif	Positif

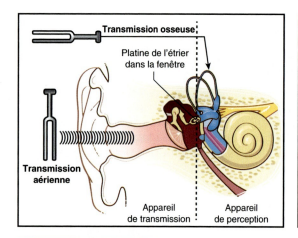
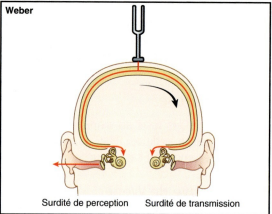
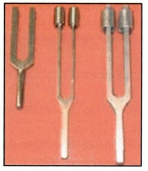
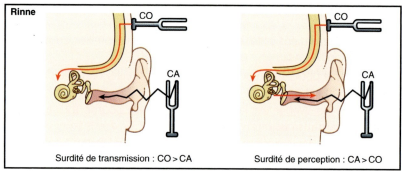

Fig. 3.6. B **Principes de l'acoumétrie au diapason.**
Le diapason permet de délivrer un son par voie aérienne ou par voie osseuse. En haut, l'épreuve de Weber; en bas, l'épreuve de Rinne.
Illustration de : Carole Fumat.

2. Audiométrie tonale

B Le principe de l'audiométrie tonale repose sur une stimulation sonore par des sons purs de fréquence (Hz) et d'intensités variées (décibels, dB) avec détermination, par voie aérienne (casque) et voie osseuse (vibrateur mastoïdien), du seuil subjectif d'audition, c'est-à-dire l'intensité minimale nécessaire pour induire la perception sonore (figure 3.7). L'*audiométrie tonale liminaire* recherche le seuil auditif fréquence par fréquence, pour des fréquences comprises entre 125 Hz et 8 000 Hz, par incrémentation d'octave. Chaque oreille est testée séparément. L'évaluation audiométrique doit être précédée d'un examen otoscopique des deux côtés.

A Le niveau de surdité est fondé sur la perte auditive moyenne (PAM) en conduction aérienne en dB, qui correspond à la moyenne des seuils auditifs aériens à 500, 1 000, 2 000 et 4 000 Hz (tableau 3.2 et figure 3.8).

L'audition est normale si les deux courbes aérienne et osseuse sont superposées et que les seuils auditifs sont compris entre 0 et 20 dB.

Il existe une surdité de perception si les deux courbes aérienne et osseuse sont superposées avec des seuils auditifs aériens et osseux supérieurs à 20 dB. Les courbes sont dites abaissées. Le Rinne est dit positif par analogie avec l'acoumétrie.

Il existe une surdité de transmission si la courbe de conduction osseuse est normale et que la courbe de conduction aérienne est abaissée, avec des seuils aériens supérieurs à 20 dB. Le Rinne audiométrique est dit négatif par analogie avec l'acoumétrie.

Il existe une surdité mixte si les deux courbes aérienne et osseuse sont abaissées, avec des seuils aériens et osseux supérieurs à 20 dB mais que la courbe de conduction osseuse est meilleure que l'aérienne avec présence d'un Rinne audiométrique.

ITEMS 47, 56, 89, 118, 122 Surdité et handicap

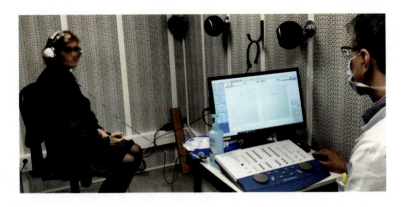

Fig. 3.7. Ⓐ **Audiométrie tonale et vocale en cabine insonorisée.**

Tableau 3.2. Degrés de surdité.

Degré de surdité	PAM (dB)	Retentissement
Audition normale ou subnormale	0–20	Aucun
Surdité légère	21–40	La parole est comprise à un niveau normal mais avec difficultés pour la voix faible
Surdité moyenne	41–70	La parole est perçue si elle est forte
Surdité sévère	71–90	La parole n'est perçue qu'à des niveaux très forts ; la lecture labiale est un complément nécessaire
Surdité profonde	91–120	Compréhension de la parole presque impossible, troubles importants d'acquisition du langage pour le jeune enfant
Cophose	120	Aucune perception sonore

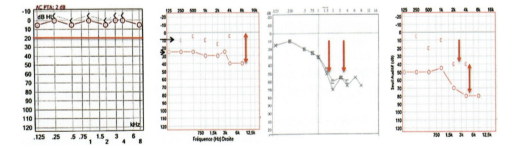

Fig. 3.8. Ⓐ **Différents types de surdité en audiométrie tonale.**

3. Audiométrie vocale

Ⓑ L'épreuve d'audiométrie vocale consiste à étudier le pourcentage de reconnaissance des mots d'une liste en fonction de l'intensité du signal sonore (figure 3.9). Elle utilise une stimulation sonore par des sons complexes le plus souvent signifiants (mots monosyllabiques ou bisyllabiques, phrases), quelquefois non signifiants (logatomes : voyelle-consonne-voyelle). L'utilisation de listes de mots bisyllabiques est la plus utilisée en pratique clinique. Elle peut être réalisée au casque en testant chaque oreille séparément ou en champ libre en testant les deux oreilles simultanément. L'audiométrie vocale peut aussi se réaliser avec l'adjonction de bruit perturbant.

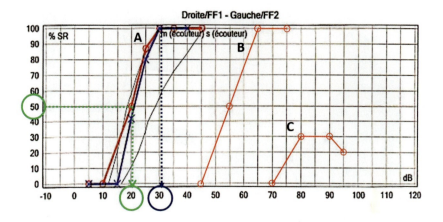

Fig. 3.9. B Audiogramme vocale.

On distingue :
- le seuil d'intelligibilité, qui représente l'intensité sonore à laquelle 50 % des items de la liste sont compris et répétés ;
- le maximum d'intelligibilité, qui représente le pourcentage maximal d'items compris à une certaine intensité.

4. Impédancemétrie

L'impédancemétrie est la mesure de l'impédance du tympan et de la chaîne ossiculaire et de ses modifications sous l'influence de vibrations acoustiques au niveau du conduit auditif externe. Elle ne peut être réalisée qu'en l'absence de perforation tympanique. Deux tests différents utilisent cette technique : la tympanométrie et l'étude du réflexe stapédien.

Tympanométrie

Elle permet d'évaluer de façon objective l'impédance du système tympano-ossiculaire par la création d'une surpression ou d'une dépression dans le conduit auditif externe. On recueille une courbe qui reflète le mouvement du tympan en réaction à ces changements de pression. Une courbe normale est une courbe avec un pic centré sur 0 de pression (courbe de type A). Les différentes pathologies diagnostiquées par la tympanométrie sont (figure 3.10) :
- présence d'un épanchement liquidien dans la caisse du tympan (courbe de type B, plate) ;
- trouble de la ventilation de l'oreille moyenne (courbe de type C : le pic de compliance est décalé vers les pressions négatives, il existe donc une dépression dans la caisse du tympan) ;
- atteinte ossiculaire (courbe en « tour Eiffel » : pic ample et pointu par rupture de la chaîne ossiculaire).

Réflexe stapédien

Il s'agit du recueil de la variation d'impédance du système tympano-ossiculaire témoignant du déclenchement du réflexe stapédien en réponse à une stimulation auditive de forte intensité. En effet, lors d'une stimulation à forte intensité, la contraction réflexe bilatérale du muscle stapédien induit la rigidification de la chaîne ossiculaire et donc la diminution de sa compliance. La stimulation est faite d'un côté, et la réponse réflexe est recherchée à la fois du côté ipsilatéral et du côté controlatéral.

Chez le sujet normo-entendant, le réflexe stapédien est présent des deux côtés pour une stimulation > 80 dB. Le réflexe stapédien peut être absent en cas de blocage de la chaîne (otospongiose, par exemple) ou de paralysie faciale périphérique. Il peut être absent ou au contraire de seuil diminué dans les surdités, selon le mécanisme de la surdité.

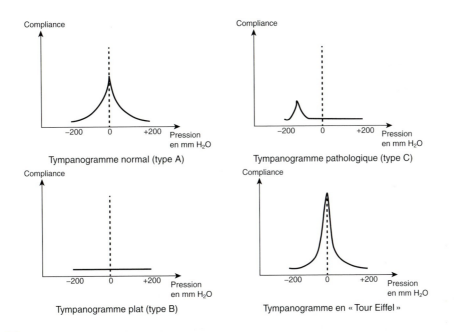

Fig. 3.10. B Différents résultats possibles de l'impédancemétrie (ou tympanométrie).

5. Potentiels évoqués auditifs précoces (PEAP), dits du tronc cérébral

Le principe des PEA (figure 3.11) est d'enregistrer par des électrodes de surface cutanées des potentiels électriques qui prennent naissance à différents niveaux du système nerveux (nerf cochléaire, tronc cérébral) en réponse à une stimulation acoustique.

Les potentiels neurogènes sont enregistrés au cours des dix premières millisecondes après la stimulation. Le principe de cet examen repose sur l'enregistrement par extraction du PEA du bruit de fond électrique non significatif (EEG de repos, électromyogramme…) en utilisant la répétition du stimulus sonore et le moyennage synchronisé des réponses. Cinq ondes sont recueillies : I (cochlée), II (nerf auditif), III, IV, V (tronc cérébral).

C'est un examen non invasif, dont l'intérêt est double :
- otologique : mesure objective du seuil auditif avec une précision de 10 à 15 dB dès la naissance. C'est l'onde V que l'on étudie dans les recherches de seuils électrophysiologiques. C'est un moyen d'audiométrie objective de l'enfant (ou du sujet non coopérant) et, lorsqu'il est automatisé, ce test est très intéressant pour le dépistage de la surdité chez le nouveau-né ;
- otoneurologique : localisation topographique de l'atteinte auditive dans les surdités neurosensorielles par étude des latences et des délais de conduction des cinq pics. Une augmentation de la latence I-III est attribuée à un problème de conduction sur le nerf auditif ou dans la partie basse du tronc cérébral, alors qu'un allongement de la latence III-V est plutôt associé à une anomalie située plus haut dans le tronc cérébral.

Ses limites sont les suivantes :
- il ne permet pas une étude fréquence par fréquence des réponses ;
- il explore une plage de fréquences aiguës de l'audiométrie (et donc pas les fréquences graves) ;
- la profondeur de la surdité peut gêner l'interprétation des courbes pour l'analyse des latences.

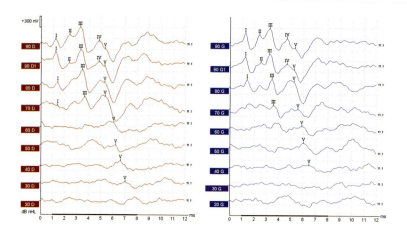

Fig. 3.11. B Potentiels évoqués auditifs (PEA).

6. Otoémissions acoustiques provoquées (OEAP)

C Il s'agit d'un examen objectif permettant l'exploration du système auditif périphérique (du conduit auditif externe à la cochlée) par le recueil d'un son produit par la contraction active des CCE en réponse à des sons brefs envoyés par une sonde placée dans le conduit auditif externe du patient.

L'enregistrement des OEAP est une méthode simple, rapide (une minute), fiable, et non invasive. Cette méthode constitue un test très intéressant pour le dépistage de la surdité chez le nouveau-né.

Elle permet de séparer rapidement la population testée en deux groupes :
- OEAP présentes : le système auditif périphérique est intègre (perte auditive inférieure à 30 dB) ;
- OEAP absentes : nécessité de poursuivre l'exploration auditive (audiométrie comportementale, PEA…) ; il est possible qu'une hypoacousie supérieure à 30 dB soit présente.

La présence d'otoémissions ne permet pas d'éliminer une surdité par neuropathie auditive, ni d'affirmer que l'enfant ne présentera pas une surdité ultérieure.

III. Diagnostic des troubles auditifs de l'enfant

A Le système auditif est fonctionnel avant la naissance.

La surdité de l'enfant a un retentissement d'autant plus grave qu'elle existe à la naissance ou apparaît avant l'âge normal d'acquisition du langage (18 mois à 2 ans) et qu'elle est bilatérale et importante.

L'altération de la communication orale est d'autant plus importante que l'audiométrie de l'enfant révèle des seuils auditifs élevés.

Le trouble de la communication oral est majeur, lorsque la surdité est sévère (seuils auditifs compris entre 70 et 90 dB) ou profonde (seuils auditifs > 90 dB).

Il est moins marqué lorsque la surdité est moyenne (seuils auditifs compris 40 et 70 dB) voire légère (entre 20 et 40 dB). Dans ces cas, le diagnostic est souvent retardé.

A. Examen clinique

1. Acquisition normale du langage

Les principales étapes du développement du langage de l'enfant sont donc des repères fondamentaux :
- réaction aux bruits dès la naissance ;
- gazouillis vers 3 mois ;
- reconnaissance du nom vers 4 mois ;
- imitation des sons et des intonations vers 6 mois ;
- début du babillage vers 6 mois ;
- redouble les syllabes entre 6 et 10 mois ;
- premiers mots à 12 mois ;
- quelques mots reconnaissables à 18 mois ;
- utilisation d'un vocabulaire de 50 mots et juxtaposition de deux à trois mots vers 18 à 24 mois ;
- vers 3 ans, l'enfant :
  - comprend le langage de ses activités quotidiennes ;
  - utilise le « je » ;
  - communique et fait des phrases avec sujet/verbe/complément ;
  - pose des questions ;
- à 5 ans, l'enfant :
  - parle sans déformer les mots ;
  - possède déjà un vocabulaire étendu ;
  - comprend et construit des phrases complexes ;
  - est capable d'évoquer un événement et de raconter une histoire.

2. Signes d'appel

L'arrêté du 23 avril 2012 relatif à l'organisation du dépistage de la surdité permanente néo-natale paru au *Journal officiel de la République française* régit l'organisation en France du dépistage universel de la surdité en période néonatale (tous les nouveau-nés, avec ou sans facteurs de risque).

Cependant, certaines surdités de l'enfant sont acquises après la période néonatale (méningites, par exemple) et certaines atteintes génétiques se manifestent par une surdité évolutive.

Les signes d'appel sont le plus souvent indirects et varient suivant l'âge. Tout retard à n'importe quelle étape de l'acquisition du langage doit être évocateur. L'attention peut être attirée par une symptomatologie otologique (malformation, otite, etc.). En fonction de l'âge :
- chez le nourrisson : c'est le comportement anormal vis-à-vis du monde sonore : absence de réactions à la voix, aux bruits environnants même forts. Un gazouillis normal peut s'installer vers 3 mois, simple « jeu moteur » des organes phonateurs, qui peut faire illusion, mais disparaît vers l'âge de 1 an ;
- âge préscolaire : c'est l'absence ou le retard de développement du langage parlé ou, quelquefois, sa régression si la surdité s'est installée récemment. Cela contraste souvent avec un bon développement du langage mimique ou gestuel ;
- âge scolaire : les surdités sévères ou profondes ont en général été reconnues. Les surdités légères ou moyennes peuvent prendre le masque d'un banal retard scolaire et faire orienter faussement le diagnostic vers des troubles caractériels ou un problème psychologique. Les troubles de l'articulation sont fréquents.

L'interrogatoire des parents est fondamental et fait préciser :
- les antécédents familiaux ;
- le déroulement de la grossesse, l'existence éventuelle d'une réanimation néonatale ;
- les maladies postnatales ;
- le développement psychomoteur.

Il faut savoir dans tous les cas prendre en considération les doutes formulés par les parents pouvant orienter vers une atteinte auditive.

Le bilan d'une surdité de l'enfant comprend en premier lieu un examen otoscopique et ORL général (recherche de kystes ou fistules cervicales, etc.). Un examen général à la recherche de signes associés (rénaux, cardiaques, neurologiques, ophtalmiques) est effectué à la recherche de signes de surdité syndromique. Un bilan audiologique adapté à l'âge, mais aussi orthophonique, est réalisé. Si besoin, un examen psychologique avec détermination du quotient intellectuel peut être demandé.

B. Bilan audiologique

1. Tests de dépistage

Les tests de dépistage peuvent être utilisés par tout médecin (généraliste, pédiatre, PMI, ORL…). Les trois certificats obligatoires du carnet de santé (circulaire ministérielle de 1977) à la naissance, au 9e mois et au 24e mois comportent une rubrique sur l'état de l'audition.

B L'incidence de la surdité profonde à la naissance est de 1,3 pour mille. Un enfant entendant à la naissance peut devenir malentendant. Cette notion d'évolutivité plaide à la fois pour le dépistage néonatal et au cours des premières années.

Les tests de dépistage sont réalisés en période néonatale. Deux techniques d'audiométrie objective sont alors utilisées :
- les otoémissions acoustiques provoquées (OEAP) (5 % de faux positifs) : l'absence d'OEAP traduit soit une surdité (sans pour autant présager de sa profondeur) soit, cas le plus fréquent, de mauvaises conditions d'examen — l'enfant doit en effet être endormi ou calme, se trouver dans une pièce silencieuse, ses conduits auditifs externes doivent être propres… ;
- les potentiels évoqués auditifs automatisés (PEAA) (1 % de faux positifs) : la stimulation sonore est envoyée à une intensité fixe de 35 dB le plus souvent. La réponse sera binaire : test réussi ou échoué. Si le test est réussi, l'audition est considérée comme a priori normale (sauf cas de surdité préservant les fréquences 2 000 à 4 000 Hz) ; si le test a échoué, cela traduit soit une surdité soit de mauvaises conditions d'examens ;

A Après la période néonatale, un dépistage des troubles auditifs par des tests cliniques est effectué par le médecin traitant puis le médecin scolaire de l'enfant :
- vers 4 mois (examen non obligatoire) : c'est l'étude des réactions auditives aux bruits familiers (voix de la mère, biberon, porte…) ;
- au 9e mois : on utilise les bruits familiers et les jouets sonores divers, calibrés en fréquence et en intensité ;
- au 24e mois : la voix chuchotée, la voix haute, les jouets sonores sont les stimulus le plus souvent utilisés ;
- à l'entrée à l'école vers 6 ans : les surdités sévères ou profondes ont en général été dépistées ; l'audiogramme du médecin scolaire peut révéler une hypoacousie légère ou moyenne.

2. Tests de mesure : tests audiométriques

B Les tests audiométriques permettent le diagnostic positif de la surdité et doivent être adaptés à l'âge.

ITEMS 47, 56, 89, 118, 122 Surdité et handicap

Le grand enfant : à partir de 5 ans (niveau du développement psychomoteur de l'enfant)
Les techniques d'audiométrie tonale et vocale classiques de l'adulte peuvent être utilisées.

Le jeune enfant : entre 10 ou 12 mois et 5 ans
On peut utiliser l'audiométrie par réflexe conditionné, réalisée par des médecins ORL. Elle repose sur l'établissement d'un réflexe conditionné dont le stimulus est un son qui provoque une réponse après apprentissage :
- un geste automatico-réflexe : l'enfant tourne la tête vers la source sonore (réflexe d'orientation conditionné, ou ROC, dès 1 an) ;
- ou un geste volontaire à but ludique : l'enfant appuie sur un bouton faisant apparaître des images amusantes (*peep-show*) ou mettant en marche un train jouet (*train-show*) (3 à 5 ans).

Ces gestes indiquent à l'observateur que l'enfant a perçu le son.

Lorsque le conditionnement est établi, il est ainsi possible, en diminuant progressivement l'intensité sonore, de déterminer fréquence par fréquence le seuil auditif, donc d'établir un audiogramme précis à 10 à 15 dB près pour toutes les fréquences pour chacune des deux oreilles dès que le casque est utilisable. Pour l'enfant plus jeune, les tests sont faits en champ libre, donnant les seuils auditifs de la meilleure oreille.

Avant 10 mois : l'audiométrie comportementale
Le ROC n'est pas utilisable mais l'examinateur, en observant attentivement le comportement de l'enfant, pourra déceler des réactions aux stimulus sonores (arrêt de la tétée…) et établir l'équivalent d'une courbe auditive de la meilleure oreille.

Audiométrie objective : à tout âge et dès la naissance
L'audiométrie objective fait actuellement appel à l'enregistrement des PEA précoces (PEAP), et des OEAP. Les PEAP permettent de déterminer le seuil auditif à 10 dB près (mais sur les fréquences aiguës seulement).

A Le diagnostic d'une surdité de l'enfant est souvent difficile.
Il faut évoquer une surdité devant tout signe d'appel (retard de langage ou de parole, retard scolaire ou troubles du comportement). Il est possible d'évaluer l'audition à tout âge avec des tests adaptés.
A contrario, il ne faut pas prendre pour une surdité toute absence ou retard de langage. Les causes d'origine extra-auditives sont les suivantes :
- autisme, troubles envahissants du développement ;
- troubles neurologiques, dysphasies ;
- retard psychomoteur.

L'examen audiométrique objectif reste la clé du diagnostic dans les cas douteux.

Points clés
- La surdité du jeune enfant se manifeste par des signes indirects.
- Le médecin généraliste et le pédiatre jouent un rôle essentiel dans le dépistage.
- L'audiométrie objective par potentiels évoqués auditifs permet une mesure précise de l'audition à tout âge, complétée et affinée par l'audiométrie comportementale et les tests auditifs subjectifs.

IV. Surdités de transmission

A. Diagnostic positif, caractères communs

1. Clinique

Ⓐ Les surdités de transmission peuvent avoir les caractéristiques suivantes :
- elles ne sont jamais totales ;
- elles n'entraînent pas de modification qualitative ni quantitative de la voix ;
- l'intelligibilité est souvent améliorée dans le bruit (paracousie) et au téléphone ;
- la voix peut résonner dans l'oreille (autophonie) ;
- elles peuvent s'accompagner de retard de langage chez l'enfant ;
- elles s'accompagnent ou non d'acouphènes, qui sont alors plutôt de timbre grave, peu gênants, bien localisés dans l'oreille malade.

2. Données acoumétriques

L'épreuve de Weber est localisée dans l'oreille sourde (en cas de surdité unilatérale) ou la plus sourde (en cas de surdité bilatérale).
Le Rinne est négatif.

3. Audiométrie tonale et vocale

La courbe de conduction osseuse (CO) est normale. La courbe de conduction aérienne (CA) est plus ou moins abaissée, en général sur toutes les fréquences ou prédominant sur les fréquences graves. Il existe donc toujours une dissociation entre CA et CO, définissant un Rinne audiométrique négatif.
L'audiométrie vocale montre qu'il n'y a pas d'altération qualitative de l'audition (distorsion).

4. Tympanométrie (impédancemétrie et mesure du réflexe stapédien)

Ⓑ La tympanométrie apporte souvent des éléments utiles pour confirmer le diagnostic et préciser les lésions. Elle est impossible si le tympan est ouvert (perforation).

> **Points clés**
> - **Ⓐ** Une surdité de transmission a toujours un Rinne négatif.
> - Elle n'entraîne pas de distorsion sonore.
> - Elle n'est jamais totale.

B. Diagnostic étiologique et traitement

1. Otospongiose

Ⓐ C'est une ostéodystrophie de la capsule labyrinthique, d'origine multifactorielle (génétique, hormonale, virale…). Huit pour cent des sujets caucasiens en sont histologiquement atteints. Elle se manifeste cliniquement chez un sujet sur 1 000.
Elle entraîne dans sa forme typique une ankylose de l'étrier dans la fenêtre ovale et une surdité de transmission évolutive, bilatérale, asymétrique dans les trois quarts des cas.

L'otospongiose doit être évoquée d'emblée devant toute surdité de transmission à tympan normal de l'adulte jeune, de sexe féminin (deux femmes pour un homme), survenue sans passé otologique.

Des antécédents familiaux d'otospongiose sont retrouvés dans la moitié des cas.

Chez la femme, la surdité subit des poussées évolutives lors des épisodes de la vie génitale (puberté, grossesse, allaitement, ménopause).

L'audiométrie retrouve une surdité de transmission pure, qui évolue vers une surdité mixte (figure 3.12).

B Le tympanogramme est normal.

Le réflexe stapédien est aboli en cas d'ankylose complète. La TDM permet de visualiser les foyers otospongieux de la capsule otique sous forme d'hypodensité osseuse (figure 3.13) ou d'un épaississement platinaire. Un scanner normal n'élimine pas une otospongiose.

A Cette surdité est évolutive, aboutissant à plus ou moins long terme à une surdité qui peut être sévère, rarement profonde.

Le traitement peut être chirurgical. L'ablation de l'arche stapédienne est suivie d'une ouverture du foyer otospongieux platinaire. L'ouverture est soit complète (platinectomie), soit limitée (platinotomie). La continuité de la chaîne ossiculaire est rétablie par un matériel prothétique de quelques millimètres. La prothèse stapédienne transmet les vibrations entre l'enclume et l'oreille interne, en court-circuitant l'ankylose stapédienne. Les résultats sont excellents : 95 % de restitution de l'audition (vidéo 3.1).

En cas de contre-indication opératoire (rare) ou de préférence du patient, l'appareillage par une prothèse auditive donne d'excellents résultats.

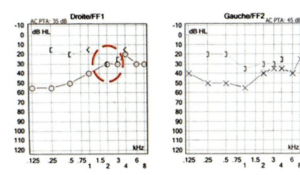

Fig. 3.12. **A** Audiométrie tonale chez une patiente atteinte d'une otospongiose bilatérale.

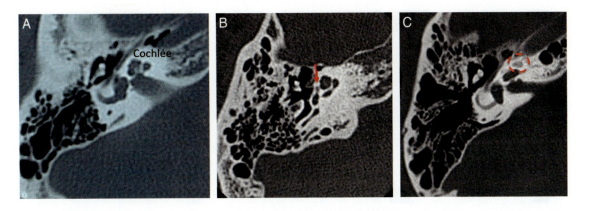

Fig. 3.13. **B** Tomodensitométrie du rocher (coupe axiale centrée sur l'oreille moyenne et le labyrinthe).
A. Normale. B. Hypodensité préstapédienne (flèche) signant le foyer otospongieux. C. Hypodensité péricochléaire.

2. Otites chroniques et séquelles d'otites

Ⓐ Cette étiologie est de fréquence non négligeable. Les otites moyennes aiguës à répétition peuvent se compliquer d'otite chronique cholestéatomateuse ou non cholestéatomateuses, et/ou aboutir à des séquelles qui entraînent une altération du fonctionnement du système tympano-ossiculaire.

Les différentes pathologies de cette entité sont :
- l'otite chronique cholestéatomateuse : inflammation chronique liée à l'accumulation de kératine dans l'oreille moyenne. Le mécanisme le plus fréquent est le cholestéatome acquis : suite à une faiblesse acquise du tympan, une partie de celui-ci s'invagine dans la caisse du tympan formant une poche dans laquelle s'accumulent des squames (figure 3.14A). L'accumulation de kératine entraîne une inflammation très agressive avec une lyse osseuse des structures au contact (osselets, canal facial, labyrinthe osseux) pouvant aboutir à une paralysie faciale périphérique, un abcès cérébral, une surdité de transmission et rarement une surdité de perception. Il existe des formes congénitales plus rares ;
- l'otite chronique non cholestéatomateuse : il s'agit d'une maladie inflammatoire chronique de l'oreille moyenne sans accumulation de kératine ;
- les séquelles d'otite : perforation tympanique (figure 3.14B), tympan flaccide ou accolé au fond de caisse (atélectasie) (figure 3.14C) ; lyse ossiculaire avec interruption de chaîne, blocage ossiculaire cicatriciel (tympanosclérose) ;
- la dysperméabilité de la trompe d'Eustache, entravant l'aération de la caisse.

La surdité peut être le seul signe d'appel. Elle est en général évolutive en cas d'otite chronique, fixée en cas de séquelle d'otite. Elle peut être associée à une otorrhée (séreuse ou muqueuse, purulente en cas de surinfection), une otalgie, plus rarement des acouphènes ou des vertiges.

Ⓑ Le bilan impose la réalisation d'une TDM du rocher pour rechercher une lyse ossiculaire et des signes de cholestéatome. En cas de doute sur la présence d'un cholestéatome, l'IRM en séquence de diffusion permet le diagnostic positif de cholestéatome.

Ⓐ Le traitement des otites chroniques et de la plupart des séquelles d'otite est souvent chirurgical par tympanoplastie :
- en cas de perforation simple du tympan, une myringoplastie peut être réalisée (vidéo 3.2) ;
- en cas d'atteinte ossiculaire associée, une chirurgie avec restauration du système tympano-ossiculaire fonctionnel doit être réalisée ;
- en cas de cholestéatome, une ablation complète du cholestéatome est réalisée avant reconstruction, avec une surveillance postopératoire par imagerie.

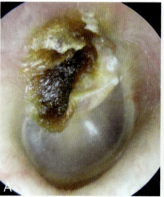 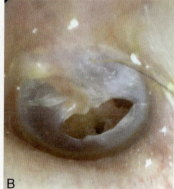 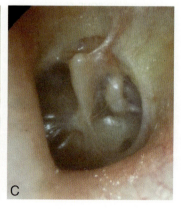

Fig. 3.14. Ⓐ Otoscopies anormales.
A. Tympan droit : aspect de coulée de lave attical évocateur d'un cholestéatome. B. Tympan gauche : perforation inférieure, non marginale. C. Tympan gauche : rétraction tympanique.

ITEMS 47, 56, 89, 118, 122 Surdité et handicap

Les résultats auditifs sont moins bons que dans l'otospongiose (50 à 70 % de réhabilitation fonctionnelle socialement correcte). La prothèse auditive assure une aide efficace en cas de résultat auditif insuffisant après le traitement chirurgical.

3. Otites infectieuses et otites séromuqueuses

Elles sont abordées lors de l'étude des otites moyennes aiguës et chroniques (cf. ITEM 150 au chapitre 12). Rappelons que :
- la surdité de transmission est systématique dans l'otite moyenne aiguë et l'otite externe et guérit le plus souvent avec elles ;
- l'otite séromuqueuse est la cause la plus fréquente de surdité de transmission de l'enfant, qui en constitue son signe majeur ; la surdité disparaît à la guérison ou à la pose d'un aérateur transtympanique.

4. Bouchon de cérumen

Il s'agit d'une accumulation de cérumen dans le conduit auditif externe qui oblitère totalement le conduit. De diagnostic facile à l'examen, il se manifeste par une surdité de transmission volontiers apparue après un bain.

Le traitement est aussi simple qu'efficace : extraction par lavage (si le tympan est fermé) ou aspiration.

5. Surdités de transmission d'origine traumatique

C Les fractures du rocher atteignant l'oreille moyenne entraînent une surdité de transmission :
- réversible, en cas de simple hémotympan (saignement dans les cavités de l'oreille moyenne, visible en otoscopie) ;
- permanente, par atteinte du système tympano-ossiculaire :
  - perforation tympanique, fracture, luxation ossiculaire ;
  - la réparation fait appel alors aux techniques de tympanoplastie (et si besoin ossiculoplastie) à distance du traumatisme.

Les autres traumatismes responsables de surdité de transmission sont les traumatismes externes par pénétration d'un agent vulnérant par le conduit auditif externe (rares) et les barotraumatismes de l'oreille moyenne, dus à des variations brusques et importantes de pression (plongée sous-marine, aviation, blast…). Les barotraumatismes sont favorisés par un dysfonctionnement tubaire (rhume, obstruction nasale chronique…). La dépression relative au niveau de la caisse du tympan provoque une exsudation séreuse (otite séreuse), voire une hémorragie (hémotympan) ou une rupture tympanique. Un barotraumatisme de l'oreille interne peut être associé.

6. Aplasie d'oreille

C'est une malformation congénitale de l'oreille externe et/ou moyenne d'origine génétique ou acquise (embryopathies rubéolique ou toxique). Elle est le plus souvent isolée, uni- ou bilatérale. Elle entre quelquefois dans le cadre d'un syndrome malformatif plus complexe de la première fente branchiale (par exemple, syndrome du premier arc : syndrome otomandibulaire).

Le diagnostic est simple à la naissance en cas d'aplasie majeure (malformation du pavillon, absence de conduit auditif externe) (figure 3.15). Il peut être très difficile lors d'une aplasie mineure unilatérale où la malformation n'intéresse que la chaîne ossiculaire, et est alors de découverte souvent fortuite.

Si la surdité est bilatérale, elle est révélée par des signes indirects chez le jeune enfant.

C'est une surdité de transmission pure — l'oreille interne est généralement normale, puisque d'origine embryologique différente — non évolutive.

La surdité peut être corrigée chirurgicalement, mais il s'agit d'un geste délicat, en milieu spécialisé. L'indication opératoire est posée après examen scannographique et après l'âge de 7 ans.

En attendant, dans les formes bilatérales, une prothèse auditive à conduction osseuse doit être mise en place pour permettre un développement socio-scolaire normal. Elle est très efficace.

L'aplasie du pavillon nécessite un geste chirurgical de reconstruction, proposé le plus souvent après l'âge de 8 ans.

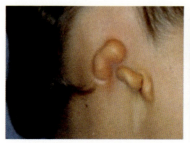 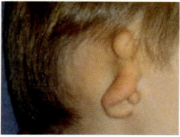 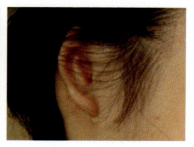

Fig. 3.15. Ⓐ **Aplasie majeure.**
Dans ces trois cas, il y a une surdité de transmission (conduit auditif externe absent avec aplasie ossiculaire).

7. Surdités d'origine tumorale

Les surdités de transmission d'origine tumorale sont très rares :
- tumeur du glomus tympano-jugulaire ;
- carcinomes du conduit auditif externe et de l'oreille moyenne.

La surdité peut être révélatrice. Le traitement est avant tout celui de l'affection causale.

> **Points clés**
> - Ⓐ L'otospongiose est la surdité de transmission la plus fréquente.
> - L'appareillage prothétique (prothèse auditive) est facile à adapter et efficace dans une surdité de transmission.

V. Surdités de perception

A. Diagnostic positif, caractères communs

1. Clinique

Ⓐ Les surdités de perception peuvent avoir les caractéristiques suivantes :
- elles sont d'intensité variable, allant de la surdité légère (20 dB > seuils > 40 dB) à la cophose (seuils > 120 dB) ;
- elles entraînent, lorsqu'elles sont bilatérales et sévères à profondes, une élévation de la voix (« crier comme un sourd ») du fait de l'altération du contrôle audio-phonatoire ;

- la gêne auditive est révélée ou aggravée en milieu bruyant et dans les conversations à plusieurs personnes (signe de la « cocktail party ») ;
- elles s'accompagnent ou non d'acouphènes qui sont volontiers de timbre aigu (sifflements), mal tolérés, plus ou moins bien localisés dans l'oreille ;
- elles peuvent s'accompagner de vertiges et/ou de troubles de l'équilibre (atteinte labyrinthique ou nerveuse) ;
- elles s'accompagnent chez l'enfant d'un retard ou de troubles du langage.

2. Acoumétrie

B L'épreuve de Weber est latéralisée dans l'oreille normo-entendante ou la moins sourde.
Le Rinne est positif.

3. Audiométries tonale et vocale

A Les courbes de conduction osseuse et de conduction aérienne sont également abaissées, non dissociées.

Le Rinne audiométrique est dit positif (les courbes CA et CO sont accolées).

En général, la perte prédomine sur les sons de fréquences aiguës — sauf en cas de maladie de Ménière, où la perte porte sur toutes les fréquences ou bien prédomine sur les graves.

L'audiométrie vocale montre, dans les atteintes de l'oreille interne, des altérations qualitatives de l'audition (distorsions sonores) portant sur :
- la hauteur (diplacousie) ;
- l'intensité (recrutement) ;
- le timbre de la voix.

Ces altérations qualitatives sont habituellement absentes dans les atteintes du VIII (rétrocochléaires).

B L'audiométrie objective, par enregistrement des potentiels évoqués auditifs précoces, apporte souvent des éléments intéressants pour le diagnostic topographique (oreille interne, VIII, voies nerveuses).

Points clés

- **A** Une surdité de perception :
  - peut être totale (cophose) ;
  - a toujours un Rinne positif ;
  - entraîne des distorsions sonores.
- Les potentiels évoqués auditifs en permettent souvent le diagnostic topographique.

B. Diagnostic étiologique et traitement

1. Surdités unilatérales de l'adulte

Surdité unilatérale brusque (SUB)

A « *Coup de tonnerre dans un ciel serein* », la surdité brusque survient brutalement, en quelques secondes ou minutes, accompagnée de sifflements unilatéraux.

L'examen clinique ORL est normal.

C'est une surdité de perception unilatérale plus ou moins importante. La cause peut être inconnue ou incertaine. Le pronostic fonctionnel est incertain, voire péjoratif.

🅑 Le bilan clinique, biologique (sérologies virales, bilan des facteurs de risque cardiovasculaires, bilan auto-immun) et radiologique (IRM cérébrale et des angles pontocérébelleux injectée) le plus complet ne montre en règle générale aucune autre anomalie. Cependant dans 10 % des cas, la surdité brusque est le mode révélateur d'un schwannome vestibulaire. Il doit donc être systématiquement recherché face à une surdité brusque.

🅒 Peut être parfois suspectée, sur des arguments anamnestiques, une origine :
- virale (rhinopharyngite datant de quelques jours, d'allure saisonnière) ;
- vasculaire (sujet âgé, présence de facteurs de risque d'atteinte vasculaire).

Le pronostic fonctionnel est péjoratif (50 à 75 % ne récupèrent pas), ce d'autant plus que le déficit auditif initial est important et le délai de pris en charge long.

🅐 La surdité brusque est considérée comme une **urgence médicale** : toute surdité de perception brutale doit faire orienter le patient vers une prise en charge spécialisée pour confirmation du diagnostic et prise en charge thérapeutique en urgence.

🅒 Un traitement médical peut être tenté dans les premières heures ou les premiers jours. Son efficacité est discutée, mais elle est nulle après le 8 ou 10e jour. Quelle que soit la cause soupçonnée, il peut comprendre les éléments suivants :
- mise en œuvre d'un traitement corticoïde par voie générale (per os ou IV) et/ou locale (par injection transtympanique), associant de façon variable, pendant 6 à 8 jours :
  - perfusions de vasodilatateurs ;
  - oxygénothérapie hyperbare ;
  - hémodilution ;
- un traitement relais qui peut être poursuivi pendant plusieurs semaines (vasodilatateurs…).

Surdités traumatiques

🅐 Un traumatisme crânien peut conduire à une surdité de perception unilatérale en raison :
- d'une fracture transversale du rocher (translabyrinthique), lésant l'oreille interne (cf. ITEM 334 « Fracture du rocher » au chapitre 18). La surdité est le plus souvent totale et unilatérale du côté de la fracture, accompagnée d'acouphènes et d'un syndrome vestibulaire aigu signant l'atteinte labyrinthique ;
- d'un traumatisme crânien sans fracture du rocher : l'onde de choc entraîne alors une commotion labyrinthique ; la surdité peut être bilatérale et totalement ou partiellement réversible.

Les surdités traumatiques résiduelles entrent dans le cadre du syndrome post-traumatique (cf. aussi ITEM 103 « Vertige » au chapitre 7) ; l'incidence médico-légale est fréquente.

🅒 Toute surdité de perception évolutive ou fluctuante post-traumatique doit faire évoquer une fistule périlymphatique (fuite de liquide périlymphatique par communication entre l'oreille moyenne et l'oreille interne).

Surdités de perception infectieuses : labyrinthites

🅐 En cas d'infection de l'oreille interne, l'infection peut être limitée ou associée à une atteinte du nerf cochléaire ; on parle alors de neurolabyrinthite.

On distingue :
- les labyrinthites otogènes :
  - par propagation au labyrinthe d'une infection de l'oreille moyenne (otite moyenne aiguë, cholestéatome avec effraction de l'oreille interne) :
    - une atteinte vestibulaire est fréquemment associée ;
    - 🅒 la surdité peut régresser en totalité ou en partie par un traitement antibiotique et corticoïde précoce ; en cas de cholestéatome, celui-ci doit être éradiqué chirurgicalement en urgence ;

- **A** les neurolabyrinthites hématogènes, microbiennes en rapport avec :
  - oreillons : surdité unilatérale ;
  - zona auriculaire : atteinte du VIII ;
  - autres virus neurotropes ;
- les neurolabyrinthites suite à une méningite (surtout bactérienne à pneumocoque ou méningocoque) :
  - l'atteinte est alors le plus souvent bilatérale avec une surdité en règle générale totale, irréversible et incurable ;
  - **C** la réhabilitation auditive par implantation cochléaire bilatérale est une urgence en raison d'un risque de fibrose puis d'ossification cochléaire secondaire à la labyrinthite.

Surdités par trouble pressionnel

A (Cf. ITEM 103 « Vertige » au chapitre 7.)

Il s'agit principalement de la maladie de Ménière, atteinte pressionnelle de l'oreille interne responsable d'une triade symptomatique associant vertiges, acouphènes et surdité, et évoluant par crise. Typiquement, la surdité de perception prédomine sur les fréquences graves et récupère de façon incomplète après la crise, ce qui aboutit à une dégradation auditive progressive.

Tumeurs de l'angle pontocérébelleux : le schwannome vestibulaire (ou neurinome de l'acoustique)

Le schwannome vestibulaire est développé aux dépens de la VIIIe paire crânienne. C'est une tumeur rare, mais dont le diagnostic doit être fait au stade précoce.

Le début, insidieux, est le plus souvent marqué par une surdité de perception unilatérale, d'évolution lentement progressive. La surdité est alors diagnostiquée de manière fortuite.

Les acouphènes sont le plus souvent présents, les troubles de l'équilibre variables.

Le schwannome vestibulaire se révèle quelquefois par une symptomatologie aiguë unilatérale de type surdité brusque, acouphène.

> Toute surdité unilatérale progressive de l'adulte de cause non évidente doit faire évoquer un schwannome vestibulaire.

B Les étapes diagnostiques sont les suivantes :
- examen clinique, avec recherche :
  - d'hypoesthésie cornéenne unilatérale ;
  - de signes vestibulaires spontanés ;
  - de signes vestibulaires provoqués (secouage de tête, vibrateur, Halmagyi) ;
- examens fonctionnels cochléovestibulaires :
  - audiométrie tonale et vocale (surdité de perception avec intelligibilité effondrée) ;
  - potentiels évoqués auditifs (l'allongement des latences du côté atteint signe l'atteinte rétrocochléaire) ;
  - **A** bilan d'imagerie par IRM cérébrale et des angles pontocérébelleux injectée (figure 3.16) ;
  - épreuves calorique et otolithique (déficit vestibulaire unilatéral).

C La prise en charge du schwannome vestibulaire peut consister en une exérèse chirurgicale, une surveillance clinique et IRM ou une irradiation stéréotaxique. Le choix se fait en fonction de la symptomatologie et l'âge du patient, de la taille et de l'évolutivité du schwannome vestibulaire.

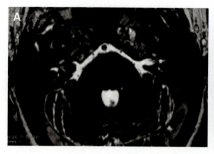 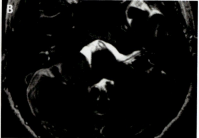

Fig. 3.16. 🅐 Aspects en IRM de schwannomes vestibulaires droits en coupe axiale, séquence T2.
A. Dans le conduit auditif interne : disparition du signal liquidien liée au schwannome vestibulaire intracanalaire (stade 1). B. Dans le conduit auditif interne et dans la citerne pontocérébelleuse : disparition du signal liquidien liée à un volumineux schwannome vestibulaire (stade 4) comprimant le pédoncule cérébelleux moyen.

> **Points clés**
> - 🅐 Toute surdité de perception unilatérale progressive de l'adulte doit faire évoquer un schwannome vestibulaire.
> - Une surdité brusque est une urgence médicale nécessitant un avis spécialisé.

2. Surdités bilatérales de l'adulte

Presbyacousie

🅐 Le vieillissement physiologique des structures neurosensorielles du système auditif (oreille interne, voies et centres nerveux) commence très tôt, vers l'âge de 25 ans (amputation des fréquences les plus aiguës du champ auditif), mais reste longtemps infraclinique. Les troubles de l'intelligibilité vocale apparaissent lorsque l'atteinte intéresse les fréquences conversationnelles.

🅒 La perte auditive moyenne (fréquences conversationnelles) est estimée à 0,5 dB par année d'âge à 65 ans, 1 dB à 75 ans, 2 dB à 85 ans (cf. figure 11.1).

🅐 La surdité prédomine sur les fréquences aiguës et devient socialement gênante quand le seuil audiométrique est supérieur ou égal à 30 dB HL (*hearing level*) sur la fréquence 2 000 Hz.

🅒 Plusieurs mécanismes entrent en jeu dans la presbyacousie :
- une diminution de la discrimination fréquentielle par dégénérescence des cellules ciliées externes (CCE), cellules préférentiellement touchées, aboutissant à une altération de la compréhension de la parole même amplifiée : « j'entends, mais je ne comprends pas » ;
- une élévation des seuils auditifs du fait de la dégénérescence des CCI : il faut augmenter l'intensité du son pour qu'il soit perçu ;
- une atteinte des voies auditives centrales soit de traitement du signal sonore soit dans son intégration ;

La dégénérescence de l'organe de Corti est plus importante à la base de la cochlée (codant les fréquences aiguës) qu'au sommet (codant les fréquences graves).

Le vieillissement auditif est variable entre les individus et la presbyacousie peut débuter beaucoup plus tôt du fait de facteurs :
- génétiques (presbyacousie précoce, forme de passage avec la surdité évolutive du jeune) ;
- pathologiques associés : insuffisance vasculaire, diabète, traumatismes sonores professionnels, atteintes toxiques…

🅐 Cliniquement, il s'agit d'une surdité de perception bilatérale et symétrique prédominant sur les fréquences aiguës. Cette surdité est le plus souvent isolée mais peut parfois s'accompagner d'acouphènes. Son installation est lente et insidieuse. La date d'apparition des premiers troubles se situe généralement entre 60 et 65 ans.

L'examen ORL montre des tympans normaux.

L'audiogramme tonal montre une surdité de perception pure, bilatérale et symétrique touchant davantage les fréquences aiguës que les fréquences graves (figure 3.17).

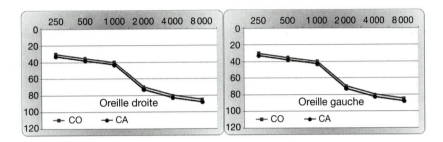

Fig. 3.17. Ⓐ **Surdité de perception bilatérale symétrique dans le cadre d'une presbyacousie avancée.**

Ⓑ L'audiométrie vocale doit être réalisée de façon systématique car ses résultats reflètent l'importance de la gêne sociale. Elle évalue la compréhension de la parole dans le silence et dans le bruit. Dans les formes débutantes de presbyacousie, l'épreuve vocale dans le bruit est un complément nécessaire à l'audiométrie tonale afin d'authentifier les difficultés de compréhension survenant lors de conversations en milieu bruyant. L'importance des troubles de l'intelligibilité permet d'anticiper les résultats de l'appareillage audioprothétique.

Ⓒ On distingue habituellement trois stades à la presbyacousie :
- stade infraclinique :
  - les troubles sont constitués par une perte d'intelligibilité dans le bruit ; le patient est gêné dans les conversations à plusieurs (repas de famille, restaurant), en réunion, en présence d'un fond musical… ;
  - l'audiogramme montre des seuils normaux sur les graves jusqu'à la fréquence 2 000 Hz avec une perte, sur les fréquences aiguës, inférieure à 30 dB, inconstante ;
- stade de retentissement social :
  - la gêne auditive est nette, le patient devant faire répéter et demandant qu'on élève la voix ; ceci se produit dès que la perte atteint 30 dB sur la fréquence 2 000 Hz, puis s'aggrave lorsque la perte s'étend sur les fréquences conversationnelles de 2 000 à 500 Hz ;
  - la prise en charge est impérative ;
- stade d'isolement : le patient non traité renonce à communiquer ; il s'ensuit parfois l'installation d'un syndrome dépressif.

Ⓐ Il est important de ne pas méconnaître une pathologie otologique associée. Une surdité d'une autre cause est possible chez le sujet âgé et peut se surajouter à la presbyacousie :
- les anomalies de l'otoscopie et une part transmissionnelle doivent faire diagnostiquer une atteinte de l'oreille externe ou moyenne associée ;
- une surdité asymétrique, rapidement évolutive, ou avec une discordance entre l'audiométrie tonale et l'audiométrie vocale, doit faire rechercher de principe un schwannome vestibulaire par une imagerie IRM.

Il n'y a aucune prise en charge médicamenteuse.

La prothèse auditive idéalement bilatérale constitue une aide appréciable si elle est prescrite précocement (à partir d'une chute bilatérale de 30 dB à 2 000 Hz) ; son efficacité est améliorée si l'on y associe une prescription de rééducation orthophonique par l'apprentissage de la lecture labiale, l'éducation auditive et le travail cognitif sur les suppléances mentales. La famille et les aidants doivent adapter leur communication afin d'accompagner au mieux l'objectif de réhabilitation auditive et de communication.

La prise en charge précoce de la presbyacousie (dépistage puis appareillage auditif si nécessaire) est primordiale, car ses conséquences sur le sujet âgé sont importantes :
- un retentissement cognitif : la surdité est un facteur de risque de démence chez le sujet âgé ;
- un retentissement psychologique (sensation de déclin, isolement, voire dépression).

Surdité d'origine génétique, maladie évolutive du jeune

C'est une surdité de perception endocochléaire, en règle bilatérale, d'installation progressive chez l'adulte jeune, s'aggravant au fil du temps, parfois très rapidement. Elle peut s'accompagner d'acouphènes bilatéraux. Le handicap sensoriel est dramatique chez ce sujet en pleine activité professionnelle. Elle échappe actuellement à tout traitement étiologique.

C L'origine génétique est souvent suspectée (autosomique dominant).

La prothèse auditive doit être prescrite précocement lorsque le patient a des difficultés d'intelligibilité et de discrimination de la voix de son interlocuteur : le trouble est mesuré par l'audiométrie vocale. L'implantation cochléaire est indiquée lorsque la prothèse auditive ne suffit plus (surdité sévère, surdité profonde).

Traumatismes sonores

Traumatismes chroniques

A Les traumatismes sonores chroniques peuvent être la conséquence d'une exposition récréative (musique) et/ou professionnelle. Dans le contexte professionnel, ils sont encore fréquents et s'observent notamment en milieu industriel bruyant (surdités des forgerons, des chaudronniers…).

La réglementation du travail oblige à la mise en place de mesures de protection des employés et de traitement acoustique de l'environnement de travail afin d'abaisser l'exposition sous les seuils de nuisance auditive. Le seuil réglementaire est de 80 dB depuis 2006. Les sons impulsifs et les spectres sonores aigus sont les plus nocifs. La susceptibilité individuelle au bruit est variable. Il n'y a actuellement pas de test de dépistage fiable des sujets à haut risque auditif.

L'atteinte auditive se manifeste d'abord par une fatigue auditive dans les premiers mois d'exposition au bruit, et des acouphènes à type de sifflements, réversibles à l'éviction du bruit.

Les premiers signes de la surdité sont audiométriques : scotome auditif entre 4 000 et 6 000 Hz, bilatéral. Puis la perte s'étend en tache d'huile vers les fréquences aiguës et les fréquences conversationnelles. La gêne auditive apparaît alors, puis s'aggrave (figure 3.18).

Il n'y a pas de traitement curatif ; c'est dire l'importance des mesures de prévention :

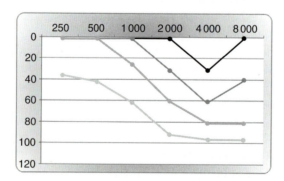

Fig. 3.18. **A** Évolution de seuils en audiométrie tonale en cas de traumatisme sonore chronique en fonction du temps.

La perte auditive de perception est initialement centrée sur la fréquence 4 000 Hz, puis touche les autres fréquences.

ITEMS 47, 56, 89, 118, 122 Surdité et handicap

- protection individuelle et collective contre le bruit ;
- audiogrammes de contrôle (médecine du travail).

La surdité due au traumatisme sonore chronique entre dans le cadre du tableau n° 42 des maladies professionnelles depuis 1963 pour le régime général, et n° 46 pour le régime agricole.

Traumatismes sonores aigus, accidentels

Un bruit soudain et violent (déflagration…) peut entraîner une lésion de l'oreille interne et une surdité bilatérale, portant ou prédominant sur la fréquence 4 000 Hz. La surdité est souvent accompagnée d'acouphènes et quelquefois de vertiges. Elle est susceptible de régresser en totalité ou en partie.

Elle justifie d'un avis ORL et d'un traitement médical d'urgence qui est celui des surdités unilatérales brusques (cf. supra).

Lorsque le traumatisme survient brutalement pendant ou à l'occasion du travail, il entre dans le cadre des accidents du travail (et non des maladies professionnelles).

Barotraumatisme de l'oreille interne

Les barotraumatismes de l'oreille interne ont la même étiologie que ceux de l'oreille moyenne. Ils entraînent surdité et vertiges rotatoires.

Le traitement doit être réalisé en urgence.

C La thérapeutique comporte :
- corticothérapie ;
- désobstruction nasale par vasoconstricteurs locaux ;
- traitement vasodilatateur ;
- en cas d'épanchement de l'oreille moyenne : antibiothérapie.

Surdités ototoxiques

A Les surdités toxiques sont essentiellement le fait de substances médicamenteuses.

La surdité toxique est bilatérale lorsque la drogue ototoxique est délivrée par voie générale. Elle est unilatérale si la toxicité faite suite à l'instillation de gouttes auriculaire alors qu'une perforation tympanique ou l'ototoxicité des gouttes sont méconnues. La surdité prédomine sur les fréquences aiguës. Elle est irréversible et incurable. Les principaux médicaments ototoxiques sont :
- les aminosides : ils sont ototoxiques sur la cochlée et/ou le vestibule ; les nouveaux aminosides ont une ototoxicité moins importante que la streptomycine et un tropisme plutôt vestibulaire que cochléaire ;
- diurétiques : furosémide (qui potentialise l'ototoxicité des aminosides) ;
- antimitotiques : cisplatine, moutarde azotée ;
- quinine et dérivés ;
- rétinoïdes ;
- certains produits industriels : CO (monoxyde de carbone), Hg (mercure), Pb (plomb)…

La surdité toxique survient essentiellement :
- par surdosage et répétition des traitements ;
- chez des sujets insuffisants rénaux ;
- dans certains cas par prédisposition génétique en cas de surdité secondaire aux aminosides (ADN mitochondrial).

C'est dire l'importance des mesures préventives :
- surveillance de la fonction rénale ;
- adaptation des doses en surveillant les concentrations plasmatiques ;
- indications précises ;
- audiogramme systématique chez les sujets à risque ;

- otoscopie pour vérifier l'absence de perforation tympanique si les gouttes prescrites contiennent des agents ototoxiques ; contre-indication des gouttes contenant des aminosides en cas de perforation tympanique.

> **Points clés**
> - L'ototoxicité est essentiellement rencontrée chez un insuffisant rénal traité par aminosides ou avec prédisposition génétique.
> - Contre-indication des gouttes auriculaires contenant des aminosides en cas de perforation tympanique.
> - Une surdité par traumatisme sonore se caractérise par une perte auditive prédominant sur 4 000 Hz.

3. Surdités de perception de l'enfant

Les surdités moyennes à profondes concernant 1 naissance sur 1 000.

Surdités d'origine génétique (70 à 80 % des cas)
Unilatérales

Difficiles à dépister, elles seront à l'origine de difficultés dans le bruit et à la localisation des sons. Elles n'ont pas de conséquence majeure sur le développement du langage ou sur le plan social ; elles sont souvent de découverte fortuite.

Bilatérales

Bilatérales, elles se répartissent en :
- surdités isolées (non syndromiques), génétiques, en général récessives, constituant 60 % des surdités sévères ou profondes de l'enfant (la mutation la plus fréquemment retrouvée concerne le gène codant la connexine 26) ;
- surdités associées (syndromiques) à d'autres malformations, réalisant de nombreux (mais très rares) syndromes plus ou moins complexes ;
    - **B** syndrome d'Usher : rétinite pigmentaire d'apparition secondaire entraînant une héméralopie puis une perte progressive de la vision ;
    - syndrome de Waardenburg : anomalies pigmentaires de l'iris de et des cheveux ;
    - syndrome de Pendred : goitre euthyroïdien ;
    - syndrome d'Alport : néphropathie glomérulaire associée à une hématurie évoluant vers une insuffisance rénale terminale ;
    - syndrome de Jerwell-Lange-Nielsen : intervalle QT long à l'ECG avec des tachyarythmies ventriculaires engageant potentiellement le pronostic vital (risque de mort subite).

Surdités acquises (20 à 30 % des cas)
Prénatales

A Les embryopathies et les fœtopathies constituent près de 15 % des surdités bilatérales sévères ou profondes.

B Elles peuvent être d'origine :
- infectieuses : TORCH *syndrome* (Toxoplasmose, O pour « Others » [syphilis, VIH], Rubéole, CMV, Herpès) ;
- toxiques (médicaments donnés à la mère) : aminosides, certains médicaments tératogènes (thalidomide).

Néonatales

- Un traumatisme obstétrical.
- Une anoxie néonatale.

- La prématurité.
- Une incompatibilité rhésus (ictère nucléaire) entraînant des lésions de l'oreille interne et/ou des centres nerveux auditifs.

Postnatales
- Traumatiques.
- Toxiques.
- Infectieuses générales (méningite, notamment la méningite bactérienne qui peut entraîner une cophose bilatérale par ossification de l'oreille interne).

> **Points clés**
> - **A** La majorité des surdités bilatérales sévères ou profondes de l'enfant sont d'origine génétique (surdités de perception).
> - La surdité à CMV est la surdité d'origine infectieuse la plus fréquente.

C. Diagnostic différentiel des surdités

C Le principal diagnostic différentiel est celui des surdités psychogènes. Ce diagnostic ne se pose que très rarement chez l'adulte conscient.

Les épreuves audiométriques objectives (PEA, OEA) permettent en général de lever le doute, surtout l'audiométrie par potentiels évoqués auditifs avec recherche des seuils.

VI. Prise en charge des surdités

A. Réhabilitation des surdités

A En dehors de la prise en charge spécifique à chacune des étiologies de surdité citées précédemment, la réhabilitation du déficit auditif par une aide auditive est prise en charge dès que la perte auditive dépasse 30 dB à l'audiométrie tonale ou que le seuil d'intelligibilité est supérieur à 30 dB à l'épreuve vocale dans le silence. La dégradation significative de l'intelligibilité en présence de bruit est aussi un critère de prise en charge.

De manière générale, la réhabilitation doit être précoce dans l'évolution de la surdité, et fait appel à une prothèse auditive. Dans tous les cas, le patient doit être motivé.

La prothèse auditive conventionnelle permet une modification du signal sonore adaptée à la surdité et donc à l'audition résiduelle. Le son modifié est alors délivré par voie aérienne à l'aide d'un écouteur placé dans le conduit auditif externe (figure 3.19). Le choix et le réglage de cette prothèse sont effectués par un audioprothésiste diplômé d'État. Des essais, au préalable de toute acquisition, sont obligatoires.

Depuis 2021, la prothèse auditive bilatérale est prise en charge à 100 % par l'Assurance maladie et les complémentaires santé dans le cadre de la loi 100 % Santé.

Chez l'enfant, l'appareillage doit être le plus précoce possible en cas de surdité moyenne à profonde. Il est possible dès les premiers mois de vie.

En cas d'absence de gain ou de perte de bénéfice audioprothétique, l'amplification ne suffit pas à la compréhension de la parole : un avis spécialisé est indiqué afin de discuter d'une réhabilitation auditive par implant cochléaire.

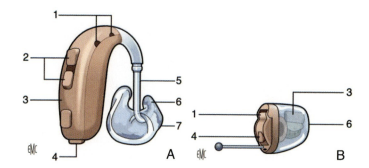

Fig. 3.19. Ⓐ **Prothèses auditives en conduction aérienne.**
A. Contour d'oreille. B. Intra-auriculaire. 1. Microphone. 2. Boutons de changement de programme et volume. 3. Processeur. 4. Pile. 5. Tube. 6. Sortie haut-parleur. 7. Embout.
Source : Chebib E, Bois E. Stratégies thérapeutiques devant une surdité de l'enfant. EMC 2022;37(1). Elsevier Masson SAS. Tous droits réservés.

B. Rééducation orthophonique

La rééducation orthophonique est souvent une aide précieuse dans la prise en charge des patients avec une surdité invalidante, en particulier lorsque la perte est sévère à profonde. L'orthophoniste intervient sur prescription médicale (« Bilan orthophonique et rééducation si nécessaire ») avec plusieurs objectifs :

- apprentissage de la lecture labiale, qui permet au patient de s'appuyer sur un mode d'intégration non verbale de la parole. L'intégration multi-sensorielle (vision et audition) permet au patient sourd une meilleure compréhension dans la vie quotidienne ;
- maintien d'une communication orale, par un travail de mobilisation ou de remobilisation de la compréhension, notamment en parallèle d'une réhabilitation audioprothétique.

Chez l'enfant, la prise en charge orthophonique est systématique. Elle accompagne les parents, organise l'éducation auditive de l'enfant et le développement de son langage oral.

Les résultats thérapeutiques sont d'autant meilleurs que :
- la surdité est moins profonde ;
- la rééducation est plus précoce ;
- la réhabilitation auditive est efficace ;
- les possibilités intellectuelles (QI) sont plus grandes ;
- l'enfant est bien entouré par le milieu familial.

C. Prise en charge du handicap auditif

Le handicap auditif est la conséquence d'une surdité. Son importance dépend de la date de survenue de la surdité, de la perte en décibels, de son caractère uni- ou bilatéral, et de son caractère permanent.

Toute surdité bilatérale de plus de 35 à 40 dB, notamment lorsqu'elle touche les fréquences médiums et aiguës, représente une gêne sociale invalidante, quels que soient l'âge et le statut du patient. Les difficultés sont différentes selon l'âge :
- un enfant sourd aura un déficit de développement du langage oral par défaut de contrôle audiophonatoire ;
- un élève/étudiant sourd aura des difficultés dans les apprentissages scolaires ;
- un adulte en activité professionnelle sera en difficulté, avec dans certains cas nécessité d'adaptation du poste de travail et des risques de perte d'emploi ;
- un patient âgé s'isolera progressivement avec des risques de dépression et/ou de troubles cognitifs secondaires à cet isolement.

ITEMS 47, 56, 89, 118, 122 Surdité et handicap

Une prise en charge optimale et précoce (curative, réhabilitation auditive, orthophonie) doit permettre de pallier au mieux le handicap.

Sur le plan administratif, une aide pourra être accordée par la maison départementale des personnes handicapées (MDPH) pour l'enfant ou tout adulte étudiant ou en âge de travailler. Il existe une MDPH dans chaque département. Elle a pour missions l'accueil, l'information et l'accompagnement des personnes en situation de handicap, ainsi que la sensibilisation de tous les citoyens au handicap. Elle ouvre l'accès aux droits et prestations prévus par la loi en cas de handicap :
- carte d'invalidité ;
- aides financières, humaines ou techniques ;
- accompagnement dans la scolarisation et la formation ;
- accompagnement pour l'insertion professionnelle ou le maintien dans l'emploi.

La demande auprès de la MDPH est faite par le patient (ou les parents de l'enfant) et comprend une partie médicale qui doit comprendre pour la surdité au minimum un certificat médical et un audiogramme datant de moins d'un an, et éventuellement des comptes rendus fonctionnels (orthophoniste, par exemple).

Concernant les maladies professionnelles, les surdités professionnelles sont listées au tableau n° 42 des maladies professionnelles et donnent droit, sous condition, à indemnisation. Les différents barèmes qui évaluent le handicap auditif, en droit commun, droit du travail ou dans le cadre de la fonction publique, considèrent que le taux d'IPP (incapacité permanente partielle) varie entre 5 % pour une surdité légère bilatérale et 80 % pour une surdité bilatérale de 80 dB et plus.

D. Prévention des troubles de l'audition

En cas de surdité, des conseils visant à prévenir l'aggravation de la situation, notamment par la prévention des traumatismes sonores et des barotraumatismes, l'éviction des traitements ototoxiques éventuels, et une surveillance annuelle de l'audition, sont classiquement proposés.

La majorité des surdités handicapantes de l'enfant est d'origine génétique, et la plupart sont d'origine autosomique récessive. L'information sur les risques liés à la consanguinité est l'unique moyen de prévention. En cas d'antécédent familial de surdité, l'encadrement (familial, médical et social) de l'enfant doit être rendu attentif au suivi du développement normal pour un dépistage précoce — notamment dans les surdités retardées où le test de dépistage néonatal est normal.

Pour certaines causes de surdité, une prévention est possible :
- surdité ototoxique :
  - antibiotiques aminosides : la toxicité est cumulative, il faut donc limiter les indications au strict nécessaire, à dose et durée minimales ;
  - chimiothérapie : choisir le traitement le moins ototoxique quand une alternative existe (sels de platine : carboplatine moins toxique que le cisplatine) ;
- prévention de l'alcoolisme fœtal ;
- surdité traumatique : les accidents de la vie ne sont pas prévisibles mais les traumatismes par coton-tige (luxations ossiculaires voire atteinte de l'oreille interne) sont évitables ! Ne pas nettoyer les conduits auditifs au-delà de la zone pileuse (méat), soins d'oreille sous contrôle visuel (otoscopie) ;
- traumatismes sonores : éviter les bruits intenses et prolongés. Conseils pour l'orientation professionnelle : éviter les métiers bruyants et l'association solvants-bruit (ototoxicité cumulative) ;
- otites chroniques : traitement précoce des otites moyennes aiguës et des otites séromuqueuses.

La prévention est fondamentale en cas d'oreille unique (surdité unilatérale).

E. Particularités de la prise en charge de l'enfant sourd

Ⓐ Chez l'enfant avant 6 ans, l'appareillage se fait dans le cadre d'un réseau pluridisciplinaire qui possède l'expérience et le plateau technique adapté à l'enfant. Outre les points suscités (réhabilitation auditive, orthophonie, prise en charge sociale, prévention), la prise en charge pluridisciplinaire et le suivi prolongé de l'enfant ainsi que de sa famille sont fondamentaux.

La rééducation doit être précoce et associer, selon le bilan de l'enfant et le suivi de son handicap : médecin ORL, pédiatre, pédopsychiatre, pédagogue, orthophoniste, audioprothésiste.

Cette équipe se charge jusqu'à l'adolescence autant de l'accompagnement (guidance) parental que de l'enfant sourd, afin de maintenir idéalement l'enfant dans son milieu familial, puis en milieu scolaire normo-entendant. Ceci est maintenant possible même pour les sourds profonds grâce au recours à l'implantation cochléaire précoce.

Une prise en charge en institut spécialisé peut être proposée à tout âge en fonction des besoins de l'enfant et de sa famille.

La langue des signes est proposée en cas de surdité profonde bilatérale sans espoir de réhabilitation auditive efficace par des prothèses adaptées (prothèse acoustique ou implant cochléaire) ou par choix parental (projet visuo-gestuel).

Encadré 3.1
Place de la télémédecine

Ⓒ Les conseils de bonnes pratiques de la Société française d'audiologie (SFA) et de la Société française d'ORL et de chirurgie cervicofaciale (SFORL) ont été rédigés à l'expérience de la pandémie COVID-19. Des solutions de vidéo-otoscopie permettent la télétransmission d'images compatibles avec un diagnostic de qualité soit en se connectant via internet à une plate-forme de télésoin, soit via un smartphone ou une tablette utilisant un système d'exploitation iOS ou Androïd. Selon les mêmes modalités, il est possible de réaliser à distance un examen audiométrique tonal dans les règles de l'art, une audiométrie vocale dans le silence ou dans le bruit ainsi que des explorations fonctionnelles objectives de l'audition. Les examens cliniques et paracliniques peuvent être consultés par le médecin de façon différée pour être interprétés (télé-audiologie asynchrone). Ils peuvent aussi être réalisés en temps réel chez un patient, à tout âge de la vie, à condition qu'un aidant puisse être présent durant l'installation des transducteurs ou la réalisation de l'acoumétrie (télé-audiologie synchrone). Les solutions de télé-audiologie trouvent également une application dans la formation à distance des futurs professionnels de santé engagés dans la prise en charge des pathologies de l'audition. Si cette technologie est utile, elle ne peut pour l'instant remplacer l'examen présentiel spécialisé, par exemple pour le masquage de la conduction osseuse ou l'audiométrie de l'enfant.

Points clés

- **Ⓐ** Une surdité de transmission :
  - a toujours un Rinne négatif ;
  - n'entraîne pas de distorsion sonore ;
  - n'est jamais totale.
- L'otospongiose est la surdité de transmission la plus fréquente.
- La réhabilitation audioprothétique d'une surdité de transmission est facile à adapter et efficace.
- Une surdité de perception :
  - peut être totale (cophose) ;
  - a toujours un Rinne positif ;
  - entraîne des distorsions sonores.
- Les potentiels évoqués auditifs en permettent souvent un diagnostic topographique.
- Toute surdité de perception unilatérale de l'adulte doit faire évoquer un schwannome vestibulaire (neurinome de l'acoustique).
- Une surdité brusque est une urgence médicale.

ITEMS 47, 56, 89, 118, 122 Surdité et handicap

- L'ototoxicité est essentiellement rencontrée en cas de traitement par aminoside ; chez un insuffisant rénal ou par prédisposition génétique pour les traitements systémique, ou en cas de perforation tympanique pour les traitements par gouttes auriculaires.
- Une surdité par traumatisme sonore se caractérise par une perte auditive prédominant sur le 4 000 Hz.
- La surdité du jeune enfant se manifeste par des signes indirects, en particulier au niveau du langage oral.
- Le médecin généraliste et le pédiatre jouent un rôle essentiel dans le dépistage.
- L'audiométrie objective par potentiels évoqués auditifs permet une mesure précise de l'audition à tout âge.
- La majorité des surdités bilatérales sévères ou profondes de l'enfant sont d'origine génétique.
- L'otite séromuqueuse de l'enfant est responsable de la majorité des surdités légères ou moyennes de la période préscolaire ou scolaire.

▶ Compléments en ligne

Des vidéos sont associées à ce chapitre, indiquées dans le texte par un picto 🖱. Pour voir ces vidéos, connectez-vous sur http://www.em-consulte/e-complement/476627 et suivez les instructions.

Vidéo 3.1. Platinotomie pour otospongiose.

Vidéo 3.2. Myringoplastie.

Pour en savoir plus

 Société française d'ORL. Consensus formalisé d'experts concernant l'audiométrie de l'adulte et de l'enfant. 2016.
https://www.sforl.org/wp-content/uploads/2020/02/Consensus_audiometrie_2016.pdf.

CHAPITRE 4

ITEM 90
Pathologie des glandes salivaires

I. Anatomie, histologie, physiologie élémentaires des glandes salivaires
II. Inflammation et infection d'une glande salivaire principale : sialites
III. Tuméfaction globale chronique des glandes salivaires principales : sialoses
IV. Tumeurs des glandes salivaires principales

Situations de départ

- **144.** Douleur cervico-faciale.
- **151.** Œdème de la face et du cou.
- **225.** Découverte d'une anomalie cervico-faciale à l'examen d'imagerie médicale.
- **231.** Demande d'un examen d'imagerie.
- **232.** Demande d'explication d'un patient sur le déroulement, les risques et les bénéfices attendus d'un examen d'imagerie.
- **233.** Identifier/reconnaître les différents examens d'imagerie (type, fenêtre, séquences, incidences, injection).

Hiérarchisation des connaissances

Rang	Rubrique	Intitulé	Descriptif
A	Diagnostic positif	Connaître la clinique de la lithiase submandibulaire et de la lithiase parotidienne	
A	Définition	Connaître les trois étiologies principales des pathologies des glandes salivaires	Sialadénite, sialadénose, tumeur parotidienne
A	Diagnostic	Savoir différencier les trois types de pathologie des glandes salivaires	Sialadénite, sialadénose, tumeur parotidienne
B	Examens complémentaires	Indication des examens d'imagerie devant une pathologie des glandes salivaires	
A	Contenu multimédia	Iconographie clinique d'un exemple typique de tuméfaction parotidienne	Images les plus classiques et communes de ces deux formes
B	Contenu multimédia	Iconographie clinique d'un exemple typique de sialite	
A	Étiologie	Savoir les trois causes principales de sialites	Virale, aiguë microbienne, lithiasique
B	Prise en charge	Connaître les principes du traitement des lithiases submandibulaire et parotidienne	
B	Prise en charge	Connaître les principes de prise en charge des tumeurs des glandes salivaires	

Connaissances

Rang	Rubrique	Intitulé	Descriptif
B	Examens complémentaires	Biopsies des glandes salivaires accessoires : indications	Diagnostic d'amylose, syndrome de Sjögren, sarcoïdose
B	Définition	Connaître les deux principaux types histologiques de tumeurs salivaires	Adénome pléomorphe, carcinome adénoïde kystique

A La pathologie des glandes salivaires principales (GSP) (parotide, submandibulaire et sublinguale) se répartit en trois grands cadres nosologiques : les infections et/ou inflammations des GSP appelées les sialites, les hypertrophies globales des GSP appelées les sialoses et enfin les tumeurs des GSP.

B Le diagnostic est habituellement simple dans les sialites. Dans la pathologie salivaire tumorale, un bilan préthérapeutique exhaustif (échographie, IRM, ponction cytologique à l'aiguille fine) permet d'obtenir une forte présomption diagnostique dont la confirmation ne sera apportée que lors de l'examen histologique définitif de la pièce d'exérèse chirurgicale.

I. Anatomie, histologie, physiologie élémentaires des glandes salivaires

C Les glandes orales, ou glandes salivaires, sont des glandes exocrines annexées à la cavité orale. Elles sécrètent la salive, sécrétion aqueuse hypotonique par rapport au plasma, riche en enzymes (amylase, lysozyme) et en anticorps, réalisant un volume journalier d'environ 1,5 litre. La salive est produite par des glandes principales et des glandes accessoires. Les glandes principales, paires, volumineuses, sont enveloppées d'une capsule conjonctive ; elles comprennent la glande parotide, la glande submandibulaire et la glande sublinguale. Les glandes accessoires sont petites et nombreuses (environ un millier), disséminées dans la muqueuse buccale. La sécrétion des petites glandes accessoires est continue, soumise essentiellement à un contrôle local. La sécrétion des glandes principales est discontinue, répondant à un contrôle mixte sympathique et surtout parasympathique, induit par des stimulus olfactifs, visuels, gustatifs ou neuropsychiques.

A. Glande parotide

La glande parotide (de *para*, « à côté », et *oris*, « de l'oreille ») est la plus volumineuse des glandes salivaires (25 g). Elle est composée de cellules sécrétoires séreuses. De forme prismatique, elle se moule sur les parois de la loge parotidienne qui contient la glande mais aussi des éléments vasculonerveux, notamment le nerf facial.

1. Loge parotidienne

La loge parotidienne est limitée par plusieurs parois (figure 4.1).
La *paroi antérieure* est constituée (de dehors en dedans) par le muscle masséter, le ramus mandibulaire, le muscle ptérygoïdien médial. La glande parotide a à ce niveau également un prolongement latéromassétérin recouvrant de façon variable ce muscle.
La *paroi postérieure* est formée par un ensemble de muscles et ligaments appelé le « rideau stylien » qui s'insère sur le processus styloïde de l'os temporal. On trouve de dehors en dedans le muscle sternocléidomastoïdien, le ventre postérieur du muscle digastrique et le muscle stylohyoïdien. Le nerf facial entre dans la loge parotidienne par cette paroi, entre le bord antérieur du ventre postérieur du muscle digastrique et le muscle stylohyoïdien qu'il innerve tous deux.

ITEM 90 Pathologie des glandes salivaires

Le diaphragme ou rideau stylien sépare la loge parotidienne en avant de l'espace rétrostylien où cheminent l'artère carotide interne, la veine jugulaire interne et les derniers nerfs crâniens, le nerf vague, le nerf accessoire, le nerf glossopharyngien, le nerf hypoglosse, mais aussi la chaîne sympathique.

La *paroi latérale* est la voie d'abord chirurgicale de la glande. Elle est tendue entre le muscle sternocléidomastoïdien en arrière et le muscle masséter en avant, constituée par la lame superficielle du fascia cervical, tapissée d'éléments cellulograisseux et musculaires superficiels constituant le «système musculoaponévrotique superficiel». La glande adhère intimement à ces structures.

La *paroi supérieure* est formée en avant par la face postérieure de l'articulation temporomandibulaire, en arrière par le méat acoustique externe cartilagineux. Cette paroi est perforée par un pédicule vasculonerveux vertical composé de l'artère temporale superficielle, de la veine temporale superficielle et du nerf auriculotemporal ;

La *paroi inférieure* est formée par la «bandelette mandibulaire», conjonctif dense tendu entre le fascia des muscles sternocléidomastoïdien et digastrique, et l'angle mandibulaire. L'artère carotide externe perfore ce tissu conjonctif en position postéromédiale. Cette paroi sépare la loge parotidienne en haut et en arrière de la loge submandibulaire, en bas et en avant.

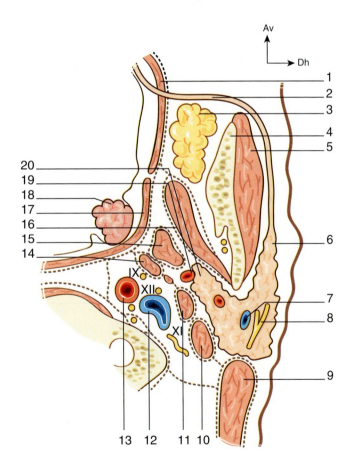

Fig. 4.1. Coupe horizontale de la loge parotidienne en C2 (2ᵉ vertèbre cervicale).
1. Muscle buccinateur. 2. Conduit parotidien (canal de Sténon). 3. Corps adipeux de la joue. 4. Ramus mandibulaire. 5. Muscle masséter. 6. Prolongement jugal ou massétérin de la glande parotide. 7. Veine communicante intraparotidienne. 8. Nerf facial divisé. 9. Muscle sternocléidomastoïdien. 10. Ventre postérieur du muscle digastrique. 11. Muscle stylohyoïdien. 12. Veine jugulaire interne. 13. Artère carotide interne. 14. Muscle stylopharyngien. 15. Muscle styloglosse. 16. Muscle ptérygoïdien médial. 17. Muscle constricteur supérieur du pharynx. 18. Tonsille. 19. Artère carotide externe. 20. Prolongement parapharyngé de la glande parotide.
Illustration de : Carole Fumat.

2. Contenu de la loge parotidienne

La glande parotide épouse les parois de sa loge. Elle donne plusieurs prolongements qui paraissent parfois isolés de la glande principale. Elle émet un prolongement latéromassétérin d'où sort le conduit excréteur principal ; le prolongement rétroptérygoïdien pharyngien entre en rapport avec la région paratonsillaire.

Le conduit parotidien excréteur, ou canal de Sténon, naît du bord antérieur de la glande par une ou deux racines d'abord, horizontal sur la face latérale du muscle masséter. Il se réfléchit au bord antérieur du muscle masséter et du corps adipeux de la joue, perforant le muscle buccinateur. Il s'ouvre dans le vestibule supérieur de la cavité orale en regard du collet de la première ou deuxième molaire supérieure par un ostium biseauté qui peut être cathétérisé (sialographie, sialendoscopie).

Le nerf facial (VIIe nerf crânien) apparaît au foramen stylomastoïdien, haut situé sous la base du crâne, pénétrant la loge par sa paroi postérieure. Il devient rapidement intraglandulaire, donnant classiquement deux branches supérieure et inférieure. Les branches nerveuses restent en dehors des éléments artérioveineux glandulaires et réalisent un réseau anastomotique à claire-voie, clivant la glande en deux parties exo- et endofaciale. Le nerf facial avec toutes ses branches de division doit être disséqué et préservé anatomiquement et fonctionnellement au cours de la parotidectomie.

La veine jugulaire externe naît dans la glande parotide, à la face médiale du plexus nerveux facial, de la réunion de la veine temporale superficielle et de la veine maxillaire. L'artère carotide externe pénètre la loge 2 cm au-dessus de la bandelette mandibulaire, chemine obliquement en haut et en dedans, à la face postéromédiale de la glande. Elle bifurque en artère temporale superficielle verticale et artère maxillaire plus horizontale. Les vaisseaux sanguins parotidiens sont accompagnés de vaisseaux lymphatiques nombreux, associés à des nœuds lymphatiques intraparotidiens. La glande parotide possède un territoire de drainage lymphatique important : cuir chevelu, face, oreille externe et moyenne, cavité nasale.

L'innervation sécrétoire (figure 4.2) dépend d'une commande sympathique et parasympathique : les fibres parasympathiques préganglionnaires naissent du noyau salivaire inférieur (plancher du IVe ventricule cérébral). Elles empruntent le trajet du nerf glossopharyngien, gagnent le plexus tympanique puis le nerf petit pétreux qui sort du crâne par le foramen ovale. Elles rejoignent le ganglion otique, annexé au nerf mandibulaire V3. Les fibres parasympathiques postganglionnaires sortent du ganglion otique, empruntent le nerf auriculotemporal et innervent la glande.

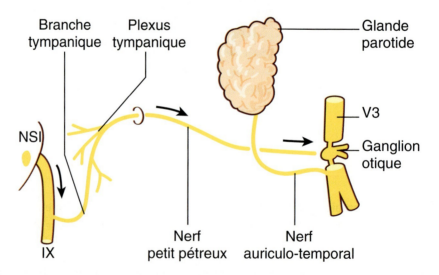

Fig. 4.2. Innervation parasympathique de la glande parotide.

NSI, noyau salivaire inférieur ; IN, nerf glossopharyngien ; V3, nerf mandibulaire, branche du nerf trijumeau.
Illustration de : Carole Fumat.

Les fibres sympathiques préganglionnaires naissent de la corne intermédiolatérale de la moelle (TH1 → TH3) ; elles gagnent la chaîne sympathique au ganglion cervical supérieur. Les fibres postganglionnaires suivent l'artère carotide externe et ses artérioles destinées à la glande. La ligature chirurgicale de l'artère carotide externe prive la glande de son innervation sympathique donnant la prédominance à l'innervation parasympathique excrétrice.

B. Glande submandibulaire

La glande submandibulaire (figure 4.3) (anciennement dénommée « glande sous-maxillaire ») est située dans une loge suprahyoïdienne latérale, en dedans du bord inférieur du corps de la mandibule qu'elle déborde vers le bas. Elle pèse 7 g et sa sécrétion est mixte, séromuqueuse. Elle épouse les parois d'une loge qui lui est propre.

1. Loge submandibulaire

La *paroi latérale* est constituée de dehors en dedans par la face médiale du corps de la mandibule sous la ligne mylohyoïdienne, le muscle ptérygoïdien médial plus postérieurement. La branche labiale inférieure et mentonnière du nerf facial forme un rameau marginal du bord inférieur de la mandibule.

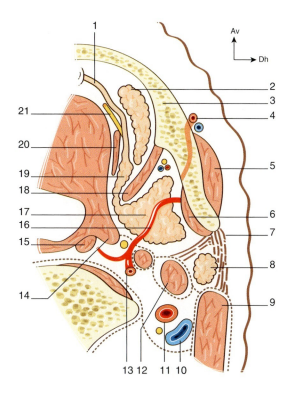

Fig. 4.3. Coupe horizontale des loges sublinguale et submandibulaire.
1. Conduit submandibulaire (canal de Wharton). 2. Glande sublinguale. 3. Mandibule. 4. Artère faciale et veine faciale, latéromandibulaires. 5. Muscle masséter. 6. Muscle ptérygoïdien médial. 7. Bandelette mandibulaire. 8. Partie inférieure de la glande parotide. 9. Muscle sternocléidomastoïdien. 10. Veine jugulaire interne. 11. Artère carotide interne. 12. Ventre postérieur du muscle digastrique. 13. Artère carotide externe. 14. Muscle styloglosse. 15. Muscle stylopharyngien. 16. Artère faciale au-dessus de la glande submandibulaire. 17. Glande submandibulaire. 18. Muscle mylohyoïdien. 19. Prolongement pelvien de la glande submandibulaire. 20. Muscle hyoglosse. 21. Nerf lingual.
Illustration de : Carole Fumat.

La *paroi médiale* au-dessus de l'os hyoïde est formée par le muscle hyoglosse en avant, le muscle styloglosse en arrière. Sur la face latérale du muscle hyoglosse chemine le nerf hypoglosse (XII). Sur la face médiale du muscle hyoglosse chemine l'artère linguale. Sur l'os hyoïde se situent les insertions hyoïdiennes des muscles infrahyoïdiens. L'artère faciale naît de l'artère carotide externe, le plus souvent immédiatement au-dessus de l'artère linguale ; elle s'insinue à la face latérale du muscle styloglosse. L'artère faciale et le nerf hypoglosse sont à identifier lors de l'abord chirurgical endobuccal de la loge.

La *paroi supérieure* est balisée par le muscle mylohyoïdien. La glande se drape autour de son bord postérieur avec une partie principale inférieure cervicale et une partie supérieure orale. Cette dernière se prolonge par le conduit excréteur de la glande, ou canal de Wharton, et la loge sublinguale. Ainsi, la glande est perceptible par une palpation bidigitale endobuccale et sous-mandibulaire.

La *paroi inférieure* est constituée en avant par le ventre antérieur du muscle digastrique, en arrière par le tendon intermédiaire, mais aussi la terminaison du muscle stylohyoïdien. La glande, de volume variable, peut dépasser en bas le plan de l'os hyoïde (figure 4.4).

La *paroi postérieure* est formée par le tissu conjonctif de la bandelette mandibulaire et du ligament stylomandibulaire qui séparent les deux loges submandibulaire et parotidienne.

La *paroi antérieure* est marquée par le ventre antérieur du muscle digastrique, limite avec la région sous-mentale proprement dite.

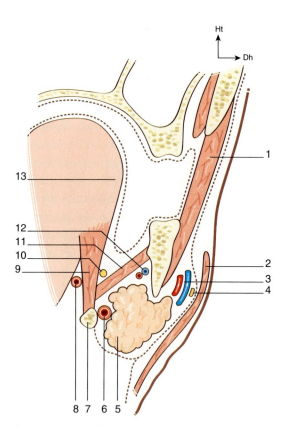

Fig. 4.4. Coupe frontale de la loge submandibulaire.
1. Muscle masséter. 2. Muscle platysma. 3. Artère et veine faciales. 4. Branche mentonnière du nerf facial. 5. Submandibulaire. 6. Artère faciale. 7. Os hyoïde. 8. Artère linguale. 9. Muscle hyoglosse. 10. Nerf lingual. 11. Muscle mylohyoïdien. 12. Vaisseaux mylohyoïdiens. 13. Langue mobile.
Illustration de : Carole Fumat.

2. Contenu de la loge submandibulaire

La glande submandibulaire épouse les parois de sa loge. Le conduit submandibulaire, ou canal de Wharton, poursuit le prolongement antérieur supramylohyoïdien de la glande. Il s'ouvre par un ostium au sommet de la caroncule sublinguale à la base du frein de la langue. Ce conduit croise le nerf lingual à la face latérale du muscle hyoglosse : le conduit est en dehors du nerf en avant puis le croise au-dessus et chemine en dedans de lui, en arrière, à la naissance de la glande. Il représente un guide important pour l'exérèse antéropostérieure de la glande par voie endobuccale (cf. figure 4.3).

L'artère faciale pénètre la loge par la paroi postérieure entre les muscles styloglosse en dedans et stylohyoïdien en dehors. Elle chemine entre la face médiale de la glande et le pharynx en rapport avec la partie inférieure de la tonsille palatine où elle donne l'artère palatine ascendante. L'artère faciale forme une courbe concave en bas autour de la glande puis concave en haut, sous le bord inférieur de la mandibule où elle devient visible et palpable, accompagnée par la veine faciale, des nœuds lymphatiques, et croisée latéralement par la branche marginale du nerf facial.

Le nerf lingual est placé au bord supérieur de la glande ; en avant, il est superficiel sous la muqueuse du sillon alvéololingual. Il se place ensuite sur la face médiale de la glande, en décrivant sa spirale autour du canal excréteur. Il apparaît sur la face latérale du muscle hyoglosse en arrière du bord postérieur du muscle mylohyoïdien dans un trajet supérieur et parallèle au nerf hypoglosse.

Les canaux lymphatiques et les nœuds lymphatiques de la glande submandibulaire accompagnent les vaisseaux sanguins en dehors et en dedans du corps mandibulaire.

C. Glande sublinguale

La glande sublinguale (cf. figure 4.3) est la plus petite des glandes salivaires principales (3 g). Elle siège dans le plancher oral entre la face médiale du corps de la mandibule latéralement et le conduit de Wharton, avec le nerf lingual médialement.

Elle possède plusieurs conduits excréteurs : des conduits mineurs (quinze à trente) s'ouvrent directement à la muqueuse du plancher oral ; le conduit sublingual majeur (ou canal de Rivinius ou canal de Bartholin) se jette en dehors du canal submandibulaire à la caroncule sublinguale. Sa sécrétion est à prédominance muqueuse.

La glande sublinguale s'accole en arrière au prolongement antérieur de la glande submandibulaire. Elle peut être palpée comme la glande submandibulaire par une palpation endobuccale.

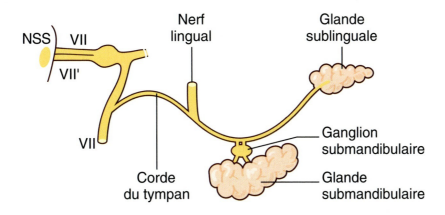

Fig. 4.5. Innervation parasympathique des glandes submandibulaire et sublinguale.
NSS, noyau salivaire supérieur ; VII, nerf facial ; VII', nerf intermédiaire de Wrisberg.
Illustration de : Carole Fumat.

La sécrétion salivaire des glandes sublinguale et submandibulaire dépend du noyau salivaire supérieur parasympathique dans le plancher du IVe ventricule cérébral. Les fibres sécrétoires préganglionnaires empruntent le nerf intermédiaire de Wrisberg (VII*bis*) puis le nerf facial, la corde du tympan et le nerf lingual. Les fibres postganglionnaires naissent du ganglion submandibulaire, petite formation nerveuse appendue au bord inférieur au nerf lingual. Elles se distribuent aux deux glandes, submandibulaire et sublinguale (figure 4.5).

D. Unité sécrétoire d'une glande salivaire

L'unité sécrétoire d'une glande salivaire principale est constituée d'une structure tubuloacineuse ramifiée, formée de cellules sécrétoires séreuses (glande parotide), muqueuses (glande sublinguale) ou mixtes (glande submandibulaire). Chaque acinus est enveloppé par des cellules myoépithéliales fortement contractiles. Les unités sécrétoires se regroupent, constituant les lobules de la glande salivaire, enveloppés de septum conjonctif en continuité avec la capsule externe de la glande. Dans les septums sont présents des vaisseaux sanguins et lymphatiques, mais aussi des nœuds lymphatiques, des nerfs et des canaux excréteurs.

II. Inflammation et infection d'une glande salivaire principale : sialites

Ⓐ Lorsque l'inflammation de la glande atteinte est essentiellement parenchymateuse ou à point de départ parenchymateux, il s'agit d'une sialadénite.

Lorsque l'inflammation siège au niveau du conduit excréteur de la GSP (lithiase, par exemple), il s'agit alors d'une sialodochite.

Le tableau clinique de ces affections varie en fonction de l'étiologie précise de l'affection causale et de la localisation.

On distingue les sialites aiguës des sialites chroniques.

A. Sialites aiguës

Le tableau clinique est souvent brutal avec apparition d'une tuméfaction douloureuse, chaude, inflammatoire, plus ou moins associée à des signes généraux septiques, au niveau d'une GSP.

Les sialites aiguës sont dominées par ordre de fréquence par les sialadénites virales, les sialadénites bactériennes et les sialadénites lithiasiques.

1. Sialadénites virales

La glande salivaire principale la plus fréquemment atteinte par les virus est la glande parotide. Si de nombreux virus (grippe, influenzae A, coxsackie A, Echovirus, cytomégalovirus, virus d'Epstein-Barr…) peuvent être responsables d'une parotidite, c'est sans conteste le paramyxovirus (oreillons) qui est le plus fréquent. L'atteinte se manifeste au décours d'épidémies en hiver et au printemps. Le diagnostic et en règle facile au décours de l'épidémie devant une tuméfaction parotidienne uni- ou bilatérale qui refoule le lobule de l'oreille et est associée à une otalgie fébrile. La palpation est douloureuse et il existe de façon inconstante un érythème de l'ostium du canal de Sténon (signe de Koplick). Une adénite cervicale et un énanthème érythémateux oropharyngé sont parfois associés. L'amylasémie est élevée du 6e au 10e jour. Le diagnostic est clinique et ne nécessite pas d'examen d'imagerie. Le traitement associe repos au lit, réhydratation per os, traitement antipyrétique et antalgique, et isolement (éviction scolaire de 15 jours). Le risque de contagion est maximal dans les trois premiers jours. La guérison sans complications est la règle. Les complications (orchite avec stérilité secondaire, méningite, encéphalite et surdité) sont rares mais justifient le maintien de la vaccination ROR (rougeole-oreillons-rubéole).

Le traitement des sialadénites virales est en général symptomatique, associé à une bonne hydratation ; l'épisode est résolutif en 8 à 15 jours.

2. Sialadénites bactériennes

Ⓐ Ces atteintes infectieuses qui touchent indifféremment les glandes submandibulaires ou parotides surviennent lors d'une baisse souvent marquée de l'état général avec déshydratation, en particulier chez le sujet âgé en période postopératoire.

Le diagnostic est clinique devant une augmentation de volume unilatérale de la glande atteinte avec une peau en regard inflammatoire et un écoulement de pus à l'orifice du conduit submandibulaire ou parotidien, favorisé par la pression douloureuse de la glande atteinte.

Elles sont le fait de bactéries pyogènes banales et leur survenue est favorisée par une cause locale : infection dentaire ou stomatite (infection canalaire ascendante). Elles peuvent aussi être secondaires à une infection de voisinage (arthrite temporomandibulaire, ostéite mandibulaire, cellulite de la face).

Ⓒ Le traitement associe antibiothérapie (association spiramycine-métronidazole), anti-inflammatoires stéroïdiens, antalgiques et réhydratation sur une période au minimum de 10 jours. L'évolution, en règle générale favorable, peut néanmoins se faire vers la suppuration avec microabcès ou passer à la chronicité avec sclérose glandulaire.

3. Sialites lithiasiques

Ⓐ L'interrogatoire fait le diagnostic car la périodicité de la symptomatologie est rythmée par les repas.

L'examen clinique avec le palper endobuccal bimanuel s'attache à rechercher un calcul le long du trajet du conduit excréteur de la glande atteinte.

Les lithiases salivaires touchent trois fois plus souvent la glande submandibulaire que la glande parotide.

La lithiase est un obstacle à l'évacuation du flux salivaire, notamment **au moment des repas** (moment de sollicitation préférentielle des GSP par le système nerveux parasympathique), ce qui entraîne une dilatation d'amont avec gonflement de la glande salivaire (= hernie salivaire) ; lorsque cette dilation entraîne une douleur, c'est le tableau de la colique salivaire.

Le retentissement de cet obstacle va de la simple colique et/ou hernie salivaire, au tableau de sialite aiguë suppurée si la stase salivaire perdure. Le tableau associe alors des signes généraux et locaux (fièvre > 39 °C, douleur spontanée, tuméfaction glandulaire douloureuse au palper, peau en regard inflammatoire, pus à l'orifice du canal de drainage).

Ⓑ L'échographie est l'examen de choix à réaliser en première intention, permettant le diagnostic (figure 4.6). L'IRM comme la TDM n'ont un intérêt que s'il existe une suspicion d'abcès.

Le traitement de l'épisode inflammatoire est médical, associant antibiothérapie (association spiramycine-métronidazole), anti-inflammatoires stéroïdiens, antalgiques et réhydratation sur une période au minimum de 10 jours.

Le traitement étiologique est la levée de l'obstruction lithiasique, qui permet de récupérer une fonction salivaire subnormale.

Ceci peut être effectué par technique endoscopique (sialendoscopie) et/ou incision et ouverture du conduit salivaire pour extraire la lithiase, notamment pour le conduit submandibulaire situé dans le plancher de la cavité orale, à distance de l'épisode infectieux aigu. On peut aussi proposer des techniques de fragmentation des lithiases par fragmentation intracanalaire ou lithotripsie extracorporelle.

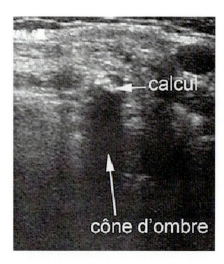

Fig. 4.6. **B** Une lithiase salivaire est facilement objectivable en échographie.

L'exérèse chirurgicale de la glande et de la lithiase par cervicotomie a vu ses indications diminuer depuis l'apparition de ces techniques. Les indications de prise en charge sont du domaine du spécialiste.

4. Ranula (ou grenouillette)

C Au niveau de la glande sublinguale, une forme particulière secondaire à l'obstruction du conduit excréteur doit être distinguée : la ranula ou grenouillette. Celle-ci réalise une tuméfaction molle dépressible indolore (sauf en cas de surinfection surajoutée) qui soulève la muqueuse (souvent œdématiée) du plancher buccal antérolatéral sans induration ni trouble de la mobilité linguale. L'imagerie par résonance magnétique nucléaire confirme le diagnostic, qui est clinique. Le traitement est chirurgical, associant marsupialisation et résection de la glande sublinguale par voie endobuccale.

B. Sialites chroniques

Les sialites chroniques témoignent d'une inflammation chronique d'une ou plusieurs GSP. L'histoire clinique est émaillée de surinfections aiguës souvent itératives qui doivent être traitées comme une sialite aiguë.

On distingue plusieurs tableaux cliniques différents selon l'étiologie et les glandes atteintes.

1. Sialites tuberculeuses

L'atteinte des glandes salivaires par la tuberculose touche deux à trois fois plus souvent la glande parotide que la glande submandibulaire. Le mode révélateur le plus fréquent est alors un nodule prétragien. Ce nodule, parfois fistulisé à la peau, correspond à un foyer infectieux qui peut être soit glandulaire soit le fait d'une adénopathie. Plus rarement, le tableau clinique se présente sous la forme d'une atteinte diffuse de la glande parotide qui est ferme et tendue. Les signes généraux sont inconstants mais l'intradermoréaction à la tuberculine est, en règle générale, extrêmement positive. Seules la ponction-biopsie et/ou la biopsie permettent de faire le diagnostic avec certitude, en mettant en évidence follicule tuberculeux et nécrose caséeuse. Le traitement antituberculeux est commencé après un bilan de la dissémination de la maladie.

2. Sialites chroniques non spécifiques

Rares, elles sont dues à une infection canalaire ascendante dont le trouble initial est mal connu ; elles sont souvent l'aboutissement d'affections diverses comme la parotidite chronique de l'enfance, les mégacanaux, les sténoses des canaux excréteurs Elles se traduisent par des poussées de tuméfaction avec douleurs à la mastication. La parotide est hypertrophiée et douloureuse à la palpation. La peau en regard est normale. Il n'y a pas de pus à l'ostium du canal de Sténon. L'évolution est récidivante. L'affection peut guérir sans séquelles (parotidite récidivante de l'enfant) ou évoluer vers une hypertrophie scléreuse. La parotidectomie n'est indiquée qu'exceptionnellement dans les cas sévères associés à des malformations canalaires (mégadolichosténon), car la dissection du nerf facial est plus difficile au sein de tissu inflammatoire et il peut être enserré dans la sclérose.

III. Tuméfaction globale chronique des glandes salivaires principales : sialoses

Ⓐ Les sialoses, qui se définissent par l'augmentation de volume chronique isolée de plusieurs glandes salivaires principales, sans douleur ni infection ni signe inflammatoire, sont presque toujours le fait d'une pathologie générale. Chaque glande atteinte est tuméfiée dans son ensemble, indolore, de consistance ferme et élastique. Le volume des glandes tuméfiées varie beaucoup d'un cas à l'autre et souvent dans le temps. Les glandes salivaires accessoires peuvent participer au processus. Les signes fonctionnels sont inexistants, limités à des sensations de pesanteur ou des tiraillements. L'absence de signes d'infection est la règle, sauf en cas de surinfections à un stade évolutif tardif sur des glandes remaniées.

A. Sarcoïdose

Ⓒ La sarcoïdose, ou maladie de Besnier-Boeck-Schaumann, est une granulomatose d'étiologie encore inconnue, qui serait en rapport avec une réponse immunitaire exagérée à divers allergènes. Elle atteint le plus souvent les poumons et les glandes salivaires accessoires dans 50 % des cas, et les parotides dans moins de 5 % des cas. Le tableau clinique le plus fréquent est celui d'une parotidomégalie bilatérale plutôt asymétrique, indolente, d'installation progressive, isolée ou associée à des signes thoraciques. L'association hypertrophie parotidienne bilatérale, uvéite (uvéoparotidite) et paralysie faciale réalise le syndrome de Heerfordt. L'atteinte associée des glandes lacrymales réalise le syndrome de Mikulicz. Les autres manifestations sont cutanées, osseuses, pulmonaires, ganglionnaires, viscérales, neurologiques.

Le diagnostic, suspecté devant l'accélération de la vitesse de sédimentation, l'hypergammaglobulinémie, l'hypercalcémie, la négativité de l'intradermoréaction à la tuberculine, est confirmé par l'augmentation de l'activité plasmatique de l'enzyme de conversion de l'angiotensine et par l'examen histologique, qui est non spécifique mais évocateur s'il note des nodules avec cellules géantes, cellules épithélioïdes, macrophages et lymphocytes T, sans caséum.

Ⓑ On peut proposer une biopsie de glandes salivaires accessoires pour étayer les arguments histologiques.

Ⓒ Le traitement par corticothérapie est réservé aux localisations sévères.

B. Syndromes secs

Les syndromes secs associent un gonflement en général parotidien bilatéral diffus, une sécheresse oculaire (xérophtalmie) et buccale (xérostomie).

1. Syndrome de Gougerot-Sjögren

Le syndrome de Gougerot-Sjögren est le plus caractéristique, isolé ou associé à d'autres manifestations auto-immunes : polyarthrite rhumatoïde, lupus érythémateux disséminé (LED), atteintes digestives, rénales, musculaires, neurologiques. Il survient surtout chez la femme entre 40 et 60 ans. Il s'agit d'une maladie systémique auto-immune caractérisée par une infiltration lymphoïde focale des glandes salivaires et lacrymales.

B Le diagnostic repose en grande partie sur la biopsie d'une glande salivaire accessoire.

C Le traitement, fait appel à l'immunothérapie, la corticothérapie, aux larmes et salives artificielles et aux sialagogues. Il peut évoluer au niveau des glandes salivaires vers un lymphome, qu'il faut évoquer devant une évolution tumorale parotidienne.

2. Sialadénoses

Les sialadénoses associent également un gonflement parotidien et une sécheresse buccale et oculaire, et s'inscrivent dans le cadre d'une atteinte :
- endocrinienne (diabète, hypothyroïdie, hyperfolliculinémie de la ménopause, anorexie associée à une aménorrhée et une parotidose) ;
- métabolique (cirrhose et alcoolisme par carence protidique) ;
- médicamenteuse (antidépresseurs, phénothiazines, réserpine…).

C. Séropositivité pour le VIH

La séropositivité VIH peut déclencher des lésions lymphoépithéliales bénignes : hyperplasie lymphoïde kystique au niveau des glandes parotides, qui sont alors le siège de formations kystiques parfois volumineuses. L'atteinte est le plus souvent bilatérale, indolore, parfois esthétiquement gênante. Le problème est d'éliminer une tumeur maligne. L'hyperplasie lymphoïde kystique régresse le plus souvent sous traitement antirétroviral. Sa persistance peut faire discuter une parotidectomie superficielle à titre morphologique.

D. Maladie de Kimura

Cette prolifération lymphoplasmocytaire associée à une fibrose touche le plus souvent les hommes d'origine asiatique avec un pic entre 20 et 30 ans. Le tableau clinique associe nodules sous-cutanés cervicaux indolores, polyadénopathies cervicales et hypertrophie des glandes salivaires. Le diagnostic est anatomopathologique.

E. Maladie à IgG$_4$

Il s'agit d'une maladie fibro-inflammatoire avec atteinte multiple d'organes présentant des lésions infiltratives, d'étiologie inconnue et avec des caractéristiques histopathologiques spécifiques. Tous les organes peuvent être touchés mais les plus fréquemment atteints sont le pancréas, les reins, les structures glandulaires orbitaires, les glandes salivaires et le rétropéritoine. Cette maladie est caractérisée par une infiltration lymphoplasmocytaire dense par des plasmocytes IgG$_4$-positifs, une fibrose storiforme (motif en « roue de carrosse »), une thrombose oblitérante et une quantité variable d'éosinophiles. L'anatomopathologie est très spécifique et est la même dans tous les organes. Les patients sont souvent diagnostiqués à tort comme ayant une tumeur maligne, puisque les lésions peuvent simuler des tumeurs, des infections ou des maladies immunologiques. Globalement cette maladie est sous-diagnostiquée.

L'imagerie ne permet pas de différencier une tumeur maligne et une maladie bénigne des organes atteints dans ce cas. Le diagnostic est évoqué sur des critères cliniques et biologiques et, dans tous les cas, après élimination des diagnostics différentiels tels que les tumeurs malignes et tableaux cliniques proches d'une autre maladie systémique. La corticothérapie est la base du traitement.

F. Amylose

L'analyse histologique est caractérisée par des dépôts extracellulaires d'une substance anhiste dans les tissus, colorée par le rouge Congo. Il existe plusieurs types d'amylose : AL, AA et amyloses génétiques. En cas d'atteinte systémique, les principaux organes touchés sont le cœur, la peau, le système nerveux autonome, les articulations, le tube digestif (foie, rate). Au niveau de la sphère ORL, l'amylose peut donner une macroglossie, mais également une infiltration des glandes salivaires pouvant être responsable d'un syndrome sec.

B La biopsie des glandes salivaires accessoires permet dans 70 % des cas de montrer la présence d'amylose.

C Le traitement est fondé sur la chimiothérapie.

G. Parotidomégalies essentielles

Ce sont les grosses parotides, sans symptôme et sans anomalie histologique (faciès piriforme, « Louis Philippe »). Elles sont d'origine familiale ou géographique. Elles se rencontrent aussi chez les obèses, les diabétiques, les mangeurs excessifs de pain, les goutteux, en cas d'alcoolisme et de diabète sucré.

IV. Tumeurs des glandes salivaires principales

A. Clinique

A En présence d'une tuméfaction isolée non inflammatoire, qui se présente le plus souvent sous la forme d'un nodule au sein de la glande salivaire principale incriminée, le premier diagnostic à évoquer est celui de tumeur (figure 4.7).

Parfois, cependant, la projection est plus inhabituelle : au niveau de la joue si la tuméfaction siège dans le prolongement antérieur de la glande parotide, en région rétroauriculaire, en région temporale, ou au niveau de l'oropharynx en dedans du pilier antérieur de la région amygdalienne ou du voile, si elle siège dans le prolongement profond de la glande parotide.

Les caractères suivants de la tuméfaction doivent être précisés :
- mode d'apparition et d'évolution de la tuméfaction : brutal, rapide, lent et progressif parfois sur plusieurs années ;
- aspect de la peau en regard de la tumeur : inflammatoire, fixée ;
- consistance : dure, inhomogène, fluctuante ;
- indolence ou non, spontanément et à la palpation.

L'examen ORL doit être complet, étudiant tout particulièrement l'état cutané cervicofacial, les muqueuses, les aires ganglionnaires cervicofaciales et l'état de la motricité faciale.

Certains éléments doivent d'emblée faire craindre une étiologie maligne et imposent un bilan et une orientation rapides vers un spécialiste :
- paralysie faciale périphérique ;
- adénopathie locorégionale ;
- fixité, inflammation du plan cutané ;
- fixité de la tumeur au plan profond ;
- masse douloureuse ;
- anesthésie du lobule de l'auricule (nerf grand auriculaire).

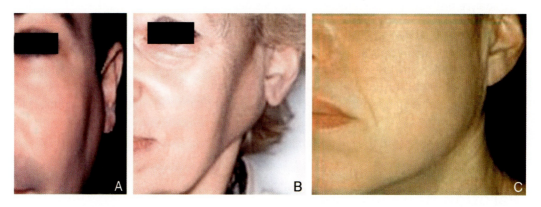

Fig. 4.7. Ⓐ **Pathologie tumorale.**
A. Tuméfaction prétragienne de la glande parotide gauche. **B.** Tuméfaction de grosse taille occupant la quasi-totalité de la glande parotide gauche. **C.** Tuméfaction de petite taille dans le prolongement antérieur (jugal) de la glande parotide gauche.

Ⓑ Le diagnostic préopératoire bénéficie de l'association IRM ± cytoponction (au mieux échoguidée).

Ⓐ Les éléments du dossier sont discutés lors d'une réunion de concertation pluridisciplinaire.

Ⓒ Au niveau de la glande parotide, les diagnostics différentiels sont peu nombreux et en règle générale facilement éliminés par les données de l'examen clinique et de l'imagerie :
- l'actinomycose cervicofaciale, qui est une lésion inflammatoire cutanée et sous-cutanée, elle est plus fréquente chez l'enfant ;
- les autres causes de tumeurs parapharyngées (paragangliomes, tumeurs nerveuses, adénopathies) ou de tumeurs massétérines ;
- la mastoïdite à évolution cervicale (= mastoïdite dite de Bezold) ;
- la fistule de la première fente à forme kystique intraparotidienne ;
- l'apophyse transverse de l'atlas ;
- le kyste branchial de la deuxième fente ;
- l'adénopathie en zone II (sous-digastrique) ;
- le kyste sébacé ;
- le lipome.

Ⓐ Au niveau de la glande submandibulaire, la principale difficulté est à la distinction entre petite tumeur et adénopathie en zone I (sous-mandibulaire) adhérente à la glande. Là encore, l'examen clinique avec palpation bidigitale et l'imagerie permettent de faire le diagnostic.

B. Bilan d'imagerie devant une suspicion de tumeur des glandes salivaires

B Devant une tumeur des glandes salivaires, le bilan d'imagerie repose essentiellement sur l'échographie et l'IRM.

L'échographie pourra être proposée en première intention devant une incertitude quant à la localisation glandulaire d'une tuméfaction cervicofaciale généralement de petite taille (< 1 cm) (cf. Diagnostics différentiels). L'échographie a surtout un intérêt pour guider la cytologie à l'aiguille fine et ainsi optimiser les chances d'obtenir du matériel histologique.

L'examen incontournable et qui doit être indiquée d'emblée en cas de suspicion clinique franche d'une tumeur des glandes salivaires est l'IRM.

Celle-ci permet non seulement de confirmer l'origine tumorale au sein du parenchyme glandulaire mais aussi la caractérisation de la tumeur des glandes salivaires, élément essentiel pour le bilan et la stratégie pré opératoire puisque certaines caractéristiques IRM peuvent orienter fortement vers une étiologie bénigne ou maligne d'une tumeur salivaire.

L'IRM doit comporter : une séquence T1 sans et avec injection de gadolinium, une séquence T2 sans saturation du signal graisseux, une séquence de diffusion et une séquence de perfusion.

Outre les caractéristiques morphologiques et les signaux T1 et T2, l'IRM apporte des éléments diagnostiques complémentaires avec le calcul de la diffusion et de la perfusion des glandes parotides (tableau 4.1).

C Le rapport des coefficients apparents de diffusion (ADC) se calcule selon la formule suivante : $rCDA = ADC_{Tumeur}/ADC_{Parotide}$.

La perfusion traduit l'intensité du signal dans le temps au cours d'une injection de gadolinium. Trois types de courbes sont classiquement retrouvés (figure 4.8).

Tableau 4.1. C Caractéristiques IRM des principales tumeurs parotidiennes.

	Adénome pléomorphe	Tumeur de Warthin	Tumeur maligne
T1	Hypo- ou iso-intense	Hyper-T1 (composante protidique)	Hypo-intense Sauf lymphome iso-intense
T2	Hyperintense	Hypo- ou iso-intense	Hypo-intense
Après injection	Rehaussée ++ Hétérogène dans 54 %	Rehaussée + Hétérogène	Rehaussée
Diffusion	rCDA > 1,3 Varie selon cellularité	rCDA autour de 1	rCDA < 1 rCDA < 0,5 : lymphome
Perfusion	Plateau ascendant	*Wash-out* > 30 %	Plateau descendant
Contours	Festonnés	Réguliers	Irréguliers, infiltration
Multifocalité	Non	Oui	Surtout si lymphome
Bilatéralité	Exceptionnelle	Oui (10 %)	Rare

D'après : Espinoza S., Halimi P. Annales françaises d'oto-rhino-laryngologie et de pathologie cervico-faciale, 2013 ; 130 : 30–6 © Elsevier Masson SAS. Tous droits réservés.

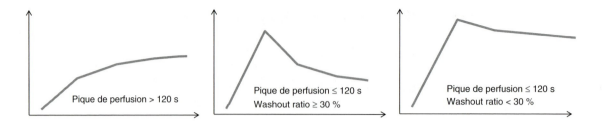

Fig. 4.8. Ⓐ **IRM au gadolinium : courbes de perfusion.**
A. Adénome pléomorphe. **B.** Cystadénolymphome. **C.** Tumeur maligne.

C. Tumeurs épithéliales bénignes

1. Adénomes pléomorphes

Ⓑ Tumeurs parotidiennes les plus fréquentes, les adénomes pléomorphes représentent plus de 50 % des tumeurs parotidiennes et 80 % des tumeurs épithéliales bénignes. Ces tumeurs se caractérisent, sur le plan histologique, par la coexistence d'éléments épithéliaux et mésenchymateux (d'où la dénomination ancienne de « tumeur mixte de la parotide »).

Elles s'observent à tout âge, avec un maximum de fréquence entre 30 et 60 ans et une fréquence accrue chez la femme jeune. Cliniquement, elles se présentent comme un syndrome tumoral lentement progressif, sur plusieurs années et isolé, avec une tuméfaction unilatérale de la loge parotidienne, de consistance variable (selon les cas : dure, élastique ou inhomogène, bosselée), sans aucun signe fonctionnel ni adénomégalie. Elles sont souvent de découverte fortuite, car indolores et de croissance très lente. Elles peuvent atteindre des proportions considérables si elles sont négligées par le patient. La mimique faciale est toujours normale. L'existence d'une paralysie faciale, même très partielle, doit faire réviser le diagnostic d'adénome pléomorphe ou faire évoquer sa dégénérescence maligne (figure 4.9).

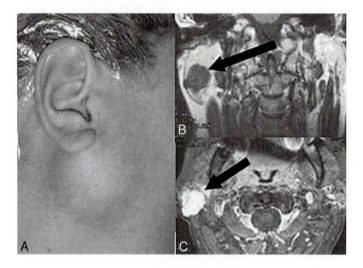

Fig. 4.9. Ⓐ Ⓑ **Adénome pléomorphe.**
A. L'adénome pléomorphe, ou tumeur mixte de la parotide, se présente comme une tuméfaction ferme de la région parotidienne soulevant le lobule de l'oreille. Outre des signes qui permettent de préciser le diagnostic histologique (cf. tableau 4.1), l'IRM permet de spécifier l'origine parotidienne de la lésion et d'évaluer son extension. **B et C.** L'IRM, assez caractéristique mais non pathognomonique, montre un hyposignal en T1 (B) et un hypersignal souvent festonné en T2 (C).

Les examens complémentaires ont deux objectifs :
- affirmer le siège intraglandulaire de la tumeur :
  - l'échographie est suffisante pour la localisation du processus tissulaire tumoral, mais elle ne permet pas de caractériser de manière satisfaisante la tumeur avant de réaliser la chirurgie ;
  - la TDM n'a pas d'intérêt dans les cas typiques, en revanche une IRM est recommandée ;
- approcher la nature bénigne ou maligne et éventuellement le type histologique :
  - l'IRM est aujourd'hui l'examen de référence pour la caractérisation d'une tumeur des glandes salivaires. Elle est au mieux réalisée avant la ponction cytologie, et a un signal assez caractéristique, mais non pathognomonique, qui varie en fonction de la cellularité de la lésion (cf. tableau 4.1 et figure 4.9) ;
  - la ponction cytologique à l'aiguille fine, au mieux réalisée sous guidage échographique, n'a de valeur que positive ; elle ne présente aucun risque de dissémination tumorale et/ou de lésion du nerf facial.

Le traitement est chirurgical. C'est une parotidectomie ou une submandibulectomie avec repérage, dissection et conservation du nerf facial et de ses branches afin de réaliser l'ablation de la tumeur à distance de sa capsule sans effraction capsulaire et avec analyse anatomopathologique extemporanée (figure 4.10). Le risque de cancérisation est très faible, le plus souvent au cours d'une tumeur évoluant depuis plusieurs dizaines d'années ou récidivante. La surveillance doit être prolongée.

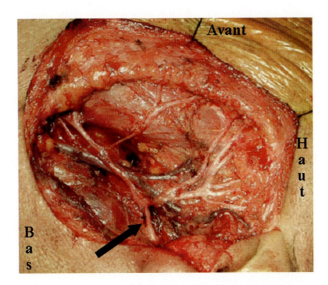

Fig. 4.10. ⒶAspect de la loge parotidienne après réalisation d'une parotidectomie totale pour tumeur mixte de la parotide, permettant de visualiser le nerf facial et ses branches de division.

2. Autres tumeurs bénignes

Ⓒ Le cystadénolymphome papillaire, ou tumeur de Warthin (5 à 10 % des tumeurs salivaires principales), ne s'observe que dans la glande parotide — contrairement aux autres tumeurs qui peuvent se voir dans toutes les glandes salivaires. Il peut être bilatéral. Apanage de l'homme de 40 à 60 ans, il est de siège généralement polaire inférieur. Sa consistance est molle ou élastique, son évolution lente. Il ne dégénère jamais. En raison de ces divers éléments, une simple surveillance peut être envisagée si les données de l'examen clinique, de l'IRM et de la ponction cytologie sont concordantes.

Les autres tumeurs bénignes sont, au niveau des glandes salivaires principales : l'adénome monomorphe, ou adénome simple (10 à 15 % des tumeurs salivaires principales), l'adénome oxyphile ou oncocytome (1 % des tumeurs salivaires principales), l'adénome tubulaire ou trabéculaire, l'adénome à cellules claires, l'adénome basocellulaire, le papillome…

Toutes ces tumeurs doivent être opérées car il existe d'une part des formes de transition vers la malignité et, d'autre part, des diagnostics différentiels avec des tumeurs malignes parfois extrêmement difficiles à affirmer sur les seules données de l'IRM et de la ponction-cytologie échoguidée.

D. Tumeurs malignes

A Les tumeurs malignes représentent 8 à 18 % des tumeurs des glandes salivaires principales. Leur incidence relative par rapport aux tumeurs non cancéreuses augmente lorsque l'on passe de la glande parotide à la glande submandibulaire et à la glande sublinguale, et chez l'enfant où 50 % des tumeurs de la parotide sont malignes. Le diagnostic de tumeur maligne doit être évoqué devant certaines données cliniques (tumeur dure, douloureuse, fixée avec adhérence cutanée, paralysie faciale et/ou adénopathies cervicales satellites), les résultats de l'IRM (cf. tableau 4.1) et de la ponction-cytologie.

1. Carcinomes de bas grade

B Les carcinomes mucoépidermoïdes représentent environ 45 % de toutes les tumeurs malignes des glandes salivaires. Ils ont une évolution le plus souvent bénigne mais parfois peuvent devenir infiltrants et donner des métastases. Ils touchent hommes et femmes entre 20 et 60 ans. Le traitement est chirurgical.

C Les carcinomes à cellules acineuses représentent environ 10 % de toutes les tumeurs malignes des glandes salivaires. Ils sont plus fréquents chez la femme de la cinquantaine. Le traitement est chirurgical. Leur évolution est caractérisée par la survenue de métastases ganglionnaires ou à distance dans 5 à 10 % des cas.

2. Adénocarcinomes

Les adénocarcinomes représentent environ 20 % des tumeurs malignes des glandes salivaires. Ces tumeurs malignes s'observent à tout âge ; elles sont primitives ou secondaires à la dégénérescence maligne d'un adénome pléomorphe préexistant. Non traitée, la tumeur augmente rapidement de volume, pseudo-encapsulée ou diffuse pour infiltrer toute la glande. Elle est souvent douloureuse et peut s'accompagner d'adénopathies cervicales et/ou d'une paralysie faciale. Le pronostic est très péjoratif malgré une chirurgie d'exérèse avec évidement ganglionnaire suivie de radiothérapie.

3. Carcinomes adénoïdes kystiques

B Les carcinomes adénoïdes kystiques représentent environ 10 % des tumeurs malignes de toutes les glandes salivaires et s'observent à tout âge, volontiers chez la femme. Le diagnostic ne peut être qu'évoqué devant une tumeur parotidienne dure, inégale, de croissance plus rapide que celle de l'adénome pléomorphe, et surtout des douleurs spontanées et à la palpation. La gravité de cette tumeur provient de son potentiel de récidive locale, lié à sa propension naturelle à donner des métastases par l'intermédiaire des gaines des nerfs et de l'éventualité fréquente de métastases générales (pulmonaires, osseuses), quelquefois tardives. La chirurgie d'exérèse avec conservation du nerf facial et de ses branches suivie de radiothérapie est le traitement standard.

4. Autres carcinomes

C Les carcinomes épidermoïdes et indifférenciés représentent environ 5 % de toutes les tumeurs malignes des glandes salivaires. Leur traitement est chirurgical, le plus souvent complété de radiothérapie.

Les autres tumeurs malignes sont plus rares. Ce sont :
- les métastases ganglionnaires d'un carcinome du cuir chevelu ou de la région frontotemporale (carcinome épidermoïde, mélanome) ou du rein ;
- les lymphomes et sarcomes.

E. Tumeurs non épithéliales

Elles sont multiples, mais peu fréquentes. Leur diagnostic est en général porté à l'examen histologique peropératoire lors d'une intervention pour une tumeur parotidienne isolée.

1. Tumeurs vraies

En règle générale bénignes, elles sont d'origine :
- nerveuse : neurinome du nerf facial, neurofibromes ;
- vasculaire : hémangiome ou lymphangiome kystique de l'enfant ;
- graisseuse : lipome intraparotidien.

2. Pseudotumeurs

Des pseudotumeurs sont consécutives à certaines parotidites chroniques spécifiques : parotidite syphilitique de forme pseudotumorale, kystes canalaires.

F. Principes de prise en charge des tumeurs des glandes salivaires

B Même au terme d'un bilan complémentaire bien mené, l'incertitude histologique est l'immense majorité des cas et une stratégie de vérification histologique par réalisation d'une chirurgie s'impose. Le bilan IRM ± cytologie échoguidée orientera essentiellement vers une étiologie bénigne (80 % des tumeurs salivaires) ou maligne (20 % des tumeurs salivaires) pour établir une stratégie chirurgicale adaptée. Cette dernière est établie par un chirurgien spécialisé.

> **Points clés**
>
> - **A** Une tuméfaction parotidienne unilatérale d'évolution lente non inflammatoire et isolée fait évoquer avant tout un adénome pléomorphe.
> - La survenue de paralysie faciale dans l'évolution d'une tumeur de la parotide signe sa malignité.
> - Le diagnostic histologique d'une tumeur de la parotide ne peut être affirmé avec certitude que sur l'examen anatomopathologique de la pièce opératoire de parotidectomie.

CHAPITRE 5

ITEM 99
Migraine, névralgie du trijumeau et algies de la face

I. Présentation générale, position du problème
II. Classification des céphalées
III. Démarche diagnostique
IV. Migraine
V. Céphalées de tension
VI. Algies vasculaires de la face
VII. Névralgie du trijumeau
VIII. Céphalées associées à une douleur de la face d'origine dentaire, sinusienne, oculaire ou auriculaire
IX. Traitement des douleurs de la face

Situations de départ
118. Céphalée.

Hiérarchisation des connaissances

Cet item est partagé avec le Collège de Neurologie. Certaines connaissances sont volontairement peu développées dans cet ouvrage ORL.

Rang	Rubrique	Intitulé	Descriptif
B	Prévalence, épidémiologie	Connaître l'épidémiologie des céphalées et douleurs de la face	
B	Éléments physiopathologiques	Connaître les bases physiopathologiques de la migraine*	
A	Diagnostic positif	Diagnostiquer une céphalée primaire	Savoir écarter une céphalée secondaire et préciser le type de céphalée primaire
A	Diagnostic positif	Conduire l'interrogatoire et réunir les arguments du diagnostic de migraine (avec ou sans aura)	Migraine (sans et avec aura), céphalée de tension, céphalée chronique quotidienne
A	Diagnostic positif	Conduire l'interrogatoire et réunir les arguments du diagnostic d'algie vasculaire de la face	Connaître les éléments cliniques positifs qui permettent de poser le diagnostic
A	Diagnostic positif	Conduire l'interrogatoire et réunir les arguments du diagnostic de névralgie du trijumeau	Connaître les éléments cliniques positifs qui permettent de poser le diagnostic de névralgie essentielle ou secondaire du trijumeau

Rang	Rubrique	Intitulé	Descriptif
A	Diagnostic positif	Connaître l'intrication migraines, céphalées de tension	
A	Diagnostic positif	Connaître les principales causes de douleur de la face	Causes tumorale, infectieuse, inflammatoire, dentaire, osseuse, salivaire, neurologique et vasculaire, manducatrice et idiopathique
A	Diagnostic positif	Description clinique des algies d'origine dentaire, sinusienne et buccale	Connaître les éléments cliniques positifs qui permettent de poser le diagnostic
A	Diagnostic positif	Description clinique des céphalées d'origine auriculaire	Connaître les éléments cliniques positifs qui permettent de poser le diagnostic
B	Examens complémentaires	Connaître les examens complémentaires de 1re intention devant une douleur de la face	
A	Étiologie	Identifier les facteurs favorisants éventuels d'une migraine*	
A	Étiologie	Connaître l'existence de céphalées induites par les médicaments chez le migraineux*	
A	Prise en charge	Connaître les principes généraux du traitement de la migraine, de l'algie vasculaire de la face et de la névralgie du trijumeau	
B	Prise en charge	Savoir conduire un traitement de la migraine et connaître les règles de prise d'un médicament	Calendrier des crises, traitement de la crise, mise en route d'un traitement de fond, traitements non médicamenteux
A	Prise en charge	Savoir conseiller un patient migraineux*	Conseils de nature à réduire les facteurs de risque vasculaire associés
B	Contenu multimédia	À partir d'une vidéo d'interrogatoire, évoquer le diagnostic de migraine, d'algie vasculaire de la face, névralgie du trijumeau*	

ITEM 17 – *Télémédecine, télésanté et téléservices en santé*

Le suivi évolutif (spontané ou sous traitement) des céphalées chroniques impose de relever le nombre de crises survenues entre deux évaluations. Pour simplifier la tenue de ce calendrier des symptômes, des applications smartphones se développent, permettant (si autorisé par le patient) l'envoi des données au médecin.

ITEM 18 – *La méthodologie de la recherche expérimentale et clinique*

L'établissement de groupes homogènes de patients lors des suivis de cohortes et essais cliniques impose un consensus sur le diagnostic. La classification internationale des céphalées ICHD-3 (*International Classification of Headache Disorders*) [www.ihs-headache.org] est à ce titre exemplaire de par le détail de ses rubriques.

I. Présentation générale, position du problème

B Les céphalées regroupent l'ensemble des douleurs de localisation céphalique : crânienne ou faciale. Elles sont parmi les symptômes les plus fréquents observés en médecine générale. On estime en effet que 50 % de la population générale souffre de céphalées au cours d'une année donnée et que 3 % de la population générale souffrent de céphalées chroniques, les plus sévèrement invalidantes (≥ 15 jours par mois). Mais le terme de céphalées regroupe des tableaux cliniques très variés.

Les douleurs projetées sont très fréquentes dans la région de la tête et du cou, si bien que la recherche de la cause d'une céphalée impose en général un examen ORL complet.

Pour exemple, la douleur d'une sinusite sphénoïdale peut se projeter au niveau du vertex crânien ou de l'orbite, une douleur dentaire intéressant les dernières molaires supérieures peut se révéler par une otalgie.

Cette difficulté du diagnostic topographique est de plus majorée par les fréquents auto-diagnostics de « sinusite » ou de « migraine » rapportés par les patients, l'entourage ou les soignants consultés préalablement. Avant toute chose, l'anamnèse est essentielle pour l'orientation diagnostique.

II. Classification des céphalées

Ⓐ La classification internationale des céphalées ICHD-3 (*International Classification of Headache Disorders*) [www.ichd-3.org, version 3 publiée en 2018] rapporte les modalités diagnostiques des céphalées. Il s'agit d'un outil d'aide au diagnostic en routine clinique, et surtout d'un référentiel consensuel international permettant une classification homogène des patients recrutés au sein des essais cliniques.

Le premier niveau de cette classification distingue les céphalées primaires des céphalées dites secondaires et des neuropathies crâniennes douloureuses (tableau 5.1).

La **céphalée primaire** est une céphalée qui ne peut être attribuée à aucune autre pathologie. Il s'agit des migraines, céphalées de tension, algie vasculaire de la face et autres céphalées trigémino-autonomique, et certaines causes rares liées à des stimuli externes ou internes non pathologiques (céphalées provoquées par le froid, la toux, l'effort, l'activité sexuelle, céphalées en « coup de tonnerre »). Leur point commun est la normalité de l'examen clinique entre deux crises.

À l'inverse, la **céphalée secondaire** (céphalée-symptôme) est le signe clinique symptomatique d'une cause locale, régionale ou générale. Dans la plupart des cas, des symptômes sont présents entre deux crises. Ces symptômes sont à rechercher pour orienter le bilan étiologique.

Tableau 5.1. Ⓐ **Principales céphalées primaires et secondaires.**
Les céphalées faisant partie de l'item sont indiquées en caractère gras.

Classe	Groupe
Céphalées primaires	1. **Migraine** 2. **Céphalées de tension** (80 % épisodiques, 20 % chroniques) 3. **Algie vasculaire de la face** et autres céphalées trigémino-autonomiques 4. Autres céphalées primaires (rares)
Céphalées secondaires	5. Céphalées post-traumatisme crânien ou cervical 6. Céphalées secondaires à une pathologie vasculaire crânienne ou cervicale : hémorragie méningée, hématome intracrânien, malformation vasculaire, douleur d'origine carotidienne ou de l'artère vertébrale, hypertension artérielle systémique, thrombose veineuse 7. Céphalées secondaires à une pathologie intracrânienne non vasculaire : hypertension intracrânienne, tumeur cérébrale, malformation de Chiari 8. Céphalées toxiques aiguës ou chroniques par abus médicamenteux ou sevrage 9. Céphalées en rapport avec un processus infectieux intracrânien : méningite, encéphalite, abcès, empyème, ou extracéphaliques : infections virales ou bactériennes 10. Céphalées secondaires à un trouble métabolique : hypoxie, hypercapnie, hypoglycémie, hypercalcémie, dialyse 11. **Céphalées associées à une douleur de la face (dentaire, sinusienne, oculaire ou auriculaire)** ou de la nuque 12. Céphalées associées à une maladie psychiatrique
Névralgies crâniennes	13. **Névralgies du nerf trijumeau, du nerf glossopharyngien ou autres névralgies** 14. Céphalées inclassables

Source : ICHD-3. Classification internationale des céphalées. 3ᵉ édition, © 2018, SAGE Publications.

La distinction entre ces deux groupes de céphalées est indispensable pour établir le degré d'urgence de la prise en charge puisque la céphalée secondaire peut être révélatrice d'une pathologie pouvant mettre en jeu le pronostic vital du patient à court terme (méningo-encéphalite, hémorragie méningée) ou à moyen terme (tumeur) dans son évolution.

L'hypothèse d'une céphalée secondaire doit toujours être évoquée en cas :
- de première crise ;
- de crise inhabituelle chez un patient sujet à des céphalées épisodiques récurrentes ;
- de céphalée inhabituelle chez un patient souffrant de céphalées chroniques ;

III. Démarche diagnostique

La démarche diagnostique chez un patient présentant des douleurs crâniennes ou faciales nécessite rigueur et exhaustivité. S'il est important de laisser au patient la possibilité de s'exprimer spontanément, l'entretien devra être dirigé pour éviter les biais d'interprétation liés aux fréquents autodiagnostics préalables. Si le patient ne l'aborde pas spontanément, la question du ressenti des symptômes et de leurs conséquences sur sa qualité de vie et son état psychique et émotionnel seront à aborder au cours de la prise en charge.

Il est crucial de reconnaître les signaux d'alarme : céphalées récentes, atypiques, différentes de crises précédentes, s'aggravant, brutales, associées à des signes neurologiques déficitaires.

L'anamnèse de la douleur doit être stéréotypée et toujours complète, incluant TOUS les points ci-dessous :
- date de début (existence d'un facteur déclenchant initial ?) ;
- évolution globale des céphalées (fluctuations, aggravation globale, tendance à s'améliorer…) ;
- modalités d'installation et d'évolution des crises (salves brutales, durée, rythmicité…) ;
- topographie ;
- irradiations ;
- type (douleur sourde versus douleur névralgique à type de décharge électrique) ;
- symptômes associés (dont certains peuvent avoir été négligés ou oubliés par le patient, ou non rapportés car jugés non pertinents) ;
- facteurs aggravants (zone ou activité « gâchette », aggravation avec la fatigue, le stress, le froid, une position…) ;
- facteurs soulageants ; traitements déjà utilisés et leur efficacité ;
- intensité (sur une échelle numérique ou une échelle visuelle analogique) ;
- retentissement sur la qualité de vie (sommeil, travail, famille…) et l'état psychique et émotionnel : penser qu'une douleur chronique peut entraîner une dépression parfois profonde avec idées suicidaires.

Il est essentiel de se rapporter à l'origine des symptômes (premier épisode en cas d'évolution par crise), tels qu'ils se présentaient avant tout traitement, puis de faire préciser l'évolution et l'état actuel. Lorsque la céphalée est chronique et évolue par crise, ce sont parfois les modalités de répétition des crises qui permettent de préciser le diagnostic (identification d'un facteur déclenchant, diagnostics intriqués ou s'aggravant mutuellement). Le recueil d'informations sur les antécédents médicaux récents ou anciens du patient, sur son mode de vie vient étayer certaines hypothèses diagnostiques et pose les bases des possibilités diagnostiques.

L'examen clinique sera orienté par cette anamnèse, en particulier pour rechercher l'origine d'une céphalée d'allure secondaire.

Enfin, il n'est pas toujours possible de rattacher l'ensemble des signes cliniques à un unique diagnostic et il faut penser à l'intrication fréquente de plusieurs types de céphalées chez un même patient. On retiendra alors un diagnostic principal (symptômes plus sévères et/ou plus fréquents, impact plus important sur la qualité de vie) et un diagnostic associé :

- association de deux céphalées primaires (par exemple : migraine typique et céphalées de tension) ;
- association d'une céphalée primaire et d'une céphalée secondaire (par exemple : migraine typique et céphalée secondaire par abus médicamenteux, ou migraine typique exacerbée par une sinusopathie chronique).

IV. Migraine

Affection fréquente, la migraine concerne 10 à 15 % de la population adulte et 7 à 8 % des enfants et adolescents.

Un antécédent familial de migraine est le facteur de risque, le plus puissant et le plus constant, associé à la migraine. Le sex-ratio est de presque 3 femmes pour 1 homme. Le plus souvent les premières crises surviennent à la puberté, puis sont récurrentes, tout au long de la vie, avec une acmé chez l'adulte de 30 à 50 ans. À l'inverse, il est très rare de développer une maladie migraineuse après 50 ans, si bien que la survenue tardive d'une première crise migraineuse est retenue comme une indication à pratiquer une imagerie (scanner ou IRM).

La fréquence des crises est très variable : d'une fois par semaine à une fois par an pour la forme épisodique. Plus rarement, on observe des formes de migraine chronique (plus de 15 jours par mois, pendant plus de 3 mois), de diagnostic différentiel difficile avec les céphalées de tension.

Le diagnostic est purement clinique, reposant principalement sur l'interrogatoire.

Les caractéristiques typiques de la céphalée sont la topographie unilatérale (côté variable d'une crise à l'autre), classiquement fronto-temporale, pulsatile. La douleur est d'installation progressive et atteint son maximum en 2 à 4 heures. Elle est de modérée à sévère, n'atteignant pas l'intensité d'autres formes de céphalées comme les algies vasculaires ou les névralgies du trijumeau. Non traitée, elle dure de quelques heures à 3 jours.

La douleur est exacerbée par l'effort, même banal, les mouvements de tête, la toux, souvent accompagnée de photophobie *et* phonophobie et de troubles digestifs (nausées, vomissements). Le patient s'isole donc le plus souvent dans une pièce obscure et sans bruit, et s'allonge. Les critères diagnostiques de la migraine sans aura sont résumés dans le tableau 5.2.

La céphalée migraineuse peut survenir seule ou accompagnée d'une aura (dans un tiers des cas).

L'aura est une phase de symptômes transitoires, pouvant être multiples, s'installant progressivement sur quelques minutes et régressant totalement en maximum 60 minutes. La céphalée peut débuter dès la fin de l'aura ou après un intervalle libre de quelques minutes. Il arrive également que les auras surviennent sans céphalées ou accompagnées de céphalées non migraineuses.

Tableau 5.2. **Ⓐ Migraine sans aura : critères diagnostiques.**

A.	Au moins cinq crises remplissant les critères B et D
B.	Céphalées durant de 4 à 72 heures, sans traitement (ou traitement inefficace)
C.	Céphalées ayant au moins deux des caractéristiques suivantes : 1. Unilatérales 2. Pulsatiles 3. D'intensité modérée à sévère 4. Aggravées par une activité physique de routine (par exemple, la montée d'un escalier)
D.	Céphalées accompagnées d'au moins un des deux phénomènes suivants : – Nausées et/ou vomissements – Photophobie et phonophobie
E.	N'est pas mieux expliquée par un autre diagnostic de l'ICHD-3

Source : ICHD-3. Classification internationale des céphalées. 3ᵉ édition, © 2018, SAGE Publications.

On décrit des auras avec :
- trouble visuel (migraine ophtalmique), la plus fréquente = symptômes binoculaires à type de scotome, phosphènes, amaurose ; plus rarement rétinien = symptômes monoculaires pouvant aboutir à une perte transitoire de la vision ;
- troubles sensitifs ;
- trouble du langage = aphasie ;
- troubles moteurs, notamment migraine hémiplégique familiale ou sporadique ;
- symptômes déficitaires du tronc cérébral (migraine basilaire) = dysarthrie, vertige, acouphène, diplopie, ataxie.

L'aura est considérée comme atypique en cas de déficit moteur, de forme basilaire ou rétinienne. Les auras atypiques posent parfois le problème du diagnostic différentiel avec une urgence neurovasculaire, surtout en cas de crise inaugurale. À l'inverse, les auras typiques facilitent souvent le diagnostic de migraine.

Ainsi, le diagnostic de migraine avec aura peut être porté dès la deuxième crise d'après l'ICHD-3 (tableau 5.3), tandis que cinq crises sont nécessaires pour affirmer un diagnostic de migraine sans aura (cf. tableau 5.2).

Les éléments qui apparaissent rassurants à la prise en charge initiale d'une migraine avec aura sont :
- la normalité du reste de l'examen neurologique ;
- l'absence de fièvre ;
- l'installation progressive des troubles (qui tranche avec la brutalité des symptômes en cas d'atteinte vasculaire endocrânienne). L'imagerie cérébrale n'est pas indiquée dans les migraines typiques et ne montrerait aucune anomalie spécifique.

- Toute céphalée d'installation brutale en moins d'une minute (céphalée en « coup de tonnerre ») doit être prise en charge dans une structure d'urgence pour bilan étiologique.
- Il est recommandé de réaliser une imagerie cérébrale devant :
  - des crises migraineuses apparues après 50 ans ;
  - une aura atypique (déficit moteur, forme basilaire ou rétinienne) ;
  - une anomalie de l'examen clinique.

Tableau 5.3. 🅐 **Migraine avec aura : critères diagnostiques.**

A.	Au moins deux crises répondant aux critères B et C
B.	Au moins un symptôme entièrement réversible d'aura : 1. Visuel 2. Sensitif 3. Parole et /ou langage 4. Moteur 5. Tronc cérébral 6. Rétinien
C.	Au moins 3 des 6 caractéristiques suivants : 1. Au moins un symptôme d'aura se développe progressivement sur ≥ 5 minutes 2. Deux ou plusieurs symptômes d'aura surviennent successivement 3. Chaque symptôme d'aura dure 5-60 minutes 4. Au moins un symptôme d'aura est unilatéral 5. Au moins un symptôme d'aura est positif 6. L'aura est accompagnée, ou suivie dans les 60 minutes, d'une céphalée
D.	N'est pas mieux expliquée par un autre diagnostic de l'ICHD-3

Source : ICHD-3. Classification internationale des céphalées. 3ᵉ édition, © 2018, SAGE Publications.

V. Céphalées de tension

La distinction entre les céphalées de tension et la migraine s'établit sur des arguments cliniques : la céphalée de tension est bilatérale, à type de tension, serrement, moins intense que la crise migraineuse. Il peut exister photophobie *ou* phonophobie mais jamais les deux. La douleur n'est pas augmentée par l'activité physique de routine (montée des escaliers) et n'est pas associée à des troubles digestifs.

La crise douloureuse est volontiers plus courte (30 minutes) ou au contraire beaucoup plus longue (7 jours) que la crise migraineuse dans les formes épisodiques (80 % des cas). Elle est chronique dans 20 % des cas (> 15 jours par mois).

VI. Algies vasculaires de la face

Les algies vasculaires de la face (figure 5.1) sont relativement rares, affectant moins d'un adulte sur 1 000. Contrairement à la migraine, cette céphalée est nettement plus fréquente chez l'homme ; elle touche 6 hommes pour une femme. Le tabac et l'alcool jouent un rôle aggravant.

Les douleurs sont unilatérales, siégeant toujours du même côté. L'accès douloureux débute dans la tempe, l'angle interne de l'œil ou au niveau de l'aile du nez. Son territoire s'étend en quelques minutes pour devenir péri-orbitaire, sans correspondre à la distribution du nerf trijumeau ou d'une de ses branches.

La douleur s'accroît en intensité jusqu'à atteindre son acmé en 10 à 15 minutes. Elle est extrêmement violente, s'accompagne souvent d'agitation, dure d'un quart d'heure à 3 heures maximum, puis cède brusquement.

Des phénomènes vasosécrétoires homolatéraux dans le territoire du nerf trijumeau accompagnent la crise (céphalées trigémino-autonomiques). Au moins un de ces phénomènes doit être présent pour établir le diagnostic (ICHD-3) :

a. injection conjonctivale et/ou larmoiement ;
b. congestion/obstruction nasale et/ou rhinorrhée ;
c. œdème palpébral ;
d. sudation du front et de la face ;
e. myosis et/ou ptosis (au maximum syndrome de Claude Bernard-Horner = myosis, ptosis, énophtalmie).

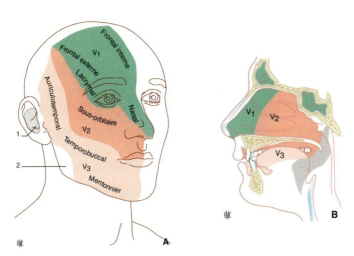

Fig. 5.1. **A** Les trois territoires sensitifs des branches du trijumeau.
Source : Sindou M, Laurent B, Kéravel Y. Aspects cliniques et thérapeutiques des névralgies essentielles du trijumeau et du glossopharyngien. EMC 2014;37(2). Elsevier Masson SAS. Tous droits réservés.

Ces signes, rapportés par une anamnèse ciblée, ne seront constatés que si le patient est examiné pendant la crise — ce qui reste exceptionnel.

Dans la forme épisodique, la plus fréquente, les crises surviennent deux à trois fois par jour en moyenne, typiquement à horaire fixe, tous les jours pendant 2 à 8 semaines (elles sont dites récurrentes), entrecoupées de périodes de rémission parfois très longues.

> Le diagnostic est fondé sur l'interrogatoire et la normalité de l'examen neurologique. Aucune imagerie ou autre exploration complémentaire n'est requise.

D'autres présentations cliniques apparentées sont possibles, bien que plus rares. Elles sont proches d'autres diagnostics (névralgie), mais ont toujours en commun avec l'algie vasculaire la présence de signes autonomiques crâniens (injection conjonctivale et larmoiement essentiellement) :
- hémicrânie paroxystique : crise plus courte de 2 à 30 minutes, pouvant évoluer sur un mode chronique (10 % des cas) ;

Tableau 5.4. ❶ **Caractéristiques cliniques des principales céphalées primaires épisodiques.**

	Durée de la crise	Caractéristiques cliniques	Signes associés	Bilan d'imagerie
Migraine	4 à 72 heures	– Unilatérale – Pulsatile – Modérée à sévère – Aggravée par l'activité physique	– Pendant la céphalée : • photophobie *et* phonophobie • nausées ou vomissements – Aura : symptômes précédant ou accompagnant la crise, d'apparition progressive et successive et totalement résolutifs	– 1re crise : non indiquée si migraine sans aura ou aura typique* – Récurrence : indiquée si crise inhabituelle**

Algie vasculaire de la face	15 minutes à 3 heures par crise
	Récurrence 1 à 8 crises par jour sur 2 à 8 semaines
		– Intensité très sévère
		– Unilatérale
		– Péri-orbitaire, frontale ou temporale
			1. Signes végétatifs homolatéraux :
			  a. injection conjonctivale et/ou larmoiement
			  b. congestion/obstruction nasale ou rhinorrhée
			  c. œdème palpébral
			  d. sudation du front et de la face
			  e. myosis et/ou ptosis
			2. Impatience, agitation motrice
				Non indiqué

Céphalée de tension	30 minutes à 7 jours	– Pression ou serrement (étau) – Bilatérale – Intensité faible à modérée	– Pas de nausées – Non aggravé par l'effort – Phonophobie *ou* photophobie	Non indiqué

* L'aura est considérée comme atypique en cas de déficit moteur, de forme basilaire ou rétinienne.
** L'imagerie est alors indiquée dans le cadre du diagnostic différentiel d'une urgence neurovasculaire (voir chapitre dédié dans le référentiel du Collège de neurologie).

- crises d'allure névralgique unilatérales de courte durée avec signes autonomiques crâniens (SUNA, *Short-lasting Unilateral Neuralgiform headache with Autonomic symptoms*) : accès brefs de 5 à 20 secondes avec au moins une crise par jour (plusieurs dizaines parfois).

Le tableau 5.4 propose un résumé des caractéristiques cliniques distinguant les principales céphalées primaires épisodiques.

VII. Névralgie du trijumeau

La névralgie du trijumeau (ou névralgie faciale, anciennement tic douloureux de la face) est une neuropathie crânienne caractérisée par des douleurs strictement unilatérales récurrentes, semblables à de brefs chocs électriques, s'enchaînant par salves de début et fin brutales, limitées aux dermatomes innervés par une ou plusieurs branches du nerf trijumeau et déclenchées par des stimuli normalement indolores (tableau 5.5).

Elle peut se développer sans cause apparente (névralgie essentielle), et résulte alors le plus souvent d'un conflit vasculo-nerveux (névralgie essentielle de forme classique) ou être le résultat d'une autre affection. Par convention, le terme de névralgie du trijumeau sera utilisé pour les névralgies dites essentielles.

Les crises douloureuses se répètent plusieurs fois par jour pendant quelques jours à quelques semaines. Entre les décharges et entre les salves, il n'y a aucune douleur (« intervalle libre »).

La topographie des douleurs correspond au territoire d'une, rarement deux mais jamais trois branche(s) du nerf trijumeau, cinquième paire crânienne (V). Par ordre de fréquence décroissant (Cf. figure 5.1) :
- nerf maxillaire supérieur (V2) ;
- nerf maxillaire inférieur (V3) ;
- nerf ophtalmique (V1).

L'examen neurologique est normal par ailleurs, en particulier en ce qui concerne la sensibilité dans le territoire concerné.

Tableau 5.5. ⓐ **Critères diagnostiques de la névralgie du trijumeau.**

A.	Présence de paroxysmes récurrents de douleur faciale unilatérale dans le territoire d'une ou plusieurs branches du nerf trijumeau, sans irradiation au-delà des dermatomes du V et répondant aux critères B et C
B.	La douleur a *toutes* les caractéristiques suivantes : 1. dure entre une fraction de seconde et 2 minutes 2. intensité sévère 3. à type de choc électrique, d'élancement, de coup de poignard ou de piqûre
C.	Douleur provoquée par des stimuli normalement indolores dans le territoire du trijumeau affecté*
D.	N'est pas mieux expliquée par un autre diagnostic de l'ICHD-3

* L'examen retrouve généralement une zone « gâchette » (*trigger zone*) de la face, cavité buccale ou pharynx, qui déclenche la douleur par simple stimulation tactile directe ou lors d'une mobilisation par un mouvement physiologique : parole, mastication, mimique…
Source : ICHD-3. Classification internationale des céphalées. 3ᵉ édition, © 2018, SAGE Publications.

A. Névralgie essentielle

Longtemps débattue, l'existence d'un conflit vasculo-nerveux en tant qu'étiologie potentielle d'une névralgie du trijumeau est maintenant reconnue et décrite en tant que telle dans l'ICHD-3. La définition inclut que ce conflit soit confirmé par une IRM ou angio-IRM. L'imagerie montre alors un déplacement de la racine nerveuse par une boucle vasculaire dans l'angle pontocérébelleux (fosse postérieure cérébrale), éventuellement un aspect d'atrophie associée de la racine nerveuse. Le traitement est d'abord médical (cf. infra) ; le traitement chirurgical de ce conflit est une option en cas d'échec d'un traitement médical bien conduit, d'intolérance, ou de contre-indication médicamenteuse (figure 5.2).

C'est pourquoi le diagnostic de ce conflit a peu d'intérêt au début de la prise en charge et que l'imagerie n'est pas indiquée en première intention devant un tableau clinique typique.

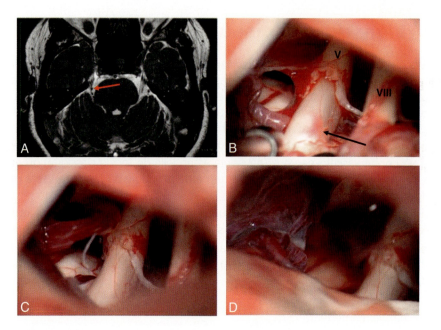

Fig. 5.2. ❶ **Conflit vasculo-nerveux de l'angle pontocérébelleux droit entre l'artère cérébelleuse et le V, responsable d'une névralgie faciale classique droite.**
A. Visualisation du conflit sur coupe axiale IRM en pondération T2 (LCS en hypersignal). Le V apparaît refoulé par l'artère cérébelleuse (flèche rouge). **B.** Vue endoscopique du conflit dans l'angle ponto-cérébelleux. L'artère cérébelleuse marque son empreinte en dedans du nerf trijumeau au point d'être visible par transparence à travers lui (flèche). **C.** Vue endoscopique peropératoire après levée du conflit. **D.** Vue en fin de chirurgie après encollage de la boucle artérielle sur la tente du cervelet, à distance des structures nerveuses.

B. Névralgies secondaires ou symptomatiques

Elles doivent être évoquées dans tous les cas de présentation clinique atypique :
- présence d'un fond douloureux permanent (+++) ;
- accès douloureux non paroxystiques ;
- douleur concernant les trois territoires du trijumeau ou exclusivement le territoire du V1 (rarement concerné dans les névralgies essentielles) ;
- présence d'un déficit sensitif (hypoanesthésie) ;
- autre anomalie de l'examen neurologique.

❷ Une cause organique, avant tout lésion nerveuse directe par extension d'une tumeur de base du crâne, doit être recherchée par scanner et IRM (+++) (figure 5.3). D'autres affections, comme la sclérose en plaques, peuvent être à l'origine d'une névralgie secondaire du trijumeau.

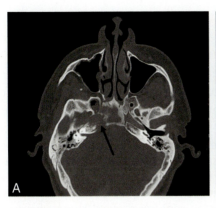
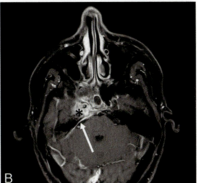

Fig. 5.3. Ⓐ Bilan d'imagerie d'une névralgie secondaire (douleur névralgique de l'hémiface droite associée à un torticolis et une rhinolalie fermée, en faveur d'une névralgie secondaire).
A. Scanner (coupe axiale, fenêtre osseuse) montrant une ostéolyse tumorale de la paroi latérale du sinus sphénoïdal droit et de la pointe du rocher (flèche). **B.** IRM (coupe axiale, pondération T1 avec injection gadolinium et saturation de la graisse) : atteinte du sinus caverneux droit avec extension sphénoïdale, prise de contraste de la méninge (flèche) et du lobe temporal (*).

VIII. Céphalées associées à une douleur de la face d'origine dentaire, sinusienne, oculaire ou auriculaire

Ⓐ Il s'agit de céphalées secondaires.

A. Causes dentaires

La présence d'une douleur lors d'une atteinte dentaire témoigne d'une vitalité pulpaire encore présente. Aussi la dent causale sera-t-elle assez facile à identifier. Les tests de vitalité pulpaire peuvent aider le clinicien, la douleur dentaire pouvant être majorée par :
- le froid ;
- la percussion axiale ou latérale de la dent par un abaisse-langue métallique.

En cas de pulpite, le patient décrit une sensation de dent longue. Lors d'une complication à type d'abcès, c'est la voussure gingivale avec ou sans suppuration au collet de la dent qui est à rechercher — penser à regarder le versant vestibulaire (côté lèvre) et le versant palatin (côté palais) de la gencive.

Le cas des dents incluses peut poser plus de difficultés diagnostiques, avec — en particulier sur les dernières molaires supérieures (18 et 28) — des douleurs souvent projetées au fond du conduit auditif externe, se manifestant donc sous forme d'otalgies, parfois déclenchées par les changements de pression (plongeon en piscine, par exemple).

B. Causes sinusiennes

Elles sont souvent évoquées un peu vite devant un tableau de céphalée. Les sinusites algiques sont le plus souvent les sinusites aiguës qui suivent un «rhume» viral épidémique ou correspondent à des surinfections de sinusites chroniques. Elles comportent des signes d'accompagnement (rhinorrhée, obstruction nasale) et des signes généraux souvent modestes (fièvre à 38 ou 38,5 °C). La topographie des douleurs dépend du sinus en cause :

- jugale avec irradiation dentaire pour les sinusites maxillaires ;
- frontale pour les sinusites frontales ;
- du vertex ou rétro-orbitaire pour les sinusites sphénoïdales ;
- péri-orbitaire pour les atteintes ethmoïdales.

L'antéflexion (position penchée en avant) accentue les douleurs, de même que l'effort physique. Les douleurs sinusiennes sont classiquement en recrudescence en fin de matinée ou vespérale. La pression des « points sinusiens » est un élément diagnostic souvent décrit mais sans grande valeur diagnostique (mauvaise sensibilité et spécificité). En revanche, la présence de signes rhinologiques (rhinorrhée, obstruction nasale) concomitants ou préalables à la douleur est un élément fort de présomption, même si l'absence de rhinorrhée n'exclut pas le diagnostic (possible sinusite bloquée, sans pus extériorisé). Des signes oculaires sont possibles en cas d'atteinte d'un sinus sphénoïdal ou frontal mais sont très discrets (larmoiement, sensibilité à la lumière). Des signes oculaires plus sévères devront faire évoquer une complication potentielle (thrombophlébite cérébrale, abcès orbitaire, méningite).

Le diagnostic des sinusites aiguës repose sur la clinique, sauf en cas de suspicion d'atteinte du sinus frontal ou sphénoïdal, plus à risque de complications.

B Dans ce cas, l'examen de référence est le scanner (ou *Cone Beam*) des sinus sans injection de produit de contraste iodé. L'injection complétera l'examen en cas de doute sur une complication (cf. ITEM 148 au chapitre 10).

Les sinusites maxillaires chroniques sont peu pourvoyeuses de céphalées : les symptômes sont plutôt à type de pesanteur. La présence de céphalée devra plutôt faire évoquer une complication (surinfection, mucocèle). Néanmoins, certaines sinusites chroniques frontales ou sphénoïdales peuvent être douloureuses, de sorte qu'une céphalée chronique inexpliquée doit justifier d'un scanner sinusien. Il faudra pour autant être prudent sur l'interprétation à donner à une opacité sinusienne : le risque est grand de conclure par excès à un lien de causalité entre une image banale de simple épaississement muqueux localisé ou kyste sous-muqueux (fréquent au sinus maxillaire en population générale) et des céphalées.

Les cancers nasosinusiens ne sont que très tardivement pourvoyeurs de douleurs. La présence de céphalées, surtout si elles sont modérées à sévères, doit faire craindre un envahissement nerveux (névralgie symptomatique du V2 le plus souvent avec hypoanesthésie de la joue) ou une rétention plus ou moins septique dans un sinus paranasal obstrué par la tumeur. Il existe en général d'autres symptômes préexistants : rhinorrhée muqueuse ou purulente, obstruction nasale, plus rarement épistaxis. Ces symptômes sont d'apparition progressive et souvent négligés par le patient car assez banals et non spécifiques. Le caractère unilatéral de la symptomatologie doit éveiller l'attention.

B Dans tous les cas, l'association d'une céphalée d'allure non primaire à des signes rhinologiques, qu'ils soient uni- ou bilatéraux, doit faire réaliser un scanner des sinus, complété d'une endoscopie des fosses nasales en cas d'anomalie.

A Toute céphalée chronique secondaire accompagnée de signes rhinologiques doit faire réaliser une endoscopie nasale et un scanner des sinus.

C. Causes oculaires

A Elles sont de présentation souvent évocatrice lorsque le patient se plaint de douleurs localisées à l'œil lui-même et s'il existe des anomalies ophtalmiques associées (chémosis, épiphora, exophtalmie, baisse d'acuité visuelle…). Le diagnostic est fait par l'ophtalmologiste après un examen spécialisé : glaucome aigu, dacryocystite, kératoconjonctivite.

Les troubles de l'accommodation (hétérophorie) ou de la convergence (hétérotopie) entraînent des douleurs localisées fronto-glabellaires légères à modérées (à proximité de la tête du sourcil), volontiers vespérales, qui peuvent être confondues avec des sinusalgies frontales ou des céphalées de tension. Elles sont volontiers rythmées par le travail ou l'utilisation des écrans et peuvent s'accompagner de pseudo-vertiges. Ils sont nettement sous-diagnostiqués.

D. Causes auriculaires

Les otalgies peuvent être liées à une otite aiguë, moyenne ou externe, dont le diagnostic est fait à l'otoscopie. Une otite séromuqueuse donnant rarement des douleurs, elle ne sera considérée comme responsable de la douleur qu'au terme d'une démarche diagnostique exhaustive. Par contre, associée à des céphalées profondes, elle peut être évocatrice de pathologie du cavum ou de la base du crâne (ostéite, tumeur).

> Toute otite séromuqueuse unilatérale chez l'adulte est un cancer du cavum jusqu'à preuve du contraire et doit faire pratiquer une endoscopie des fosses nasales.

Lorsque l'examen otologique est normal, il faut penser aux douleurs projetées :
- douleurs d'origine buccopharyngée : dentaires (molaires), angine ;
- otalgie réflexe d'une tumeur touchant le rhinopharynx, l'oropharynx ou l'hypopharynx.

L'examen pharyngolaryngé, avec une attention particulière pour la base de langue et au niveau des loges amygdaliennes, ainsi que la palpation des aires ganglionnaires cervicales sont donc indispensables. Il peut être nécessaire de le répéter.

Enfin, nombre d'otalgies sont liées à une douleur de l'articulation temporo-mandibulaire entrant dans le cadre du syndrome algodysfonctionnel de l'appareil manducateur (SADAM). Ce syndrome survient souvent en association avec un trouble de l'articulé dentaire ou un bruxisme nocturne. L'examen clinique est caractérisé par une anomalie dynamique de l'articulation temporo-mandibulaire à l'ouverture de bouche :
- course mandibulaire faisant un trajet en baïonnette ;
- ressaut ;
- craquement.

Parfois, on note une subluxation avec limitation de l'ouverture de bouche, une douleur à la palpation. Plus rarement, il existe un trismus inaugural.

E. Autres douleurs latérales

Douleurs du nerf grand occipital (ou nerf d'Arnold)

C Douleur occipito-pariétale, unilatérale, déclenchée par la pression à l'émergence du nerf, d'allure névralgique, accompagnée de dysesthésies du scalp et irradiant en haut jusqu'au vertex, en bas en situation paravertébrale. La douleur est majorée par la stimulation sensitive du cuir chevelu (signe du peigne).

Douleur temporale de l'artérite gigantocellulaire de Horton

Elle est plus fréquente chez le sujet âgé (prévalence 1/120 chez les plus de 80 ans). L'examen clinique recherche une altération de l'état général avec fébricule, une induration douloureuse de l'artère temporale avec disparition du pouls, une hyperesthésie du cuir chevelu et une faiblesse douloureuse des muscles masticateurs (claudication des mâchoires). Elle s'accompagne d'un syndrome inflammatoire biologique. C'est une urgence diagnostique et thérapeutique, le risque évolutif majeur étant la cécité (10 % des patients, cf. Référentiels de médecine interne et d'opthalmologie).

Syndrome de l'apophyse styloïde longue (syndrome d'Eagle)

Ce syndrome correspond à une calcification/enthésite du tendon d'insertion du muscle stylo-hyoïdien, mesurable à l'examen radiographique ou scannographique. Cliniquement, il se manifeste sous forme d'une douleur latérocervicale déclenché par la déglutition, sans dysphagie.

D'autres douleurs latérocervicales sont décrites dans des entités cliniques parfois floues

Névralgie laryngée supérieure (douleur déclenchée par la phonation), névralgie du glossopharyngien (douleurs de la région amygdalienne, irradiant à l'oreille et à l'angle mandibulaire), carotidodynies (clinique proche mais anomalies radiologiques en faveur d'une inflammation péri-carotidienne à l'IRM).

F. Douleurs attribuées à une anomalie de la muqueuse nasale

Il s'agit d'une entité clinique encore très débattue (mais décrite dans l'ICHD-3). L'hypothèse physiopathologique est celle de points de contact muqueuse/muqueuse provoquant des troubles dysautonomiques responsables de manifestations pseudo-migraineuse. Le plus souvent, il s'agirait d'une collision entre un éperon (déformation) de la cloison nasale et un cornet nasal (inférieur > moyen). Le diagnostic repose sur la concordance de côté entre l'anomalie anatomique et les symptômes et sur la disparition des douleurs après application d'anesthésique local.

IX. Traitement des douleurs de la face

Ⓐ Le traitement des douleurs de la face est d'abord le traitement de la cause, lorsqu'elle est retrouvée.

A. Migraines

Le traitement des migraines doit être instauré au début de la crise, le plus tôt possible. Les antalgiques et les AINS sont suffisants pour les formes modérées. Sauf contre-indication, l'aspirine est préférée au paracétamol.

Pour les patients dont les crises sont intenses, le traitement a été révolutionné par les triptans par voie orale.

Lorsque les crises sont très fréquentes, on discute un traitement préventif par bêtabloquants principalement ou par d'autres molécules comme l'oxétorone (Nocertone®) ou le méthysergide (Désernil®), ou les dérivés de l'ergot de seigle (dihydroergotamine), en respectant leurs contre-indications respectives. Naturellement, le patient devra être sensibilisé aux facteurs déclenchants afin de les éviter. Enfin, les symptômes associés, notamment les nausées, peuvent faire l'objet d'un traitement symptomatique.

B. Algies vasculaires de la face

Les algies vasculaires sont traitées par :
- triptans par voie sous-cutanée essentiellement ;
- oxygénothérapie avec plus de 6 litres/min pendant 15 minutes.

Si le traitement des crises est insuffisant ou les crises trop rapprochées, un traitement de fond est possible avec plusieurs molécules disponibles : vérapamil (Isoptine®) (le plus utilisé dans cette situation), méthysergide (Désernil®), indométacine, voire une cure courte de corticoïdes oraux.
Le tabac et l'alcool doivent être supprimés.

C. Névralgies du trijumeau

Le traitement de la névralgie du trijumeau essentielle est d'abord médical. Il fait appel en première intention à la carbamazépine (Tégrétol®) qui est augmentée progressivement jusqu'à la dose minimale efficace. D'autres molécules existent : oxcarbazépine (Trileptal®), baclofène (Liorésal®), clonazépam (Rivotril®), lamotrigine (Lamictal®), gabapentine (Neurontin®).

Dans les formes rebelles au traitement médicamenteux ou en cas de contre-indication ou mauvaise tolérance, un traitement chirurgical pourra être proposé.

Si un conflit vasculo-nerveux est confirmé à l'IRM, le traitement étiologique par levée du conflit avec ou sans interposition d'un fragment de Teflon® entre l'artère et le nerf sera indiqué. Il s'agit d'une intervention réalisée par craniotomie relevant selon les centres de la compétence d'un ORL et/ou d'un neurochirurgien. L'alternative non étiologique est la thermocoagulation du ganglion de Gasser, technique interventionnelle percutanée réalisée sous guidage radioscopique (amplificateur de brillance) sous anesthésie générale.

Le traitement de la névralgie secondaire du trijumeau associe le traitement étiologique de l'affection causale à un traitement symptomatique.

> **Points clés**
> - Une névralgie essentielle est paroxystique avec intervalle libre, de topographie neurologique systématisée (branche du V) et unilatérale, avec un examen neurologique normal.
> - Une névralgie secondaire a un fond douloureux continu et s'accompagne d'un déficit sensitif.
> - Une cause tumorale doit être évoquée en priorité en cas de névralgie secondaire.
> - Une otalgie à otoscopie normale doit faire évoquer avant tout une origine néoplasique des VADS.
> - Le tableau 5.6 propose une synthèse.

Tableau 5.6. B Céphalées : tableau de synthèse.

	Durée de la crise	Caractéristique de la céphalée	Signes associés
Migraine	4 à 72 heures	Deux critères parmi : – Unilatéral – Pulsatile – Aggravée par l'activité physique – Intensité modérée à sévère	Pendant la céphalée : photophobie *et* phonophobie, nausées voire vomissements aura possible* : visuelle, sensitive ou trouble du langage transitoire
Algie vasculaire	15 à 180 minutes 1 à 8 crises par jour	– Intensité très sévère – Unilatérale – Péri-orbitaire, temporale ou frontale	Signes végétatifs : injection conjonctivale, larmoiement, congestion nasale ou rhinorrhée homolatérale, myosis et/ou ptosis, œdème palpébral,
Céphalées de tension	Une demi-heure à 1 semaine	– Pression/constriction – Bilatérale – Intensité faible à modérée – Non aggravée par l'activité	Pas de nausée Photophobie *ou* phonophobie

(suite)

Tableau 5.6. Suite.

	Durée de la crise	Caractéristique de la céphalée	Signes associés
Névralgie du trijumeau	Salves de décharges sur quelques minutes, plusieurs fois par jour, quelques jours à quelques semaines	– Paroxystique – Strictement unilatérale – Trigger zone – Topographie V2 > V3 > V1 – Un ou deux territoires, jamais 3 – Intervalle libre**	Absence de déficit sensitivo-moteur
Douleurs sinusiennes	Plus de 72 heures	– Sourde/pression – Recrudescence vespérale – Augmente à l'antéflexion	Signes d'accompagnement rhinologiques (non systématiques) : essentiellement rhinorrhée, obstruction nasale, cacosmie Signes d'accompagnement oculaire possibles : larmoiement, œdème palpébral, ptosis (frontal)

* L'aura est considérée comme atypique en cas de déficit moteur, de forme basilaire ou rétinienne.
** Absence de fond douloureux entre les crises.

CHAPITRE 6

ITEM 101
Paralysie faciale périphérique

I. Rappels anatomiques
II. Définition
III. Sémiologie de la paralysie faciale périphérique
IV. Étiologie et traitement des paralysies faciales périphériques

Situations de départ

- **93**. Vésicules, éruption vésiculeuse (cutanéomuqueuse).
- **121**. Déficit neurologique sensitif et/ou moteur.
- **127**. Paralysie faciale.
- **172**. Traumatisme crânien.
- **251**. Prescrire des corticoïdes par voie générale ou locale.

Hiérarchisation des connaissances

Rang	Rubrique	Intitulé	Descriptif
B	Éléments physiopathologiques	Connaître les différentes fonctions du nerf facial et savoir rechercher une anomalie	Muscles, hypoesthésie, agueusie, hyperacousie, réflexe cornéen
A	Diagnostic positif	Savoir diagnostiquer une paralysie faciale et distinguer sa nature périphérique ou centrale	
A	Contenu multimédia	Photographie/vidéo d'une paralysie faciale périphérique	
A	Contenu multimédia	Photographie/vidéo d'une paralysie faciale centrale*	
A	Étiologie	Connaître les principales causes de paralysie faciale périphérique	Paralysie faciale *a frigore*, traumatisme, diabète, SEP, infections, maladies systémiques, cancers
A	Étiologie	Rechercher les arguments en faveur d'une paralysie faciale *a frigore* devant un déficit facial	
A	Prise en charge	Connaître les principes de prise en charge d'une paralysie faciale *a frigore*, y compris les complications	Corticothérapie précoce, protection oculaire
B	Suivi et/ou pronostic	Connaître les évolutions possibles d'une paralysie faciale *a frigore*	Récupération, signes de réinnervation aberrante, hémispasme
B	Contenu multimédia	Photographie/vidéo d'un hémispasme facial post-paralytique*	

ORL
© 2022, Elsevier Masson SAS. Tous droits réservés

Connaissances

Rang	Rubrique	Intitulé	Descriptif
A	Examens complémentaires	Connaître les indications des examens d'imagerie devant une paralysie faciale	
A	Contenu multimédia	Iconographie clinique d'un exemple typique d'une paralysie faciale périphérique unilatérale	Visualiser l'asymétrie faciale à la mimique avec l'immobilité du territoire supérieur et inférieur
A	Contenu multimédia	Iconographie clinique d'un exemple typique d'une éruption vésiculaire de la conque en faveur d'une paralysie faciale périphérique zostérienne	Visualiser les vésicules de la zone de Ramsay-Hunt orientant vers une paralysie faciale périphérique virale zostérienne
B	Contenu multimédia	Iconographie clinique d'un exemple typique d'une tumeur parotidienne compliquée d'une paralysie faciale périphérique	Visualiser l'envahissement parotidien par une tumeur orientant vers une paralysie faciale périphérique tumorale
B	Contenu multimédia	Illustration de l'anatomie fonctionnelle du nerf facial	Visualiser l'innervation motrice, sensitive et sécrétoire du nerf facial

I. Rappels anatomiques

A Le nerf facial est le septième nerf crânien (VII).

B C'est le nerf de la mimique et de l'expression des émotions non verbales. C'est un nerf moteur pour les muscles de la face et le muscle de l'étrier, accompagné sur une grande partie de son trajet par des fibres sensitives, sensorielles et végétatives.

A Une atteinte périphérique du nerf facial correspond à une lésion de celui-ci, en aval de son noyau dans le tronc cérébral.

Depuis son noyau, le nerf facial émerge du sillon bulbo-protubérantiel à la partie médiale de la fossette latérale de la moelle allongée.

Les fibres motrices circulent ensuite dans l'angle pontocérébelleux et pénètrent dans le rocher au niveau du méat acoustique interne, accompagnées du nerf cochléovestibulaire, VIIIe nerf crânien. Le nerf devient dès lors « intrapétreux ». Dans le rocher, le nerf est contenu dans un canal osseux inextensible appelé canal du facial (ou canal de Fallope). On lui décrit une première (VII1), une deuxième (VII2) et une troisième portion (VII3), séparées par deux virages (figure 6.1) :

- le premier virage, appelé « genou », abrite le ganglion géniculé qui coiffe les fibres motrices et donne naissance aux nerfs pétreux ;
- le second virage est dénommé « coude » (ou deuxième genou).

B Le VII sort du rocher au niveau du foramen stylomastoïdien puis pénètre dans la glande parotide où il se ramifie pour innerver les muscles de la face et le platysma. Il a abandonné avant sa sortie, juste après le coude, des fibres motrices pour le muscle de l'étrier, effectrices du réflexe stapédien.

Les fibres parasympathiques sécrétoires, sensitives et sensorielles accompagnent le tronc moteur dans le rocher, mais s'en séparent ou le rejoignent à différents niveaux. C'est ainsi qu'un premier rameau de fibres sécrétoires responsables de la sécrétion lacrymale quitte le VII au niveau du ganglion géniculé, entre VII1 et VII2, pour intégrer le grand nerf pétreux. Un deuxième rameau de fibres provenant du noyau salivaire supérieur quitte les fibres motrices en aval au niveau du VII3 pour se diriger vers la glande submandibulaire et les glandes sublinguales, en empruntant la corde du tympan, qui véhicule en sens inverse l'innervation sensorielle gustative du bord latéral de la langue en direction du noyau solitaire.

Enfin, une branche issue du noyau sensitif du nerf trijumeau (V) suit les fibres motrices du VII dans le rocher et les rejoint au niveau du foramen stylomastoïdien pour recueillir la sensibilité de la zone de Ramsay-Hunt située dans la conque auriculaire.

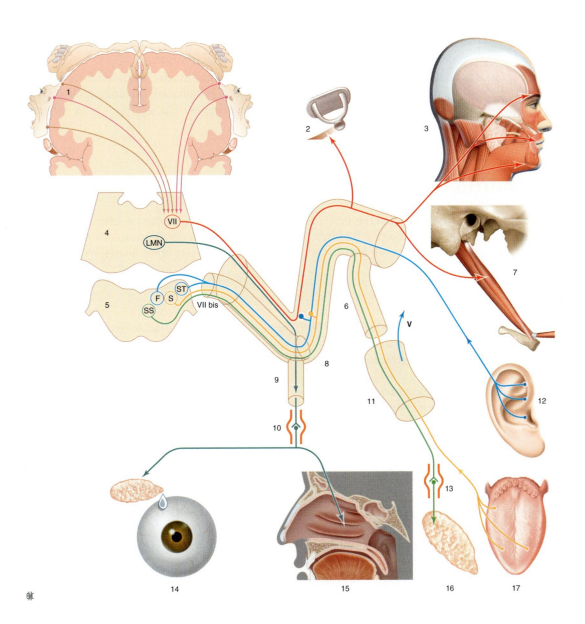

Fig. 6.1. B **Anatomie fonctionnelle du nerf facial.**
En rouge : nerf VII moteur ; en bleu : nerf VII sensitif ; en vert : nerf VII végétatif ; en jaune : nerf VII gustatif ; LMN : noyau lacrymo-muco-nasal ; FS : faisceau solitaire ; SS : noyau salivaire supérieur ; nerf VII : noyau moteur du nerf VII ; 1. Cortex moteur. 2. Muscle stapédien. 3. Muscles peauciers du visage et du cou. 4. Pont. 5. Moelle allongée. 6. Corde. 7. Muscles digastrique (ventre postérieur) et stylo-hyoïdien. 8. Ganglion géniculé. 9. Nerf grand pétreux. 10. Ganglion sphénopalatin. 11. Nerf lingual. 12. Nerf sensitif Ramsay-Hunt. 13. Ganglion sous-mandibulaire. 14. Sécrétions lacrymales. 15. Sécrétions muco-nasales. 16. Sécrétions salivaires sous-mandibulaires. 17. Sensorialité gustative.
Source : Barbut J, Tankéré F, Bernat I. Anatomie du nerf facial. Oto-rhino-laryngologie. EMC. 2017 : 1–19 [20-258-A-10]. Elsevier Masson SAS. Tous droits réservés.

De cette organisation anatomique découlent les différents symptômes accompagnant la paralysie faciale en fonction de son niveau lésionnel.

Ainsi, une lésion située en amont d'une des branches qui émergent dans le rocher entraîne une atteinte de la lacrymation, de la gustation ou du réflexe stapédien, alors qu'une lésion extrapétreuse, au niveau de la face par exemple, épargnera toutes ces branches.

De ces constatations anatomiques découle le bilan lésionnel topographique expliqué *infra*.

Le nerf facial peut être lésé par différents mécanismes. Parmi les plus fréquents, on retrouve les causes virales et les causes mécaniques traumatiques ou chirurgicales et la compression/inflammation par des tumeurs bénignes (cholestéatome) ou malignes.

Le relatif confinement du VII dans le canal du facial, conduit osseux inextensible, le fragilise. Tout œdème du nerf, quelle qu'en soit l'origine (virale, traumatique), est susceptible de comprimer le nerf sur lui-même et d'induire un garrot ischémique inducteur de lésions nerveuses secondaires pouvant apparaître avec un certain délai.

II. Définition

Ⓐ Le nerf facial est le septième nerf crânien (VII). On parle d'atteinte périphérique quand la lésion affecte le deutoneurone du noyau du tronc cérébral, où il naît, jusqu'aux muscles de la face, où il se connecte. Le VII est un nerf mixte et comprend des fibres à visée motrice, sensitive, sensorielle et végétative.

On différencie la paralysie faciale périphérique (PFP) (figure 6.2) de la paralysie faciale centrale (figure 6.3) par trois faits cliniques essentiels à connaître :
- le déficit moteur est homogène, touchant autant le territoire supérieur que le territoire inférieur de la face ;
- il n'y a pas de dissociation automatico-volontaire ;
- l'examen neurologique est normal : il n'y a aucune atteinte des voies longues et des autres nerfs crâniens.

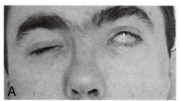 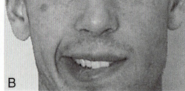 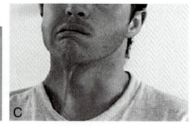

Fig. 6.2. Ⓐ **Paralysie faciale périphérique.**
Lors des mimiques volontaires, la paralysie faciale se manifeste du côté paralysé par une impossibilité de fermer l'œil (A), un effacement du sillon nasogénien et une impossibilité de sourire (B) et par l'impossibilité de contracter le muscle peaucier du cou (C).

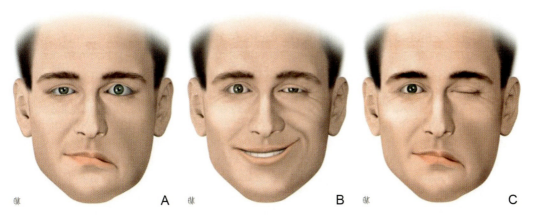

Fig. 6.3. Ⓐ **Dissociation automatico-volontaire d'une paralysie faciale centrale gauche.**
A. Face au repos ou lors de mouvements volontaires (sourire, parole). B. Hypermimique de l'hémiface gauche lors d'un rire spontané. C. Fermeture palpébrale.
Source : Anatomie du nerf facial. J. Barbut, F. Tankéré, I. Bernat. Oto-rhino-laryngologie - EMC - OtoRhino-Laryngologie 2017;12(2):1-19. Elsevier Masson SAS. Tous droits réservés.

III. Sémiologie de la paralysie faciale périphérique

L'importance de l'atteinte motrice de la face varie beaucoup d'un cas à l'autre. Elle porte sur les deux territoires faciaux, supérieur et inférieur. En cas d'atteinte très distale sur une branche terminale, l'atteinte motrice n'est que parcellaire.

A. Description d'une paralysie faciale périphérique sévère chez le sujet conscient

1. Signes faciaux, les plus évidents

Au niveau de la partie haute de la face (œil et front)

Au repos peuvent être observés un effacement des rides du front, un sourcil abaissé, une raréfaction ou une absence du clignement, un élargissement de la fente palpébrale aux dépens de la paupière inférieure qui est abaissée, voire éversée chez le sujet âgé (ectropion) ; l'œil peut être larmoyant.

Aux mouvements volontaires, il existe une impossibilité de relever le sourcil, de plisser le front, de fermer l'œil (lagophtalmie). Le relevé de la paupière supérieure est préservé (dépendant du III). On peut observer un signe de Charles Bell : lors de la tentative infructueuse d'occlusion palpébrale, l'œil se porte en haut et en dehors. Cet échappement du globe oculaire est un mécanisme de protection cornéenne réflexe qui est inconstant et n'est pas dépendant de la sévérité de la PFP. Son absence dans les lagophtalmies sévères expose à des complications cornéennes plus précoces. Dans les PFP de faible importance, on peut observer un signe de Souques : le verrouillage des paupières est moins ferme du côté paralysé et ne cache pas les cils qui apparaissent plus longs. Il n'y a pas de clignement à la menace (cf. figure 6.2).

Au niveau de la partie inférieure de la face (nez, bouche, menton, cou)

Au repos peuvent être observés une asymétrie du visage, une déformation de la bouche qui est attirée du côté sain, une ptose de la joue et une chute de la commissure labiale qui fait pencher la bouche du côté paralysé, un effacement du sillon nasogénien.

Aux mouvements volontaires, la bouche part du côté sain ; il y a impossibilité de siffler et de gonfler les joues. Il existe une stase alimentaire dans le sillon gingivo-jugal et un signe du peaucier de Babinski (asymétrie de contraction du muscle peaucier du cou à la mimique : elle est plus importante du côté sain comparé au côté paralysé).

2. Signes extrafaciaux

Les signes extrafaciaux témoignent de l'atteinte des autres fonctions du nerf facial. Leur recherche est un élément du diagnostic topographique de l'atteinte. Si l'on retrouve :
- un œil sec, cela correspond à une atteinte du nerf grand pétreux au niveau ou en amont du ganglion géniculé ;
- un trouble du goût au niveau des deux tiers antérieurs de l'hémilangue, il s'agit d'une lésion située en amont de la corde du tympan au niveau de la portion mastoïdienne ;
- une diminution de la sécrétion salivaire de la glande submandibulaire, la lésion se situe en amont de la corde du tympan au niveau de la portion mastoïdienne ;
- une abolition du réflexe stapédien et une hyperacousie douloureuse, la lésion se situe en amont du nerf du muscle de l'étrier, au niveau de la portion mastoïdienne ;
- une hypoesthésie de la zone de Ramsay-Hunt, l'atteinte sensitive traduit la présence d'une lésion au niveau ou en amont de la portion mastoïdienne.

B. Chez le sujet comateux

Une PFP doit être recherchée systématiquement chez tout sujet comateux après un traumatisme crânien. Il est bien évident que si ce bilan est réalisé dans un contexte réanimatoire, les signes moteurs sous-jacents ne peuvent se retrouver qu'en l'absence de curare.

On peut ainsi mettre en évidence en l'absence de mouvements :
- un effacement des rides du visage ;
- un aspect facial du patient qui « fume la pipe » ;
- la motricité faciale est évaluée grâce à la manœuvre de Pierre Marie et Foix qui déclenche une contracture faciale réflexe. L'appui doit être forcé et bilatéral et situé en arrière du gonion.

C. Diagnostic de sévérité

B La sévérité de l'atteinte faciale est appréciée essentiellement par l'examen clinique tant à l'interrogatoire (intensité et rapidité d'installation) qu'à l'examen physique (testing musculaire). Une observation clinique de chaque groupe musculaire de la face peut être réalisée (échelle de Portmann). Cette cotation est utile à la phase aiguë. Cependant, ce sont les échelles de cotation globale qui sont les plus utilisées comme celle de House et Brackmann (tableau 6.1). Les résultats des échelles choisies doivent être colligés dans le dossier médical afin de faire le suivi du malade.

Tableau 6.1. **A** Échelle de House et Brackman.

Grade I	Fonction faciale normale, au repos pas de déformation, mouvements actifs normaux
Grade II	Parésie légère, fonction motrice : 80 % de la fonction faciale estimée. Au repos, symétrie et tonus normaux, pas de déformations. Aux mouvements, apparition d'une légère asymétrie sans contracture avec absence ou présence de discrètes syncinésies (coactivation de deux muscles ou groupes musculaires fonctionnant habituellement séparément)
Grade III	Parésie modérée, fonction motrice : 60 % de mobilité faciale estimée. Au repos, symétrie et tonus sont normaux, aucune déformation. Lors des mouvements : diminution globale de la mobilité avec une fermeture oculaire obtenue même si l'effort nécessaire est important. Spasmes et syncinésies sont présents mais ne défigurent pas
Grade IV	Parésie moyenne : fonction motrice : 40 % de mobilité faciale estimée. Au repos, le tonus est normal, la symétrie est conservée. Aux mouvements, il n'y a pas ou très peu de mobilité frontale, la bouche est asymétrique. La fermeture oculaire complète ne peut être obtenue malgré un effort maximal. L'existence de syncinésies sévères ou d'un spasme entravant la mobilité faciale doit amener à classer dans ce grade
Grade V	Parésie marquée : fonction motrice : 20 % de mobilité faciale estimée. Au repos, l'asymétrie est évidente et le tonus déficient. Seuls quelques mouvements sont perceptibles au niveau de l'œil et de la bouche, la fermeture des paupières incomplètes. À ce stade, il ne peut y avoir ni spasme ni syncinésie
Grade VI	Paralysie faciale complète : fonction motrice : 0 % de mobilité faciale estimée. Il n'existe aucun mouvement possible, l'occlusion de la paupière est impossible

Ces échelles permettent la réalisation d'un bilan facial initial puis un suivi clinique de l'évolution de la gravité de l'atteinte motrice.

L'évaluation électrophysiologie est à réserver aux PFP sévère (grade V ou grade VI de la classification de House et Brackmann). Elle a pour but d'apprécier l'excitabilité nerveuse faciale. L'électroneuromyogramme (ENMG) n'est pas recommandé avant les 8 premiers jours compte tenu de la faible corrélation pronostique de ses résultats lors de cette période. En revanche, il peut être réalisé dès le 9e jour et jusqu'au 20e jour.

🅒 L'ENMG doit comprendre :

- une étude des conductions motrices bilatérales du nerf facial avec recueil sur plusieurs muscles comprenant impérativement un muscle de la musculature péri-orale (sillon nasolabial, orbicularis oris, mentalis). Idéalement, grâce à un double recueil, un muscle innervé par la branche supérieure (nasalis, sillon nasolabial) et un par la branche inférieure (orbicularis oris selon la méthode de la ligne médiane) seront étudiés simultanément ;
- une étude du réflexe de clignement (*blink reflexe*) ;
- une étude de la myographie dans plus de deux muscles, issus des branches supérieures et inférieures du nerf facial avec recherche d'activités spontanées au repos et évaluation du recrutement des unités motrices à l'effort.

Il est à noter qu'il n'existe actuellement aucun test pronostique entièrement sûr permettant de porter un diagnostic de gravité dans les premiers jours de l'atteinte.

D. Diagnostic de localisation lésionnelle

🅐 Des examens paracliniques simples réalisables par l'ORL permettent de situer la lésion sur le trajet nerveux du nerf facial.

🅒 Lorsque l'atteinte se situe :

- au niveau ou en amont du ganglion géniculé et des nerfs pétreux → test de Schirmer positif (déficit lacrymal du côté paralysé en comparaison de l'autre côté) ;
- au niveau mastoïdien → test de Schirmer normal mais électrogustométrie anormale et absence de réflexes stapédiens ;
- au niveau du foramen stylomastoïdien ou en aval (glande parotide) → test de Schirmer et gustométrie normaux et réflexes stapédiens présents.

🅐 Une imagerie doit être systématiquement réalisée même pour les formes bénignes et classiques de paralysie faciale périphérique.

L'examen de choix est l'**IRM injectée**. Son but est l'exploration de l'ensemble du trajet du nerf facial, de son émergence au sillon bulbo-protubérantiel jusqu'à sa division parotidienne. Il est nécessaire d'y adjoindre des séquences en coupes FLAIR cérébrale afin de ne pas méconnaître la possibilité d'une pathologie démyélinisante (sclérose en plaques).

En cas de présentation typique, l'IRM n'est pas à demander en urgence mais dans le mois suivant l'apparition des symptômes, en particulier si la paralysie n'a pas commencé à régresser passer ce délai.

En l'absence d'évolution favorable habituelle, une nouvelle IRM à 6 mois est nécessaire.

Le caractère urgent de l'imagerie se justifie uniquement en cas de signes faisant suspecter une origine secondaire ou en cas de présentation clinique atypique :

- épisodes de spasmes de l'hémiface ;
- paralysie faciale récidivant du même côté ;
- paralysie isolée d'une branche du nerf facial ;
- paralysie associée à une atteinte d'autres nerfs crâniens ou forme syndromique (surdité-vertige…) ;
- forme progressive de paralysie faciale périphérique.

La prescription d'un scanner cérébral en urgence n'a aucun intérêt devant une PFP. Un scanner du rocher sans injection ne s'envisage qu'en fonction du contexte et en cas de suspicion d'une pathologie otologique spécifique (cholestéatome, par exemple).

> **Encadré 6.1**
>
> **Place de la télémédecine**
>
> **B** L'évaluation de la PFP par télémédecine, même si elle est possible, reste très limitée. Cette approche permet tout de même de différencier une atteinte centrale d'une atteinte périphérique, d'évaluer la sévérité de l'atteinte grâce à l'échelle de House et Brackman. Elle semble plus adaptée au suivi du malade qu'a sa prise en charge initiale car à ce jour, l'évaluation de l'urgence médicale, l'évaluation clinique otoscopique, audiométrique et physique notamment parotidienne reste difficile sans accompagnement paramédical du patient. C'est pourquoi il semble légitime de privilégier une consultation médicale physique initiale, afin de rechercher l'étiologie de la paralysie et de réserver une éventuelle téléconsultation au suivi du malade. Malgré ces obstacles, les perspectives semblent tout de même prometteuses avec le développement très probable de solutions numériques (applications) qui permettront une évaluation objective de l'atteinte et de sa régression grâce à l'utilisation la technologie fondée sur la reconnaissance faciale. L'enregistrement itératif de film permettra aussi de mieux monitorer l'évolution faciale.

> **Points clés**
>
> - **A** L'inocclusion palpébrale est pathognomonique d'une paralysie faciale périphérique.
> - Il n'existe aucun test précoce indiscutable permettant d'affirmer qu'une paralysie faciale complète ne récupérera pas ou mal.

IV. Étiologie et traitement des paralysies faciales périphériques

A Le bilan étiologique d'une paralysie faciale périphérique doit systématiquement commencer par un examen neurologique complet comportant un examen des voies longues et de tous les nerfs crâniens, une otoscopie, un examen cutané du pavillon et de la conque et une palpation parotidienne et cervicale.

Une audiométrie tonale, vocale avec recherche des réflexes stapédiens doit être systématiquement réalisée. Ces tests recherchent s'il existe une atteinte neurosensorielle homolatérale avec altération de l'intelligibilité en faveur d'une atteinte du nerf au sein du méat auditif interne ou de l'angle pontocérébelleux traduisant une cause tumorale ou infectieuse.

Un examen biologique par hémogramme (NFS) et une glycémie à jeun éventuellement complétée par une hémoglobine glyquée (HbA1c) et une sérologie Lyme doivent être systématiquement réalisées. Les sérologies VIH, VZV, HSV peuvent être proposées selon le contexte.

Une IRM explorant le trajet du nerf facial sera envisagée en urgence ou dans le mois suivant l'apparition des symptômes selon les critères indiqués précédemment.

A. Paralysie faciale idiopathique, ou « *a frigore* » ou paralysie de Bell

C'est la plus fréquente des paralysies faciales périphériques. Elle est caractérisée par une installation brutale sans cause évidente. Elle est isolée, précédée parfois de douleurs mastoïdiennes et accompagnée de troubles du goût, d'hyperacousie et de paresthésies faciales.

Sa pathogénie est encore discutée, mais l'étiologie d'une réactivation virale semble aujourd'hui démontrée. Les virus en cause appartiennent au groupe herpès. Le HSV-1 est le plus souvent retrouvé.

C'est un toujours un *diagnostic d'élimination*.

Il est donc nécessaire d'éliminer toutes les autres étiologies avant d'affirmer celle-ci. Il faut notamment s'assurer qu'il n'existe pas de cause otitique (otite aiguë ou otite chronique de type cholestéatome) en faisant un examen otoscopique minutieux, ou de cause tumorale en réalisant un examen parotidien et cervical attentif.

Une exploration auditive est nécessaire : audiométrie tonale et vocale avec tympanométrie et recherche des réflexes stapédiens. En cas de paralysie faciale périphérique sévère, la présence du réflexe stapédien doit remettre en cause le caractère idiopathique de la PFP en privilégiant une origine extrapétreuse cervicale ou parotidienne.

Les examens biologiques demandés restent normaux.

L'IRM réalisée ne retrouve aucune atteinte centrale. En revanche, il peut être mis en évidence des signes de névrite faciale se traduisant par une prise de signal du nerf sur son trajet : du fond du méat auditif interne s'étendant à la portion labyrinthique, la loge du ganglion géniculé, la portion tympanique et mastoïdienne du nerf. Cette prise de contraste peut persister de nombreuses semaines après la guérison clinique.

B L'évolution de la PFP *a frigore* est variable.

Il existe des paralysies faciales périphériques incomplètes qui le restent et d'autres complètes qui récupèrent totalement. En général, la récupération est totale et rapide en 3 à 10 semaines.

En cas de paralysie complète, il existe dans 20 % des cas des séquelles à type de syncinésies ou de spasme hémifacial postparalytique.

Les syncinésies se caractérisent par la présence de mouvements involontaires de la face du côté de la paralysie qui ne surviennent qu'à l'initiation d'un mouvement (en souriant la paupière se ferme automatiquement). Ces mouvements sont secondaires à la régénérescence nerveuse.

Le spasme hémifacial postparalytique est lui caractérisé par des contractures musculaires unilatérales, spontanées, involontaires et non douloureuses. Ce spasme est systématiquement associé à la présence de syncinésies. Il se différencie du spasme hémifacial par conflit vasculo-nerveux qui se caractérise le plus souvent par une activité clonique de l'orbiculaire des paupières ou des muscles zygomatiques. La présence de syncinésie est possible mais beaucoup plus exceptionnelle et jamais au premier plan. Aucun antécédent de paralysie faciale périphérique n'est retrouvé chez ces patients. Le spasme est secondaire à un conflit entre le nerf et une artère, en particulier sur sa zone d'émergence du tronc cérébral lors de son trajet dans l'angle pontocérébelleux.

Concernant le pronostic de récupération de la fonction faciale, la réapparition du réflexe stapédien du côté paralysé précède en général la récupération motrice. Il s'agit d'un signe de bon pronostic.

Les signes de mauvais pronostic de récupération sont :
- la rapidité d'installation de la paralysie ;
- le caractère total d'emblée de la paralysie ;
- l'importance des douleurs associées ;
- l'existence de signes associés à type de surdité, acouphènes ou, surtout, vertige.

L'absence totale de récupération après 6 mois ou la récidive doit toujours faire réviser le diagnostic de bénignité et systématiquement proposer une imagerie (IRM).

A Le traitement de la paralysie faciale *a frigore* est essentiellement médical :
- la corticothérapie doit être débutée précocement, si possible dans les 72 premières heures. Elle permet de hâter la récupération. La dose préconisée est de 1 mg/kg par jour de prednisolone pendant 7 à 10 jours (Solupred® ou équivalent). Dans les formes sévères (grades V et VI de House et Brackmann), il semble justifié de mettre en place une corticothérapie à forte dose (2 mg/kg par jour) pour une durée de 10 jours, dans le respect des contre-indications ;
- un traitement antiviral (valaciclovir, Zelitrex® ou autres) doit être associé à la corticothérapie, en particulier pour les patients vus précocement (moins de 72 heures) et ceux présentant une forme sévère.

Il existe rarement et associée au traitement précédent la possibilité d'une chirurgie :
- la décompression chirurgicale du VII peut être proposée en cas d'atteinte sévère. Elle doit être réalisée sur le foramen méatal, le segment labyrinthique, la partie initiale de la seconde portion et le ganglion géniculé. La voie transmastoïdienne ou la voie sus-pétreuse peuvent être proposées, mais cette dernière reste la voie de référence. La décompression de la troisième portion seule du nerf n'a aucun intérêt ;
- lorsque la décompression chirurgicale est proposée, elle doit intervenir dans les 30 jours et idéalement dans les 14 jours suivant l'atteinte totale électriquement prouvée (90 % de dégénérescence à l'électroneuromyographie).

Associé aux traitements précédents et comme pour toutes les étiologies de paralysie faciale, il faut en outre :
- le jour, hydrater l'œil à l'aide de larmes artificielles ou de gel larme. Le but est d'éviter la kératite oculaire par lagophtalmie. La présence d'un œil rouge et/ou douloureux doit conduire à une consultation ophtalmologique en urgence. En cas de complications cornéennes, des collyres antibiotiques ou cicatrisants seront privilégiés ;
- la nuit, l'occlusion palpébrale par des pansements adhésifs est nécessaire. Associée à la fermeture oculaire, l'application de pommade cicatrisante à la vitamine A est nécessaire ;
- en cas d'ulcération cornéenne aiguë, de démence rendant incapable le patient de suivre son traitement, une blépharorraphie doit être envisagée pour protéger l'œil. L'injection de toxine botulinique dans le muscle releveur de la paupière peut aussi s'envisager pour créer un ptosis (2 à 3 mois d'efficacité). L'absence de prise en charge adéquate du risque ophtalmique peut conduire le patient à l'endophtalmie voire à l'énucléation ;
- une kinésithérapie doit être entreprise par des orthophonistes ou des kinésithérapeutes formés en particulier pour les paralysies faciales sévères ou pour celles présentant de mauvais facteurs de récupération. Les exercices consistent en des massages et des mouvements faciaux pour maintenir le tonus musculaire. L'électrothérapie et le travail en force (chewing-gum, exercices pratiques en biofeedback) sont contre-indiqués en raison d'un risque d'aggravation vers le spasme de l'hémiface postparalytique.

> **Points clés**
> - La paralysie faciale *a frigore* est la plus fréquente des paralysies faciales périphériques.
> - Son pronostic est le plus souvent bénin.
> - Son traitement est la corticothérapie intense et précoce.
> - Il s'agit d'un diagnostic d'élimination.
> - L'absence de récupération ou une récidive doit faire réviser le diagnostic et impose une imagerie.

B. Paralysies faciales infectieuses

1. Zona auriculaire

C'est un zona du ganglion géniculé dû à la résurgence du VZV (virus de la varicelle et du zona). Il se manifeste par :
- une otalgie souvent très intense, qui peut précéder la paralysie faciale ;
- une PFP d'installation brutale et très rapidement totale ;
- une éruption vésiculaire pathognomonique dans la zone de Ramsay-Hunt (conque de l'oreille et méat auditif externe adjacent). Cette éruption peut parfois manquer car la paralysie faciale peut la devancer (figure 6.4) ;
- des céphalées ;
- des signes de névrite cochléovestibulaires par atteinte du nerf VIII associée. L'atteinte peut être absente, peut concerner l'audition seule (surdité neurosensorielle jusqu'à la cophose, acouphènes), l'appareil vestibulaire seul (névrite vestibulaire partielle ou totale avec vertiges rotatoires intenses et signes végétatifs) ou être mixtes. Ces manifestations sont très fréquentes en cas d'atteinte zostérienne et sont regroupées sous le terme de syndrome de Sicard.

De façon plus rare, on peut retrouver une atteinte d'autres nerfs crâniens (formes multi-névritiques sur les nerfs V, IX, X).

L'évolution de la paralysie faciale zostérienne est toujours plus sévère, avec des séquelles retrouvées chez 50 à 85 % des patients.

Le traitement associe :
- une corticothérapie précoce et intense, en l'absence de lésion cornéenne, à débuter le plus précocement possible (au moins 1 mg/kg par jour de prednisolone per os) ;
- à cause du pronostic péjoratif, le traitement antiviral privilégié est le valaciclovir 3 g par jour pendant 7 jours. Si l'aciclovir est privilégié, la posologie est de 30 mg/kg par voie parentérale par jour pendant 7 jours. Il existe une nécessité d'adapter l'hydratation du

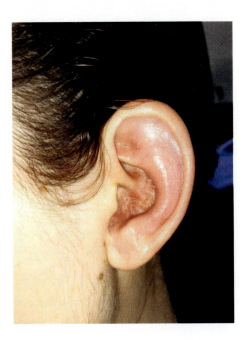

Fig. 6.4. Ⓐ **Zona auriculaire.**
L'éruption vésiculaire est pathognomonique, située dans la zone de Ramsay-Hunt (conque du pavillon de l'oreille et méat auditif externe adjacent).

patient et de surveiller la fonction rénale. Chez le patient diabétique, le valaciclovir est privilégié ;
- des antalgiques adaptés aux douleurs neuropathiques (prégabaline, par exemple) ;
- la décompression chirurgicale du VII intrapétreux reste exceptionnelle dans cette indication.

2. Maladie de Lyme

Cette spirochétose due à une infection par *Borrelia burgdorferi* peut entraîner à sa phase secondaire une paralysie faciale (méningoradiculite). Devant toute paralysie faciale périphérique, il est nécessaire de rechercher des antécédents de morsure de tique et d'érythème migrant. Les macrolides, cyclines ou β-lactamines sont efficaces dans ces indications. La sérologie est actuellement conseillée systématiquement devant toute paralysie faciale isolée compte tenu de l'augmentation d'incidence de cette pathologie dans de nombreuses régions françaises.

3. Infection à VIH

Une PFP peut être observée au début de l'infection et peut révéler la maladie. Elle est souvent associée à des symptômes évoquant une sarcoïdose.

4. Paralysies faciales otogènes

Toute paralysie faciale doit faire l'objet d'une otoscopie soigneuse. Ce point est traité dans la section consacrée aux complications des otites (cf. ITEM 147 au chapitre 14).

Rappelons qu'une paralysie faciale peut compliquer :
- une otite moyenne aiguë. Le pronostic de celle-ci est habituellement excellent car elle régresse après le traitement de l'otite ;
- une otite moyenne chronique cholestéatomateuse : une prise en charge chirurgicale en urgence est alors nécessaire pour traiter la cause et lever la compression faciale, le nerf pouvant être dénudé dans l'oreille moyenne (intervention otologique) (figure 6.5) ;
- une otite moyenne chronique non cholestéatomateuse : une tuberculose de l'oreille moyenne doit être évoquée.

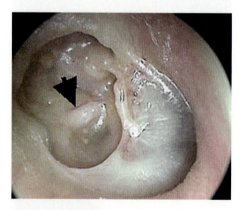

Fig. 6.5. Ⓐ **Otoscopie droite montrant un cholestéatome.**
Le nerf facial (flèche) est inhabituellement visible au travers d'une vaste poche de rétraction tympanique postérieure avec lyse du mur de l'attique (l'enclume et l'étrier ont été détruits par le cholestéatome).

5. Diabète

Il peut exister une paralysie faciale en cas de diabète (mononévrite).

C. Paralysies faciales traumatiques

Le nerf facial peut être touché au cours d'un traumatisme dans son trajet intrapétreux ou extrapétreux soit de façon directe soit de façon indirecte.

1. Fractures du rocher

Les fractures du rocher s'accompagnent fréquemment d'une paralysie faciale périphérique. Celle-ci fait partie du tableau classique, avec l'otorragie et les signes cochléovestibulaires. Elle peut parfois être isolée et constituer le seul signe permettant de soupçonner une fracture du rocher chez un traumatisé crânien.

Il est fondamental de faire préciser au patient, à sa famille ou à l'équipe d'urgentistes si cette paralysie faciale a été immédiate ou secondaire. Cette différence est fondamentale pour la prise en charge et donc le pronostic :
- une paralysie faciale secondaire, d'origine inflammatoire (l'œdème inflammatoire post-traumatique comprime le nerf dans son canal), guérit généralement sans séquelle à la condition d'un traitement par corticoïde précoce ;
- une paralysie immédiate et complète doit faire craindre une section ou un écrasement du nerf. La TDM du rocher permet de localiser la lésion nerveuse et de préciser le caractère translabyrinthique — la PFP est alors associée à des vertiges et une surdité totale (figure 6.6) — ou extralabyrinthique de la fracture. Une intervention chirurgicale exploratrice (simple décompression du nerf, suture ou greffe) peut être envisagée dès que l'état neurologique du patient le permet.

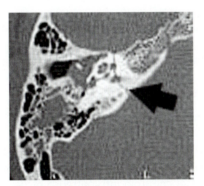

Fig. 6.6. Ⓐ **Scanner du rocher droit, coupe axiale dans le bilan d'une paralysie faciale périphérique avec cophose post-traumatique.**
Fracture du rocher avec un trait (flèche) traversant le méat auditif interne.

2. Plaies de la région parotidienne

Les plaies de la région parotidienne sont souvent d'origine accidentelle (accident de travail avec une disqueuse, par exemple) ou suite à une agression (plaie par arme blanche). La taille de la plaie ne présage pas de l'importance de la lésion faciale : une plaie punctiforme peut être responsable d'une section nerveuse et de larges plaies peuvent l'épargner. Selon la profondeur et la localisation de la plaie, le tronc et/ou les branches du nerf facial de façon plus ou moins distales peuvent être lésés (figures 6.7 et 6.8).

La présence d'une paralysie faciale dans ce contexte impose une prise en charge chirurgicale rapide (avant J2) pour exploration faciale et réparation chirurgicale par suture ou greffe nerveuse.

Connaissances

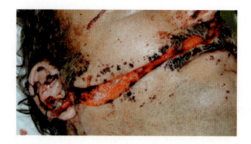

Fig. 6.7. Ⓐ Paralysie faciale périphérique droite par une plaie transfixiante de la face responsable d'une section des branches du nerf.

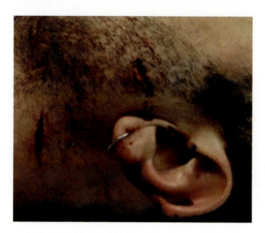

Fig. 6.8. Ⓐ Paralysie faciale périphérique gauche après agression par arme blanche avec deux plaies cervico-faciales.
Notez la plaie responsable de la section du VII dans son trajet intraparotidien.

3. Paralysies faciales iatrogènes

Ⓐ Par définition, elles risquent de survenir au décours d'une chirurgie qui expose ou dissèque le nerf facial.

Le traumatisme iatrogène peut survenir au cours d'une intervention réalisant une exérèse chirurgicale au contact ou à proximité immédiate du nerf ou du canal facial (chirurgie dans la citerne ponto-cérébelleuse, chirurgie intrapétreuse et de l'oreille moyenne, chirurgie de la parotide et cervico-faciale) :

- Ⓒ lors de l'exérèse d'un schwannome vestibulaire dans l'angle pontocérébelleux ou dans le méat auditif interne, la chirurgie fait prendre le risque potentiel de paralysie au cours de la dissection du nerf facial qui est souvent fragilisé par la tumeur ;
- lors d'une chirurgie de l'oreille moyenne ou de la mastoïde (particulièrement la tympanoplastie pour exérèse d'un cholestéatome) le nerf peut être dénudé et risque d'être traumatisé. Une lecture minutieuse du scanner préopératoire et l'utilisation peropératoire du neuromonitoring facial évitent en règle ces complications qui sont exceptionnelles. Au réveil de l'intervention, si une PFP est constatée, la reprise opératoire immédiate pour exploration chirurgicale du nerf est en général décidée, éventuellement après la réalisation d'un scanner pour tenter de préciser le mécanisme et le niveau lésionnel (c'est au niveau de ses deuxième et troisième portions intrapétreuses qu'ont lieu la majorité des lésions) ;
- lors d'une parotidectomie, le nerf qui est disséqué risque d'être traumatisé (dans son trajet parotidien, il reste cependant moins fragile que dans l'angle pontocérébelleux). La paralysie faciale périphérique est rare, le plus souvent évitable ou bien transitoire en particulier dans la chirurgie des affections parotidiennes bénignes (adénome pléomorphe…). L'atteinte nerveuse iatrogène est parfois inévitable lors de l'exérèse de tumeurs malignes qui peuvent envahir le nerf. Le patient doit impérativement être prévenu du risque de sacrifice nerveux dans ce cas.

D. Paralysies faciales tumorales

Ⓐ L'origine tumorale doit être évoquée devant une PFP :
- incomplète ;
- fluctuante ;
- récidivante ;
- bilatérale ;
- d'installation progressive s'aggravant au-delà de 72 heures ;
- précédée ou accompagnée d'un spasme de l'hémiface.

Ce contexte clinique impose un bilan d'imagerie (TDM et IRM injectée) à visée diagnostique.

Cependant, cette étiologie peut aussi se révéler par l'apparition d'une PFP brusque, simulant une paralysie *a frigore*. C'est pour cette raison que le bilan d'une paralysie faciale périphérique doit toujours être exhaustif.

Les étiologies à envisager sont :
- les tumeurs du tronc cérébral atteignant le noyau moteur du VII ;
- les tumeurs de l'angle pontocérébelleux (neurinome, méningiome, cholestéatome primitif de l'angle, métastase…). Dans ce cas, la PFP est rare, souvent tardive ;
- les tumeurs du rocher qui se manifestent beaucoup plus fréquemment par une PFP : neurinome du VII intrapétreux, méningiome intrapétreux, cholestéatome primitif du rocher, paragangliome tympano-jugulaire ;
- les tumeurs malignes de la région parotidienne (figure 6.9) : cancer primitif de la glande parotide, métastase ganglionnaire (souvent d'origine cutanée), habituellement accessibles à la palpation, tumeur cutanée à extension locale en profondeur vers la parotide.

Ⓒ La prise en charge est d'abord étiologique, c'est-à-dire celle de la tumeur causale.

En l'absence de paralysie faciale initiale et devant la présence d'une tumeur maligne parotidienne ou otologique, la conservation du nerf facial doit toujours être privilégiée. Une radiothérapie postopératoire est le plus souvent envisagée.

En présence d'une paralysie faciale préopératoire dans le même contexte que précédemment, la résection de tout ou partie du nerf facial est la règle avec réparation nerveuse immédiate :

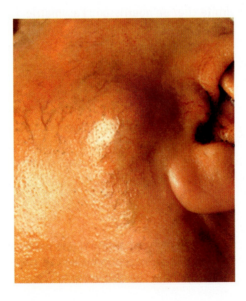

Fig. 6.9. Ⓑ **Cancer de la parotide responsable d'une paralysie faciale.**

suture nerveuse en cas de sacrifice limité, greffe nerveuse intermédiaire en cas de perte de substance plus importante. D'autres techniques de réhabilition peuvent s'envisager à distance en cas d'échec de la réparation : transferts musculaires pédiculés ou microvascularisés, méthodes de suspension passive à visée correctrice des déformations faciales.

E. Paralysies faciales de causes rares, congénitales, générales ou bilatérales (diplégie faciale)

1. Paralysies faciales néonatales

Il peut s'agir de paralysie faciale malformative isolée ou associée à d'autres malformations (notamment otologiques) comme :
- le syndrome de Mœbius : diplégie faciale avec atteintes oculomotrices (paralysie du VI) ;
- l'agénésie ou l'hypogénésie du VII.

On note qu'il existe aussi d'authentique paralysie faciale néonatale par compression du nerf facial à son émergence au cours du travail ou par les forceps (figure 6.10).

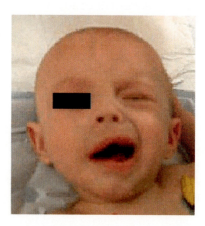

Fig. 6.10. Paralysie faciale droite chez un nourrisson : l'asymétrie devient évidente au cri.

2. Paralysies faciales de cause générale

On peut citer :
- la sarcoïdose entrant dans le cadre d'un syndrome de Heerfordt (uvéoparotidite) ;
- la granulomatose à polyangéite (maladie de Wegener) ;
- le syndrome de Melkersson-Rosenthal : Il s'agit d'une paralysie faciale à répétition ou à bascule s'associant à la présence d'une langue scrotale, d'une chéilite des lèvres et d'œdèmes de la face dont la cause est inconnue.

3. Diplégie faciale

La diplégie faciale est caractérisée par l'apparition d'une paralysie faciale périphérique typique mais bilatérale. Ces étiologies restent exceptionnelles. La paralysie faciale n'est alors qu'un symptôme d'une atteinte plus globale. On doit évoquer :
- une myasthénie ;
- une granulomatose (sarcoïdose) ;

- une infection de type Lyme ;
- une infection de type syphilis ;
- un syndrome de Guillain-Barré ;
- une hémopathie ;
- le diabète ;
- une amylose AL, etc.

> **Points clés**
> - **Ⓐ** Une paralysie faciale traumatique immédiate et complète doit être opérée précocement.
> - Une paralysie faciale périphérique progressive avec spasme hémifacial doit faire évoquer une origine tumorale. Le bilan d'imagerie par TDM et IRM apporte des arguments essentiels.

CHAPITRE 7

ITEMS 103, 109
Vertiges et troubles de l'équilibre

I. Définition
II. Prise en charge d'un vertige en urgence : caractérisation d'un grand vertige aigu prolongé
III. En dehors de l'urgence
IV. Sémiologie analytique : mener l'interrogatoire d'un patient vertigineux
V. Examens complémentaires
VI. Prise en charge

Situations de départ

- **27.** Chute de la personne âgée.
- **64.** Vertige et sensation vertigineuse.
- **130.** Troubles de l'équilibre.
- **226.** Découverte d'une anomalie du cerveau à l'examen d'imagerie médicale.
- **231.** Demande d'un examen d'imagerie.
- **232.** Demande d'explication d'un patient sur le déroulement, les risques et les bénéfices attendus d'un examen d'imagerie.
- **233.** Identifier/reconnaître les différents examens d'imagerie (type, fenêtre, séquences, incidences, injection).
- **247.** Prescription d'une rééducation.

Hiérarchisation des connaissances

ITEM 103 – Vertige

Rang	Rubrique	Intitulé	Descriptif
B	Éléments physiopathologiques	Mécanismes du syndrome vestibulaire aigu	
A	Définition	Définition du vertige	
A	Définition	Connaître les éléments du diagnostic de vertige et reconnaître les diagnostics différentiels	Lipothymie, flou visuel, épilepsie, manifestations phobiques
A	Diagnostic positif	Savoir mener l'interrogatoire d'un patient vertigineux	Savoir rechercher les éléments sémiologiques : caractère, durée, mode d'apparition, évolution, signes d'accompagnement, antécédents
A	Diagnostic positif	Devant un vertige, savoir diagnostiquer un syndrome vestibulaire	connaître les signes en faveur d'une origine centrale ou périphérique
A	Diagnostic positif	Savoir reconnaître un vertige positionnel paroxystique bénin	

ORL
© 2022, Elsevier Masson SAS. Tous droits réservés

Connaissances

Rang	Rubrique	Intitulé	Descriptif
A	Étiologies	Connaître les arguments en faveur des différentes étiologies de vertige	En faveur d'une névrite vestibulaire, en faveur d'une maladie de Ménière ou hydrops endolymphatique
A	Étiologies	Connaître les principales causes de vertige unique prolongé	Névrite vestibulaire, AVC vertébrobasilaire, fracture translabyrinthique du rocher, labyrinthite infectieuse
B	Étiologies	Connaître les principales causes de vertige récurrent prolongé	Migraine vestibulaire, Ménière, neurinome du VIII
A	Étiologies	Connaître les principales causes de vertiges avec atteinte otologique associée	Labyrinthite infectieuse, fracture du rocher, fistule labyrinthique
A	Identifier une urgence	Savoir évoquer un accident vasculaire ischémique dans le territoire vertébrobasilaire devant un syndrome vestibulaire central	
B	Examens complémentaires	Indication des examens d'imagerie devant un vertige	Si signes neurologiques associés : IRM cérébrale et des CAI ; si signes otologiques : TDM os temporal + IRM si besoin ; si vertige périphérique typique (par ex., VPPB), pas d'imagerie ; si atypique, IRM CAI et fosse post.
B	Prise en charge	Connaître les principes du traitement symptomatique de la crise vertigineuse	
B	Prise en charge	Connaître le principe des manœuvres diagnostique et thérapeutique d'un VPPB	
B	Contenu multimédia	Reconnaître un nystagmus vestibulaire horizonto-rotatoire	Vidéo clinique d'un nystagmus horizonto-rotatoire

ITEM 109 – Troubles de la marche et de l'équilibre

Rang	Rubrique	Intitulé	Descriptif
A	Diagnostic positif	Mener un interrogatoire devant un trouble de la marche	
A	Diagnostic positif	Savoir examiner un patient présentant un trouble de la marche	Tester la posture, l'équilibre et la marche
B	Diagnostic positif	Échelles d'analyse de l'équilibre et de la marche (examen clinique, démarche diagnostique)*	Échelles de Berg, tests de marche des 6 minutes, etc.
A	Diagnostic positif	Connaître les caractéristiques cliniques des principales étiologies des troubles de la marche*	Origine douloureuse, ataxique (cérébelleuse, vestibulaire, proprioceptive), origine centrale (fauchage) et périphérique (steppage), déficitaire, à petits pas
A	Diagnostic positif	Diagnostic d'une boiterie (examen clinique, démarche diagnostique)*	Éléments cliniques et vidéo en faveur d'une boiterie d'esquive, de salutation et de Trendelebourg

ITEMS 103, 109 Vertiges et troubles de l'équilibre

Rang	Rubrique	Intitulé	Descriptif
A	Définition	Définition de l'astasie-abasie*	
B	Étiologie	Étiologie de l'astasie-abasie*	
B	Étiologie	Étiologie des démarches dandinantes*	
A	Étiologie	Connaître le syndrome post-chute*	
B	Étiologie	Savoir évoquer une étiologie somato-fonctionnelle devant un trouble de la marche et/ou de l'équilibre*	Connaître la marche du dépressif et conversif
B	Contenu multimédia	Reconnaître les principaux troubles de la marche devant un cas vidéo*	
A	Examens complémentaires	Indication et intérêt des examens d'imagerie devant un trouble de la marche ou de l'équilibre*	
A	Examens complémentaires	Citer les principaux examens complémentaires hors imagerie devant un trouble de la marche ou de l'équilibre*	Selon l'étiologie, EMG, biologie…

I. Définition

A. Vertige et syndrome vestibulaire

A Le vertige est une illusion de mouvement (vertige vient du latin *vertere*, « tourner »). Il résulte d'une atteinte du système de l'équilibre au sens large (encadré 7.1), qu'elle soit située en périphérie, au niveau du labyrinthe postérieur ou du nerf vestibulaire, ou au niveau des centres nerveux d'intégration.

Ceci entraîne une asymétrie des informations sensorielles et une perte de la congruence avec les informations visuelles, proprioceptives et somesthésiques. Cette asymétrie est interprétée par les centres intégrateurs comme un mouvement, malgré l'absence de déplacement du sujet. Le vertige est l'un des quatre signes cliniques du **syndrome vestibulaire aigu** qui associe :
- *la sensation vertigineuse* = sensation erronée de déplacement (rotatoire ou non) ;
- *les signes neurovégétatifs* = nausées, vomissements, pâleur, sueurs et diarrhées ;
- *le nystagmus* = réponse motrice du réflexe vestibulo-oculaire ; c'est une déviation lente de l'œil, suivie d'une secousse de rappel, qui définit le sens du nystagmus ;
- *les déviations posturales segmentaires et axiales* = réponses motrices du réflexe vestibulo-spinal lentes, ce sont les déviations lentes des bras (à la manœuvre des bras tendus) et du corps (au test de Romberg).

Encadré 7.1

Rappels fondamentaux, physiopathologie

Équilibration

C L'équilibration est la fonction qui permet de maintenir une posture en toutes circonstances, que ce soit au repos (condition statique) ou lors du mouvement (condition dynamique telle que la marche), grâce à une stabilisation du regard et du corps.

Dans les conditions statiques en position assise ou debout, l'homme doit lutter en permanence contre la gravité terrestre.

Le système vestibulaire, plus particulièrement le système otolithique (utricule et saccule), participe à la régulation du tonus axial et permettrait également d'adapter l'activité cardiovasculaire de manière très rapide aux changements de position.

De plus, lors du mouvement, qui entraîne une modification de la posture fondamentale qui peut être soit d'origine volontaire (contraintes internes actives) soit d'origine imposée (contraintes externes passives), l'intégration permanente des caractéristiques du monde extérieur permet à l'homme de réagir rapidement et efficacement pour réaliser les ajustements posturaux et oculaires nécessaires à la restauration et au maintien de l'équilibre et à une bonne acuité visuelle en mouvement (réflexes vestibulo-oculaires et réflexes vestibulo-spinaux).

La fonction d'équilibration est une fonction sensorimotrice plurimodale complexe, s'exerçant grâce à la coexistence de trois systèmes :
- le système sensoriel fournit des informations sur l'environnement et la situation du sujet par rapport à celui-ci.
  - la vision (périphérique en particulier) ;
  - les capteurs somesthésiques de la sensibilité profonde, qui renseignent sur la disposition des segments du corps ;
  - les capteurs extéroceptifs de la plante des pieds, des fesses et du tronc ;
  - les capteurs viscéroceptifs dans le tronc, qui renseignent sur le vecteur de la gravité ;
  - les capteurs vestibulaires (figure 7.1), situés dans la partie postérieure de l'oreille interne, qui détectent et mesurent les accélérations. Les canaux semicirculaires, au nombre de trois (antérieur, postérieur, latéral), orientés perpendiculairement, chacun dans un plan de l'espace, sont des accéléromètres angulaires affectés aux mouvements rotatoires de la tête. Les organes otolithiques comprenant le saccule et l'utricule sont des accéléromètres linéaires affectés aux mouvements de translation verticale pour le saccule et horizontale pour l'utricule ; ces organes ont besoin des informations canalaires pour distinguer les simples inclinaisons de véritables descentes ou montées ;
- le système d'intégration centrale à partir des noyaux vestibulaires (situés au niveau du tronc cérébral dans le plancher du quatrième ventricule), mettant en lien le système vestibulaire avec le système limbique (émotions), le cervelet (coordination), le cortex (conscience de l'équilibre et de soi) ;
- le système effecteur moteur ostéo-musculo-ligamentaire met en œuvre la réponse motrice par l'intermédiaire de deux voies :
  - le réflexe vestibulo-oculaire (RVO), qui commande les muscles oculomoteurs et permet une stabilisation de l'image de l'environnement sur la rétine grâce à des mouvements conjugués des deux yeux. Il est à l'origine du nystagmus ;
  - le réflexe vestibulo-spinal (RVS), qui commande les muscles de la posture et permet de régler le tonus des membres inférieurs et du tronc ; il permet des ajustements dynamiques et explique les déviations segmentaires.

Le système d'équilibration possède trois caractéristiques importantes :
- c'est un système multifactoriel : la redondance des informations sensorielles explique que l'équilibre peut être maintenu même si certaines informations sont absentes ou erronées ;
- c'est un système hiérarchisé : le poids des entrées sensorielles est variable d'un individu à l'autre et d'un moment à l'autre chez le même patient ;
- c'est un système doué de compensation qui, en cas d'atteinte labyrinthique, développe de nouvelles stratégies sensorimotrices permettant de restaurer la fonction d'équilibration. La compensation vestibulaire entraîne ainsi un amendement de la symptomatologie vertigineuse et la normalisation progressive de l'examen clinique malgré l'existence d'un déficit vestibulaire persistant et stable.

Fonction vestibulaire

Au niveau vestibulaire

B Les vestibules droit et gauche travaillent de façon couplée (canaux latéraux ensemble, le canal postérieur d'un côté avec le canal antérieur de l'autre). La stimulation d'un canal est associée à l'inhibition de l'autre pour plus d'efficacité (principe des systèmes *push-pull*). Ainsi, les informations provenant de l'un des vestibules et véhiculées dans les neurones vestibulaires parviennent aux noyaux vestibulaires du tronc cérébral où elles sont comparées à celles provenant du vestibule controlatéral.

> L'atteinte brutale de l'un des vestibules entraîne une suppression de l'activité de ce capteur (ou une élévation en cas d'excitation), alors qu'une activité basale persiste au niveau du vestibule controlatéral. Cette asymétrie est à l'origine du vertige.
>
> *Au niveau des centres intégrateurs*
>
> C Les neurones des noyaux vestibulaires sont connectés :
> - aux structures nerveuses centrales supérieures de l'intégration multisensorielle, de la coordination et des émotions ;
> - au système neurovégétatif ;
> - au système effecteur moteur.

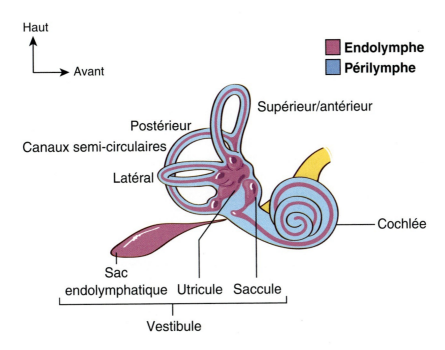

Fig. 7.1. A **Les capteurs vestibulaires : schéma de l'oreille interne.**
Illustration : Carole Fumat.

B. Diagnostic positif et différentiel

Toute illusion de mouvement est un vertige : impression de tourner, tanguer, glisser, tomber dans un puits, sensation que la pièce bouge. Il faut bien faire préciser son ressenti au patient qui utilise le terme « vertige » avec d'autres significations : la phobie des hauteurs, les malaises sans illusion de mouvement, ne sont pas des vertiges au sens médical.

Le vertige est donc souvent confondu à tort avec :
- des lipothymies ou malaises vagaux (souvent debout ou lors du passage couché-debout, accroupi-debout) ;
- un flou visuel, des myodésopsies ;
- des manifestations cardiovasculaires (troubles de rythme avec palpitations irrégulières) ;
- des crises d'épilepsie (perte de connaissance, manifestations visuelles, motrices, sensitives) ;
- des manifestations phobiques (agoraphobie, acrophobie, crises de panique ou simple manque de confiance en son équilibre).

Une perte de connaissance n'est jamais d'origine vestibulaire : elle doit être recherchée d'emblée pour redresser le diagnostic et orienter vers une cause le plus souvent cardiovasculaire.

II. Prise en charge d'un vertige en urgence : caractérisation d'un grand vertige aigu prolongé

L'examen clinique doit s'attacher à éliminer une atteinte neurologique potentielle, dont la prise en charge est une urgence absolue, puis à caractériser l'atteinte vestibulaire, afin de mettre en place les soins adaptés.

Les principaux diagnostics en cas de premier épisode de grand vertige aigu sont les suivant (figure 7.2).

Avec contexte particulier et signes otologiques associés au vertige

- Traumatique : **fracture du rocher** avec destruction labyrinthique (*otorragie*, vertige et surdité).
- Infectieux : **labyrinthite** (sur otite moyenne ou sur cholestéatome surinfecté : *otorrhée*, anomalie à l'otoscopie, vertige et surdité).
- Barotraumatisme ou postchirurgical : **fistule labyrinthique** (urgence chirurgicale se manifestant par une baisse fluctuante de l'audition associée à des vertiges, pouvant aboutir à une perte totale des fonctions auditives et vestibulaires du côté atteint, dans les suites immédiates d'un barotraumatisme de plongée ou en avion, par exemple).

Sans contexte mais avec signes associés

- Céphalées, signes neurologiques d'atteinte de la fosse postérieure (syndrome cérébelleux) et du tronc cérébral (paires crâniennes) :
  - **AVC du tronc cérébral** (parfois sans aucun signe neurologique initial en dehors du syndrome vestibulaire central) ;
  - **sclérose en plaques** (femme jeune, atteinte progressive, fluctuante, autres signes neurologiques fluctuants).
- Cervicalgies initiales : **dissection de l'artère vertébrale** (le plus souvent en l'absence d'antécédent cardiovasculaire, secondaire à un traumatisme cervical ou une activité prolongée tête en hyperextension, l'atteinte vestibulaire peut être le signe inaugural).
- Céphalées d'allure migraineuse survenant après la crise de vertige qui dure quelques heures : **migraine vestibulaire** (antécédents migraineux à rechercher).

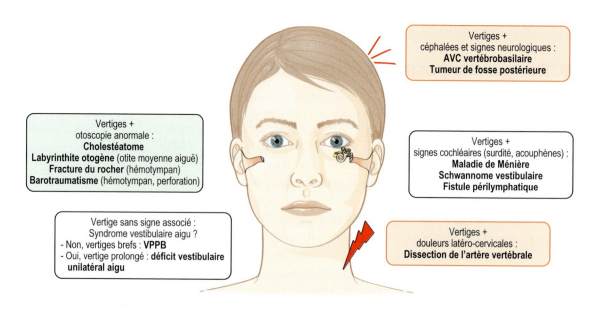

Fig. 7.2. Ⓐ **Orientation clinique devant un vertige.**
Illustration : Carole Fumat.

- Signes cochléaires associés au vertige tels que surdité et acouphènes unilatéraux :
  - **première crise de maladie de Ménière** (triade symptomatique touchant une oreille durant quelques heures avant le retour à la normale, associant syndrome vestibulaire, acouphènes unilatéraux à type de bourdonnements ou sensation de plénitude de l'oreille et baisse d'audition homolatérale sur les sons graves, avec disparition des trois signes en quelques heures) ;
  - **schwannome du nerf vestibulaire** (signes auditifs au premier plan, avec un déficit vestibulaire plus ou moins aigu pouvant passer inaperçu).

Vertige et syndrome vestibulaire complètement isolé, sans cause, durant plusieurs jours
- Névrite vestibulaire ou déficit vestibulaire unilatéral aigu idiopathique (DVUA, supposé d'origine virale).

Parmi ces diagnostics, deux sont à éliminer en urgence
- Un cholestéatome qui nécessiterait une chirurgie urgente : facilement éliminé par l'interrogatoire et l'otoscopie.
- Un AVC, plus difficile à éliminer dans les cas d'atteinte très localisée du tronc cérébral sans signe neurologique associé.

A. Examen otoneurologique

L'otoscopie est indispensable pour éliminer un cholestéatome : toute anomalie visualisée au niveau du tympan est suspecte, surtout en haut et en arrière : croûtes, aspect perforé, polype, saignement, sécrétions sales ou blanches.

L'origine neurologique centrale est claire en cas de vertige associé à des signes typiques mais qui doivent être recherchés par un examen fin et attentif :
- syndrome cérébelleux (dysmétrie en particulier) ; la recherche d'une ataxie (cérébelleuse) est possible même en position assise ;
- anomalie des paires crâniennes (asymétrie du voile, signe du rideau, troubles de la déglutition et diminution de la sensibilité pharyngée par atteinte unilatérale des nerfs mixtes, déviation de la langue par atteinte unilatérale du XII).

L'examen neurologique est complet par ailleurs. Dans certains cas, ces signes typiques (qui peuvent se compléter en un classique syndrome de Wallenberg) apparaissent secondairement ou restent absents en cas d'atteinte très localisée : l'analyse rigoureuse du syndrome vestibulaire est alors primordiale.

B. Test de HINTS : signes en faveur d'une origine centrale

Pour différencier une origine centrale d'une origine périphérique, en urgence, la recherche de trois signes cliniques regroupés sous l'acronyme HINTS est plus pertinente que l'IRM dans les premières heures d'apparition d'un grand vertige aigu.

Ce test clinique, réalisable au lit du patient en quelques minutes permet de dépister un AVC à sa phase initiale avec une meilleure sensibilité que l'IRM cérébrale. Il est composé de trois parties :
- « HI » : le test de Halmagyi, ou *Head Impulse Test* (figure 7.3) : évalue le réflexe vestibulo-oculaire (RVO) horizontal, qui permet de garder l'œil fixé sur une cible. Le patient est assis face au clinicien et fixe un point sur son visage (bout du nez). Le clinicien imprime à la tête du patient un mouvement vers la droite puis la gauche, rapide, de quelques degrés. Il est inutile voire dangereux de tourner trop loin la tête, c'est l'impulsion (accélération)

initiale qui compte. En cas de déficit vestibulaire unilatéral périphérique (exemple type de la névrite), l'œil ne reste pas fixé sur la cible lors de l'impulsion du côté lésé, une saccade est observable — même en cas de nystagmus spontané, qui rend l'examen un peu plus difficile. Le côté du déplacement de la tête indique le côté du déficit. En cas de grand vertige aigu, il faut suspecter une origine centrale si on ne retrouve pas de saccade horizontale au *Head Impulse Test*.

- « N » : les caractéristiques du Nystagmus : en cas de névrite vestibulaire, le nystagmus périphérique typique est spontané (pas besoin de manœuvre pour le déclencher), permanent, horizonto-rotatoire (toujours dans la même direction et le même sens), battant du côté sain (secousses rapides), inhibé à la fixation. Toute atypie en particulier un nystagmus apparaissant ou majoré à la fixation, vertical, ou multidirectionnel (changeant de sens ou direction suivant la position du regard), ou un *gaze nystagmus* (nystagmus droit dans le regard vers la droite et gauche dans le regard vers la gauche) doit faire évoquer une atteinte centrale.
- « TS » : le *Test of the Skew* consiste en la recherche d'un désalignement vertical des globes oculaires quand un des deux yeux est caché puis découvert. Une saccade verticale de « correction » ramenant l'œil caché sur la cible signe un désalignement. Ce signe est fortement suspect d'une lésion supra-nucléaire du tronc cérébral, souvent dans le cadre d'un syndrome de Wallenberg.

L'association de deux ou trois anomalies au HINTS est très en faveur d'une origine centrale :
- absence de saccade au *Head Impulse Test* ;
- nystagmus atypique ;
- présence d'une *skew deviation* verticale.

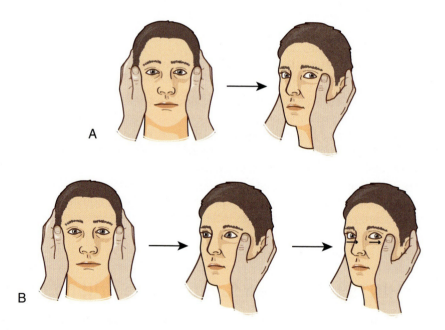

Fig. 7.3. **A** **Signe de Halmagyi.**
Illustration : Carole Fumat.

C. Syndrome vestibulaire harmonieux : en faveur d'une origine périphérique

À l'inverse des anomalies du HINTS, un syndrome vestibulaire harmonieux est typique d'une atteinte périphérique aiguë :

- *vertiges associés à des signes neurovégétatifs* d'intensité en rapport avec l'intensité du vertige (un vertige léger avec vomissements est donc suspect d'une origine centrale);
- *nystagmus périphérique typique* : nystagmus spontané inhibé à la fixation. Le nystagmus est un mouvement des yeux biphasique à ressort : dérive lente des yeux dans un sens suivie d'un mouvement rapide de correction (saccade) en sens inverse, ce dernier définissant le sens du nystagmus. En l'absence de stimulation (au repos), regard droit devant ou légèrement excentré (jusqu'à 30°), la constatation d'un nystagmus est pathologique. Dans les regards latéraux extrêmes, un nystagmus physiologique peut être observé. Chez un sujet endormi, inconscient ou anesthésié, le nystagmus disparaît.

La recherche se fait par vidéonystagmoscopie ou, à défaut, avec des lunettes loupes éclairées (Frenzel) ou non éclairées (Bartels).

Un nystagmus est plutôt **périphérique** (atteinte de l'organe vestibulaire, du nerf et du noyau) :
- quand il est horizonto-rotatoire;
- ne change pas de sens en fonction de la position de l'œil dans l'orbite (regard centré, à droite, à gauche, en haut, en bas);
- est inhibé par la fixation oculaire;
- est globalement proportionnel à l'intensité des symptômes vertigineux.

Un nystagmus est plutôt **central** :
- quand il présente une direction pure;
- change de sens ou de direction en fonction de la position des globes;
- ne concerne qu'un œil ou n'est pas inhibé par la fixation oculaire;
- n'est pas forcément proportionnel à l'intensité des autres symptômes (vertiges, vomissements).

Déviations segmentaires

L'étude de la station assise, debout, voire de la marche — quand elle est possible en toute sécurité — est importante. Elle doit prendre en compte les problèmes orthopédiques, neuropathique et la composante émotionnelle liée au vertige.

On recherche une déviation segmentaire en faveur d'une atteinte labyrinthique. Une déviation dans le sens opposé à celui du nystagmus est classiquement évoquée comme un argument en faveur d'une atteinte périphérique (le patient « montre » son oreille atteinte) :
- *test de Romberg* : les yeux fermés, debout, pieds joints, une latérodéviation ou chute reproductible du côté droit est en faveur d'un déficit vestibulaire droit;
- *épreuve des bras tendus* : assis les bras tendus vers l'avant, dos non appuyé si possible, jambes ballantes sans contact avec le sol ou les bords du lit : une déviation lente des bras de plus de 30° est en faveur d'une atteinte vestibulaire;
- quand les vertiges ont diminué, on peut encore retrouver des déviations segmentaires en sensibilisant les manœuvres avec le *test de Fukuda* : debout, piétinement sur place (50 pas), les yeux ouverts puis fermés. On recherche une rotation lors du piétinement. Une rotation de moins de 60° est considérée comme normale;
- *test de la marche aveugle* : le patient enchaîne plusieurs fois trois pas en avant puis en arrière, yeux fermés. En cas de déviation vestibulaire le patient va dévier en réalisant une marche en étoile (vers la droite en avant, vers la gauche en arrière en cas de déficit vestibulaire droit).

Cependant, une déviation lors du test de Fukuda ou une marche en étoile peut également être d'origine proprioceptive et orthopédique (asymétrie d'appui ou de longueur des membres inférieurs).

En cas de déficit vestibulaire périphérique droit, on observera : un nystagmus spontané horizonto-rotatoire gauche dans toutes les positions du regard, ressenti (= avec vertiges), et des déviations segmentaires vers la droite. L'intensité de ces symptômes diminue progressivement en quelques jours.

III. En dehors de l'urgence

Le vertige est un motif de consultation quotidien aux urgences, mais également fréquent en dehors de l'urgence en médecine générale. Une fois éliminée l'urgence neurologique, l'interrogatoire et l'examen clinique suffisent à préciser le diagnostic dans la majorité des cas. La durée de la ou des crises de vertige est un élément essentiel pour orienter le diagnostic.

Chez l'adulte, l'étiologie la plus fréquente est le vertige positionnel paroxystique bénin (VPPB) ; chez l'enfant, la cause la plus fréquente est la migraine vestibulaire.

A. Vertiges brefs (1 minute ou moins)

1. Vertiges brefs, répétés, positionnels : vertige positionnel paroxystique bénin (VPPB)

Ces vertiges surviennent volontiers chez une femme de plus de 60 ans. C'est la cause la plus fréquente de vertige chez le sujet âgé.

Ceci est à l'origine de vertiges brefs (quelques secondes), rotatoires et violents en tournant la tête dans le lit ou en levant la tête, reproductibles. Entre les épisodes, il n'y a aucune anomalie.

Il n'y a pas de syndrome vestibulaire, pas de signe neurologique, pas de nystagmus spontané.

Le diagnostic est confirmé par l'observation d'un nystagmus *provoqué lors des manœuvres positionnelles*, apparaissant avec une latence, d'intensité croissante puis décroissante (= paroxystique), et durant moins d'une minute, s'inversant lors de la remise en position initiale, et associé à une sensation de vertige.

Son traitement repose sur la réalisation de manœuvres positionnelles spécifiques à chaque canal.

Particularités de ce diagnostic chez le sujet âgé : l'interrogatoire est souvent trompeur ; en effet, le sujet ne décrit pas spontanément le caractère positionnel de ce vertige, réduit souvent à de simples troubles de l'équilibre. Le VPPB est un facteur de risque de chute chez la personne âgée, ce qui justifie sa recherche systématique en cas de troubles de l'équilibre ou chutes, et une prise en charge optimale et précoce.

Manœuvre diagnostique de Dix et Hallpike

B La manœuvre de Dix et Hallpike (figure 7.4) vise à rechercher un VPPB par atteinte des canaux semicirculaires postérieurs droit ou gauche (forme la plus fréquente). Le sujet initialement assis est rapidement amené en décubitus latéral, tête en extension, nez et regard au plafond. En cas de VPPB d'un canal semicirculaire postérieur, un nystagmus vertical supérieur et rotatoire apparaît après quelques secondes de latence, pendant quelques secondes. Il est de type crescendo-decrescendo. Il est accompagné d'un violent vertige. Le nystagmus s'inverse au retour à la position assise. Le décubitus latéral controlatéral ne provoque ni nystagmus ni vertige.

Le traitement repose sur une manœuvre libératoire (par exemple, à partir de la position de Dix et Hallpike droite, une grande et rapide bascule de 180° vers la gauche aboutissant le front contre le matelas : manœuvre de Semont).

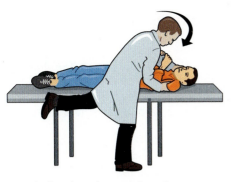
1 - Pas de vertige - pas de nystagmus

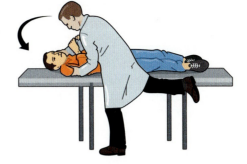
2 - Vertige et nystagmus vertical supérieur et rotatoire

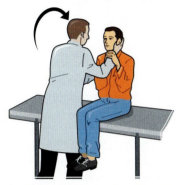
3 - Vertige et inversion du nystagmus

Fig. 7.4. Ⓐ **Manœuvre diagnostique de Dix et Hallpike en cas de VPPB : exemple du canal semicirculaire postérieur droit.**
Illustration : Carole Fumat.

2. Diagnostics différentiels du VPPB

Ⓐ Certaines atteintes centrales peuvent se présenter comme un VPPB (sclérose en plaques, tumeurs de la fosse postérieures, malformation d'Arnold-Chiari…), le plus souvent avec des atypies lors de l'examen en particulier sous VNS (étude fine du nystagmus) ; c'est pourquoi les critères diagnostiques du VPPB sont très stricts.

B. Vertiges de quelques minutes ou quelques heures

1. Vertiges par crises stéréotypées de quelques heures avec signes cochléaires : maladie de Ménière

Ⓑ Le diagnostic repose sur la survenue de crises répétées durant quelques heures, rentrant dans le cadre d'une triade symptomatique. Il s'agit d'un syndrome associant trois symptômes apparaissant et disparaissant dans un laps de temps réduit (la durée de la crise) :
- les vertiges rotatoires de 15 minutes à plusieurs heures avec nausées et vomissements ;
- les signes cochléaires : hypoacousie et acouphènes de tonalité grave unilatéraux du côté de la maladie ;
- la sensation d'oreille bouchée ou de pression dans l'oreille atteinte pendant les crises est assez typique.

La fréquence des vertiges est très variable mais il s'agit de crises à répétition et non pas unique. On ne peut porter le diagnostic avec certitude que devant le caractère récidivant des crises et l'association à des signes cochléaires.

2. Vertiges par crises stéréotypées de quelques heures avec céphalées : migraine vestibulaire

Il s'agit de vertiges de plusieurs heures avec nausées et vomissements, sonophobie et phonophobie, parfois accompagnés de céphalées. On remarque des prodromes à type de malaise. Les patients peuvent décrire des fourmillements du visage et des mains ou des phénomènes visuels (phosphènes, par exemple) pendant la crise. On remarque des antécédents personnels et familiaux de migraine.

La prise en charge est la même que celle de la migraine.

C. Vertige unique et prolongé : le déficit vestibulaire unilatéral aigu de la névrite vestibulaire

🅐 Il s'agit d'une grande crise de vertige rotatoire d'installation brutale, durant plusieurs jours, avec une régression progressive des signes cliniques par compensation centrale — alors que le déficit vestibulaire persiste le plus souvent et peut être révélé par les examens vestibulaires. Il n'y a ni céphalée ni signe cochléaire. L'examen neurologique est normal et seuls les signes d'un déficit vestibulaire unilatéral sont présents (syndrome vestibulaire harmonieux). L'instabilité résiduelle peut persister plusieurs semaines ou mois, surtout en cas de sédentarité. La marche est hésitante, avec des embardées vers le côté atteint, obligeant le patient à prendre appui au début de l'épisode. Puis la gêne à la marche s'estompe et est révélée dans le noir ou sur terrain irrégulier. Il n'y a pas d'élargissement du polygone de sustentation.

Le traitement symptomatique initial permet de réduire l'intensité des symptômes vertigineux afin de stimuler la reprise de l'orthostatisme et des activités habituelles (en dehors de toute activité dangereuse dans le contexte) pour stimuler la compensation vestibulaire. La prescription de kinésithérapie vestibulaire, orientée par les résultats de la vestibulométrie, permettra de favoriser cette compensation. La rééducation vestibulaire doit être débutée précocement. Elle est réalisée par des kinésithérapeutes spécialisés (vestibulaires), il ne s'agit pas d'une rééducation de la marche.

D. Vertige ou instabilité permanente

1. Vertiges récurrents prolongés avec surdité et acouphènes unilatéraux : schwannome vestibulaire

🅑 Tumeur bénigne du nerf vestibulaire, ce diagnostic est évoqué devant un syndrome vestibulaire harmonieux prolongé, pouvant présenter des accès de vertiges aigus associés à une surdité homolatérale au déficit vestibulaire, avec une altération inattendue de l'intelligibilité de la parole (audiométrie vocale). La survenue de vertige n'est pas systématique dans l'histoire naturelle du schwannome vestibulaire. Ce diagnostic est confirmé par la réalisation d'une IRM injectée des conduits auditifs internes.

2. Déficit vestibulaire bilatéral

🅒 Le patient décrit une instabilité permanente majorée par l'obscurité ou la fermeture des yeux. Il décrit typiquement une oscillopsie à la marche l'empêchant de voir net en marchant, des difficultés à faire du vélo et à discuter tout en marchant. Dans les formes sévères ou en aigu, la marche en condition optimale devient hésitante avec des embardées majeures. La cause en est souvent une ototoxicité.

IV. Sémiologie analytique : mener l'interrogatoire d'un patient vertigineux

A L'*interrogatoire* est essentiel et permet le plus souvent de faire le diagnostic.

Chez une personne âgée se présentant pour vertige, l'interrogatoire et l'examen clinique ne diffèrent pas théoriquement de ceux de l'adulte plus jeune. Mais certaines pathologies fréquentes chez les personnes âgées méritent une recherche particulière :
- VPPB ;
- diabète ;
- pathologies cardiovasculaires ;
- pathologies neurologiques ;
- prise de médicaments.

De plus, il convient de systématiquement rechercher l'existence de douleurs ostéoarticulaires, en particulier des membres inférieurs, et de s'assurer d'une correction visuelle optimale.

A. Caractères du vertige

Il est le plus souvent rotatoire. Le sujet se sent tourner comme sur un manège. Il peut préciser le sens de rotation, horaire ou antihoraire. Il peut s'agir plus rarement d'un déplacement linéaire antéropostérieur, latéral ou vertical (chute dans un trou, montée en ascenseur) ou des oscillopsies (instabilité de la vision centrale lors des mouvements, notamment la marche ou la conduite). Il peut être moins bien systématisé : troubles de l'équilibre, sensation d'ébriété, instabilité, tangage.

B. Durée du vertige

Faire préciser la durée des vertiges ou de chaque épisode vertigineux, selon trois catégories :
- quelques secondes ou minutes (par crises : évocateur de VPPB) ;
- quelques minutes ou heures (par crises : évocateur de maladie de Ménière ou, diagnostic différentiels : migraine vestibulaire) ;
- un ou plusieurs jours (alors en général vertige unique correspondant à un grand vertige aigu vu de façon retardée).

Cette catégorisation permet d'orienter rapidement le diagnostic. Il s'agit bien de la durée de chaque crise et non pas de la durée de l'ensemble des plusieurs crises — qui peuvent s'étaler sur plusieurs jours.

C. Circonstances d'apparition

- Le vertige peut être spontané, survenant lorsque le sujet est immobile et au repos.
- Ou le vertige peut être déclenché par des situations qu'il faut rechercher :
  - une prise de position (mise en décubitus latéral droit, gauche, le fait de se lever, de se coucher, de regarder en l'air), évocatrice d'un VPPB ;
  - la rotation rapide de la tête (paroxysmie vestibulaire, déficit canalaire) ;
  - le bruit (effet Tullio) évocateur d'une fistule labyrinthique ;
  - le mouchage ou tout effort à glotte fermée (équivalent de manœuvre de Valsalva) en faveur d'une fistule labyrinthique ;

Un vertige survenant secondairement à un traumatisme crânien ou cervical peut être évocateur de VPPB. Après une activité en hyperextension cervicale (peinture du plafond, lavage des cheveux chez le coiffeur), il convient de rechercher une dissection de l'artère vertébrale.

D. Enveloppe évolutive

On distingue :
- la grande crise vertigineuse unique (évocatrice de névrite vestibulaire) ;
- la répétition de plusieurs épisodes vertigineux :
  - date de la première crise ? de la dernière crise ?
  - fréquence approximative (nombre par semaine, par mois ou par année) ?
- le vertige permanent (souvent à type d'instabilité ou de tangage) ;
- Les vertiges en deux temps, évocateurs d'une cause vasculaire (comme l'AVC suivant l'AIT).

E. Symptômes associés

- *Troubles cochléaires* : acouphènes et/ou surdité, plénitude d'oreille ; il faut noter leur côté et le moment de leur apparition par rapport au vertige.
- *Troubles neurovégétatifs* : nausées et vomissements, pâleur, sueurs, diarrhée.
- *Douleur*, dont il faut coter l'intensité :
  - céphalées : il faut préciser leurs caractères (localisation, durée, chronologie par rapport aux crises), rechercher des critères de migraine et les signes d'hypertension intracrânienne ;
  - cervicalgies : des douleurs de la nuque ne sont pas rares en cas de déficit labyrinthique ; elles sont en rapport avec un raidissement réflexe des muscles cervicaux pour stabiliser le regard. Ces douleurs sont peu intenses et irradient dans la région occipitale. Une cervicalgie intense, unilatérale spontanée ou de surcroît dans un contexte de traumatisme même léger est évocatrice d'une dissection de l'artère vertébrale.
- *Sonophobie, photophobie, fourmillement du visage et des membres concomitants* : ils évoquent un équivalent migraineux.
- *Signes neurologiques* évoquant une atteinte cérébelleuse, une sclérose en plaques ou une atteinte vasculaire du tronc, en fonction du contexte et de leur association :
  - maladresse de la main (boutonner sa chemise, écrire) évoquant une dysmétrie cérébelleuse ;
  - troubles moteurs ou sensitifs ;
  - diplopie ou baisse de l'acuité visuelle évoquant une anomalie des paires crâniennes.

F. Retentissement

Il faudra rechercher une profession à risque de complication du vertige (plongeur-sauveteur, couvreur, conducteur ; NB : la conduite est contre-indiquée jusqu'au diagnostic précis et normalisation fonctionnelle).

Évaluer le type d'habitation pour mesurer le risque de chute, la qualité de l'entourage pour juger de la possibilité de l'accompagnement à domicile, en particulier pour les personnes âgées.

Enfin, l'impact sur la vie quotidienne est important pour la stratégie thérapeutique.

G. Antécédents

Les antécédents suivants seront recherchés :
- en faveur d'une origine vestibulaire :
  - otologiques : chirurgie, VPPB déjà traité ;
  - infectieux : méningite, otite, maladie de Lyme, herpès ;
  - traumatique : traumatisme crânien, barotraumatisme (avion, plongée…) ;
- en faveur d'un diagnostic différentiel :
  - vasculaires : HTA, cardiopathie, artériopathie ;
  - neurologiques : AVC, sclérose en plaques ;
  - traumatique : traumatisme crânien avec perte de connaissance ; trauma cervical ;
  - médicamenteux (hypotenseurs, neuroleptiques, ototoxiques…) ;
  - infectieux : VIH.

Chez les personnes âgées particulièrement, l'association d'hypotenseurs, d'anxiolytiques et de somnifères, dépresseurs des voies vestibulaires, aboutit immanquablement à des troubles de l'équilibre : une révision de l'ordonnance doit être discutée.

H. Examen clinique

1. Examen otoneurologique

- Recherche d'un syndrome vestibulaire harmonieux comme décrit supra avec déviations du côté lésionnel et nystagmus battant vers le côté opposé. Tout élément discordant doit faire évoquer un diagnostic différentiel à une atteinte de l'oreille interne.
- Recherche de signes neurologiques notamment d'atteinte de la fosse postérieure (cf. supra).

2. Otoscopie et examen de la sphère ORL

L'examen de la sphère ORL est systématique, en particulier l'otoscopie à la recherche d'une infection, d'un cholestéatome, d'une tumeur ou d'un traumatisme. Il est intéressant d'utiliser un otoscope pneumatique pour rechercher un signe de la fistule (nystagmus ou déviations segmentaires induites par la compression du conduit auditif externe).

3. Vidéonystagmoscopie

Pour l'examen des yeux à la recherche d'un nystagmus spontané ou provoqué par les manœuvres, un masque de vidéonystagmoscopie facilite l'examen précis des mouvements oculaires : absence de fixation, grossissement, enregistrement.

V. Examens complémentaires

B Les examens complémentaires sont systématiques lors d'un premier bilan de vertiges ou en cas de changement des caractères sémiologiques du vertige déjà connu.

Aucun examen ne permet d'avoir une vue complète de l'oreille interne. La conjonction de plusieurs tests est recommandée pour pouvoir juger du fonctionnement des différents capteurs périphériques.

En cas de suspicion d'atteinte neurologique, ces examens complémentaires ne doivent pas faire retarder la réalisation des examens d'imagerie nécessaires au diagnostic étiologique.

A. Examens audiologiques

Les examens audiologiques sont indispensables. Ils permettent de découvrir une atteinte cochléaire associée. Ils comprennent un examen audiométrique tonal pour différencier une surdité de transmission d'une surdité de perception, un examen audiométrique vocal pour mettre en évidence une surdité de perception rétrocochléaire en faveur d'un schwannome vestibulaire (altération majeure de la courbe d'audiométrie vocale reflétant une mauvaise compréhension de la parole, avec courbe en cloche).

B. Vestibulométrie

1. Vidéonystagmographie

La vidéonystagmographie (VNG) permet l'enregistrement des nystagmus : spontanés dans l'obscurité, pendant la fixation oculaire, ou positionnels ou lors des stimulations vestibulaires caloriques ou rotatoires. Il permet de tester séparément les réponses de l'oreille droite par rapport à la gauche et par rapport à des valeurs normales : définition du côté et quantification d'un déficit vestibulaire.

2. VHIT (Video Head Impulse Test)

Il s'agit de la version filmée avec enregistrement à la recherche de saccades oculaires lors de la manœuvre d'Halmagyi, décrite plus haut, testant, cette fois, les six canaux semicirculaires (horizontaux et verticaux), avec mesure du gain du réflexe vestibulo-oculaire (RVO).

Ce test rapide fait de plus en plus partie intégrante de l'examen courant ORL, comme l'audiométrie. Il permet de diagnostiquer des atteintes vestibulaires totales ou partielles (comme dans le vieillissement vestibulaire).

C. Examens radiologiques

(Il s'agit des recommandations de la SFORL.)

Une IRM cérébrale avec injection de gadolinium, associée à l'étude des troncs supra-aortiques pour ne pas méconnaître une atteinte vertébrale, est indiquée devant :
- un test de HINTS évocateur d'une atteinte centrale ;
- un syndrome vestibulaire aigu dysharmonieux ;
- la survenue secondaire d'éléments neurologiques associés au syndrome vestibulaire aigu ;
- le bilan initial d'une migraine vestibulaire, particulièrement en cas de première crise de céphalées avec atypies de l'examen ;
- un VPPB atypique ou persistant malgré plusieurs manœuvres ;
- une première crise de vertige chez l'enfant.

Chez la personne âgée, des atypies de l'examen vestibulaire doivent faire réaliser une IRM cérébrale à la recherche de stigmates d'AVC anciens ayant pu passer inaperçus et dont la prise en charge, en prévention de la récidive, doit être discutée en fonction de l'état général et des comorbidités.

En cas de déficit vestibulaire persistant ou en cas de suspicion de schwannome vestibulaire (surdité de perception unilatérale ou asymétrique), une IRM avec injection de gadolinium, centrée sur les conduits auditifs internes et l'angle pontocérébelleux est indiquée sans urgence.

En cas de signe otologique, une TDM des rochers recherchera les signes d'un cholestéatome, et fera le bilan anatomique des lésions. Il pourra être complété d'une IRM avec séquences de diffusion pour discriminer un cholestéatome d'une otite chronique avec épanchement.

Un VPPB résolutif après une ou deux manœuvres ne nécessite pas d'exploration radiologique.

VI. Prise en charge

A. Traitement symptomatique du vertige et traitements de fond

B Le traitement symptomatique des vertiges repose sur le traitement médicamenteux :
- par un antivertigineux mineur peu sédatif de type acétyl-leucine ;
- par un antiémétique.

En cas d'inefficacité du traitement ambulatoire ou d'impossibilité de prendre les traitements pers os : il est proposé une hospitalisation et le relais en intraveineux de l'antivertigineux et des antiémétiques. Les corticoïdes sont souvent utilisés.

C Dans les vertiges récurrents, un traitement de fond vise à limiter le nombre et l'intensité des crises :
- bétahistine dans la maladie de Ménière ;
- antimigraineux dans les migraines vestibulaires.

B. Traitement étiologique

1. Vertiges positionnels paroxystiques bénins (VPPB)

B Le VPPB peut régresser spontanément. Le traitement médicamenteux n'a pas d'intérêt puisque les symptômes sont paroxystiques. Les diverses manœuvres libératoires, adaptées au canal atteint, permettent une guérison très rapide dans la majorité des cas. Pour le VPPB du canal postérieur, les manœuvres les plus pratiquées sont :
- la manœuvre de Semont-Toupet (figure 7.5) ;
- la manœuvre d'Epley (figure 7.6).

Les VPPB des autres canaux peuvent également être traités par des variantes des manœuvres décrits ci-dessus en tenant compte de leur géométrie dans l'espace.

Les récidives de VPPB (20 % la première année) sont traitées de la même manière que la première crise.

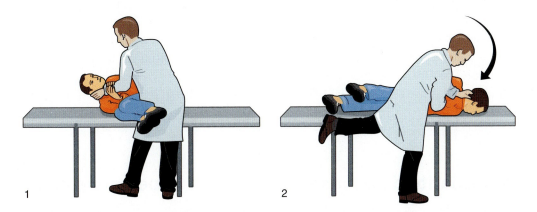

Fig. 7.5. **B** Manœuvre thérapeutique de Semont-Toupet pour un VPPB du canal postérieur droit.
1. Position de départ en Dix-Hallpike droit, attendre la disparition complète du nystagmus et du vertige. 2. Position d'arrivée front contre le matelas, un vertige est ressenti, attendre la disparition complète du vertige avant un retour assis lent sans incliner la tête.
Illustration : Carole Fumat.

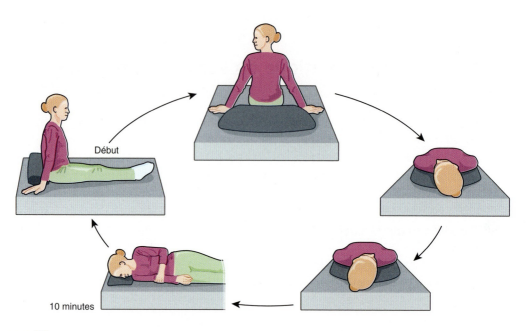

Fig. 7.6. **B** Manœuvre de Epley pour un VPPB du canal postérieur droit.
Illustration : Carole Fumat.

2. Névrite vestibulaire

- **C** La compensation passe par la reprise aussi précoce que possible des activités : patient assis, puis remise en orthostatisme et reprise de la marche puis des activités quotidiennes et sportives.
- La kinésithérapie vestibulaire est à débuter précocement car elle améliore la compensation.

C. Rééducation vestibulaire

B Le kinésithérapeute intervient sur prescription médicale qui peut préciser le nombre de séances souhaitées. Il réalise un bilan initial fonctionnel et propose des techniques de rééducation adaptée, soumis à accord préalable de remboursement par la CPAM.

L'objectif de la prise en charge est, suivant la cause :
- le traitement étiologique du VPPB par la réalisation de manœuvres thérapeutiques (une à deux séances);
- favoriser la compensation en cas de déficit vestibulaire unilatéral aigu (névrite, fracture du rocher…) (dix à douze séances);
- ou l'habituation aux symptômes dans les vertiges récurrents (hors crises).

D. Particularité de la prise en charge de la personne âgée

1. Particularités du sujet âgé : pathologie vertigineuse et marche

A Toutes les causes de vertiges existant chez le sujet plus jeune peuvent être retrouvées chez la personne âgée. Cependant, la sémiologie vestibulaire d'une personne âgée peut être trompeuse, voire parfois paucisymptomatique avec pour simple plainte une sensation d'instabilité, un trouble de la marche. Il faut alors précisément interroger le patient à la recherche de signes évocateurs d'une atteinte vestibulaire. Les personnes âgées sont les plus touchées par la survenue de **VPPB**.

La **presbyvestibulie** est le vieillissement progressif de la fonction vestibulaire, caractérisé par une diminution progressive et symétrique des gains du réflexe vestibulo-oculaire. C'est également un facteur de risque de chute.

La personne âgée peut également présenter un **syndrome postural phobique**, décrivant des vertiges et une incapacité à marcher seule avec équilibre, alors que les symptômes s'amendent par l'appui contre une tierce personne ou une aide technique.

B La marche de la personne âgée peut être impactée par ces événements vestibulaires, avec une dégradation des capacités de réaction au déséquilibre (presbyvestibulie), voire la survenue de déséquilibre induit par un VPPB ; mais aussi par les adaptations posturales prises dans les mouvements (mouvements plus lents, rigidité cervicale, écartement des bras à la marche ou recherche d'un appui).

La rééducation vestibulaire permet de renforcer les entrées sensorielles encore fonctionnelles impliquées dans l'équilibration (proprioception, vision, vestibule).

2. Prise en charge multidisciplinaire

C La prise en charge est multidisciplinaire (podologue, kinésithérapeute, ophtalmologue, gériatre) et repose sur :
- la recherche et le traitement de toute cause modifiable de chute :
  - un VPPB ;
  - des interactions médicamenteuses ;
  - une hypotension orthostatique ;
  - une omission vestibulaire (sous utilisation des entrées vestibulaires pourtant fonctionnelles) ;
  - une pathologie ostéoarticulaire, un chaussage inadapté ;
  - une atteinte visuelle ;
  - une atteinte auditive ;
- la réassurance, la stimulation et l'entraînement physique ;
- la recherche de signes de dépression, anxiété, de troubles du sommeil ;
- la rééducation par kinésithérapie adaptée aux besoins :
  - proprioceptive ;
  - vestibulaire ;
- la correction de potentielles carences :
  - protéique ;
  - vitaminique.

Points clés

- **A** Face à un vertige : rechercher des signes neurologiques, des céphalées ou cervicales intenses et réaliser le test de HINTS afin de dépister une atteinte centrale à prendre en charge en urgence (AVC vertébrobasilaire, dissection de l'artère vertébrale).
- Le diagnostic étiologique du vertige est évoqué à la fin de l'interrogatoire et sera confirmé par l'examen clinique.
- Un syndrome vestibulaire harmonieux associe des déviations segmentaires du côté de l'oreille atteinte et un nystagmus battant vers le côté controlatéral.
- Face à des crises de vertiges brefs, se reproduisant aux changements de position : penser au VPPB, cause la plus fréquente de vertige.
- Face à un vertige prolongé de plusieurs jours sans signe cochléaire : penser au déficit vestibulaire unilatéral aigu idiopathique : névrite vestibulaire.

CHAPITRE 8

ITEM 110
Troubles du sommeil de l'enfant et de l'adulte

I. Épidémiologie
II. Aspects cliniques
III. Examen clinique
IV. Examens paracliniques
V. Traitement

Situations de départ
- **21**. Asthénie.
- **25**. Hypersudation.
- **135**. Troubles du sommeil, insomnie ou hypersomnie.
- **156**. Ronflements.

Hiérarchisation des connaissances

Rang	Rubrique	Intitulé	Descriptif
A	Définition	Connaître l'architecture du sommeil normal de l'adulte, rythme veille-sommeil*	
A	Définition	Sommeil normal : spécificités pédiatriques*	
A	Prise en charge	Conseils d'hygiène du sommeil*	
A	Définition	Savoir identifier et définir un trouble du sommeil chez l'enfant et chez l'adulte*	Hypersomnolence, insomnie, parasomnie
A	Étiologie	Connaître les principales étiologies des troubles du sommeil*	Hypersomnolence, insomnie, parasomnie
B	Prise en charge	Connaître les principes de la prise en charge des troubles du sommeil chez l'adulte et l'enfant*	
A	Prise en charge	Connaître la prévention des troubles du sommeil chez l'adulte et l'enfant*	
B	Diagnostic positif	Connaître le principal diagnostic différentiel de l'insomnie chronique*	
A	Examens complémentaires	Connaître le bilan et la conduite à tenir devant une insomnie*	Interrogatoire, agenda de sommeil, actimétrie et polysomnographie
A	Prise en charge	Connaître les principales règles d'hygiène pour lutter contre l'insomnie*	Le jour, le soir et la nuit
B	Diagnostic positif	Savoir identifier une hypersomnolence*	Par l'interrogatoire, l'échelle d'Epworth, les techniques instrumentales de l'EEG

Rang	Rubrique	Intitulé	Descriptif
B	Diagnostic positif	Connaître les signes cliniques du syndrome des jambes sans repos et des mouvements périodiques du sommeil*	Cf. item jambes sans repos
A	Définition	Connaître la définition d'un syndrome d'apnées du sommeil (SAS)	
B	Prévalence, épidémiologie	Connaître l'importance du SAS sur le plan épidémiologique	
A	Étiologie	Connaître les facteurs de risque de SAS et les comorbidités/complications associées	
B	Prise en charge	Connaître les conséquences du SAS dans l'activité professionnelle et leurs implications pour la vie professionnelle*	
A	Diagnostic positif	Connaître les signes cliniques évocateurs de syndrome d'apnées obstructives du sommeil (SAOS) de l'adulte	
B	Définition	Connaître les signes évocateurs d'un SAOS de l'enfant	
B	Examens complémentaires	Connaître les modalités d'évaluation du SAS	Polygraphie respiratoire et polysomnographie
B	Prise en charge	Connaître les principes du traitement du SAS	Pression positive continue et orthèse mandibulaire
A	Diagnostic positif	Connaître les signes cliniques révélant une hypertrophie obstructive des végétations adénoïdes de l'enfant	
A	Diagnostic positif	Connaître les signes cliniques révélant une hypertrophie amygdalienne obstructive de l'enfant	
A	Contenu multimédia	Photographies d'un exemple typique d'hypertrophie amygdalienne obstructive	

A La pathologie obstructive pharyngée de l'enfant, grande pourvoyeuse de troubles du sommeil de l'enfant, est traitée avec l'ITEM 149 au chapitre 11, « Angines de l'adulte et de l'enfant et rhinopharyngites de l'enfant » (indications de l'adénoïdectomie et de l'amygdalectomie).

Les troubles du sommeil de l'adulte sont largement dominés par le ronflement simple et le syndrome d'apnées obstructives du sommeil (SAOS). Le rétrécissement puis le collapsus de la voie aérienne supérieure générateur de cette pathologie sont dus à un déséquilibre entre les forces dilatatrices des voies aériennes supérieures (VAS) et celles qui tentent à les collaber. Le gradient de pression transmural dépend de trois facteurs :
- la pression intraluminale ;
- la pression péritissulaire induite par les muscles dilatateurs pharyngés ;
- le poids des tissus mous.

Le SAOS se définit par une somnolence diurne excessive et/ou par un index d'apnées-hypopnées (IAH) supérieur à 5 par heure, l'apnée étant déterminée par un arrêt respiratoire de plus de 10 secondes et l'hypopnée par une diminution du flux aérien de plus de 50 % pendant plus de 10 secondes.

I. Épidémiologie

B Le ronflement simple, permanent et intermittent touche 30 à 40 % de la population adulte française.

Pour le SAOS, il existe une prédominance masculine nette. La prévalence de la maladie est de 2 % chez une femme contre 4 % pour l'homme. Le SAOS sévère avec un index d'apnées-hypopnées supérieur à 30 par heure est associé à une mortalité accrue, en particulier chez le sujet âgé de moins de 50 ans. Certains facteurs anatomiques, tels que l'obésité et les anomalies anatomiques cranio-faciales, sont des facteurs de risque de survenue de la maladie.

II. Aspects cliniques

🅐 La circonstance de découverte la plus fréquente d'un syndrome d'apnées du sommeil est un ronflement gênant socialement. Plus rarement, il peut s'agir d'apnées décrites par le conjoint, d'une hypersomnolence diurne ou d'un bilan réalisé dans le cadre d'une autre pathologie susceptible d'être aggravée par le SAOS. Concernant les symptômes diurnes, on trouve :
- somnolence diurne excessive, avec des épisodes de sommeil involontaire perturbant de façon variable la vie sociale ou professionnelle. La sévérité de l'hypersomnolence diurne est évaluée par un questionnaire d'autoévaluation : l'échelle de type Epworth ;
- asthénie.

L'obésité constitue un facteur de risque important.

L'interrogatoire vise trois objectifs : recenser les symptômes, évaluer le retentissement social, rechercher des comorbidités.

Recenser les symptômes pouvant faire suspecter un syndrome d'apnées du sommeil

Face à un ronflement, il faut recenser les symptômes pouvant faire suspecter un syndrome d'apnées du sommeil ou une autre pathologie du sommeil.

Les *symptômes nocturnes* sont les suivants :
- ronflements ;
- arrêts respiratoires (décrits par le conjoint) ;
- polyurie ;
- éveils en sursaut.

Concernant les *symptômes diurnes*, on trouve :
- **somnolence diurne excessive**, qui doit être mesurée par une échelle de type Epworth ;
- asthénie ;
- céphalées matinales ;
- état dépressif ;
- diminution de la libido ou impuissance sexuelle ;
- marginalisation sociale ou professionnelle.

On recherchera enfin des éléments en faveur d'une autre pathologie du sommeil associée à un syndrome d'apnées du sommeil ou un ronflement simple :
- fourmillements dans les jambes et coups de pied au conjoint (syndrome des jambes sans repos) ;
- bruxisme ;
- hallucinations nocturnes ;
- sensation de paralysie éveillante ;
- narcolepsie.

Évaluer le retentissement social du ronflement

🅒 La doléance sociale du ronflement est un motif principal de consultation ; elle nécessite d'évaluer le couple — notion difficile liée à la dimension subjective et psychologique du couple.

On s'attachera à rechercher d'autres témoins de la gêne sociale et à évaluer les mesures d'évitement déjà mises en place : boules Quiès, chambre à part.

Rechercher des comorbidités susceptibles d'aggraver le syndrome d'apnées du sommeil

Ⓐ Il convient également de rechercher des signes des comorbidités pour lesquels le syndrome d'apnées du sommeil est un facteur d'aggravation :
- facteurs de risque vasculaire : HTA, diabète, dyslipidémie ;
- insuffisance respiratoire susceptible d'être aggravée par un SAOS par un mécanisme de recouvrement ;
- obésité familiale ;
- antécédents familiaux de ronflement et de syndrome d'apnées du sommeil liés à une dysmorphose cervicofaciale.

III. Examen clinique

Les antécédents chirurgicaux doivent être notés, en particulier ORL ou orthodontiques :
- amygdalectomie ;
- traitement d'une obstruction nasale ;
- traitement orthodontique avec extractions dentaires.

L'examen clinique apprécie la morphologie générale et cervicofaciale, à la recherche d'un rétrognathisme ou d'un affaissement de l'angle cervicomentonnier. Le poids et la taille sont notés pour déterminer l'indice de masse corporelle (IMC).

Il permet d'évaluer :
- une hypertrophie du voile mou du palais et/ou des amygdales ;
- une macroglossie ;
- une obstruction nasale (en s'aidant d'une fibroscopie) ;
- l'état dentaire et l'articulé dentaire, évalués à la recherche d'une rétroposition mandibulaire : un articulé dentaire en classe II s'associe souvent au syndrome d'apnées du sommeil ; la propulsion mandibulaire sera évaluée en vue d'un traitement par orthèse dentaire.

Une fibroscopie ORL est systématiquement réalisée.

Au terme de ce bilan clinique, un SAOS peut être suspecté, mais son authentification nécessite des examens paracliniques complémentaires.

IV. Examens paracliniques

Ⓑ Tout ronfleur, avec ou sans SAOS en intention de traiter, doit bénéficier d'un enregistrement du sommeil.

L'enregistrement évalue le ronflement, la ventilation et le sommeil.

L'évaluation du sommeil nécessite un enregistrement électroencéphalographique et fait appel à une polysomnographie coûteuse et difficile d'accès. C'est pourquoi l'examen de référence utilisé en pratique quotidienne est la *polygraphie ventilatoire ambulatoire*. Cet examen évalue :
- le débit respiratoire buccal et nasal grâce à des lunettes nasales ;
- les efforts respiratoires grâce à des jauges de contraintes sous la forme de sangles thoracoabdominales ;
- la saturation en oxygène par un saturomètre.

ITEM 110 Troubles du sommeil de l'enfant et de l'adulte

On y associe fréquemment une évaluation du ronflement et de la position corporelle.

La polysomnographie est réservée au patient présentant une dissociation entre les données de la clinique et les résultats de la polygraphie ventilatoire ou bien en cas de suspicion d'une pathologie du sommeil associée, telle que syndrome des jambes sans repos, narcolepsie ou insomnie.

Au terme de ce bilan clinique et paraclinique, quatre situations diagnostiques sont possibles. Il peut s'agir :
- d'un SAOS sévère avec un index d'apnées-hypopnées supérieur à 30 par heure ;
- d'un SAOS modéré avec un index d'apnées-hypopnées supérieur à 15 et inférieur à 30 par heure ;
- d'un SAOS léger avec un index d'apnées-hypopnées supérieur à 5 et inférieur à 15 par heure ;
- d'un ronflement simple sans événement obstructif respiratoire.

Le ronflement aura été évalué en termes de durée, et un facteur positionnel aura été recherché.

V. Traitement

A. Traitement du ronflement simple

🅐 Des règles hygiénodiététiques ainsi qu'une décroissance pondérale seront instituées en première intention.

🅒 Si un traitement postural est indiqué sur l'examen du sommeil, il sera utilisé.

Le traitement du ronflement repose ensuite soit sur l'utilisation d'une orthèse dentaire de propulsion mandibulaire à port nocturne, soit sur un traitement chirurgical du vibrateur vélaire avec radiofréquence ou laser, en ambulatoire sous anesthésie locale. Dans tous les cas, il faut éviter des séquelles iatrogéniques pour le traitement d'une gêne sociale non pathologique.

B. Traitement du SAOS sévère (IAH > 30/h)

🅑 Le traitement de référence est la ventilation à pression positive continue nocturne avec le port d'un masque nasal ou facial et narinaire.

Après prescription, la mise en place du traitement est effectuée par un prestataire de services avec une première période d'essai transitoire de 3 mois. Le principe est de ventiler le patient à pression positive continue, le plus souvent autopilotée, s'adaptant à l'importance de l'obstacle sur les voies aériennes supérieures.

Le port minimum nocturne pour être efficace et pris en charge par la caisse primaire d'assurance maladie doit être de 3 heures et demie et le traitement doit être mené à vie.

En cas d'échec et si l'état dentaire le permet, une orthèse dentaire de propulsion mandibulaire est indiquée. Son efficacité doit être contrôlée par une polygraphie ventilatoire. Ce traitement peut, à long terme, entraîner des déplacements dentaires qui doivent être notés. Il nécessite donc un suivi régulier.

🅒 La chirurgie reste la troisième voie thérapeutique, indiquée en particulier chez le sujet jeune. Contrairement aux deux autres traitements prothétiques, il s'agit du seul traitement radical possible de la maladie. Elle est réservée aux échecs des autres traitements ou s'il existe des anomalies morphologiques évidentes, telles qu'une hypertrophie des amygdales ou une rétrusion mandibulaire.

Les techniques chirurgicales sont multiples et les résultats variables. La pratique d'une endoscopie sous sommeil induit préalablement à la chirurgie permet de mieux localiser le site obstructif à corriger et d'augmenter le taux de succès. Le traitement chirurgical nécessite un contrôle de son efficacité par un enregistrement du sommeil. Il est contre-indiqué lorsque l'IMC est supérieur à 30.

C. Traitement du SAOS léger ou modéré (IAH = 5–30/h)

B Le traitement fait appel aux orthèses dentaires.

C Les traitements chirurgicaux peuvent être réalisés.

Le suivi des syndromes d'apnées du sommeil traités doit être régulier, à un rythme annuel. La croissance pondérale ou le vieillissement sont des facteurs d'aggravation de la maladie. Le suivi est clinique et aidé d'une polygraphie ventilatoire en cas de réapparition ou d'aggravation des symptômes de la maladie.

Syndrome d'apnées obstructives du sommeil de l'enfant

B Le syndrome d'apnées obstructives du sommeil (SAOS) de l'enfant est un trouble respiratoire nocturne qui touche 2 à 3 % des enfants âgés entre 1 et 9 ans.

C Il peut survenir à tout âge mais est plus fréquent durant la période préscolaire car c'est le moment où les tonsilles palatines (amygdales) et les tonsilles pharyngiennes (végétations adénoïdes) sont les plus volumineuses comparativement à la taille des VADS.

Symptômes évocateurs

A Les éléments à rechercher à l'interrogatoire sont :
- un ronflement fréquent ;
- une respiration bruyante ;
- des gasps, râles, pause respiratoire avec reprise inspiratoire bruyante, épisodes d'apnées observés (enregistrement vidéo par smartphone), énurésie nocturne (particulièrement secondaire, après 6 mois de continence) ;
- des épisodes de cyanose ;
- des sueurs nocturnes ;
- des céphalées au réveil ;
- une somnolence diurne ;
- des siestes trop longues > 2 heures 30 ;
- des fausses routes lors de l'alimentation, une mastication lente ;
- un trouble de l'attention et hyperactivité ;
- des problèmes d'apprentissage et de mémoire ;
- des maladies associées : asthme, malformations craniofaciales, trisomies 21, maladies neuromusculaires ou pulmonaires chroniques.

L'utilisation d'un questionnaire validé (Spruyt-Gozal) permet d'évaluer la sévérité du SAHOS.

L'examen physique comporte :
- un calcul de l'IMC ;
- une évaluation de la respiration (bouche ouverte ? obstruction nasale ? faciès adénoïdien ?) ;
- l'évaluation de l'hypertrophie de la base de langue :
  - **B** classification de Mallampati (figure 8.1) ;
- l'évaluation du volume amygdalien :
  - **B** classification de Friedmann (figure 8.2) ;
    - stade 1 : amygdales contenues entre les piliers ;
    - stade 2 : amygdales franchissant à peine les piliers ;

- stade 3 : amygdales franchissant nettement les piliers sans être jointives ;
- stade 4 : amygdales jointives ;
• une nasofibroscopie, évaluant la taille des végétations, l'aspect et la mobilité du pharyngolarynx ;
• la recherche d'un palais ogival, d'une micrognathie, rétrognathie, endognathie maxillaire.

Diagnostic

Ⓐ Le diagnostic repose sur l'interrogatoire et l'examen clinique, permettant d'identifier le ou les sites obstructifs (figure 8.3) et leurs conséquences cliniques. La recherche de pathologies associées permet d'adapter le traitement aux situations particulières. La réalisation d'un enregistrement polysomnographique n'est pas systématique en cas de signes respiratoires diurnes et nocturnes, chez les enfants avec hypertrophie adéno-amygdalienne marquée, ou moins marquée chez les enfants en surpoids avec somnolence diurne excessive.

Ⓑ Le diagnostic de certitude repose sur l'enregistrement du sommeil qui est réalisé soit à la maison (polygraphie nocturne, possible chez le grand enfant) soit en hospitalisation (polysomnographie qui comprend un électroencéphalogramme et un enregistrement vidéo du sommeil en plus de la polygraphie). Ces examens permettent de mesurer l'index d'apnées hypopnées obstructives (IAHO). Un IAO > 1/h ou IAHO > 1,5/h est pathologique chez l'enfant. Un IAHO > 5/h est associé à des difficultés d'apprentissage.

En cas de discordance entre un SAHOS confirmé et l'examen clinique (absence d'hypertrophie adénoïdo-amygdalienne), une exploration morphologique sous sommeil induit peut être réalisée.

Traitement

L'adénoïdo-amygdalectomie est le traitement de référence du SAHOS de l'enfant présentant une hypertrophie adénoïdo-amygdalienne.

En l'absence d'hypertrophie adéno-amygdalienne ou en cas de persistance du SAHOS après adéno-amygdalectomie, on pourra proposer une ventilation à pression positive continue. Elle consiste en l'application par un masque d'une pression positive permettant la levée mécanique de l'obstacle respiratoire.

Ⓒ La perte de poids chez les enfants obèses permet souvent de faire diminuer le SAOS. Elle est rarement suffisante lorsqu'elle est appliquée seule et se fait de façon progressive, ne permettant pas de surseoir à l'adéno-amygdalectomie ou à la ventilation en pression positive. Elle est souvent associée à ces deux mesures.

La polygraphie n'est indiquée avant une adénoïdo-amygdalectomie pour SAHOS que si l'examen clinique est discordant, le risque opératoire élevé ou s'il existe un doute sur l'efficacité du traitement lié à la présence d'une pathologie sous jacente et/ou associée, pouvant être responsable ou aggraver le SAHOS.

Conclusion

Ⓐ Le SAOS est une pathologie fréquente de l'enfant pouvant avoir des conséquences importantes sur son état général. Son diagnostic repose sur un faisceau d'arguments d'interrogatoire et d'examen clinique qui doivent être recherchés de manière systématique lors de chaque consultation de pédiatrie. L'amygdalectomie associée à l'adénoïdectomie constitue le traitement de référence chez les enfants porteurs d'une hypertrophie adéno-amygdalienne.

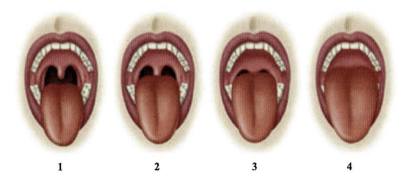

Fig. 8.1. Ⓐ **Classification de Mallampati.**
Source : Clinical diagnosis G. Aubertin, C. Schröder, F. Sevin, F. Clouteau, M.-D. Lamblin, M.-F. Vecchierini. Obstructive sleep apnea-hypopnea syndrome in children : Médecine du sommeil (2017) 14, 68–76. Elsevier Masson SAS. Tous droits réservés.

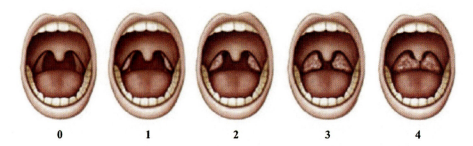

Fig. 8.2. Ⓐ **Classification de Friedman.**
Source : Clinical diagnosis G. Aubertin, C. Schröder, F. Sevin, F. Clouteau, M.-D. Lamblin, M.-F. Vecchierini. Obstructive sleep apnea-hypopnea syndrome in children : Médecine du sommeil (2017) 14, 68–76. Elsevier Masson SAS. Tous droits réservés.

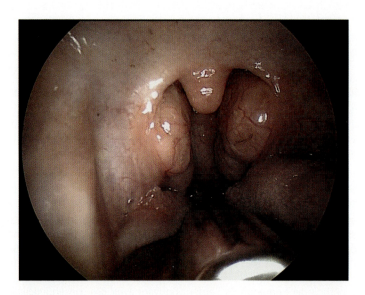

Fig. 8.3. Ⓐ **Hypertrophie obstructive des tonsilles palatines chez un enfant de 4 ans. Les tonsilles sont proches de la ligne médiane et touchent la luette.**

> **Points clés**
> - Le SAOS associe des signes nocturnes et des signes diurnes.
> - Les apnées obstructives de l'adulte sont une cause de fatigue diurne avec hypersomnolence diurne. Cette fatigue diurne peut manquer chez l'enfant.
> - Le SAOS se définit par une somnolence diurne excessive et/ou par un index d'apnées-hypopnées (IAH) supérieur à 5 par heure.
> - Les comorbidités aggravant la morbidité du syndrome d'apnées du sommeil sont à rechercher, l'obésité constituant un facteur de risque important.
> - Chez l'enfant : la première cause de SAOS est l'hypertrophie adéno-amygdalienne, traitée en première intention par l'adéno-amygdalectomie.

CHAPITRE 9

ITEM 241
Goitres, nodules thyroïdiens et cancers thyroïdiens

I. Généralités sur la thyroïde
II. Définition du goitre et de ses différents types
III. Exploration de la thyroïde
IV. Principales étiologies des goitres et leur prise en charge
V. Les différents types de cancers de la thyroïde

Situations de départ

- **16**. Adénopathies unique ou multiples.
- **146**. Dysphonie.
- **148**. Goitre ou nodule thyroïdien.
- **158**. Tuméfaction cervico-faciale.
- **225**. Découverte d'une anomalie cervico-faciale à l'examen d'imagerie médicale.
- **231**. Demande d'un examen d'imagerie.
- **232**. Demande d'explication d'un patient sur le déroulement, les risques et les bénéfices attendus d'un examen d'imagerie.
- **233**. Identifier/reconnaître les différents examens d'imagerie (type, fenêtre, séquences, incidences, injection).
- **238**. Demande et préparation aux examens endoscopiques (bronchiques, digestifs).

Objectifs pédagogiques

Rang	Rubrique	Intitulé	Descriptif
A	Définition	Définition du goitre	Définir un goitre et ses différents types
A	Examens complémentaires	Connaître l'indication des examens d'imagerie devant un goitre, des nodules	
B	Éléments physiopathologiques	Connaître les principaux facteurs favorisants de goitre, de nodules, de cancer	Iode, tabac, lithium…
A	Diagnostic positif	Connaître les trois principaux diagnostics étiologiques de goitres	Basedow, Hashimoto, thyroïdite subaiguë de De Quervain
A	Diagnostic positif	Connaître les trois principales complications évolutives d'un goitre	Hyperthyroïdie, compression, cancer

ORL
© 2022, Elsevier Masson SAS. Tous droits réservés

Rang	Rubrique	Intitulé	Descriptif
A	Examens complémentaires	Connaître les examens complémentaires à réaliser en première intention en présence d'un goitre	TSH, échographie…
A	Définition	Connaître la définition d'un nodule thyroïdien	
A	Diagnostic positif	Connaître les deux problématiques à résoudre en présence d'un nodule thyroïdien	Sécrétant ? Malin ?
A	Diagnostic positif	Connaître les éléments de l'interrogatoire et de l'examen clinique permettant la découverte et l'évaluation initiale d'un nodule	
A	Examens complémentaires	Connaître les examens complémentaires de première intention pour explorer un nodule thyroïdien	TSH, calcitonine
B	Examens complémentaires	Connaître la place de la cytologie dans la prise en charge d'un nodule thyroïdien	
B	Définition	Connaître les principaux types histologiques des cancers thyroïdiens	
B	Prise en charge	Connaître les principes de la prise en charge du goitre et des nodules (à l'exception du cancer)	Savoir ne pas prescrire d'opothérapie

I. Généralités sur la thyroïde

A. Embryogenèse

L'ébauche de la glande thyroïde apparaît au niveau du plancher du pharynx primitif au 22e jour. Elle atteint sa morphologie et sa position définitive à la 7e semaine. Elle est constituée par un contingent de cellules endodermiques précurseurs des thyrocytes et de cellules neuroectodermiques précurseurs des cellules claires, ou cellules C, parafolliculaires. La production des hormones thyroïdiennes est assurée par les thyrocytes dès la 11e semaine, tandis que les cellules C produisent la calcitonine.

B. Anatomie

La glande thyroïde est une glande endocrine impaire qui est située au niveau de la face antérieure du cou en position basicervicale (figure 9.1). Elle est classiquement décrite sous forme d'un papillon en trois parties : deux lobes latéraux droit et gauche et une partie moyenne horizontale plus fine appelée l'isthme qui relie ces deux lobes latéraux. Cet isthme se prolonge vers le haut par le lobe pyramidal, ou pyramide de Lalouette (inconstant). L'isthme thyroïdien est accolé à la paroi antérieure de la trachée juste en regard du cartilage cricoïde et des premiers anneaux trachéaux. On retrouve en arrière des lobes thyroïdiens les nerfs récurrents aussi appelés nerfs laryngés inférieurs et les glandes parathyroïdes. Le nerf récurrent gauche issu du nerf vague gauche fait une boucle sous la crosse de l'aorte pour se diriger verticalement au niveau de l'angle trachéo-œsophagien en arrière du lobe thyroïdien gauche. À droite, le nerf récurrent passe sous le tronc artériel brachiocéphalique et a un trajet légèrement plus oblique en arrière du lobe thyroïdien droit. Les glandes parathyroïdes, au nombre de quatre, sont accolées à la face postérieure de la glande thyroïde : deux au niveau des pôles supérieurs et deux au niveau des pôles inférieurs de chaque lobe thyroïdien. Ces structures anatomiques sont importantes à connaître car elles sont à l'origine des principales difficultés et complications de la chirurgie de la thyroïde que sont l'hypocalcémie et la paralysie récurrentielle.

ITEM 241 Goitres, nodules thyroïdiens et cancers thyroïdiens

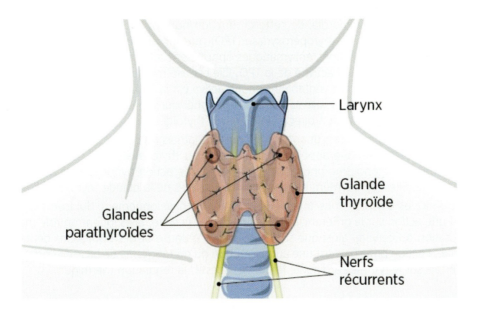

Fig. 9.1. Schéma légendé du corps thyroïde.

C. Fonctions

L'unité fonctionnelle de la glande thyroïde est le follicule thyroïdien (figure 9.2). Les cellules épithéliales du follicule thyroïdien (qui constituent 99 % des cellules de la glande thyroïde) délimitent un espace clos rempli de colloïde (liquide visqueux). Cet épithélium est majoritairement constitué de cellules folliculaires appelées également cellules vésiculaires ou thyrocytes. Elles interviennent dans la synthèse des hormones thyroïdiennes T3 (triiodothyronine) et T4 (tétraiodothyronine) dérivant de la tyrosine. La synthèse des hormones thyroïdiennes se fait selon une première étape exocrine pour la production de la thyroglobuline excrétée au niveau de la colloïde puis selon un mode endocrine libérant la T3 et la T4 dans la circulation sanguine.

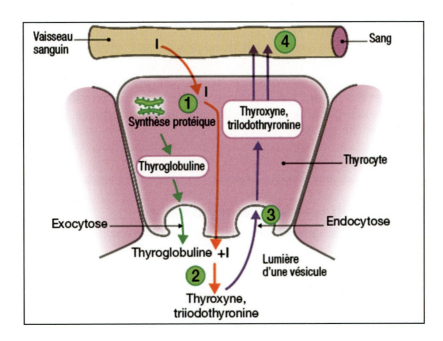

Fig. 9.2. Schéma d'un follicule.

L'iode est l'élément primordial de cette production hormonale. Il est ingéré dans l'alimentation et métabolisé par la thyroperoxydase (TPO) puis incorporé sur les résidus tyrosine de la thyroglobuline. Ces réactions enzymatiques aboutissent à la production de T3 et T4. La TSH (thyréostimuline) stimule l'activité de la TPO. Elle est elle-même sous contrôle de la TRH sécrétée par l'hypothalamus. La véritable hormone active est la T3 libre dont 80 % proviennent de la désiodation de la T4 au niveau des tissus périphériques, du foie et des reins. Seuls 20 % proviennent de la production directe de T3 par la thyroïde.

Les cellules parafolliculaires, quant à elles, ne sont jamais au contact de la colloïde et synthétisent une autre hormone appelée la calcitonine, ou thyrocalcitonine, qui intervient dans la régulation du métabolisme phosphocalcique avec une action hypocalcémiante et hypophosphorémiante. Elles représentent environ 1 % des cellules de la glande thyroïde.

Les hormones thyroïdiennes interviennent dans le développement du fœtus avec notamment une action sur la différenciation cellulaire. Par la suite, elles jouent un rôle majeur sur la maturation du cerveau ainsi que sur la croissance osseuse et des bourgeons dentaires. Chez l'adulte, l'action principale est une augmentation du métabolisme de base de l'organisme avec des effets sur le rythme cardiaque, le transit digestif, la régulation thermique…

II. Définition du goitre et de ses différents types

A Le terme de goitre trouve son origine dans le mot *guttur* en latin qui signifie « gorge ». Il désigne une hypertrophie de la glande thyroïde. Le volume normal d'une glande thyroïde estimé lors d'une échographie est d'environ 7 à 8 ml par lobe pour une femme et 9 à 10 ml par lobe pour un homme adulte. Une hypertrophie de la thyroïde peut être physiologique pendant l'adolescence ou bien pendant la grossesse.

La classification simplifiée des goitres par l'OMS comporte trois grades.
- **Grade 0** : Thyroïde non palpable et non visible : c'est le cas normal.
- **Grade 1** : Goitre palpable mais non visible quand le cou est en position normale. Les nodules thyroïdiens dans une thyroïde non hypertrophiée rentrent dans cette catégorie.
- **Grade 2** : Goitre nettement visible quand le cou est en position normal.

La prévalence des goitres palpables est estimée à 15 % de la population mondiale par l'OMS avec des disparités géographiques.

Cette augmentation de volume peut être homogène sans présence de nodules, ou hétérogène liée à la présence de nodules, uni- ou bilatéraux (figure 9.3).

La palpation de la thyroïde est réalisée en se positionnant derrière le patient avec les deux mains de part et d'autre de l'axe trachéal en demandant au patient de déglutir. L'ascension du larynx lors de la déglutition entraîne la thyroïde qui est alors palpée. Il est alors possible de décrire l'homogénéité ou hétérogénéité, la consistance du goitre (souple, induré, pierreux) sa mobilité (adhérences au plan profond ou au plan cutané superficiel), son volume et sa symétrie (uni- ou bilatéral). Il existe des faux positifs (thyroïde palpable chez un sujet maigre mais de volume normal) et des faux négatifs (thyroïde non palpée chez des sujets à forte corpulence).

Étiologie des goitres et nodules thyroïdiens

B Les étiologies des goitres sont multiples et disparates en fonction des zones géographiques.

Facteurs environnementaux

La carence en iode est la principale cause de goitre à l'échelle mondiale. L'iode est le principal élément entrant dans la composition des hormones thyroïdiennes. Il est issu des produits de la mer. Les zones éloignées des côtes maritimes sont des zones endémiques de goitre par carence en iode. Dans les pays développés, l'apport de cet iode se fait par l'iodation du sel de table

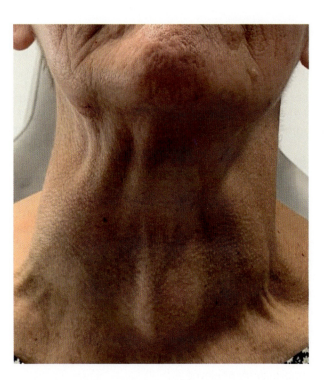

Fig. 9.3. Patiente avec un goitre multi-hétéronodulaire bilatéral.

pour prévenir l'apparition de goitres par carence en iode. Mais certaines régions en Afrique ou en Amérique du Sud sont encore des zones endémiques de goitre par carence en iode.

Le tabac ainsi que certains polluants comme les solvants, benzène, perturbateurs endocrinien seraient à l'origine de goitres.

Les aliments qui augmentent l'excrétion urinaire de l'iode ingéré provoquent également l'apparition de goitres. Les principaux aliments goitrigène connus sont : le chou, le radis, les feuilles de moutarde…

Facteurs iatrogènes

Certaines préparations médicamenteuses comme les sels de lithium ou bien l'amiodarone peuvent provoquer l'apparition de goitres en inhibant la captation de l'iode ingéré.

L'irradiation cervicale dans l'enfance par radiothérapie externe dans le cadre du traitement de certains cancers ou bien la contamination interne (accident nucléaire) sont les seuls facteurs prouvés favorisant les cancers thyroïdiens.

Facteurs auto-immuns

Dans les pays occidentaux la pathologie auto-immune est une cause fréquente de goitres associés à une dysthyroïdie temporaire ou définitive.

La maladie de Basedow, la thyroïdite de Hashimoto et la thyroïdite de De Quervain sont les principales thyroïdites auto-immunes.

Facteurs génétiques

On retrouve volontiers des formes familiales de goitres. Il existe des mutations génétiques rarissimes.

Seule la mutation du gène *RET* à l'origine d'une partie des carcinomes médullaires de la thyroïde est systématiquement recherchée en pratique courante.

III. Exploration de la thyroïde

A. Exploration biologique

Ⓐ Toute exploration de la glande thyroïde comprend au moins un dosage de la **TSH** en première intention. Le dosage des **T3** et **T4** n'est effectué que lorsque le taux de TSH est perturbé : TSH augmentée si hypothyroïdie périphérique et diminuée si hyperthyroïdie périphérique.

Le dosage de la **thyroglobuline** n'a pas lieu d'être dans le bilan initial d'une exploration de la thyroïde. En effet, la thyroglobuline circulante est le reflet de la masse de tissu thyroïdien dans l'organisme. Son dosage ne trouve un intérêt que dans la surveillance des cancers de la thyroïde après thyroïdectomie totale. Elle est alors utilisée comme marqueur tumoral et sa réascension après la chirurgie est le signe d'une récidive du cancer ou bien de la persistance d'un résidu thyroïdien sain si la thyroïdectomie a été subtotale. Ce dosage doit systématiquement être associé à la recherche d'**anticorps anti-thyroglobuline** circulants sur un prélèvement sanguin également. La positivité et le taux de ces anticorps conditionnent l'interprétation du taux de thyroglobuline.

Le dosage de la **calcitonine** n'est pas systématique lors de l'exploration initiale d'une dysthyroïdie. Elle doit être réalisée en cas de suspicion clinique de carcinome médullaire ou dans le cas où une indication chirurgicale a été portée devant un nodule thyroïdien. Le dosage de l'**ACE** qui est réalisé pour les carcinomes médullaires de la thyroïde ne sera alors réalisé que si la calcitonine est anormalement élevée.

B. Exploration par imagerie

1. Échographie

L'échographie est l'examen d'imagerie de référence dans l'exploration de la glande thyroïde (figure 9.4). Elle évalue le volume thyroïdien, son homogénéité, son échogénicité et peut décrire d'éventuels nodules. Elle explore les aires ganglionnaires à la recherche d'adénopathies cervicales associées. C'est un examen simple non invasif qui peut être aisément renouvelé. Le compte rendu de l'échographie thyroïdienne est standardisé avec une classification permettant une harmonisation de l'exploration afin de pallier son caractère opérateur-dépendant.

La classification EU-TIRADS (*European Thyroid Imaging – Reporting Data System*) a été mise en place par l'Association européenne de la thyroïde en 2017 (tableau 9.1). Le score EU-TIRADS est fondé sur plusieurs caractéristiques des nodules : forme (ovalaire ou ronde), contenu (kystique ou tissulaire), régularité des contours, échogénicité, type de vascularisation (centrale ou périphérique). Il permet de classer le nodule dans un groupe avec un risque de malignité qui y est rattaché. Ce score conditionne la suite de la conduite à tenir devant un nodule thyroïdien. Il est attribué à chacun des nodules qui sont cartographiés sur un schéma daté et signé avec un numéro qui leur est affecté.

Tableau 9.1. Ⓐ **Score EU-TIRADS 2017.**

Catégories	Caractéristiques échographiques	Risque de malignité
EU-TIRADS 1	Pas de nodule	Normal
EU-TIRADS 2	– Kyste pur – Entièrement spongiforme	Bénin Proche de 0 %
EU-TIRADS 3	– Ovalaire, régulier, iso-/hyperéchogène – Absence de critères de haut risque	Faible risque 2 à 4 %

(*Suite*)

Tableau 9.1. Suite.

Catégories	Caractéristiques échographiques	Risque de malignité
EU-TIRADS 4	– Ovalaire, régulier, modérément hypoéchogène – Absence de critères de haut risque	Risque intermédiaire 6 à 17 %
EU-TIRADS 5	Au moins un des critères de haut risque suivants : – Forme irrégulière – Contours irréguliers – Microcalcifications – Fortement hypoéchogène (et solide)	Haut risque 26 à 87 %

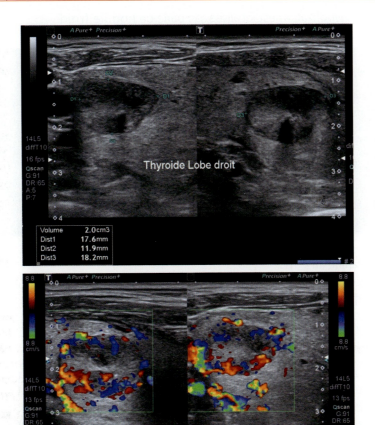

Fig. 9.4. Ⓐ **Nodule du lobe droit de la thyroïde de 18 mm, hétérogène, avec plages hypoéchogènes, microcalcifications avec cône d'ombre postérieur, contours irréguliers et présentant une hypervascularisation mixte, classé EU-TIRADS 5.**

2. Scintigraphie à l'iode 123 ou au ^{99m}Tc

La scintigraphie est un moyen d'exploration fonctionnelle de la glande thyroïde (figure 9.5). Les deux radiotraceurs les plus utiles sont l'iode 123 et le technétium 99 métastable. Le ^{99m}Tc est plus largement utilisé en raison de son coût de production bien plus faible et d'une irradiation plus faible pour une même activité administrée.

Elle n'est indiquée qu'en cas d'hyperthyroïdie. Elle est contre-indiquée pendant la grossesse et l'allaitement. En l'absence de contraception efficace elle doit être réalisée en première partie du cycle menstruel. L'allergie à l'iode quant à elle n'est pas une contre-indication absolue.

L'image obtenue par une gamma-caméra est décrite en termes de fixation. On parle d'hyperfixation témoignant d'un hyperfonctionnement thyroïdien et d'une hypofixation pour un hypofonctionnement.

L'hyperfixation peut être globale (hyperfonctionnement de toute la glande ; par exemple, maladie de Basedow) ou bien localisée ; on est alors en présence d'un **nodule chaud** qui correspond à un adénome toxique. Le nodule chaud peut être extinctif ou non sur le reste du parenchyme thyroïdien en fonction de l'activité résiduelle du tissu thyroïdien restant.

Il en est de même pour l'hypofixation qui peut être globale, on parle alors de scintigraphie blanche. Elle est liée soit à une altération du tissu thyroïdien qui ne capte plus le radiotraceur ou bien parce que les cellules sont déjà saturées en iode non radioactif (surcharge iodée). Lorsque cette hypofixation est localisée, on parle de **nodule froid**.

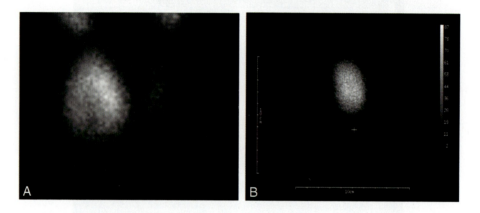

Fig. 9.5. **A** Scintigraphie au ^{99m}Tc.
A. Nodule thyroïdien droit hyperfixant occupant la totalité du lobe quasi extinctif sur le lobe gauche. B. Nodule thyroïdien droit hyperfixant avec extinction complète du reste du tissu thyroïdien.

3. Scanner cervicothoracique

Le recours au scanner cervicothoracique est indiqué dans au moins deux situations précises : le bilan de goitres plongeants (figures 9.6 et 9.7) et le bilan des cancers de stade avancé.

Le goitre plongeant présente un contingent endothoracique qui se situe en arrière de structures osseuses (les clavicules, le sternum et les premières côtes), ce qui limite l'exploration échographique qui sous-estime le volume du goitre. Ces goitres peuvent entraîner une latérodéviation trachéale ou bien une déformation de celle-ci par compression. Cette compression trachéale reste souvent asymptomatique jusqu'à une diminution du calibre du diamètre trachéal d'environ 70 %, à partir duquel une dyspnée aux deux temps peut apparaître. L'exploration par un scanner cervicothoracique permet de bien analyser ces sténoses trachéales et d'anticiper toute complication potentielle au moment de la chirurgie telles que les trachéomalacies. Elle permet également d'anticiper les difficultés chirurgicales telles que le recours éventuel à une sternotomie.

Dans le cas des cancers thyroïdiens avancés, l'extension locale et les adénopathies cervicales sont dans la majorité des cas très bien explorés par une échographie cervicale et le scanner injecté doit être évité afin de ne pas saturer l'organisme en iode avant un traitement éventuel par IRAthérapie (cf. infra). Cependant, la présence de signes évocateurs d'extension trachéale, œsophagienne ou à d'autres structures nobles adjacentes, justifie la réalisation d'un scanner cervicothoracique injecté.

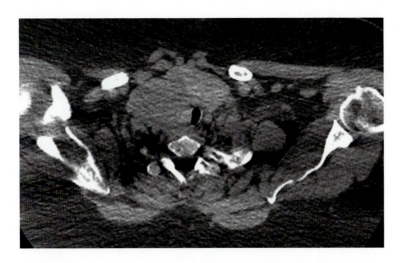

Fig. 9.6. Ⓐ TDM cervicothoracique, coupe axiale : volumineux goitre plongeant bilatéral avec compression trachéale.

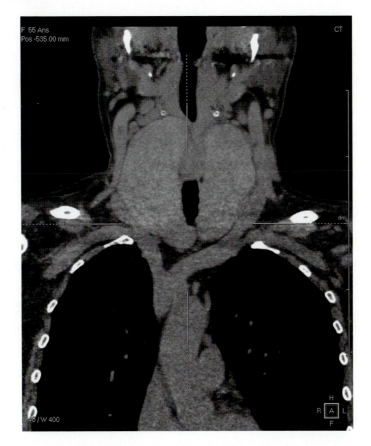

Fig. 9.7. Ⓐ TDM cervicothoracique, coupe frontale : volumineux goitre bilatéral légèrement plongeant refoulant en externe les vaisseaux du cou.

4. TEP-scanner

Il est essentiellement utilisé dans le bilan d'extension des cancers de la thyroïde qui ne fixent pas ou plus l'iode : TEP-scanner au ^{18}FDG pour les cancers épithéliaux thyroïdiens et TEP-scanner à la F-DOPA pour le cancer médullaire de la thyroïde.

C. Cytologie

1. Technique

La cytoponction à l'aiguille fine est un examen peu invasif qui est réalisé sous contrôle échographique par un praticien expérimenté. L'examen cytologique au microscope du produit de ponction permet de dépister les cancers thyroïdiens.

2. Indications

B Elles dépendent de l'échographie :
- EUTIRADS 5 : cytoponction si > 10 mm ;
- EUTIRADS 4 : cytoponction si > 15 mm ;
- EUTIRADS 3 : cytoponction si > 20 mm ;
- EUTIRADS2 : pas de cytoponction.

La cytoponction n'est pas recommandée pour les nodules infracentimétriques.

3. Résultats

C Les résultats obtenus sont donnés selon la classification de Bethesda.

Les différentes classes et le risque de malignité qui y sont rattachés sont synthétisés dans le tableau 9.2. Le tableau du système Bethesda actualisé en 2017 comprend une troisième entrée proposant une conduite à tenir en fonction de la catégorie cytologique.

La cytoponction peut également être réalisée sur une adénopathie cervicale dont le caractère métastatique est douteux. Elle est alors réalisée sous guidage échographique. L'analyse cytologique est associée à un dosage de la thyroglobuline dans le liquide ponction. La présence de thyroglobuline témoigne de la présence de cellules thyroïdiennes dans le ganglion et confirme donc le caractère métastatique d'un carcinome thyroïdien. Le dosage de la calcitonine dans le liquide de rinçage est aussi possible.

Tableau 9.2. **B** Place de la cytologie dans la prise en charge d'un nodule thyroïdien (selon le système Bethesda 2017.

Catégories cytologiques	Risque de malignité (%)	Conduite à tenir proposée
Bethesda I Non-diagnostic (indéterminée)	1–4	2e cytoponction à 3 mois
Bethesda II Bénin	0–3	Surveillance échographique
Bethesda III Atypies de signification indéterminée (ASI)/lésion folliculaire de signification indéterminée (LFSI)	5–15	2e cytoponction à 3 mois Ou chirurgie
Bethesda IV Néoplasme folliculaire à cellules oncocytaires (NFO)	15–30	Chirurgie
Bethesda V Suspect de malignité	60–75	Chirurgie
Bethesda VI Malin	97–99	Chirurgie

IV. Principales étiologies des goitres et leur prise en charge

A. Thyroïdites auto-immunes

1. Maladie de Basedow

Ⓐ La maladie de Basedow est une thyroïdite auto-immune à l'origine d'une hyperthyroïdie. Elle touche essentiellement des femmes (sex-ratio 1 H/7 F) jeunes (20 à 40 ans). Il existe souvent des antécédents personnels et familiaux de maladie auto-immune. Elle est occasionnée par la production d'autoanticorps dirigés contre les récepteurs de la TSH. Ces anticorps (TRAK) ont une action de stimulation de ces récepteurs en mimant l'activité de la TSH et conduisant donc à une hyperthyroïdie. La maladie de Basedow touche environ 1 % de la population dans les pays occidentaux.

La maladie de Basedow évolue de façon cyclique et un facteur déclenchant comme le stress peut être retrouvé.

Examen clinique

Lors de l'examen clinique, on retrouve des signes de thyrotoxicose. Les signes cardiovasculaires sont prédominants avec une tachycardie, des palpitations, une fibrillation auriculaire. Il s'y associe des signes digestifs avec une accélération du transit (diarrhée motrice), un amaigrissement avec une polyphagie (prise de poids paradoxale dans certains cas). On peut également retrouver un syndrome polyuro-polydipsique. Sur le plan neuropsychique, on note la présence de tremblements des extrémités, une agitation, des troubles de l'humeur et du sommeil.

L'accélération du métabolisme de base est associée à une hyperthermie, une hypersudation (mains moites) et une thermophobie. À noter également une faiblesse musculaire avec une atrophie musculaire.

L'inspection et la palpation cervicale retrouvent un goitre diffus dû à la stimulation de l'ensemble de la glande thyroïde. Ce goitre diffus est élastique, homogène et indolore (figure 9.8). Il est le plus souvent non compressif avec un possible frémissement à la palpation ou un souffle systolique à l'auscultation.

A noter que la taille du goitre est variable ; il peut même être absent.

La maladie de Basedow s'associe également de façon variable à une orbitopathie.

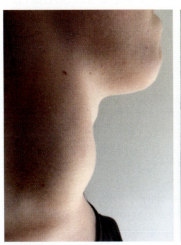 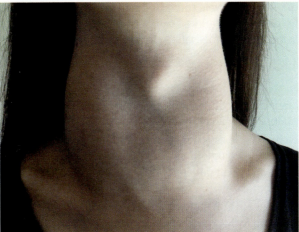

Fig. 9.8. Ⓐ **Maladie de Basedow. Goitre homogène et vasculaire (palpation de pulsations).**

Cette orbitopathie est due à un dépôt de complexes immuns au niveau de la graisse et des muscles rétro-orbitaires. Il s'agit d'une exophtalmie le plus souvent bilatérale, indolore et réductible, associée à un œdème et une pigmentation de la paupière supérieure. On peut également retrouver une rétraction palpébrale et une asynergie oculo-palpébrale (signe de De Graef : aspect de regard tragique. Lors du regard vers le bas, la paupière suit avec un retard le mouvement du globe oculaire découvrant entièrement l'iris.) L'orbitopathie maligne est une complication de cette exophtalmie, elle est caractérisée par une exophtalmie > 25 mm, douloureuse, non réductible, avec les complications de l'inocclusion palpébrale que sont les kératites et ulcérations cornéennes.

Examen paraclinique

Devant tout tableau clinique évocateur d'une maladie de Basedow, le bilan de première intention comprend un dosage de la **TSH** qui sera effondrée. Par la suite, en deuxième intention, on réalise le dosage des **T3, T4** (taux augmentés) et **TRAK**. Le taux de TRAK a un double intérêt : poser le diagnostic de maladie de Basedow mais également évaluer le risque de rechute en fin de traitement.

L'**échographie** de la thyroïde met en évidence un goitre bilatéral diffus, hypoéchogène et très vascularisé.

La **scintigraphie thyroïdienne** est assez typique avec une hyperfixation homogène et diffuse à l'ensemble de la glande.

Traitement

Traitement symptomatique

B Le traitement symptomatique d'une thyrotoxicose dans le cadre d'une maladie de Basedow comprend du repos avec plus ou moins un arrêt de travail. Il faudra également réaliser une prescription de bêtabloquants (en l'absence de contre-indications) lorsqu'il existe des signes cardiovasculaires. Enfin, les signes neuropsychiques peuvent être traités avec des sédatifs.

Traitement spécifique

Le traitement spécifique de l'hyperthyroïdie repose en première intention sur l'utilisation des antithyroïdiens de synthèse : le Néo-Mercazole® (carbimazole), le propylthiouracile (PTU) et le benzylthiouracile (BTU, Basdene®). Ils agissent en inhibant la transformation des iodotyrosines par la TPO. Les principales contre-indications à l'utilisation des antithyroïdiens de synthèse sont la grossesse, les insuffisances hépatiques et les hémopathies sévères préexistantes. En effet les effets secondaires sont essentiellement une agranulocytose iatrogène immunoallergique et hépatique. Aussi un bilan initial et de surveillance comprend-il une NFS et un bilan hépatique qui sera renouvelé toutes les semaines pendant le premier mois de traitement puis mensuelle. En parallèle, il faudra suivre l'efficacité du traitement avec un dosage mensuel de la TSH et de la T4. Leur normalisation signe l'euthyroïdie.

Traitement radical

Le terme de traitement radical comprend la chirurgie (thyroïdectomie totale) et le recours à l'iode radioactif : il est de ce fait irréversible. Il est indiqué en cas d'échec du traitement médical ou lorsqu'il y a une cardiothyréose.

La technique est choisie en concertation avec le patient en prenant en compte des paramètres comme le volume thyroïdien, la présence ou non de nodules nécessitant un contrôle histologique, l'âge du patient…

Avant toute prise en charge radicale, il est impératif d'obtenir une euthyroïdie par un traitement médical (2 ou 3 mois en général) sous peine d'être à l'origine d'une crise aiguë thyrotoxique.

Elle nécessite également une surveillance au long cours en raison du risque d'hypothyroïdie.

2. Thyroïdite subaiguë de De Quervain

Ⓐ Le mécanisme de la thyroïdite de De Quervain serait initialement d'origine virale. La lyse des cellules thyroïdiennes est à l'origine d'une phase initiale de thyrotoxicose puis suivie d'une phase d'hypothyroïdie. La récupération est complète et se fait en général en environ 3 mois.

Examen clinique

On note à l'interrogatoire des éléments évocateurs d'une virose. Le syndrome de thyrotoxicose est retrouvé de façon inconstante (environ 50 % des cas). À l'examen clinique, on retrouve un syndrome pseudo-grippal fébrile (fatigue, douleurs musculaires). Il existe des douleurs cervicales antérieures intenses. La palpation retrouve un goitre diffus homogène, ferme et douloureux.

Examen paraclinique

Les dosages immunologiques (anticorps anti-récepteurs à la TSH et anti-TPO) sont le plus souvent négatifs ou bien non significatifs. On note une élévation de la vitesse de sédimentation. Le taux de thyroglobuline est augmenté, signant la lyse cellulaire.
L'échographie retrouve un goitre homogène et hypoechogène.
La scintigraphie est « blanche », autrement dit elle met en évidence une hypofixation globale de la glande.

Traitement

Ⓑ Le traitement de la thyroïdite de De Quervain est un traitement médical essentiellement symptomatique avec utilisation d'antalgiques, antipyrétiques et/ou anti-inflammatoires, corticoïdes. À la phase initiale, le syndrome de thyrotoxicose peut nécessiter un traitement médical spécifique (bêtabloquants, sédatifs…). Le recours à une supplémentation hormonale thyroïdienne en phase d'hypothyroïdie par lévothryoxine ne doit pas se faire de façon systématique et mais doit être adapté à la symptomatologie clinique de l'hypothyroïdie.

3. Thyroïdite d'Hashimoto

Ⓐ La thyroïdite d'Hashimoto est une thyroïdite auto-immune. Elle se retrouve donc très volontiers sur un terrain personnel et familial d'auto-immunité. Elle est due à une infiltration lympho-plasmocytaire de la glande thyroïde avec une augmentation de volume associée et donc un goitre. Il s'agit d'une thyroïdite donc il n'est pas rare d'avoir une phase initiale de thyrotoxicose. Elle touche majoritairement les femmes d'âge moyen (40 à 60 ans). C'est la première cause d'hypothyroïdie en France.

Examen clinique

À l'interrogatoire, on recherche des antécédents personnels et familiaux de pathologies auto-immunes. L'examen clinique retrouve des signes d'infiltration tissulaire et des signes d'hypométabolisme.
Parmi les signes d'infiltration myxœdémateuse cutanée et sous-cutanée, on retrouve une prise de poids, un visage rond bouffi, des paupières gonflées, un épaississement des lèvres. La peau est sèche, il existe une alopécie avec une dépilation diffuse (signe de la queue du sourcil).
Au niveau des membres, on retrouve des doigts boudinés, un syndrome du canal carpien.
Il existe également une infiltration muqueuse à l'origine d'une hypoacousie (infiltration de la trompe d'Eustache), des ronflements, une macroglossie, une raucité de la voix.
L'infiltration musculaire provoque un syndrome myogène avec un déficit moteur, des crampes et des myalgies.

Parmi les signes d'hypométabolisme, on note une bradycardie avec hypotension artérielle, un ralentissement du transit digestif et une constipation, un ralentissement psychique voire un syndrome dépressif. Il existe par ailleurs une frilosité et une perte de la sudation.

Examen paraclinique

Le bilan biologique comprend une TSH qui sera augmentée, associée à une diminution de la T4. Il n'y a pas d'intérêt à réaliser un dosage de la T3. Le dosage des immunoglobulines retrouve une élévation du taux d'anticorps anti-TPO +++ et, à un degré moindre, une augmentation du taux d'anticorps anti-thyroglobuline.

L'échographie thyroïdienne montre un goitre volumineux homogène et très hypoéchogène.

Il n'y a pas d'indication à la réalisation d'une scintigraphie.

Traitement

B Le traitement de la maladie d'Hashimoto est celui de l'hypothyroïdie. Il consiste en une supplémentation hormonale à vie par la L-thyroxine. La dose habituelle est de 1,5 à 1,6 µg/kg de poids corporel.

B. Nodules thyroïdiens

A Le nodule thyroïdien correspond à une augmentation localisée du volume thyroïdien. Il s'agit d'une pathologie fréquente : 4 à 5 % de la population présentent un nodule palpable. Les nodules infracliniques (non palpables mais dépistés par échographie) touchent 50 % de la population féminine après 60 ans. Parmi ces nodules environ 5 % sont malins (cancers). Leur incidence augmente avec l'âge chez une population féminine majoritaire. Cependant le risque de malignité est nettement plus élevé lorsque ces nodules thyroïdiens sont découverts chez l'enfant et l'adolescent. Ces nodules peuvent être solides (tissulaires) ou kystiques (contenu liquidien). L'évolution des nodules solides se fait vers une augmentation de la taille dans 50 % des cas, une stabilisation de la taille dans 30 % des cas, et on peut observer une régression spontanée dans 20 % des cas. Pour les nodules kystiques, la résorption spontanée est plus fréquente, mais on observe souvent une augmentation progressive de la taille avec possibles complications hémorragiques intrakystiques. Les nodules peuvent être uniques ou bien multiples, uni- ou bilatéraux (touchant les deux lobes thyroïdiens voire l'isthme). Ils sont le plus souvent associés à une euthyroïdie, mais ils peuvent être associés à une dysthyroïdie (nodules chauds dits toxiques, nodules froids sur une maladie de Basedow ou bien sur une maladie d'Hashimoto…). Le principe d'exploration des nodules de la thyroïde est fondé sur un seul objectif principal : **éliminer un cancer**.

Les étiologies des nodules thyroïdiens sont :
- pour les nodules chauds, les adénomes toxiques et prétoxiques ;
- pour les nodules froids, les adénomes bénins, les kystes liquidiens ou bien les cancers.

Examen clinique

Les circonstances de découverte des nodules thyroïdiens sont multiples. Le motif de consultation est souvent soit une gêne cervicale soit une plainte en rapport avec les dysthyroïdies (hyperthyroïdie sur adénome toxique). Il peut s'agir également d'une découverte fortuite sur un examen d'imagerie réalisé dans un autre but, comme un écho-doppler des vaisseaux du cou, un scanner cervical ou bien thoracique avec des coupes basicervicales.

À l'interrogatoire, il faudra rechercher les antécédents thyroïdiens personnels et familiaux tels que l'irradiation cervicale, les cancers, des antécédents de néoplasie endocrinienne multiple de type 2 avec recherche d'adénome parathyroïdien ou bien de phéochromocytome. Il est important de s'astreindre également à éliminer une surcharge iodée iatrogène.

Parmi les plaintes liées à la présence d'un nodule thyroïdien, on peut retrouver la tuméfaction cervicale visible sans gêne fonctionnelle, les dysphagies à type de gêne à la déglutition surtout quand le nodule est au niveau du lobe gauche de la thyroïde en raison de la compression œsophagienne que cela peut engendrer. Les autres motifs sont les toux chroniques ou une dysphonie. La dyspnée quant à elle est souvent tardive, lorsque le nodule est très volumineux. Initialement, il peut s'agir d'une dyspnée en décubitus dorsal. Par la suite, il peut s'agir d'une compression trachéale engendrant une dyspnée initialement d'effort puis permanente. Cette dernière se retrouve pour des sténoses trachéales déjà bien avancées, en effet les compressions trachéales deviennent franchement symptomatiques à partir d'une sténose de 70 % du calibre trachéal. Les latérodéviations de l'axe trachéal lorsque le goitre est asymétrique, développé essentiellement au sein d'un lobe, sont assez fréquentes mais n'engendrent pas toujours des dyspnées lorsque le diamètre trachéal est préservé. Il est important de noter que les trachéomalacies qui compliquent les volumineux goitres anciens peuvent être décompensées après une chirurgie, le cartilage des anneaux trachéaux déformé ayant progressivement perdu ses propriétés mécaniques. Cela engendre en postopératoire une dyspnée trachéale avec collapsus en inspiration et peut nécessiter la réalisation d'une trachéotomie.

Les signes en rapport avec l'hyperthyroïdie et l'hypothyroïdie ont été développés précédemment. Les signes cliniques d'un adénome toxiques sont ceux de la thyrotoxicose. Dans le but d'éliminer un carcinome médullaire de la thyroïde, il faudra rechercher des signes comme le flush, une diarrhée motrice.

Les éléments de l'examen physique seront consignés avec un schéma daté et signé. Les caractéristiques telles que la taille, la localisation du nodule, sa consistance (souple, ferme, induré) à la palpation, sa mobilité, son homogénéité et sa sensibilité doivent être relevées. Les autres éléments à noter sont les signes de compression (dyspnée, dysphagie et dysphonie). L'examen physique comprend de façon systématique la palpation des aires ganglionnaires cervicales. Les signes en faveur d'une métastase à distance peuvent également être présents, même si cela reste exceptionnel (par exemple, douleurs osseuses engendrées par métastase).

Examen paraclinique

Tout bilan paraclinique d'un nodule thyroïdien comprend a minima un bilan biologique avec une TSH et un examen d'imagerie par échographie. D'autres explorations peuvent être prescrites en fonction des résultats de ce bilan initial.

Bilan biologique

Un dosage de la TSH permet d'éliminer une dysthyroïdie. La TSH est effondrée dans le cas d'un adénome toxique ou prétoxique. Elle est normale lorsque le patient est en euthyroïdie (cas le plus fréquent). Dans de rares cas, la TSH peut être élevée, signant une hypothyroïdie (exploration d'un nodule associé à une maladie d'Hashimoto, par exemple).

Le dosage de la T3 et T4 n'a d'intérêt que lorsque le taux de TSH est perturbé. Leur taux est le plus souvent normal, y compris avec une TSH effondrée (dans le cadre d'un adénome prétoxique, par exemple). Lorsqu'ils sont augmentés, il peut s'agir soit d'un adénome toxique soit d'un nodule froid dans le cadre d'une maladie de Basedow. Bien évidemment, en cas d'hypothyroïdie sous-jacente, leur taux peut également être abaissé.

Le dosage des anticorps antithyroïdiens ne sera réalisé que lorsque la TSH est anormale. Lorsque la TSH est basse, on dosera de façon préférentielle les TRAK pour éliminer une maladie de Basedow. Inversement, si la TSH est élevée, on dosera préférentiellement les anticorps anti-TPO pour éliminer une maladie d'Hashimoto.

Le dosage de la calcitonine est réalisé soit sur signe d'appel de carcinome médullaire de la thyroïde, soit de façon systématique avant une chirurgie (pratique de plus en plus courante).

Bilan d'imagerie

Échographie
Elle est réalisée de façon systématique. Elle permet de détailler les caractéristiques du nodule pour lequel l'exploration est réalisée mais également de rechercher d'autres nodules infracliniques pouvant modifier la suite de la prise en charge et également de mettre en évidence des adénopathies non palpables. La classification EU-TIRADS détaillée précédemment permet par la suite d'adapter la suite de la prise en charge. L'exploration échographique peut cependant être limitée lorsqu'il existe un caractère plongeant du goitre.

Scanner cervicothoracique
Il permet essentiellement d'explorer le caractère plongeant d'un goitre et les rapports avec les gros vaisseaux (crosse de l'aorte à gauche et tronc artériel brachiocéphalique à droite). Les latérodéviations trachéales et les compressions trachéales sont également très bien explorées. Le scanner trouve également sa place dans le bilan d'extension d'un cancer thyroïdien pour rechercher des adénopathies médiastinales ou bien des métastases pulmonaires.

Scintigraphie
Elle n'est indiquée qu'en cas d'hyperthyroïdie, c'est-à-dire avec un taux de TSH abaissé. Elle permet de décrire les caractéristiques de l'hyperfixation du nodule en question mais également de juger de l'activité résiduelle du parenchyme thyroïdien restant. On peut ainsi retrouver un nodule hyperfixant au sein d'un parenchyme qui capte encore le radiotraceur mais également l'hyperfixation du nodule et une extinction complète du reste du parenchyme thyroïdien. Ces éléments sont importants pour la prise de décision quant au traitement radical proposé.

Dans le cadre d'une maladie de Basedow sous-jacente, il peut exister un nodule froid (hypofixant) au sein d'une hyperfixation diffuse de la glande.

Cytologie
B La cytoponction échoguidée est indiquée pour les nodules froids. Elle ne doit être réalisée que pour les nodules supracentimétriques. Pour les nodules supérieurs à 3 ou 4 cm, son utilité reste discutable car la chirurgie est souvent proposée d'emblée. Mais elle présente tout de même un intérêt car, lorsqu'elle dépiste un nodule malin, la prise en charge chirurgicale optimale est directement proposée au patient sans avoir à adapter la chirurgie en peropératoire en fonction des résultats de l'examen extemporanée. L'indication de la cytoponction est posée en fonction de la classification EU-TIRADS du nodule. La catégorie Bethesda de la cytoponction dicte la conduite à tenir.

Conduite à tenir devant un nodule thyroïdien
L'objectif est d'évaluer le risque :
- de nodule toxique ;
- de carcinome : certains paramètres de l'interrogatoire (âge < 16 ans, radiothérapie cervicale, carcinomes thyroïdiens familiaux, NEM) et de l'examen clinique (nodule rapidement évolutif, dur, paralysie récurrentielle, adénopathie) élèvent ce risque. En l'absence de ces critères, le score EU-TIRADS échographique et la catégorie Bethesda de la cytoponction permettent d'évaluer ce risque. Tous ces paramètres peuvent intervenir dans la décision peropératoire (totalisation, évidement) lorsque l'analyse extemporanée ne peut conclure. Ils doivent donc être parfaitement évalués en préopératoire.

En cas de décision chirurgicale pour un nodule isolé ou en cas de signe évocateur de carcinome médullaire, une calcitoninémie doit être réalisée. Lorsque le taux de calcitonine est élevé, un bilan doit être réalisé pour rechercher une NEM de type 2 et des arguments en faveur d'un phéochromocytome.

L'arbre décisionnel (figure 9.9) résume les principales situations.

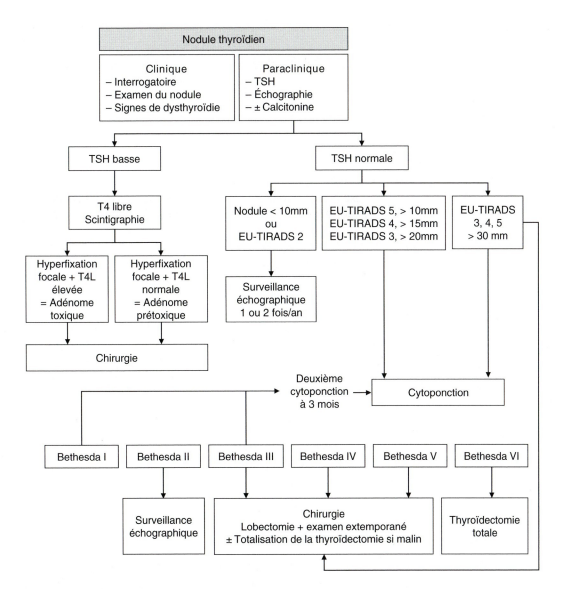

Fig. 9.9. Ⓐ Conduite à tenir devant un nodule thyroïdien.

V. Les différents types de cancers de la thyroïde

Ⓐ Les cancers de la thyroïde sont classés en trois groupes principaux :
- les carcinomes épithéliaux (différenciés) ;
- les carcinomes médullaires ;
- les carcinomes indifférenciés.

A. Carcinomes épithéliaux de la thyroïde

Ⓒ Ces tumeurs sont développées à partir des cellules folliculaires et présentent donc les caractéristiques des thyréocytes. De ce fait, elles produisent de la thyroglobuline qui peut donc être utilisée comme marqueur tumoral pour la surveillance après la chirurgie. La ré-ascension du taux de thyroglobuline plasmatique après thyroïdectomie totale signe la persistance de tissu thyroïdien au sein de l'organisme, donc soit une récidive tumorale locale ou métastatique soit une chirurgie non optimale (thyroïdectomie subtotale). Par ailleurs, cette caractéristique présente un intérêt supplémentaire lorsqu'il existe un doute sur l'origine métastatique d'une adénopathie cervicale à l'échographie. Il suffit alors de réaliser une cytoponction échoguidée à l'aiguille fine de ce ganglion : même en l'absence de matériel suffisamment cellulaire, le dosage de thyroglobuline dans le liquide de ponction permet de confirmer le caractère métastatique d'origine thyroïdienne de l'adénopathie.

B Le carcinome papillaire représente à lui seul 50 % des cancers de la thyroïde. Il présente des caractéristiques nucléaires qui permettent d'en poser le diagnostic aisément sur une cytoponction à l'aiguille fine. Le pronostic est excellent avec une guérison complète dans plus de 90 % des cas en l'absence de métastases. Il est très lymphophile et s'associe souvent à des métastases ganglionnaires.

Le carcinome folliculaire (vésiculaire) représente environ 20 % des cancers de la thyroïde. Le diagnostic est quasi impossible à la cytoponction et difficile en examen extemporané car les critères de malignité (effractions ponctuelles de la capsule du nodule, angio-invasions) nécessitent des coupes sériées multiples. Le diagnostic est donc toujours posé sur l'examen anatomopathologique définitif. Le carcinome vésiculaire est moins lymphophile et les métastases sont préférentiellement pulmonaires et osseuses par voie hématogène (angio-invasions).

Les cancers épithéliaux de la thyroïde ont une cinétique de croissance lente et ont la particularité de fixer l'iode. Après thyroïdectomie totale, une radiothérapie métabolique par iode 131 (IRAthérapie) permet de détruire les reliquats thyroïdiens et tumoraux et limiter le risque de récidive. Ainsi, dans les situations favorables et à faible risque de récidive, une chirurgie est suffisante et même parfois unilatérale (microcarcinomes), alors qu'en cas de risque élevé de récidive, une IRAthérapie est réalisée.

La surveillance de ces cancers repose sur :
- la freination hormonale : prescription d'hormones thyroïdienne avec objectif de TSH basse afin de réduire la stimulation d'éventuels reliquats ;
- dosages réguliers de thyroglobuline et d'anticorps anti-thyroglobuline ;
- échographie cervicale.

B. Carcinomes médullaires de la thyroïde

Les carcinomes médullaires de la thyroïde se développent à partir des cellules C de la thyroïde et sécrètent donc de la calcitonine. Ils représentent 10 % des cancers de la thyroïde dont 25 % héréditaires liés à la mutation du proto-oncogène *RET*. La recherche de cette mutation est systématique. En cas de mutation du gène *RET* (ou en cas de non-disponibilité de celui-ci), une recherche de phéochromocytome et d'une hyperparathyroïdie doit être effectuée. En effet, ces atteintes peuvent être regroupées dans le cadre d'une neuroendocrinopathie de type 2 (NEM type 2). La méconnaissance d'un phéochromocytome peut conduire à un collapsus cardiovasculaire lors d'une induction d'anesthésie générale. Dans le cadre de certaines mutations et de NEM de type 2a ou 2b, une recherche génétique familiale doit être entreprise car le risque de développer un carcinome médullaire est parfois si élevé qu'une thyroïdectomie totale préventive peut être envisagée dès le plus jeune âge.

A La calcitonine et l'ACE sont utilisés comme marqueurs tumoraux. Une calcitoninémie supérieure à 500 pg/ml traduit le plus souvent la présence de métastases.

C Le traitement est chirurgical et repose sur une thyroïdectomie totale associée à des évidements cervicaux. La radiothérapie est indiquée pour les cas d'extension locale non traités par chirurgie. La chimiothérapie et les thérapies ciblées sont indiquées en cas de métastases à distance ou de tumeurs localement récidivantes non accessibles à un traitement chirurgical ou radiothérapie.

A La surveillance repose sur le dosage de la calcitonine et l'échographie.

C. Carcinomes indifférenciés de la thyroïde

B Le plus classique est le carcinome anaplasique. Il survient essentiellement sur un terrain de goitre ancien chez la personne âgée. Du fait de sa cinétique d'évolution rapide, il est souvent de stade très avancé au moment du diagnostic.

C Le traitement à visée curative (thyroïdectomie totale et évidement cervical) est souvent impossible à mettre en place. Le pronostic est très défavorable et le traitement palliatif avec soins de support est le traitement le plus souvent mis en place.

Il existe bien d'autres types histologiques mais ils ne sont pas détaillés dans ce chapitre, s'agissant de cancers extrêmement rares.

> **Points clés**
>
> - **A** Trois principaux diagnostics de goitres :
>   - maladie de Basedow, une thyroïdite auto-immune à l'origine d'une hyperthyroïdie ;
>   - thyroïdite d'Hashimoto, une thyroïdite auto-immune ;
>   - thyroïdite de De Quervain, qui serait initialement d'origine virale.
> - Étiologie des nodules thyroïdiens :
>   - adénomes toxiques et prétoxiques pour les nodules chauds ou « sécrétants » ;
>   - adénomes bénins, kystes liquidiens ou bien cancers pour les nodules froids (sur une maladie de Basedow ou bien sur une maladie d'Hashimoto).
> - Dosages biologique :
>   - la TSH est dosée en première intention : si son taux est perturbé, le dosage des T3 et T4 est à demander ;
>   - la thyroglobuline est dosée dans la surveillance après thyroïdectomie totale pour cancer ; une recherche d'anticorps anti-thyroglobuline est systématique associée ;
>   - la calcitonine est dosée si le nodule thyroïdien est suspect de carcinome médullaire ; l'ACE est dosé si la calcitonine est anormalement élevée.
> - Échographie cervicale : elle permet d'établir le score EU-TIRADS pour caractériser les nodules thyroïdiens et leur risque de cancer.
> - Cytoponction du nodule : réalisée sous contrôle échographique, elle est indiquée selon le score EU-TIRADS et permet de dépister les cancers thyroïdiens.
> - Scintigraphie à l'iode 123 ou au ^{99m}Tc : elle n'est indiquée qu'en cas d'hyperthyroïdie.
> - Scanner cervicothoracique : indiqué dans le bilan de goitres plongeants et le bilan des cancers de stade avancé.

CHAPITRE 10

ITEM 148
Infections nasosinusiennes de l'enfant et de l'adulte

I. Pathologie rhinosinusienne aiguë : rhinites aiguës
II. Sinusites aiguës

Situations de départ

- **44**. Hyperthermie/fièvre.
- **118**. Céphalées.
- **142**. Corps étranger de l'oreille ou du nez.
- **151**. Œdème de la face et du cou.
- **155**. Rhinorrhée.
- **225**. Découverte d'une anomalie cervico-faciale à l'examen d'imagerie médicale.
- **226**. Découverte d'une anomalie du cerveau à l'examen d'imagerie médicale.
- **231**. Demande d'un examen d'imagerie.
- **232**. Demande d'explication d'un patient sur le déroulement, les risques et les bénéfices attendus d'un examen d'imagerie.
- **233**. Identifier/reconnaître les différents examens d'imagerie (type, fenêtre, séquences, incidences, injection).
- **237**. Prescription et interprétation de tests allergologiques (patch tests, prick tests, IDR).
- **250**. Prescrire des antalgiques.
- **251**. Prescrire des corticoïdes par voie générale ou locale.
- **255**. Prescrire un anti-infectieux.
- **259**. Évaluation et prise en charge de la douleur aiguë.

Hiérarchisation des connaissances

Rang	Rubrique	Intitulé	Descriptif
A	Définition	Connaître la définition des infections nasosinusiennes	Rhinopharyngite, sinusite, rhinite
A	Étiologie	Connaître les étiologies des infections nasosinusiennes aiguës	Distinguer origine virale/bactérienne
A	Diagnostic positif	Savoir diagnostiquer une sinusite aiguë (examen clinique, démarche diagnostique)	Sinusite maxillaire aiguë, formes selon la localisation sinusienne
A	Diagnostic positif	Savoir diagnostiquer une rhinopharyngite aiguë	
A	Diagnostic positif	Savoir diagnostiquer une rhinite (examen clinique, démarche diagnostique)	Rhinite aiguë de l'adulte, rhinosinusite aiguë du jeune enfant, rhinite allergique

ORL
© 2022, Elsevier Masson SAS. Tous droits réservés

Rang	Rubrique	Intitulé	Descriptif
A	Diagnostic positif	Savoir diagnostiquer une ethmoïdite aiguë chez l'enfant et le nourrisson	
A	Prise en charge	Connaître les principes de traitement des rhinites et des rhinopharyngites aiguës	Savoir que le traitement antibiotique n'est pas recommandé en cas de rhinopharyngite aiguë
A	Prise en charge	Connaître les principes de traitement d'une sinusite de l'adulte	
A	Prise en charge	Connaître les particularités de la prise en charge de l'ethmoïdite chez l'enfant et le nourrisson	
B	Examens complémentaires	Indication des examens d'imagerie devant une infection nasosinusienne aiguë de l'adulte et de l'enfant	Identifier les situations nécessitant la réalisation d'examens complémentaires (ethmoïdite de l'enfant ou du nourrisson)
B	Prise en charge	Connaître les indications aux prélèvements microbiologiques dans les infections nasosinusiennes	
A	Contenu multimédia	Photographies d'un exemple typique d'ethmoïdite aiguë de l'enfant	Ces images doivent être les plus classiques et communes des deux formes de sinusite extériorisée
A	Identifier une urgence	Savoir reconnaître les signes révélant une sinusite compliquée ou à risque de complication grave	Complications oculo-orbitaires, cérébroméningées, ostéite, formes
B	Étiologie	Connaître les principales étiologies des sinusites chroniques	Sinusite maxillaire d'origine dentaire, balle fongique, sinusite fongique

I. Pathologie rhinosinusienne aiguë : rhinites aiguës

A. Rhinite aiguë de l'adulte : « rhume banal »

A C'est une affection épidémique et contagieuse surtout fréquente en automne et en hiver dont la déclaration semble favorisée par une baisse transitoire de l'immunité (fatigue, surmenage, stress…). Dans le langage courant, « prendre froid » équivaut à attraper un « rhume ». Il s'agit d'une infection virale (rhinovirus, influenzae, coronavirus…).

Dans sa forme typique, le sujet éprouve tout au début un sentiment de lassitude vague, de frissonnement, de pesanteur de la tête et parfois des courbatures. Dans les heures qui suivent, des troubles variables s'installent et peuvent concerner le rhinopharynx (sécheresse, cuisson, brûlure) et/ou les fosses nasales (prurit, éternuements, rhinorrhée, larmoiement). L'obstruction nasale s'installe, unilatérale, bilatérale ou à bascule. L'écoulement, parfois très abondant d'un liquide séreux, incolore, filant, irritant les orifices narinaires et la lèvre supérieure, oblige le malade à des mouchages incessants. Le sujet se plaint de céphalées frontales et d'une sensation de plénitude de la face et souvent des oreilles. Il n'y a en général peu ou pas de fièvre (38 °C).

La rhinoscopie montre une muqueuse très rouge avec une hypertrophie congestive des cornets inférieurs. Après 2 ou 3 jours, le malaise s'atténue, les sécrétions changent d'aspect et deviennent plus épaisses, colorées (jaune vert), avec parfois des stries sanguinolentes.

Puis quelques jours plus tard, les sécrétions se modifient à nouveau ; elles redeviennent moins épaisses, plus claires, muqueuses, puis elles diminuent en quantité et l'obstruction nasale disparaît.

La durée, l'intensité et la gravité de la rhinite aiguë sont variables selon les sujets (en général, la durée de l'évolution est de 5 à 20 jours). Le rhume banal peut survenir au printemps et même en été, lorsque les conditions climatiques sont mauvaises. Les épisodes peuvent se répéter au cours de l'année.

Si le rhume banal dans la majorité des cas est une affection d'évolution bénigne, il faut garder à l'esprit qu'il peut être la source de complications, à type de sinusite aiguë ou, plus graves, à type de syndrome méningé ou de complications oculaires, voire cervico-médiastinales. Les patients en général, les adultes jeunes en particulier, méritent d'être avertis sans pour autant les affoler que l'apparition de symptômes neurologiques (céphalées, vomissements) oculaires ou cervicaux doit les amener à reconsulter.

B. Formes cliniques

1. Rhinite aiguë du nouveau-né et du nourrisson

Ⓒ Cette rhinite touche l'enfant de moins de 6 mois, à respiration nasale exclusive. La symptomatologie varie de la simple obstruction nasale bilatérale intermittente à la détresse respiratoire néonatale imposant une hospitalisation.

L'examen des fosses nasales retrouve un œdème de la muqueuse avec des cornets inférieurs tuméfiés œdématiés jusqu'au contact du septum nasal. Les diagnostics différentiels sont les atrésies de choanes, les hypoplasies des orifices piriformes ou les autres malformations de la face.

2. Rhinopharyngite de l'enfant

Ⓐ Les signes cliniques associent une respiration buccale bruyante à une fièvre rarement supérieure à 38,5 °C. L'examen clinique permet de retrouver :
- une rhinorrhée antérieure mucopurulente bilatérale ;
- une rhinorrhée postérieure visible sous la forme d'un épais tapis de mucopus sur la paroi postérieure du pharynx ;
- une discrète rougeur de la muqueuse pharyngée ;
- des adénopathies cervicales bilatérales inflammatoires et sensibles.

L'otoscopie éliminera une otite moyenne aiguë : elle retrouve en général un tympan dépoli ou légèrement congestif mais il n'y a pas de bombement inflammatoire du tympan. Ses reliefs sont conservés.

3. Rhinite allergique

Les rhinites allergiques intermittentes (ancienne rhinite allergique saisonnière ou périodique) peuvent se manifester comme une rhinite aiguë mais prédominent classiquement au printemps. Le trépied clinique repose sur l'association obstruction nasale, rhinorrhée claire abondante, éternuements en salves. Une conjonctivite allergique et un prurit palatin sont souvent associés. Il n'y a pas de facteur infectieux : l'interrogatoire recherche une exposition à un ou des allergènes, un terrain atopique. Il faut confirmer l'hypersensibilité spécifique IgE-dépendante par des tests allergologiques cutanés.

C. Traitement

La prise en charge d'une rhinite ou d'une rhinopharyngite aiguë non compliquée est symptomatique :
- lavages des fosses nasales au sérum physiologique associés au mouchage du nez et/ou, chez l'enfant très jeune, aspirations au « mouche-bébé » ;
- antalgiques en cas de douleurs ;
- antipyrétiques en cas de fièvre ;
- vasoconstricteurs par voie nasale en cure courte de 7 jours maximum chez l'adulte en l'absence de contre-indication, en cas d'obstruction invalidante.

Le traitement antibiotique par voie générale n'est pas justifié dans la rhinite ou la rhinopharyngite aiguë non compliquée, chez l'adulte comme chez l'enfant.

II. Sinusites aiguës

C'est l'atteinte infectieuse aiguë de la muqueuse des fosses nasales et d'une ou plusieurs cavités sinusiennes, d'origine virale ou bactérienne. L'atteinte de la muqueuse des fosses nasales étant toujours associée à l'atteinte sinusienne, le terme de **rhinosinusite aiguë** est aujourd'hui préféré à celui de sinusite aiguë.

A. Rappel anatomique

Les sinus paranasaux sont des cavités aériennes, creusées dans le massif facial, tapissées par une muqueuse respiratoire et communiquant avec les fosses nasales par un orifice étroit appelé ostium. Le méat moyen donne accès à l'ethmoïde antérieur dans lequel se situe l'ostium des sinus maxillaire et frontal. Le méat supérieur donne accès à l'ethmoïde postérieur. Le sphénoïde se draine par son propre ostium directement dans la fosse nasale (figure 10.1).

L'ethmoïde se développe durant le premier trimestre du développement fœtal autour de l'organe olfactif. Les sinus maxillaires, frontaux et sphénoïdaux n'apparaissent qu'après la naissance et se développent lentement dans les os du même nom durant l'enfance et l'adolescence.

B. Physiopathologie

L'infection des sinus se produit :
- par voie nasale (rhinogène) à la suite d'une rhinite aiguë, ou dans le contexte plus rare d'un barotraumatisme. L'importance de la symptomatologie dépend de la virulence du germe et de la perméabilité ostiale. La symptomatologie peut survenir brutalement ou à la suite d'un rhume banal. Au décours d'un rhume, les germes responsables sont :
    - pneumocoque ;
    - streptocoque ;
    - *Haemophilus influenzae* ;
    - *Moraxella catarrhalis* ;
    - staphylocoque ;
- par voie dentaire : propagation d'une infection dentaire avec présence possible de germes anaérobies.

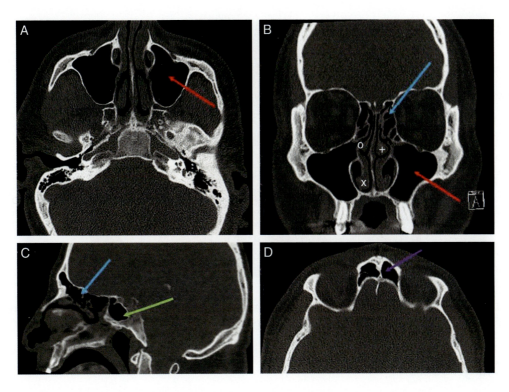

Fig. 10.1. Ⓐ Scanner normal des sinus de l'adulte et leurs rapports étroits avec la base du crâne et les orbites.
A. Coupe axiale passant au niveau des sinus maxillaires : sinus maxillaire gauche (flèche rouge). B. Coupe frontale passant par les sinus ethmoïdaux et maxillaires : sinus maxillaire gauche (flèche rouge) et ethmoïdal gauche (flèche bleue), cornet inférieur droit (x), cornet moyen gauche (+), méat moyen droit (o), assurant le drainage et l'aération du sinus maxillaire droit. Visualisation des muscles orbitaires et des apex dentaires. C. Coupe sagittale para-axiale gauche passant par le sinus frontal, ethmoïdal (flèche bleue) et sphénoïdal (flèche verte). D. Coupe axiale passant par les sinus frontaux (flèche violette pour le gauche).

C. Sinusite maxillaire aiguë

Ⓐ C'est la plus fréquente des sinusites aiguës. Dans sa forme typique, elle survient au cours de l'évolution d'une rhinite aiguë banale et se caractérise par l'apparition d'une douleur sous-orbitaire unilatérale, pulsatile, accrue par l'effort et le procubitus (syndrome douloureux postural), à recrudescence vespérale, d'une obstruction nasale homolatérale, d'un mouchage épais, voire mucopurulent, parfois strié de sang, homolatéral et d'une fébricule. Les formes hyperalgiques avec douleurs insomniantes signent une sinusite « bloquée » — c'est-à-dire une absence de drainage du méat moyen.

La nasofibroscopie découvre du pus au méat moyen du côté douloureux (figure 10.2). Du pus peut également être découvert en rhinoscopie postérieure ou à l'examen du pharynx.

La douleur provoquée par la pression des points sinusiens n'a pas de valeur diagnostique.

L'examen clinique s'attache surtout à rechercher les signes d'une complication neuroméningée ou ophtalmique, rare dans cette localisation : syndrome méningé, altération de la conscience, exophtalmie, œdème palpébral, troubles de la mobilité oculaire (extrinsèque ou intrinsèque), baisse d'acuité visuelle.

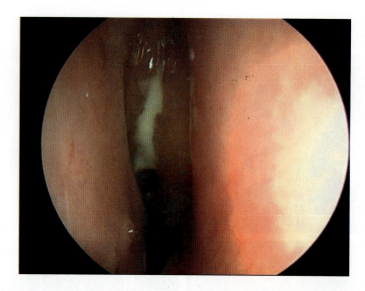

Fig. 10.2. Ⓐ Aspect du méat moyen droit à la rhinoscopie antérieure avec présence de sécrétions purulentes et inflammation du méat moyen.

D. Diagnostic

Le tableau clinique peut être moins typique car très souvent tous les éléments sémiologiques ne sont pas réunis. Des critères diagnostiques ont été définis pour aider le clinicien à décider s'il existe ou non une surinfection bactérienne et s'il faut ou non prescrire des antibiotiques. Les arguments en faveur d'une surinfection bactérienne responsable de sinusite aiguë maxillaire purulente sont la présence d'au moins deux des trois critères majeurs suivants :

- persistance, voire augmentation des douleurs sinusiennes sous-orbitaires, n'ayant pas régressé malgré un traitement symptomatique (antalgique, antipyrétique, décongestionnant) pris pendant au moins 48 heures ;
- type de douleur : caractère unilatéral, pulsatile, son augmentation quand la tête est penchée en avant, ou son acmé en fin de journée ou la nuit ;
- augmentation de la rhinorrhée et augmentation de la purulence de la rhinorrhée. Ce signe a d'autant plus de valeur qu'il devient unilatéral.

Il existe aussi des critères mineurs qui, associés aux signes précédents, renforcent la suspicion diagnostique :

- persistance de la fièvre au-delà du 3e jour d'évolution ;
- obstruction nasale, éternuements, gêne pharyngée, toux s'ils persistent au-delà des quelques jours d'évolution habituelle de la rhinopharyngite.

La radiographie standard n'est pas indiquée si la présomption clinique est forte. Le scanner sinusien est indiqué en cas de doute diagnostique, si la sinusite semble étendue ou si une complication est suspectée, enfin, plus rarement, en cas d'échec d'une première antibiothérapie (figure 10.3).

En cas de sinusite maxillaire aiguë unilatérale sans contexte de rhinite, l'origine dentaire doit être recherchée.

> L'examen dentaire souvent évocateur sera complété par un bilan radiographique adapté (panoramique dentaire, clichés rétroalvéolaires, *Cone Beam* dentaire).

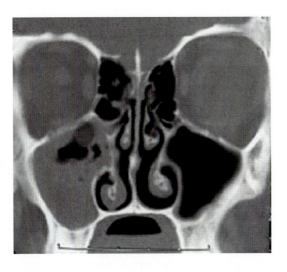

Fig. 10.3. Ⓐ Scanner en coupe frontale d'un patient présentant une sinusite maxillaire droite sous la forme d'une opacité inhomogène du sinus maxillaire droit.

E. Formes cliniques

1. Selon la topographie

Savoir distinguer le siège de la sinusite est de grande importance pour la prise en charge de celle-ci, car les complications potentielles et le traitement de la sinusite ne sont pas les mêmes selon la topographie. L'interrogatoire sur la localisation de la douleur est capital. Il faut noter que la symptomatologie clinique est souvent prise en défaut pour le diagnostic topographique en comparaison avec les données du scanner. La sévérité de la symptomatologie clinique ainsi que la présence de complications doivent donc conduire à la réalisation d'un scanner des sinus pour mieux définir les sinus intéressés par le processus infectieux en cas de doute.

Sinusite frontale

La douleur est ici de siège frontal, sus-orbitaire, parfois hémicrânienne, intense, pulsatile, associée à une rhinorrhée et une obstruction nasale. Les sinusites frontales ne doivent pas être méconnues du fait d'un risque plus élevé de complications (figure 10.4).

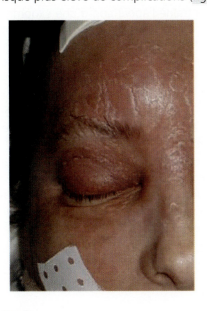

Fig. 10.4. Sinusite frontale compliquée.

Sinusite sphénoïdale

De siège douloureux plus aléatoire (céphalées occipitales ou du vertex, rétro-orbitaires), son diagnostic est difficile : il faut savoir y penser. L'examen nasofibroscopique — et donc l'avis spécialisé si le diagnostic est envisagé — permet d'objectiver un écoulement mucopurulent à l'ostium du sinus sphénoïdal. Le diagnostic repose sur le scanner.

Ethmoïdite aiguë de l'enfant

L'ethmoïdite aiguë se caractérise par un œdème palpébral supéro-interne douloureux et fébrile. Elle survient classiquement chez le jeune enfant. Elle est rare, mais de pronostic potentiellement grave. Elle doit être reconnue par le clinicien afin d'instaurer en urgence une antibiothérapie parfois parentérale en milieu hospitalier.

La forme œdémateuse se caractérise par un œdème palpébral douloureux prédominant à l'angle interne de l'orbite et à la paupière supérieure, La fièvre est généralement élevée (39 à 40 °C).

L'origine ethmoïdale de cette cellulite palpébrale peut être établie sur les arguments suivants :
- absence de pus conjonctival (élimine une dacryocystite ou une conjonctivite) ;
- suppuration nasale homolatérale, parfois sanguinolente (inconstante) ;
- opacité ethmoïdo-maxillaire à prédominance unilatérale sur l'examen scanographique.

C Il faut éliminer :
- l'exceptionnelle ostéomyélite du maxillaire supérieur : œdème prédominant à la paupière inférieure, tuméfaction gingivale et palatine ;
- la staphylococcie maligne de la face consécutive à un furoncle de l'aile du nez ou de la lèvre supérieure ;
- l'érysipèle de la face : affection streptococcique de la face.

A Un traitement antibiotique large spectre ambulatoire est possible si l'état général est conservé, sous réserve d'un contrôle clinique à 48 heures et d'une information des parents sur les signes de gravité.

Forme collectée

L'ethmoïdite aiguë peut se compliquer par l'apparition d'une collection purulente orbitaire qui se forme classiquement entre l'os planum (paroi interne de l'orbite) et le périoste, en refoulant le contenu orbitaire.

Cet abcès extrapériosté entraîne l'apparition d'une exophtalmie douloureuse. L'exophtalmie peut être difficile à diagnostiquer en cas d'œdème palpébral important. Il faut écarter les paupières entre pouce et index et systématiquement rechercher les signes de gravité suivants : troubles de la vue : diplopie, baisse de l'acuité visuelle, troubles de la mobilité oculaire (ophtalmoplégie complète ou incomplète), mydriase aréflexique, anesthésie cornéenne. La présence d'un seul de ces signes de gravité doit conduire le patient aux urgences.

Le scanner avec injection permettra de rechercher un abcès extrapériosté ou d'éventuelles complications plus graves à type de suppuration intraorbitaire ou de thrombophlébite intracérébrale du sinus caverneux.

La présence d'une collection sur l'imagerie ou la présence d'une ophtalmoplégie, d'une disparition du réflexe photomoteur, d'une baisse d'acuité visuelle imposent le drainage chirurgical de l'abcès et de l'ethmoïdite (figure 10.5). Ces signes exigent l'hospitalisation en urgence, la réalisation de prélèvements bactériologiques et la mise en route d'une antibiothérapie parentérale à large spectre qui sera ensuite adaptée aux résultats bactériologiques.

ITEM 148 Infections nasosinusiennes de l'enfant et de l'adulte

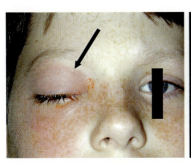
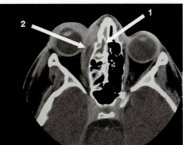

Fig. 10.5. Ⓐ **Ethmoïdite de l'enfant.**

2. Formes récidivantes ou traînantes

> Une sinusite unilatérale récidivante (plus de deux épisodes de même localisation) doit faire rechercher une cause : dentaire dans la localisation maxillaire et dans toutes les autres localisations une cause locorégionale (tumeur, balle fongique, anomalie anatomique — intérêt de l'imagerie par scanner, voire IRM). Une forme traînante au-delà de 12 semaines définit une rhinosinusite chronique.

Ⓑ Toute rhinosinusite chronique peut s'accompagner de poussées de surinfections aiguës. Parmi les causes de sinusite chronique bilatérale, la polypose nasosinusienne touche près de 5 % de la population, maladie inflammatoire chronique de la muqueuse nasale, caractérisée par des polypes des fosses nasales à point de départ ethmoïdal (responsable d'une obstruction nasale et de troubles de l'odorat pouvant évoluer vers l'anosmie) et souvent associée à un asthme ou une hyperréactivité bronchique qu'il faut savoir rechercher. Cette polypose nasosinusienne peut s'intégrer dans un syndrome de Fernand Widal ou Samter (polypose, asthme et intolérance à l'aspirine et à tous les AINS).

3. Formes hyperalgiques

Le tableau clinique se différencie de la forme commune par l'intensité de la douleur et l'absence d'amélioration malgré le traitement médical. Elle nécessite au même titre que les sinusites compliquées la réalisation d'une imagerie. La douleur peut être soulagée immédiatement par une ponction du sinus par :
- Ⓒ voie méatale inférieure pour une sinusite maxillaire ;
- voie frontale antérieure pour une sinusite frontale (clou de Lemoine).
- endonasale pour une sinusite sphénoïdale.

4. Formes compliquées

Ⓐ Les formes compliquées sont souvent rencontrées chez le sujet jeune et comportent à échéance un risque vital ou de séquelles visuelles, d'où la nécessité de les rechercher par un examen clinique systématique devant tout tableau de sinusite aiguë. Ces complications ne sont pas nécessairement liées à la sévérité de la sinusite aiguë, peuvent être liées à des facteurs anatomiques individuels prédisposants favorisant la propagation locorégionale d'une infection :
- complications oculo-orbitaires : cellulite palpébrale, abcès orbitaire sous périosté, cellulite orbitaire (cf. Ethmoïdite aiguë de l'enfant) ;

- complications cérébroméningées : abcès cérébraux, méningites, empyèmes sous-duraux, thrombophlébite du sinus caverneux, sinus longitudinal supérieur ;
- ostéite frontale, abcès jugal, thrombophlébite.

B Les formes compliquées sont une indication à la réalisation aussi bien d'un scanner du massif facial que de prélèvements bactériologiques. Ces prélèvements se font le plus souvent au méat moyen lors d'une rhinoscopie antérieure. Ils peuvent aussi être réalisés directement en intrasinusien si une indication de drainage chirurgical du sinus est retenue.

5. Formes de l'immunodéprimé

B Chez les patients immunodéprimés (diabète insulino-requérant, VIH, corticothérapie prolongée, chimiothérapies aplasiantes, hémopathies malignes et greffes de moelle, traitements immunosuppresseurs), il faut savoir évoquer les rhinosinusites aiguës fongiques invasives au tableau clinique souvent pauvre au stade de début (fièvre inexpliquée) et au pronostic très sombre.

Il s'agit d'une indication stricte à la réalisation d'un scanner du massif facial ainsi qu'à la réalisation de prélèvements bactériologiques et mycologiques.

F. Traitement

A Les sinusites aiguës maxillaires sont les plus fréquentes ; les sinusites frontales et les autres localisations sont plus rares (ethmoïdales, sphénoïdales), mais ne doivent pas être méconnues du fait du risque plus élevé de complications orbitaires ou méningées. Des signes cliniques faisant suspecter une sinusite compliquée (syndrome méningé, exophtalmie, œdème palpébral, troubles de la mobilité oculaire, douleurs insomniantes) imposent l'hospitalisation, les prélèvements bactériologiques, l'imagerie, l'antibiothérapie parentérale urgente.

1. Traitement des sinusites aiguës de l'adulte

Indications de l'antibiothérapie

En cas de diagnostic incertain, l'antibiothérapie n'est pas indiquée d'emblée, en particulier lorsque les symptômes rhinologiques restent diffus, bilatéraux, d'intensité modérée, dominés par une congestion avec rhinorrhée séreuse ou puriforme banale, survenant dans un contexte épidémique. Dans ce cas, une réévaluation est nécessaire en cas de persistance anormale ou d'aggravation de la symptomatologie sous traitement symptomatique.

Une antibiothérapie doit être envisagée :
- lorsque le diagnostic de sinusite aiguë maxillaire purulente est établi sur les critères définis précédemment ;
- en cas d'échec d'un traitement symptomatique initial ou en cas de complications ;
- en cas de sinusite maxillaire unilatérale associée à une infection dentaire homolatérale de l'arc dentaire supérieur.

L'antibiothérapie est indiquée sans réserve en cas de sinusite frontale, ethmoïdale ou sphénoïdale.

Antibiothérapie recommandée et durée de traitement

L'amoxicilline, à la dose de 2 à 3 g par jour en deux à trois prises quotidiennes, est à privilégier en première intention. Dans la sinusite maxillaire aiguë de l'adulte, en effet, elle est la molécule orale la plus active sur les pneumocoques de sensibilité diminuée à la pénicilline et est active sur plus de 80 % des *Haemophilus influenzae*.

La durée du traitement des sinusites maxillaires aiguës purulentes est habituellement de 7 jours.

Les autres antibiotiques ont un rapport bénéfice-risque moins favorable ; ils exposent à une efficacité moindre (céphalosporines de deuxième et de troisième génération, cotrimoxazole) et/ou à plus d'effets indésirables (amoxicilline-acide clavulanique, céphalosporines de deuxième et de troisième génération, cotrimoxazole, pristinamycine, quinolones).

Ils peuvent être cependant proposés dans les situations suivantes :

Pour l'association amoxicilline-acide clavulanique :
- en cas d'échec de traitement d'une sinusite aiguë maxillaire par amoxicilline ;
- en cas de sinusite aiguë maxillaire d'origine dentaire ;
- en cas de sinusite frontale, ethmoïdale ou sphénoïdale.

Pour les céphalosporines de deuxième ou de troisième génération par voie orale, en cas d'allergie à la pénicilline sans allergie aux céphalosporines (situation la plus fréquente) : céfotiam hexétil ou cefpodoxime proxétil ou céfuroxime axétil ; la durée de traitement proposée est alors de 5 jours.

Pour la pristinamycine : en cas de contre-indication aux bêtalactamines (pénicillines et céphalosporines) ; la durée de traitement proposée est de 4 jours pour la pristinamycine.

Pour la lévofloxacine ou la moxifloxacine (fluoroquinolones actives sur le pneumocoque) : elles doivent être réservées aux situations cliniques les plus sévères et susceptibles de complications graves telles que les sinusites frontales, sphénoïdales, ethmoïdales, pansinusites ou en cas d'échec d'une première antibiothérapie dans les sinusites maxillaires. La moxifloxacine est associée à un risque plus élevé de survenue d'effets indésirables graves et doit donc être réservée au traitement des sinusites radiologiquement et/ou bactériologiquement documentées lorsqu'aucun autre antibiotique ne peut être utilisé.

Les antibiotiques locaux par instillation nasale, endosinusienne ou par aérosol ne sont pas recommandés.

Traitement symptomatique associé

Les **antalgiques** en association avec des vasoconstricteurs locaux (durée maximale : 5 jours) et lavages de nez peuvent être proposés.

Les **corticoïdes** par voie orale peuvent être utiles en cure courte même si leur intérêt reste discuté (durée maximale : 7 jours), en traitement adjuvant à une antibiothérapie efficace uniquement dans les **sinusites aiguës dont l'aspect douloureux est difficilement géré par les antalgiques habituels.**

L'utilité des anti-inflammatoires non stéroïdiens à dose anti-inflammatoire n'est pas démontrée ; ils pourraient par ailleurs favoriser la diffusion de l'infection sous forme de cellulite ou de fasciite de la face ou du cou, prélude à une possible médiastinite. Dans les formes hyperalgiques, résistant au traitement, un avis ORL est souhaitable pour discuter notamment l'indication de ponction-drainage maxillaire.

2. Traitement des sinusites aiguës de l'enfant

Les rhinopharyngites, dont les symptômes sont très voisins de ceux des sinusites, sont extrêmement banales chez l'enfant et ne doivent pas être prises pour des sinusites maxillaires purulentes dans leur forme dite traînante au cours desquelles les signes tels que la toux à prédominance diurne, la rhinorrhée (antérieure ou postérieure), l'obstruction nasale, la congestion nasale se prolongent au-delà de 10 jours, sans tendance à l'amélioration. Parfois, le tableau observé est celui d'une rhinopharyngite s'améliorant en quelques jours puis se ré-aggravant vers le 6 ou 7e jour avec fièvre, exacerbation de la rhinorrhée, de la congestion nasale et de la toux.

La radiographie (incidence de Blondeau) et le scanner des sinus ne doivent pas être demandés chez l'enfant suspect de sinusite maxillaire. Un scanner de sinus avec injection de produit de contraste sera demandé lorsqu'un doute diagnostique apparaît devant un tableau atypique. Un scanner des sinus est indiqué pour confirmer les sinusites sphénoïdales, ethmoïdales ou pour les sinusites compliquées, notamment frontales.

Traitement antibiotique des sinusites de l'enfant

Les rhinopharyngites sont virales et ne justifient pas d'une antibiothérapie. En cas de rhinopharyngite, l'antibiothérapie ne prévient pas la survenue de sinusite.

Pour les enfants sans facteurs de risque présentant une sinusite aiguë, le bénéfice de l'antibiothérapie est controversé et deux attitudes sont licites :
- soit une surveillance sous traitement symptomatique avec réévaluation à 48 heures ;
- soit la prescription d'antibiotiques d'emblée.

Le traitement antibiotique est toutefois indiqué d'emblée en cas de forme aiguë sévère de sinusite maxillaire ou frontale évoquant une sinusite purulente.

L'amoxicilline, à la dose de 80-90 mg/kg par jour en deux à trois prises quotidiennes, est à privilégier en première intention. Dans la sinusite maxillaire et frontale aiguë de l'enfant, en effet, elle est la molécule orale la plus active sur les pneumocoques de sensibilité diminuée à la pénicilline et est active sur plus de 80 % des *H. influenzae*.

Si le temps entre les trois prises quotidiennes ne peut être équidistant (environ 8 heures), il est préférable d'administrer le produit en deux prises. La durée du traitement est classiquement de 7 à 10 jours.

Les autres antibiotiques ont un rapport bénéfice-risque moins favorable ; ils exposent à une efficacité moindre (cefpodoxime, érythromycine-sulfafurazole, cotrimoxazole) et/ou à plus d'effets indésirables (amoxicilline-acide clavulanique, cefpodoxime, érythromycine-sulfafurazole, cotrimoxazole, pristinamycine).

Ils peuvent être cependant proposés dans les situations suivantes :
- association amoxicilline-acide clavulanique :
  - en cas d'échec de traitement d'une sinusite aiguë maxillaire ou frontale par amoxicilline ;
  - en cas de sinusite aiguë maxillaire d'origine dentaire ;
  - en cas de sinusite ethmoïdale, sphénoïdale ou frontale compliquée ;
- cefpodoxime proxétil, en cas d'allergie vraie aux pénicillines sans allergie aux céphalosporines (situation la plus fréquente) ;
- cotrimoxazole, en cas de contre-indication aux bêtalactamines (pénicillines et céphalosporines).

Traitement symptomatique associé

Un traitement **antalgique-antipyrétique** est recommandé en fonction des symptômes présentés.

L'utilité des corticoïdes et des anti-inflammatoires non stéroïdiens à dose anti-inflammatoire par voie générale ou locale n'est pas démontrée. L'utilisation des corticoïdes peut cependant être discutée au cas par cas dans les sinusites hyperalgiques.

Les lavages de nez en augmentant le drainage mucociliaire accélèrent le drainage des mucosités nasales inflammatoires.

Points clés

- Dans la rhinite aiguë de l'adulte (rhume banal) :
  - l'obstruction nasale et la rhinorrhée peuvent être associées à des céphalées frontales, une sensation de plénitude de la face et des oreilles. La fièvre est < 38 °C ;
  - les sécrétions nasales deviennent rapidement épaisses et colorées (jaune vert).
- Les rhinopharyngites sont virales et ne justifient pas une antibiothérapie.
- La rhinite allergique associe : obstruction nasale, rhinorrhée claire abondante et éternuements en salves. Une conjonctivite allergique et un prurit palatin sont également souvent présents.
- La sinusite maxillaire aiguë est souvent précédée d'un rhume banal. La présence d'au moins deux des trois critères suivants fait le diagnostic :

- douleurs sinusiennes sous-orbitaires malgré un traitement symptomatique d'au moins 48 heures ;
- douleur unilatérale, pulsatile, majorée tête penchée en avant, acmé en fin d'après-midi ou la nuit ;
- rhinorrhée majorée, très purulente et unilatérale.
- La topographie de l'atteinte sinusienne est guidée par la localisation des signes :
  - maxillaire : douleurs sous-orbitaires ;
  - frontale : douleur frontale, sus-orbitaire, parfois hémicrânienne, intense, pulsatile, associée à une rhinorrhée et une obstruction nasale ;
  - sphénoïdale : céphalées occipitales ou du vertex, rétro-orbitaires ; le diagnostic de certitude repose sur le scanner ;
  - ethmoïdale : œdème palpébral supéro-interne douloureux et fébrile. L'origine ethmoïdale de la cellulite palpébrale est établie sur les arguments suivants : absence de pus conjonctival (élimine une dacryocystite ou une conjonctivite) ; suppuration nasale homolatérale, parfois sanguinolente (inconstante) ; opacité ethmoïdo-maxillaire à prédominance unilatérale sur l'examen scanographique.
- L'ethmoïdite aiguë de l'enfant est une urgence qui requiert :
  - une antibiothérapie à large spectre en ambulatoire en l'absence de signe de gravité (contrôle clinique à 48 heures et information des parents sur les signes à redouter) ;
  - un drainage chirurgical de l'abcès et de l'ethmoïdite couplé à une antibiothérapie IV à large spectre si exophtalmie douloureuse avec signes de gravité (baisse d'acuité visuelle, troubles de la motilité intrinsèque et extrinsèque, anesthésie cornéenne) ; le scanner injecté recherche un abcès extrapériosté, une suppuration intraorbitaire ou une thrombophlébite du sinus caverneux.
- Pour traiter la sinusite aiguë de l'adulte :
  - privilégier 7 jours d'amoxicilline, 3 g par jour en trois prises dans la sinusite maxillaire en première intention ;
  - amoxicilline-acide clavulanique en cas : d'échec du traitement d'une sinusite aiguë maxillaire par amoxicilline, de sinusite aiguë maxillaire d'origine dentaire, de sinusite frontale, ethmoïdale ou sphénoïdale.
  - C2G ou C3G par voie orale, 5 jours, en cas d'allergie à la pénicilline sans allergie aux céphalosporines ;
  - pristinamycine, 4 jours, en cas de contre-indication aux bêtalactamines ;
  - lévofloxacine ou moxifloxacine, réservées aux situations cliniques les plus sévères, susceptibles de complications graves : sinusites frontales, sphénoïdales, ethmoïdales, pansinusites ou en cas d'échec d'une première antibiothérapie dans les sinusites maxillaires ;
  - absence de recommandations de bonne pratique pour l'antibiothérapie locale par instillation nasale ou endosinusienne, pour l'aérosolthérapie et pour la prescription d'AINS ;
  - antalgiques en association avec des vasoconstricteurs locaux (durée maximale : 5 jours) et lavages de nez peuvent être proposés ;
  - en traitement adjuvant à une antibiothérapie : 7 jours de corticoïdes par voie orale pour les sinusites aiguës douloureuses malgré les antalgiques habituels ;
  - avis ORL dans les formes hyperalgiques résistantes au traitement : discuter l'indication de ponction-drainage sinusien.
- Les sinusites compliquées se dépistent dès l'examen initial et, au moindre doute, par l'imagerie. Les complications sont :
  - oculo-orbitaires : cellulite palpébrale, abcès orbitaire sous-périosté, cellulite orbitaire (cf. ethmoïdite aiguë de l'enfant) ;
  - cérébroméningées : abcès cérébraux, méningites, empyèmes sous-duraux, thrombophlébite du sinus caverneux, du sinus longitudinal supérieur ;
  - à type d'ostéite frontale, d'abcès jugal, de thrombophlébite.
- Les formes compliquées imposent une hospitalisation en urgence pour avis spécialisé et la réalisation :
  - d'un scanner du massif facial ;
  - de prélèvements bactériologiques au méat moyen lors d'une rhinoscopie antérieure ou en intra-sinusien si le drainage chirurgical du sinus est indiqué.

CHAPITRE 11

ITEMS 148, 149
Angines de l'adulte et de l'enfant et rhinopharyngites de l'enfant

Angines
    I. Généralités sur les angines et points communs
    II. Angines érythémateuses et érythémato-pultacées
    III. Angines pseudomembraneuses
    IV. Angines vésiculeuses
    V. Angines ulcéreuses et nécrotiques
Rhinopharyngites
    I Diagnostic clinique
    II. Diagnostic étiologique
    III. Évolution
    IV. Traitement
    V. Complications des rhinopharyngites
    VI. Hypertrophie des végétations adénoïdes et rhinopharyngites à répétition
    VII. Autres facteurs favorisant les infections rhinopharyngées

Situations de départ

- 44. Hyperthermie/fièvre.
- 52. Odynophagie/dysphagie.
- 145. Douleur pharyngée.
- 250. Prescrire des antalgiques.
- 255. Prescrire un anti-infectieux.
- 259. Évaluation et prise en charge de la douleur aiguë.

Hiérarchisation des connaissances

ITEM 149 – *Angines de l'adulte et de l'enfant et rhinopharyngites de l'enfant*

Rang	Rubrique	Intitulé	Descriptif
A	Définitions	Angines : définitions	
B	Prévalence, épidémiologie	Épidémiologie des angines érythémateuses et érythémato-pultacées	
A	Contenu multimédia	Angines érythémateuses/érythémato-pultacée	
A	Diagnostic positif	Connaître les signes cliniques des angines érythémateuses/érythémato-pultacées	
A	Étiologies	Connaître les étiologies des angines érythémateuses/érythémato-pultacées	
A	Examens complémentaires	Connaître les indications des examens complémentaires en cas d'angine (dont test de diagnostic rapide)	

Rang	Rubrique	Intitulé	Descriptif
A	Prise en charge	Savoir prescrire le traitement de l'angine à streptocoque du groupe A	
A	Prise en charge	Connaître la stratégie et les modalités de traitement des angines érythémateuses/érythémato-pultacées	
A	Prise en charge	Angines : mesures symptomatiques	
B	Suivi et/ou pronostic	Connaître les complications générales des angines	GNA, RAA
A	Identifier une urgence	Savoir identifier les complications suppuratives locorégionales des angines	
A	Diagnostic positif	Connaître les signes cliniques des angines pseudomembraneuses	
B	Prise en charge	Connaître la prise en charge d'une angine pseudo-membraneuse à EBV	
B	Diagnostic positif	Connaître les signes cliniques d'une angine pseudo-membraneuse diphtérique	
A	Diagnostic positif	Connaître les signes cliniques des angines vésiculeuses	
A	Étiologies	Connaître les étiologies des angines vésiculeuses	
B	Suivi et/ou pronostic	Connaître l'évolution des angines vésiculeuses	
B	Prise en charge	Connaître la prise en charge d'une angine vésiculeuse	
A	Diagnostic positif	Connaître les signes cliniques des angines ulcéreuses et ulcéro-nécrotiques	
A	Étiologies	Connaître les étiologies des angines ulcéreuses et ulcéro-nécrotiques	Angine de Vincent, chancre syphilitique, agranulocytose et hémopathies malignes, autres
B	Suivi et/ou pronostic	Connaître l'évolution des angines ulcéreuses et ulcéro-nécrotiques	
B	Diagnostic positif	Connaître les signes cliniques et la prise en charge d'un syndrome de Lemierre	
B	Prise en charge	Connaître la prise en charge d'une angine ulcéreuses et ulcéro-nécrotiques	

ITEM 148 – Infections nasosinusiennes de l'adulte et de l'enfant

Rang	Rubrique	Intitulé	Descriptif
A	Définition	Connaître la définition des infections nasosinusiennes*	Rhinopharyngite, sinusite, rhinite
A	Étiologie	Connaître les étiologies des infections nasosinusiennes aiguës*	Distinguer origine virale/bactérienne
A	Diagnostic positif	Savoir diagnostiquer une sinusite aiguë (examen clinique, démarche diagnostique)*	Sinusite maxillaire aiguë, formes selon la localisation sinusienne
A	Diagnostic positif	Savoir diagnostiquer une rhinopharyngite aiguë	
A	Diagnostic positif	Savoir diagnostiquer une rhinite (examen clinique, démarche diagnostique)*	Rhinite aiguë de l'adulte, rhinosinusite aiguë du jeune enfant, rhinite allergique
A	Diagnostic positif	Savoir diagnostiquer une ethmoïdite aiguë chez l'enfant et le nourrisson*	

Rang	Rubrique	Intitulé	Descriptif
A	Prise en charge	Connaître les principes de traitement des rhinites et des rhinopharyngites aiguës	Savoir que le traitement antibiotique n'est pas recommandé en cas de rhinopharyngite aiguë
A	Prise en charge	Connaître les principes de traitement d'une sinusite de l'adulte*	
A	Prise en charge	Connaître les particularités de la prise en charge de l'ethmoïdite chez l'enfant et le nourrisson*	
B	Examens complémentaires	Indication des examens d'imagerie devant une infection nasosinusienne aiguë de l'adulte et de l'enfant*	Identifier les situations nécessitant la réalisation d'examens complémentaires (ethmoïdite de l'enfant ou du nourrisson)
B	Prise en charge	Connaître les indications aux prélèvements microbiologiques dans les infections nasosinusiennes*	
A	Contenu multimédia	Photographies d'un exemple typique d'ethmoïdite aiguë de l'enfant*	Ces images doivent être les plus classiques et communes des deux formes de sinusite extériorisée
A	Identifier une urgence	Savoir reconnaître les signes révélant une sinusite compliquée ou à risque de complication grave*	Complications oculo-orbitaires, cérébroméningées, ostéite, formes
B	Étiologie	Connaître les principales étiologies des sinusites chroniques*	Sinusite maxillaire d'origine dentaire, balle fongique, sinusite fongique

Angines

I. Généralités sur les angines et points communs

A. Définition

A L'angine, ou amygdalite aiguë, est une inflammation aiguë des amygdales palatines (ou tonsilles palatines, figure 11.1), qui peut s'étendre au reste de l'oropharynx (pharyngite).

B. Physiopathologie

C À la naissance, l'enfant ne possède comme moyen de défense anti-infectieux immunitaire humoral que les seules IgG maternelles : cette arme anti-infectieuse est passive et temporaire (environ 6 mois). Durant cette période, l'enfant met en place ses propres moyens d'acquisition immunitaire : son tissu lymphoïde.

Les antigènes nécessaires à cette synthèse immunitaire pénètrent dans l'organisme par les fosses nasales et entrent d'abord en contact avec la muqueuse du rhinopharynx, entraînant ainsi le développement de l'amygdale pharyngée (végétations adénoïdes), puis dans un second temps, au niveau de l'oropharynx (amygdales palatines), enfin le long du tube digestif (plaques de Peyer).

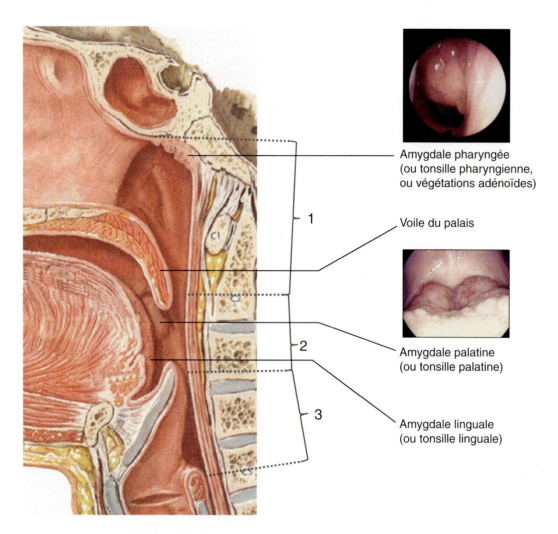

Fig. 11.1. Ⓐ **Coupe sagittale du pharynx.**

Le pharynx est un carrefour multiple. 1. Rhinopharynx, ou nasopharynx ou cavum ou épipharynx, à la partie haute au-dessus d'un plan passant par le palais dur, contenant les végétations adénoïdes et communiquant en avant avec les fosses nasales par l'intermédiaire des choanes. 2. Oropharynx communiquant en avant avec la cavité buccale par l'intermédiaire de l'isthme du gosier et contenant les amygdales palatines et linguales. 3. Hypopharynx, ou laryngopharynx, situé sous le plan passant par l'os hyoïde communiquant en avant avec le larynx. Cliché des amygdales linguales : examen de l'oropharynx après protraction de la langue : hypertrophie des amygdales linguales qui viennent au contact du voile. Cliché des végétations adénoïdes : vue endoscopique de la fosse nasale droite : l'orifice choanale est obturé aux trois quarts par une hypertrophie des végétations adénoïdes.

Source : Netter illustration used with permission of Elsevier, Inc. All rights reserved. www.netterimages.com Atlas d'anatomie humaine par Frank H. Netter, 4e édition, traduction de Pierre Kamina. Netter's Atlas of Human Anatomy by Frank H. Netter, 4th ed.

> L'hypertrophie des végétations adénoïdes et des amygdales palatines doit donc être considérée non pas comme une manifestation pathologique, mais comme la réaction normale d'un organisme en voie de maturation immunitaire.
>
> Les angines traduisent une réaction inflammatoire du tissu lymphoïde amygdalien lors d'une contamination par voie aérienne à partir d'un porteur sain (5 % de la population pour le streptocoque β-hémolytique du groupe A) ou d'un malade.
>
> À l'âge adulte, les tissus lymphoïdes régressent pour disparaître progressivement et quasi complètement. Les épisodes d'angine sont alors beaucoup plus rares. Il faut différencier ces angines banales des angines à gonocoque et des chancres syphilitiques amygdaliens, qui surviennent en général chez l'adulte lors des rapports orogénitaux.

C. Microbiologie

B L'infection est virale le plus souvent : 60 à 90 % d'origine virale selon l'âge (adénovirus, virus influenzae, virus respiratoire syncytial, virus parainfluenzae, coronavirus).

L'angine peut être d'origine bactérienne. Le streptocoque β-hémolytique du groupe A (SBHA) est la bactérie la plus fréquemment retrouvée : 20 % tous âges confondus. L'angine à SBHA ne représente que 25 à 40 % des cas d'angine de l'enfant et 10 à 25 % des angines de l'adulte. Elle survient surtout à partir de l'âge de 3 ans avec un pic d'incidence situé entre 5 et 15 ans. Elle est rare chez l'adulte.

Les infections pharyngées à *Corynebacterium diphtheriae*, *Neisseria gonorrhoeae* et à germes anaérobies sont rares, et leurs tableaux cliniques sont différents.

D. Épidémiologie

Elle se rencontre volontiers chez l'enfant et l'adolescent. Elle est rare avant 18 mois et chez l'adulte. Il s'agit d'une pathologie très fréquente (9 millions de cas par an en France), le plus souvent bénigne.

E. Examen clinique

A L'angine constitue un syndrome associant :
- fièvre ;
- douleur pharyngée spontanée uni- ou bilatérale, augmentée par la déglutition (odynophagie) ;
- inflammation de l'oropharynx et des amygdales ;

D'autres symptômes sont parfois révélateurs : douleurs abdominales, éruption, signes respiratoires (rhinorrhée, toux, enrouement, gêne respiratoire). Ces symptômes sont diversement associés et variables en fonction de l'agent étiologique et de l'âge du patient.

L'examen clinique de l'oropharynx fait le diagnostic d'angine. Des adénopathies satellites sensibles sont souvent présentes.

Plusieurs aspects amygdaliens sont observés (figure 11.2). Les trois premiers aspects ne permettent pas de présager avec certitude de l'étiologie virale ni bactérienne de l'angine :
- angine érythémateuse : c'est l'aspect le plus fréquent, les amygdales et le pharynx sont congestifs ;
- angine érythémato-pultacée : les amygdales congestives sont recouvertes d'un enduit pultacé plus ou moins abondant ;
- angine pseudomembraneuse : l'amygdale est recouverte de fausses membranes, ce qui oriente vers une mononucléose infectieuse ou une diphtérie.

Les deux autres aspects des angines sont, quant à eux, plus évocateurs d'une origine étiologique :
- angine vésiculeuse, ou herpangine (due à un entérovirus, coxsackie ou une gingivostomatite herpétiforme) : le pharynx inflammatoire présente des vésicules. Ces vésicules ne sont d'ailleurs pas limitées aux amygdales mais sont souvent présentes sur le voile du palais, les piliers amygdaliens, la paroi pharyngée et jugale ;
- angine ulcéreuse ou nécrotique : l'amygdale est ulcérée et doit faire évoquer une angine de Vincent (germes anaérobies) — mais elle peut être également due à une syphilis, une agranulocytose, une hémopathie ou un cancer.

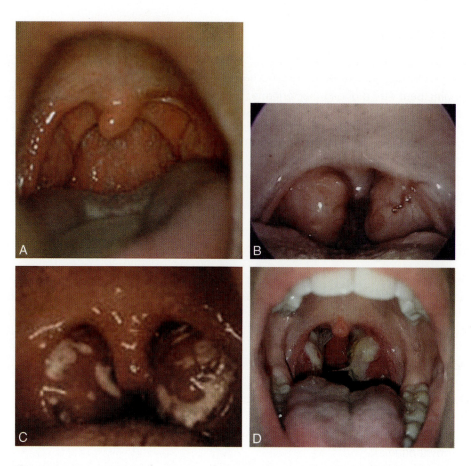

Fig. 11.2. ⓐ **Différents aspects de la région amygdalienne. Examen de l'oropharynx après protraction de la langue.**
A. Amygdales de taille normale non inflammatoires. B. Hypertrophie des amygdales palatines qui viennent au contact de la luette et sont quasi jointives. C. Angine érythémato-pultacée bilatérale. D. MNI avec angine pseudo-membraneuse.

F. Examens complémentaires

Les examens complémentaires à demander sont indiqués en fonction de la clinique. Ceux-ci seront détaillés dans les sections correspondantes.

Le prélèvement pharyngé peut être :
- un test de diagnostic rapide en cas de suspicion d'angine à SBHA ;
- un prélèvement pour analyse bactériologique en cas de suspicion d'angine de Vincent, de chancre syphilitique ou de diphtérie.

Une NFS peut être demandée en cas d'angine pseudomembraneuse ou ulcéro-nécrotique, à la recherche d'un syndrome mononucléosique ou d'une neutropénie.

Une sérologie EBV et/ou un MNI-test est à demander en cas de suspicion d'angine mononucléosique devant :
- une angine pseudomembraneuse ;
- ou une angine érythémateuse/érythémato-pultacée avec TDR négatif.

Le dépistage de primo-infection par le VIH doit être effectué en cas de suspicion de contage à l'interrogatoire avec une angine érythémateuse ou érythémato-pultacée.

G. Évolution

Les angines à SBHA évoluent le plus souvent favorablement en 3 ou 4 jours, même en l'absence de traitement.

Cependant, elles peuvent donner lieu à des complications potentiellement graves, dont la prévention justifie la mise en œuvre d'une antibiothérapie :
- syndromes post-streptococciques : rhumatisme articulaire aigu (RAA), glomérulonéphrite aiguë ;
- complications septiques locales ou générales.

Seules les angines à SBHA sont justiciables d'un traitement antibiotique en raison des risques inhérents aux infections à SBHA et du fait que les antibiotiques sont inutiles dans les angines virales.

H. Traitement

1. Traitement symptomatique

Le traitement symptomatique s'applique à toutes les angines. Il a pour objectif d'améliorer le confort du patient.

Des antalgiques antipyrétiques sont recommandés : le paracétamol à dose habituelle (60 mg/kg par jour) est utilisé en première intention.

Il n'y a pas de données permettant d'établir l'intérêt ni des AINS à dose anti-inflammatoire ni des corticoïdes par voie générale dans le traitement des angines. La seule exception est l'intérêt des corticoïdes dans certaines formes sévères d'angines à EBV (mononucléose infectieuse) ou les complications de la diphtérie.

Il n'existe pas de place pour les bithérapies associant le paracétamol et les AINS.

2. Traitement antibiotique

Les seules indications d'antibiothérapie dans les angines sont :
- angines à SBHA ;
- angine de Vincent ;
- diphtérie ;
- gonocoque ;
- chancre syphilitique.

Les traitements antibiotiques sont détaillés dans les sections dédiées.

3. Mesures particulières

Certaines formes d'angine nécessitent des mesures particulières :
- diphtérie : une déclaration à l'ARS est obligatoire, avec isolement respiratoire (gouttelettes) et éviction de la collectivité ;
- scarlatine : éviction de la collectivité ;
- syphilis, gonocoque et VIH : dépistage des IST chez le cas index et les sujets contacts.

I. Indications d'hospitalisation

La plupart des angines sont de traitement ambulatoire.

Les indications d'hospitalisation des angines sont :
- complications des angines streptococciques ;
- angine aphagiante ;
- diphtérie ;
- certaines complications de l'angine mononucléosique ;
- gingivo-stomatite herpétique gênant l'alimentation ;
- angine de Vincent.

II. Angines érythémateuses et érythémato-pultacées

A. Diagnostic clinique

1. Angines érythémateuses (« angines rouges »)

Elles sont le plus souvent d'origine virale, peuvent inaugurer ou accompagner une maladie infectieuse spécifique : oreillons, grippe, rougeole, rubéole, varicelle, poliomyélite…

Une angine rouge peut constituer le premier signe d'une **scarlatine**, maladie infectieuse due au SBHA. Une fièvre à 40 °C avec vomissements, l'aspect rouge vif du pharynx, des deux amygdales et des bords de la langue, l'absence de catarrhe rhinopharyngé doivent faire rechercher un début de rash scarlatineux aux plis de flexion et pratiquer un TDR pour mettre en évidence un SBHA.

2. Angines érythémato-pultacées (« angines blanches »)

Elles succèdent souvent à la forme précédente et se caractérisent par la présence sur des amygdales rouge vif d'un exsudat pultacé : gris jaunâtre, punctiforme ou en traînées, mince et friable, facilement dissocié, ne débordant pas la surface amygdalienne. Les signes fonctionnels sont en général plus marqués.

B. Diagnostic étiologique

Les angines érythémateuses et érythémato-pultacées peuvent être le reflet de diverses étiologies virales et bactériennes (tableau 11.1).

L'aspect de l'oropharynx n'est pas prédictif de l'angine à SBHA, qui peut prendre une forme érythémateuse, érythémato-pultacée voire unilatérale, érosive. Certains signes cliniques peuvent orienter le diagnostic d'angine à SBHA (tableau 11.2).

Chez l'enfant, aucun signe ou score clinique n'a de valeur prédictive positive ou négative suffisante pour l'origine streptococcique, en dehors d'une scarlatine typique.

Chez l'adulte, le *score de Mac Isaac* a une bonne valeur prédictive négative. Celui-ci prend en compte cinq items (tableau 11.3). Il est possible de ne pas réaliser de TDR si le score de Mac Isaac est inférieur à 2, qui suffit à la non-prescription d'antibiotiques.

Tableau 11.1. ⓐ **Étiologie des angines érythémateuses et érythémato-pultacées.**

	Virus	Bactérie
Fréquence	Enfant : 60 à 75 % Adulte : 75 à 90 %	Fréquence du SBHA : Enfant : 25 à 40 % Adulte : 10 à 25 %
Agents infectieux	– EBV – VIH (primo-infection) – Rhinovirus – Coronavirus – VRS – Myxovirus influenzae et parainflenzae – Adénovirus	Principale cause : SBHA
		Rarement : – streptocoques des groupes B, C, F – gonocoques – scarlatine (SBHA sécrétant une toxine érythrogène responsable de l'éruption)
Remarques	Rechercher des facteurs de risque pour une primo-infection VIH	Peu d'infections SBHA avant 3 ans Pic d'incidence entre 5 et 15 ans

Tableau 11.2. ⓐ **Principales caractéristiques cliniques et épidémiologiques des angines à SBHA et des angines virales.**

	Angine à SBHA	Angine virale
Épidémiologie	Épidémie, hiver et début du printemps Âge : pic d'incidence entre 5 et 15 ans (survenue possible dès 3 ans)	
Signes fonctionnels ou généraux	Début brusque Odynophagie intense Absence de toux Fièvre élevée	Début progressif Dysphagie modérée ou absente Présence de toux, coryza, enrouement, diarrhée
Signes physiques	Érythème pharyngé intense Purpura du voile Exsudat Adénopathies satellites sensibles Éruption scarlatiniforme Douleurs abdominales	Vésicules (herpangine due à un entérovirus, coxsackie ou gingivostomatite herpétiforme) Éruption évocatrice d'une maladie virale (par exemple, syndrome pieds-mains-bouche) Conjonctivite

Tableau 11.3. ⓐ **Score de Mac Isaac.**
Interprétation du score de Mac Isaac :
• –1, 0 ou 1 : angine streptococcique peu probable (VPN = 95 %), pas de test de dépistage rapide nécessaire, pas d'indication d'antibiothérapie.
• 2 ou plus : faire un TDR.

Fièvre > 38 °C		1
Absence de toux		1
Adénopathies cervicales sensibles		1
Atteinte amygdalienne (↑ volume ou exsudat)		1
Age	15 à 44 ans	0
	≥ 45 ans	– 1

C. Diagnostic microbiologique de SBHA

1. Test de diagnostic rapide (TDR)

Le TDR permet, à partir d'un prélèvement oropharyngé par écouvillonnage direct des amygdales et après extraction, de mettre en évidence les antigènes de paroi (polysaccharide C) de *Streptococcus pyogenes* (nom taxonomique du SBHA).

Le TDR est simple de réalisation et réalisable au cabinet médical en 5 minutes environ. Sa spécificité est voisine de 95 %, sa sensibilité varie de 80 à 98 %.

Le TDR est disponible gratuitement sur simple demande auprès de l'Assurance maladie.

Le TDR est recommandé chez les patients ayant une angine érythémateuse ou érythémato-pultacée :

- un test positif, confirmant l'étiologie à SBHA, justifie la prescription d'antibiotiques ;
- un test négatif chez un sujet sans facteur de risque de RAA ne justifie pas de contrôle supplémentaire systématique par culture, ni de traitement antibiotique : seuls les traitements antalgiques et antipyrétiques sont alors utiles.

Sur un plan pratique :

- *chez le nourrisson et l'enfant de moins de 3 ans* : le TDR est inutile, les angines observées à cet âge étant généralement d'origine virale ;
- *chez l'enfant de plus de 3 ans, et jusqu'à 15 ans* : le TDR doit être réalisé de façon systématique, car c'est la période où l'incidence des angines bactériennes est la plus élevée ;
- *chez l'adulte (à partir de 15 ans)* : il est possible de décider de surseoir au test si le score clinique de Mac Isaac est strictement inférieur à 2.

Contexte à risque de RAA

Certaines situations rares (exceptionnelles en métropole) évoquent un contexte à risque de RAA :

- antécédents personnels de RAA ;
- âge entre 5 et 25 ans associé à des antécédents d'épisodes multiples d'angine à SBHA ou à la notion de séjours en régions d'endémie de RAA (Afrique, DOM-TOM) et éventuellement à certains facteurs environnementaux (conditions sociales, sanitaires et économiques, promiscuité, collectivité fermée).

Dans un contexte à risque de RAA, un TDR négatif peut être contrôlé par une mise en culture. Si la culture est positive, le traitement antibiotique sera alors entrepris.

2. Cultures

Les techniques de culture classique (gélose au sang, sans inhibiteur, incubée 24 ou mieux 48 heures à l'air ambiant) ont une sensibilité et une spécificité de 90 à 95 %. En pratique, elles sont peu réalisées et ne sont pas recommandées en dehors de rares indications dont la recherche de résistance aux antibiotiques sur les données de l'antibiogramme. Le résultat est obtenu dans un délai de 1 à 2 jours.

D. Évolution

Les angines à SBHA évoluent dans la plupart des cas favorablement en 3 à 4 jours, même en l'absence de traitement.

E. Traitement antibiotique des angines à SBHA

1. Objectifs du traitement

La prescription d'antibiotiques dans les angines à SBHA a plusieurs objectifs :

- accélérer la disparition des symptômes : leur durée est réduite d'environ 24 heures si les antibiotiques sont prescrits précocement ;
- diminuer la dissémination du SBHA à l'entourage : les patients ne sont plus contagieux 24 heures après le début du traitement antibiotique ; sans traitement, l'éradication du SBHA peut être obtenue dans des délais plus longs, pouvant atteindre jusqu'à 4 mois ;
- prévenir les complications post-streptococciques non suppuratives, notamment le RAA. ;
- réduire le risque de suppuration locorégionale, même si les phlegmons péri-amygdaliens peuvent survenir après un traitement antibiotique bien conduit d'une angine.

Le traitement retardé n'altère pas l'effet protecteur de l'antibiothérapie vis-à-vis du risque de survenue d'un RAA : l'antibiothérapie peut être commencée jusqu'au 9e jour après le début des signes et être encore efficace sur la prévention du RAA. Ces constatations autorisent des délais d'évaluation diagnostique avant la mise en route de l'antibiothérapie.

Il faut toutefois noter que :
- le risque de RAA est actuellement extrêmement faible dans les pays industrialisés (mais reste préoccupant dans les pays en voie de développement) ;
- la réduction du risque de RAA a débuté avant l'apparition des antibiotiques dans tous les pays industrialisés ; elle est le reflet de modifications environnementales et sociales autant que thérapeutiques, et peut-être d'une évolution des souches ;
- les GNA post-streptococciques ont rarement un point de départ pharyngé (cutané le plus souvent) ; la démonstration que les antibiotiques préviennent la survenue d'une GNA n'est pas faite.

2. Antibiotiques disponibles

Le traitement de l'angine à SBHA doit faire privilégier les traitements de courte durée (moins de 10 jours) afin d'améliorer l'observance et de réduire la pression de sélection sur la flore bactérienne.

β-lactamines

Les souches de SBHA sont sensibles aux β-lactamines, y compris celles ayant développé des résistances vis-à-vis d'autres antibiotiques.

Pénicilline V

La pénicilline G injectable est le traitement historique de référence dans toutes les recommandations car son efficacité est démontrée en termes de prévention du RAA (OR : 0,25 ; IC 95 % : 0,16–0,42). La pénicilline V orale est devenue, par extension, le traitement de référence. Ce traitement a été validé pour une durée de 10 jours. Il s'agit encore aujourd'hui d'un traitement efficace bien toléré et de spectre étroit. Il est toutefois peu utilisé en pratique, compte tenu de la durée de traitement impérative de 10 jours. Le traitement par pénicilline V n'est donc plus un traitement recommandé en première intention.

Amoxicilline

Le traitement par amoxicilline en 6 jours a une efficacité équivalente à la pénicilline V 10 jours en prenant en compte les taux d'éradication bactérienne et une meilleure observance chez l'enfant et chez l'adulte. Ainsi, en raison de la persistance de la sensibilité des SBHA vis-à-vis de l'amoxicilline, de l'évolution des résistances bactériennes et de la possibilité d'un traitement raccourci de 6 jours facilitant l'observance, l'amoxicilline est le traitement recommandé.

Céphalosporines orales

Les céphalosporines par voie orale permettent d'obtenir des résultats équivalents par rapport au traitement par pénicilline V. Certaines céphalosporines orales de deuxième et troisième génération ont des durées de traitement raccourcies permettant une meilleure observance : 4 jours pour céfuroxime-axétil, 5 jours pour cefpodoxime et céfotiam. L'utilisation des céphalosporines doit être cependant limitée afin de diminuer l'impact sur la flore digestive et notamment le pneumocoque. Les céphalosporines sont réservées aux patients ayant une allergie à la pénicilline sans allergie aux céphalosporines. Le cefpodoxime a démontré son efficacité chez l'adulte, en traitement de 5 jours au cours d'angines récidivantes sans étiologie particulière (plus de trois épisodes dans l'année).

Macrolides

Différentes études ont comparé la clarithromycine, l'azithromycine et la josamycine au traitement de référence représenté par la pénicilline V. Toutes concluaient à une équivalence entre ces deux classes thérapeutiques. Certaines molécules sont données en traitement raccourci de 5 jours (josamycine, clarithromycine) ou de 3 jours (azithromycine), du fait d'une demi-vie prolongée. Toutefois, les macrolides ont un taux d'apparition de résistance non négligeable et ne sont pas recommandés en première intention.

3. En pratique

En cas de TDR positif, le traitement recommandé est le suivant (figure 11.3, tableau 11.4) :

- **en première intention** : amoxicilline par voie orale à la dose de 50 mg/kg et par jour chez l'enfant et de 2 g par jour chez l'adulte en deux prises par jour et pour une durée de 6 jours ;
- **en cas d'allergie vraie aux pénicillines sans allergie aux céphalosporines** (situation la plus fréquente) : céphalosporines de deuxième et troisième génération par voie orale :
  - chez l'enfant : cefpodoxime (du fait d'une mauvaise acceptabilité et d'une mauvaise adhérence au traitement, les suspensions de céfuroxime-axétil ne sont plus recommandées) ;
  - chez l'adulte : céfuroxime-axétil ou cefpodoxime ou céfotiam ;
- **en cas de contre-indication à l'ensemble des β-lactamines** (pénicillines et céphalosporines) : macrolides (ayant une durée de traitement raccourcie validée par l'AMM) : azithromycine, clarithromycine ou josamycine.

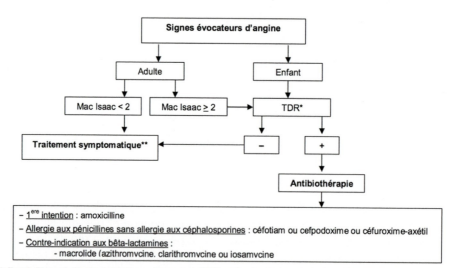

Fig. 11.3. Ⓐ **Traitements antibiotiques courts recommandés pour les angines à SGA.**

Tableau 11.4. **A** Traitement antibiotique des angines à SBHA.*

Antibiotiques	Posologies*	Durée de traitement (jours)
β-lactamines		
Pénicilline : amoxicilline	Adulte : 2 g par jour en deux prises Enfant > 30 mois : 50 mg/kg par jour en deux prises (sans dépasser la posologie adulte)	6
C2G : Céfuroxime-axétil	Adulte : 500 mg par jour en deux prises	4
C3G : Céfotiam	Adulte : 400 mg par jour en deux prises	5
C3G : Cefpodoxime	Adulte : 200 mg par jour en deux prises Enfant : 8 mg/kg par jour en deux prises (sans dépasser la posologie adulte)	5
Macrolides		
Azithromycine	Adulte : 500 mg par jour en une prise unique journalière Enfant : 20 mg/kg par jour, en une prise, sans dépasser la posologie adulte	3
Clarithromycine (standard)	Adulte : 500 mg par jour en deux prises Enfant : 15 mg/kg par jour en deux prises sans dépasser la posologie adulte	5
Clarithromycine (LP)	Adulte : 500 mg par jour en une prise journalière	5
Josamycine	Adulte : 2 g par jour en deux prises Enfant : 50 mg/kg par jour en deux prises (sans dépasser la posologie adulte)	5

* Quotidiennes, établies pour adulte/enfant, à fonction rénale normale.
C2G, céphalosporines de deuxième génération ; C3G, céphalosporines de troisième génération.

Des échecs cliniques peuvent survenir malgré un traitement bien conduit et correctement prescrit. Ils peuvent se manifester par la persistance ou la réapparition des symptômes cliniques. Ils nécessitent une réévaluation clinique avec élimination d'un autre diagnostic. Ceci peut conduire à la réalisation d'un bilan, notamment à la recherche d'une mononucléose infectieuse ou d'une autre étiologie bactérienne.

La prise en charge d'une scarlatine non sévère et non compliquée (traitement et éviction) est la même que celle d'une angine streptococcique. Il est rappelé que l'éviction doit être limitée à 48 heures de traitement antibiotique.

F. Prise en charge des angines non liées au SBHA

Aucune étude ne prouve l'utilité du traitement antibiotique dans les angines d'origine virale.

C Si les bactéries isolées dans les prélèvements de gorge chez des patients atteints d'angines sont nombreuses, certaines n'ont aucun rôle pathogène démontré et sont des commensaux : *Haemophilus influenzae* et *H. parainfluenzae*, *Moraxella* (*Branhamella*) *catarrhalis*, pneumocoque, staphylocoque, anaérobies divers.

Les streptocoques des groupes C, G, F, le gonocoque (adulte, contexte +++), *Arcanobacterium haemolyticum* sont rarement en cause.

Ces bactéries :
- ne donnent qu'exceptionnellement des complications : streptocoques des groupes C, G, F, *Arcanobacterium haemolyticum* ;
- ne sont pas toujours sensibles à la pénicilline et ne poussent pas sur les milieux de culture utilisés pour les angines à streptocoques : gonocoque. Autrement dit, ni un traitement systématique par la pénicilline, ni les prélèvements de gorge systématiques ne permettent de dépister et traiter ces patients.

G. Complications générales des angines à SBHA

🅱 Les complications générales sont surtout rénales, articulaires et cardiaques, et sont le fait du SBHA. La pathogénie, longtemps discutée, paraît de mécanisme immunitaire. Les complications seraient consécutives à la mise en circulation de complexes immuns, associant des antigènes du streptocoque β-hémolytique A et des immunoglobulines IgG, qui se déposent surtout dans les glomérules rénaux et les articulations, déclenchant l'activation du complément et une réaction inflammatoire.

1. Glomérulonéphrites aiguës

Le plus souvent œdémateuses ou hématuriques, survenant de 10 à 20 jours après l'angine streptococcique, leur évolution est en général favorable chez l'enfant, mais peut se faire vers une insuffisance rénale irréversible, surtout chez l'adulte.

2. Rhumatisme articulaire aigu et syndromes post-streptococciques

Ils débutent 15 à 20 jours après l'infection amygdalienne initiale, soit :
- de façon brutale et parlante par une polyarthrite ;
- insidieusement en cas de cardite modérée inaugurale.

Il existe une relation inverse entre la gravité de l'atteinte articulaire et le risque de développement d'une atteinte cardiaque.

Manifestations articulaires

Ce sont les plus fréquentes :
- la forme clinique typique, devenue rare, se caractérise par une polyarthrite mobile, migratrice, asymétrique des grosses articulations. L'articulation est le siège de douleurs limitant la mobilité, de rougeur, de chaleur et de tuméfaction ;
- cette forme est actuellement remplacée soit par de simples arthralgies, soit par une monoarthrite faisant discuter le diagnostic d'arthrite purulente. La durée spontanée de l'accès rhumatismal est d'environ 1 mois. Il disparaît sans séquelle, tandis que d'autres localisations apparaissent sans systématisation.

Manifestations cardiaques

Elles constituent l'élément pronostique essentiel. Leur pronostic est tant immédiat avec le risque de survenue d'une insuffisance cardiaque, que tardif par le risque de séquelles valvulaires. Elles sont d'autant plus fréquentes que le sujet est jeune. Il peut s'agir d'une atteinte isolée ou globale des trois tuniques cardiaques. L'échographie cardiaque permet d'en confirmer le diagnostic et d'en surveiller l'évolution.
- L'atteinte endocardique est la plus grave. Elle est dépistée, au début, par un souffle d'insuffisance plus souvent mitrale qu'aortique. Les souffles de sténose aortique et mitrale interviennent plus tardivement dans l'histoire de la maladie.
- L'atteinte myocardique se traduit par l'apparition de signes d'insuffisance cardiaque de très mauvais pronostic. Des troubles du rythme, de la repolarisation et de la conduction sont fréquents et évocateurs. À la radiographie thoracique, le volume cardiaque est augmenté.
- L'atteinte péricardique, peu fréquente, est suspectée devant l'apparition de douleurs précordiales, d'un frottement péricardique, d'une augmentation de volume de la silhouette cardiaque ou de troubles de la repolarisation à l'ECG.

Manifestations cutanées

Les nodosités de Meynet sont exceptionnelles : sous-cutanées, fermes, indolores, mesurant de quelques millimètres à 2 cm ; elles siègent en regard des surfaces osseuses et des tendons, surtout près des coudes, genoux, poignets, chevilles. Elles persistent 1 à 2 semaines.

L'érythème marginé a une évolution fugace : il s'agit de macules rosées, non prurigineuses, siégeant à la racine des membres et sur le tronc.

Manifestations nerveuses

La chorée de Sydenham est évoquée devant l'existence de mouvements involontaires, désordonnés, anarchiques, diffus, bilatéraux. Cette symptomatologie neurologique n'apparaît, comme les sténoses valvulaires, qu'après de nombreuses poussées inflammatoires.

Manifestations générales

La fièvre est très fréquente, non durable, répondant bien aux anti-inflammatoires, même non stéroïdiens. Les douleurs abdominales, liées à une adénolymphite mésentérique ou à un foie cardiaque, surviennent dans 5 à 10 % des cas. Il existe une hyperleucocytose. Les marqueurs de l'inflammation sont élevés (VS souvent supérieure à 100 à la première heure).

Traitement curatif

C Dans les syndromes post-streptococciques majeurs sont préconisés :
- repos au lit pendant 3 semaines ;
- une corticothérapie (dans le but de limiter ou d'éviter les remaniements valvulaires cardiaques, à la dose de 2 mg/kg par jour sans dépasser 80 mg par jour jusqu'à normalisation de la VS, puis réduction progressive) ;
- une injection unique de benzathine pénicilline G ou pénicillines V orales (érythromycine si allergie aux pénicillines) pendant 10 jours pour stériliser un foyer pharyngé, relayée par une prophylaxie ultérieure.

Dans les syndromes post-streptococciques mineurs, le traitement repose sur les salicylés et la pénicilline V.

Prophylaxie secondaire

L'antibiothérapie prophylactique (pour éviter toute rechute de RAA consécutive à une infection pharyngée à SBHA) est commencée dès la fin du traitement curatif : benzathine-pénicilline G (Extencilline®) toutes les 3 à 4 semaines par voie intramusculaire. En cas de mauvaise tolérance de la voie intramusculaire, un traitement quotidien par pénicilline V et, en cas d'allergie, par un macrolide (érythromycine) doit être entrepris.

La durée de cette antibioprophylaxie est d'au minimum 5 ans en l'absence de cardite documentée, et peut être poursuivie à vie en cas de cardiopathie rhumatismale chronique sévère ou ayant nécessité une chirurgie.

H. Complications locales et locorégionales des angines à SBHA

1. Phlegmon péri-amygdalien

A Le phlegmon péri-amygdalien correspond à une cellulite suppurée développée entre la capsule de l'amygdale et la paroi pharyngée. Il fait le plus souvent suite à une angine évoluant depuis plusieurs jours mais, dans 10 % des cas, il peut être inaugural. Il s'agit de la complication la plus fréquente.

Les signes habituels sont :
- la fièvre ;
- une douleur pharyngée à prédominance unilatérale avec éventuelle otalgie réflexe ;
- une odynophagie ;
- un trismus ;
- une voix modifiée dite de « patate chaude »
- une hypersalivation.

L'examen clinique retrouve quasi systématiquement des adénopathies cervicales satellites.

L'examen endobuccal à l'abaisse-langue est souvent rendu difficile par le trismus. Il montre un élargissement important du pilier antérieur du côté atteint, masquant presque complètement l'amygdale. La luette est œdématiée en « battant de cloche » et déviée du côté opposé (figure 11.4).

On distingue le phlegmon antérieur, au cours duquel le bombement prédomine au pôle supérieur du pilier antérieur, et le phlegmon postérieur, plus rare, transformant le pilier postérieur en bourrelet vertical, blanchâtre, œdématié et habituellement sans trismus.

C Le traitement est le suivant :
- chez l'adulte, la prise en charge peut être ambulatoire dans les formes non compliquées, à condition qu'une alimentation orale reste possible et que la ponction à l'aiguille (qui aspire le pus) ou le drainage évacuateur de la collection suppurée (figure 11.5) aient permis de ramener du pus. En cas d'échec du traitement ambulatoire initial, une hospitalisation secondaire peut se révéler nécessaire ;
- l'enfant est systématiquement hospitalisé.

L'antibiothérapie est orale (traitement ambulatoire) ou intraveineuse (hospitalisation). Dans ce deuxième cas, un relais est pris par une antibiothérapie orale. En moyenne, la durée totale de traitement est de 10 jours.

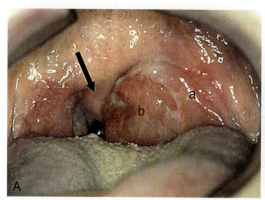
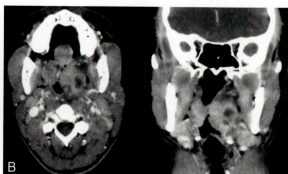

Fig. 11.4. **A** **Phlegmon péri-amygdalien gauche.**

A. L'amygdale gauche est refoulée en dedans (b) par un phlegmon développé en dehors de l'amygdale et bombant derrière le pilier antérieur gauche de l'amygdale qui est inflammatoire (a). La luette est déviée au-delà de la ligne médiane (flèche noire). B. Scanner cervical injecté mettant en évidence un phlegmon péri-amygdalien gauche, en coupe axiale (à gauche) et coronale (à droite).

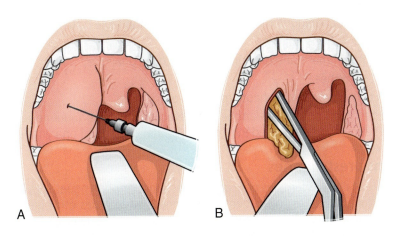

Fig. 11.5. Ⓐ **Traitement chirurgical d'un phlegmon péri-amygdalien droit.**
A. Phlegmon péri-amygdalien droit ponctionné au travers du pilier antérieur, ce qui permet un prélèvement bactériologique du pus. B. Le phlegmon est incisé au travers du pilier antérieur, l'ouverture est agrandie avec une pince pour faciliter l'évacuation de la collection purulente (avec prélèvement bactériologique).
Illustration : Carole Fumat.

L'antibiotique recommandé en première intention est l'association amoxicilline-acide clavulanique.

En cas d'allergie avérée à la pénicilline, on proposera l'association intraveineuse de céphalosporine de troisième génération (céfotaxime ou ceftriaxone) et de métronidazole ou clindamycine, relayée par un traitement oral par de la clindamycine ou de la pristinamycine.

Une dose unique de corticoïdes permettrait de mieux soulager la douleur, le trismus et la fièvre, sans augmenter les risques d'évolution défavorable.

Les autres traitements médicaux sont les antalgiques/antipyrétiques et la prévention de la déshydratation par perfusion quand l'alimentation orale est rendue impossible par l'intensité du trismus et de la douleur en particulier.

Une amygdalectomie est proposée en cas de forme récidivante.

2. Infections péripharyngées

Ⓐ Il s'agit d'une véritable urgence et les aspects de la prise en charge se limitent à la reconnaissance des signes d'alerte et de gravité et à l'organisation d'un transfert du patient vers un centre spécialisé pour un traitement médicochirurgical.

L'imagerie, le plus souvent par TDM, complète l'examen clinique.

Infections rétropharyngées et rétrostyliennes

Il s'agit en fait d'adénites, mais elles sont classées parmi les infections péripharyngées car elles partagent les mêmes étiologies bactériennes (flore commensale pharyngée) ainsi que certaines complications. Elles s'observent le plus souvent chez l'enfant ; les ganglions rétropharyngés et rétrostyliens régressant habituellement vers l'âge de 7 ans. Les rhinopharyngites sont plus souvent en cause que les angines. Elles peuvent être rétropharyngées, rétrostyliennes, ou occuper ces deux territoires dans les formes les plus étendues. En revanche, du fait de l'existence d'une coque (capsule ganglionnaire ou coque d'abcès) freinant leur extension, elles ne s'étendent habituellement pas au-delà de ces deux espaces.

Les éléments cliniques faisant suspecter une adénite rétropharyngée ou rétrostylienne sont les suivants :

- signes de rhinopharyngite (fièvre, rhinorrhée, odynophagie, toux) ;
- âge inférieur à 7 ans ;
- torticolis, notamment une difficulté à l'extension céphalique ;
- dyspnée, sialorrhée ;
- tuméfaction latérocervicale haute mal limitée ;
- lors de l'examen à l'abaisse-langue : tuméfaction médiane (adénite rétropharyngée) ou latérale rétroamygdalienne (adénite rétrostylienne) de la paroi pharyngée.

Infections préstyliennes

Chez l'adulte et l'adolescent, les principales infections péripharyngées sont les infections préstyliennes (figure 11.6). Les foyers dentaires viennent en tête des étiologies, suivis des portes d'entrée amygdaliennes dans le cadre d'angines ou, plus fréquemment, de phlegmons péri-amygdaliens. À partir de l'amygdale ou du tissu celluleux péri-amygdalien, l'infection traverse le fascia buccopharyngien, enveloppe fibreuse bordant la face externe des muscles pharyngés, et atteint l'espace cellulograisseux paratonsillaire. Ce tissu étant propice à la liquéfaction purulente, les infections préstyliennes sont le plus souvent abcédées. Le processus infectieux peut rester circonscrit ou s'étendre rapidement à différents espaces, donnant naissance à une cellulite cervicale profonde extensive.

Les éléments cliniques faisant suspecter une infection préstylienne sont les suivants :
- contexte d'angine ou surtout de phlegmon péri-amygdalien ;
- âge adulte, même si les infections préstyliennes sont possibles chez l'enfant ;
- torticolis empêchant la rotation céphalique ;
- trismus, sialorrhée ;
- tuméfaction latérocervicale haute parotidienne et sous-mandibulaire ;
- découverte lors de l'examen à l'abaisse-langue.

En cas de voussure pharyngée dans un contexte infectieux, l'examen à l'abaisse-langue doit se faire délicatement, en surveillant attentivement la ventilation et l'état de vigilance du patient et en disposant d'une aspiration.

En cas de dyspnée laryngée, la fibroscopie souple pourra aider à préciser l'obstacle.

Chez l'adulte, l'examen clinique n'oubliera pas de rechercher des comorbidités associées (diabète…), ainsi qu'un cancer surinfecté des voies aériennes supérieures en cas de terrain alcoolique et/ou tabagique.

Cellulites cervicales profondes extensives

Le terme de cellulite désigne une infection des espaces celluleux, zones tissulaires essentiellement graisseuses séparant entre eux les fascias, lames fibreuses sous-tendant la peau et

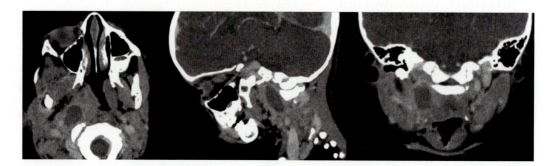

Fig. 11.6. **Ⓐ** **Scanner cervical injecté mettant en évidence un abcès péripharyngé préstylien, en coupe axiale (à gauche), sagittale (au milieu) et coronale (à droite).**

entourant les muscles et les viscères. Ce terme a pour synonymes ceux de fasciite nécrosante ou d'infection nécrosante des tissus mous.

Dans le cadre des pharyngites, les cellulites cervicales profondes extensives font le plus souvent suite à des infections préstyliennes sur angine ou sur phlegmon péri-amygdalien. L'infection diffuse rapidement aux régions parotidienne, sous-mandibulaire, rétrostylienne puis rétropharyngée et enfin médiastinale. Les tissus infectés sont d'abord le siège d'une inflammation intense (stade présuppuratif sans collection), puis secondairement certaines zones peuvent s'abcéder (stade suppuratif ou collecté).

3. Adénophlegmon latérocervical

Il s'agit d'une suppuration d'un ganglion lymphatique de la chaîne jugulocarotidienne. Cette complication est plus rare (figure 11.7). Après une phase d'angine, un torticolis douloureux et un empâtement cervical profond avec syndrome fébrile apparaissent. L'imagerie aide au diagnostic topographique dans les formes abcédées.

C La plupart des adénites aiguës bactériennes peuvent faire l'objet d'une prise en charge ambulatoire exclusive. Les examens biologiques et l'imagerie sont inutiles en l'absence de complication. Le traitement repose sur la prescription d'antalgiques/antipyrétiques et d'une antibiothérapie orale.

L'antibiothérapie initiale doit essentiellement couvrir les staphylocoques méthi-S et les SBHA. Les cibles bactériennes principales à couvrir sont le streptocoque A, le staphylocoque doré avec parfois anaérobies (*Bacteroides fragilis*). En ambulatoire, on privilégie l'association amoxicilline-clavulanate per os. En cas d'allergie, le traitement associe au métronidazole : la pristinamycine après l'âge de 6 ans, la josamycine ou la spiramycine avant 6 ans.

Une durée de traitement de 10 à 14 jours est en général suffisante. Il est préférable de poursuivre l'antibiothérapie durant au moins 5 jours après résolution complète des symptômes.

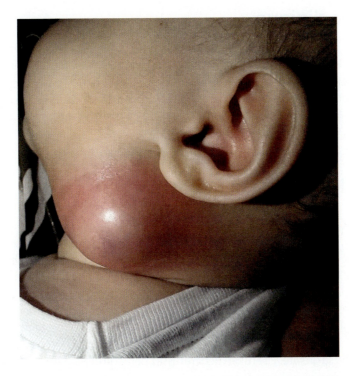

Fig. 11.7. A Adénophlegmon cervical gauche consécutif à une angine bactérienne chez un enfant.
La peau est rouge, la palpation est douloureuse, la tuméfaction est ferme en périphérie, ramollie en son centre en relation avec une collection purulente.

Une réévaluation clinique est nécessaire 48 à 72 heures après l'instauration du traitement antibiotique. L'évolution sous traitement est habituellement favorable en 2 à 3 jours.

En l'absence d'amélioration après 48 à 72 heures de traitement ambulatoire bien conduit, une hospitalisation est nécessaire. Une collection, dont la fréquence de survenue est d'environ 10 %, est recherchée par :
- la clinique : érythème cutané faisant craindre une rapide fistulisation, masse fluctuante à la palpation ;
- l'imagerie : celle-ci consiste en une échographie ou un scanner selon les possibilités et les habitudes locales.

Un drainage chirurgical est généralement proposé, avec mise en place d'une lame de drainage ou d'un méchage iodoformé. Il permet à la fois l'étude bactériologique sur le liquide de drainage et le traitement de la collection.

Une ponction aspirative est une alternative qui permet une analyse bactériologique du pus et a également des vertus thérapeutiques. La ponction peut être répétée en cas de récidive de la collection. Le pus prélevé doit faire l'objet d'une étude bactériologique.

Le patient peut rentrer chez lui lorsque sont réunies les conditions suivantes : masse cervicale en cours de diminution de volume, bon état général, retour à l'apyrexie depuis au moins 48 heures. Après retour à domicile, une antibiothérapie orale est prescrite pour une durée minimale de 5 jours après résolution des symptômes. Le choix de la molécule dépend des résultats des prélèvements bactériologiques. En l'absence de germe isolé, on proposera les mêmes antibiotiques que ceux utilisés en première intention en ambulatoire. Le patient doit être prévenu de la persistance prolongée (plusieurs semaines voire plusieurs mois) d'une masse cervicale palpable.

III. Angines pseudomembraneuses

A. Diagnostic clinique

Ⓐ L'examen du pharynx montre de fausses membranes nacrées ou grisâtres, extensives, confluentes, pouvant déborder la région amygdalienne, le voile et ses piliers.

Deux diagnostics étiologiques sont à évoquer : une mononucléose infectieuse à virus d'Epstein-Barr et une diphtérie du fait de sa gravité. D'autres causes sont possibles, mais rares : staphylocoques, streptocoques, pneumocoques, ou encore les autres syndromes mononucléosiques (CMV, VIH).

B. Mononucléose infectieuse à EBV

1. Clinique

Il faut penser en particulier à la **mononucléose infectieuse**. La mononucléose infectieuse correspond à la primo-infection symptomatique, généralement bénigne, provoquée par le virus d'Epstein-Barr.

Elle se transmet par la salive, généralement dans l'enfance, au moment de l'adolescence ou chez les jeunes adultes (20 à 30 ans). Il s'agit d'une infection extrêmement fréquente : près de 95 % des adultes dans le monde possèdent les stigmates biologiques d'une ancienne infection.

La durée d'incubation est de 4 à 6 semaines. La maladie se caractérise par la grande variabilité des signes et de sa gravité. Elle est en général assez bénigne et peut même être asymptomatique.

L'angine est classiquement de forme pseudomembraneuse, mais peut également se présenter sous la forme érythémateuse ou érythémato-pultacée. Les fausses membranes se décollent facilement.

Il faut y penser devant :
- une angine qui se prolonge, parfois malgré un traitement antibiotique ;
- des adénopathies diffuses, une splénomégalie ;
- une asthénie marquée ;
- un purpura du voile.

2. Biologie

B Le diagnostic est conforté par les examens biologiques :
- NFS : hyperleucocytose avec mononucléose hyperbasophile ;
- la cytolyse hépatique et surtout la sérologie ;
- MNI-test en première intention (rapide, sensibilité entre 50 et 85 %) ;
- sérologie EBV si MNI-test négatif : présence d'IgM anti-VCA sans anticorps (sensible et spécifique, mais coûteuse).

3. Évolution

La mononucléose infectieuse est une maladie bénigne, mais elle nécessite souvent une longue convalescence du fait de la fatigue (asthénie) qui peut persister de plusieurs semaines à plusieurs mois. Aucun antibiotique ni traitement antiviral n'améliore le cours de la maladie.

Les complications sont rares et sont en général de bon pronostic lorsqu'elles sont prises en charge correctement :
- rupture de rate ;
- atteinte neurologique (encéphalite, méningite) ;
- d'anémie hémolytique, purpura thrombocytopénique, pancytopénie ;
- myocardite, néphrite, hépatite virale, etc.

4. Traitement

Le traitement est uniquement symptomatique.

C. Diphtérie

1. Clinique

A La diphtérie, autrefois étiologie classique de cette forme clinique, est devenue exceptionnelle en France depuis la vaccination obligatoire. Elle est due à une corynébactérie du complexe *diphteriae* (*C. diphteriae*, *C. ulcerans*, *C. paratuberculosis*) qui peut produire une toxine diphtérique.

La transmission est le plus souvent directe par le biais des sécrétions rhinopharyngées (postillons, toux, éternuement). La durée d'incubation est inférieure à 7 jours.

Il faut y penser devant une angine pseudomembraneuse extensive, adhérente, débordant les amygdales et envahissant la luette. Les signes d'accompagnement sont une fièvre modérée, une asthénie et des signes toxiques (pâleur, tachycardie). Des adénopathies sous-angulo-mandibulaires sont souvent présentes. Le nez est aussi très souvent infecté.

La notion de voyage en zone d'endémie (Europe de l'Est et pays en voie de développement) doit être recherchée, de même que l'absence d'immunité vaccinale (vaccination DTP).

2. Biologie

🄲 Devant la suspicion clinique, un prélèvement oropharyngé doit être réalisé en urgence sur un écouvillon sec, en informant le laboratoire de la suspicion clinique :
- le diagnostic est suspecté à l'examen direct par la présence de corynébactéries (bacilles à Gram positif) ;
- confirmé par la culture ;
- avec PCR pour rechercher le gène de la toxine.

3. Évolution

Il s'agit d'une maladie grave, aux complications fréquentes.

Les complications peuvent être locales, non suppurées. La localisation des bacilles sur le larynx peut provoquer l'asphyxie par l'obstruction des voies aériennes : c'est le **croup**.

Les manifestations générales peuvent accompagner l'angine ou apparaître alors que l'angine a disparu ; elles sont liées à la production de toxines diphtériques :
- myocardite ;
- atteinte neurologique périphérique pouvant entraîner des paralysies, voire le décès de la personne infectée.

Le décès survient dans environ 10 % des cas.

4. Traitement

Il s'agit d'une urgence thérapeutique, le pronostic vital étant engagé. Le traitement doit être entrepris en hospitalisation au moindre doute de diphtérie, après prélèvement pharyngé.

Il associe :
- un isolement gouttelettes ;
- une sérothérapie antidiphtérique (10 000 à 20 000 U chez l'enfant, 30 000 à 50 000 U chez l'adulte) ;
- une antibiothérapie par amoxicilline ;
- une vaccination (maladie non immunisante).

La déclaration de la maladie à l'ARS est obligatoire.

L'éviction de la collectivité est la règle, jusqu'à obtention de deux prélèvements pharyngés négatifs à au moins 24 heures d'intervalle après la fin de l'antibiothérapie.

Une prophylaxie des sujets contacts proches est nécessaire, par vaccination, écouvillonnage pharyngé et antibioprophylaxie.

Une prophylaxie collective par vaccination doit être effectuée.

IV. Angines vésiculeuses

A. Diagnostic clinique

🄰 Elles sont caractérisées par une exulcération du revêtement épithélial, succédant à une éruption vésiculeuse fugace au niveau des amygdales et des piliers, parfois étendue au voile et au reste de la muqueuse orale et pharyngée (figure 11.8).

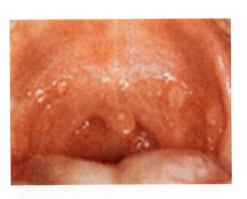

Fig. 11.8. Ⓐ Angine vésiculeuse, avec présence de vésicules sur le voile du palais et la luette, avec un fond globalement érythémateux.

B. Diagnostic étiologique

Ces angines sont toujours virales.

L'**angine herpétique** est due au virus *Herpes simplex*, habituellement de type 1 :
- son début est brutal par une température à 39 à 40 °C avec frissons et dysphagie douloureuse intense ;
- dans les premières heures, sur des amygdales rouge vif, des bouquets de petites vésicules hyalines sont observés puis, à la période d'état, des taches blanches d'exsudat entourées d'une auréole rouge, confluant quelquefois en une fausse membrane à contour polycyclique ; cet exsudat recouvre des érosions superficielles à bords nets ;
- un herpès narinaire, labial ou une gingivo-stomatite sont fréquemment associés ;

L'**herpangine** est due à des entérovirus (coxsackie, Echovirus) :
- la symptomatologie est très voisine mais, contrairement à l'angine herpétique, les lésions restent localisées à l'oropharynx ;
- elle évolue par épidémies, surtout estivales, et survient principalement chez le jeune enfant, entre 1 et 7 ans.

C. Évolution

Ⓑ L'évolution de l'angine herpétique et de l'herpangine est bénigne.

D. Traitement

Le traitement est symptomatique et ambulatoire. Il associe :
- soins de bouche ;
- réhydratation ;
- antalgiques et antipyrétiques (paracétamol).

Seule la primo-infection herpétique peut bénéficier d'un traitement antiviral spécifique.

V. Angines ulcéreuses et nécrotiques

A. Diagnostic clinique

Ⓐ L'ulcération, en règle unilatérale, est plus profonde et recouverte d'un enduit nécrotique. Elle s'étend parfois au voile du palais ou à la partie postérieure du pharynx (figure 11.9).

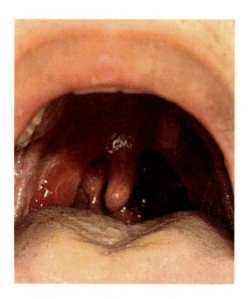

Fig. 11.9. Ⓐ Ulcération du pilier antérieur droit sur un fond érythémateux.

B. Angine de Vincent

1. Clinique

Ⓑ L'angine de Vincent débute insidieusement chez un adolescent ou un adulte jeune tabagique, à l'état buccodentaire médiocre :
- état subfébrile, fièvre modérée ;
- douleur unilatérale légère ;
- fétidité de l'haleine (germes anaérobies) ;
- enduit pultacé blanc grisâtre unilatéral sur l'amygdale, friable, recouvrant une ulcération atone, à bords irréguliers et surélevés, non indurée au toucher ;
- réaction ganglionnaire minime.

On retrouve souvent un point de départ buccodentaire (gingivite, carie, péricoronarite d'une dent de sagesse inférieure).

2. Biologie

- Le prélèvement de gorge montre une association fusospirillaire (*Fusobacterium necrophorum*, *Treponema vincenti*).
- La NFS est normale.

3. Évolution

L'évolution est bénigne en 8 à 10 jours dans la plupart des cas, avec une évolution possible vers une complication locale suppurée (phlegmon péri-amygdalien) ou vers un syndrome de Lemierre.

Syndrome de Lemierre

Il s'agit de l'association d'une thrombose de la veine jugulaire interne et d'emboles septiques généralement pulmonaires, classiquement causée par le germe *Fusobacterium necrophorum*. Il touche le plus souvent de jeunes adultes en bonne santé et a une mortalité estimée à 5 %.

Le tableau classique est celui d'un adolescent ou d'un jeune adulte en bonne santé habituelle qui présente un état fébrile avec frissons répétés et une altération de l'état général, 4 à 5 jours après l'apparition d'une pharyngite. Des manifestations respiratoires telles qu'une dyspnée, des douleurs pleurétiques et des épisodes d'hémoptysie sont fréquemment rapportées. Il n'est pas rare de retrouver des douleurs ostéoarticulaires, abdominales ou un ictère. D'autres symptômes sont parfois présents, en fonction de la localisation des emboles septiques et des répercussions systémiques de l'infection.

Les examens de laboratoire sont non spécifiques, avec une formule sanguine complète et une CRP pathologiques dans la majorité des cas. L'examen d'imagerie de choix est le scanner cervicothoracique injecté, pour rechercher une thrombose de la veine jugulaire interne ainsi que des emboles septiques.

L'antibiothérapie est empirique et doit couvrir *F. necrophorum*, ainsi que les streptocoques de la flore orale. Il est généralement recommandé d'utiliser une pénicilline associée à un inhibiteur de β-lactamases (acide clavulanique), un carbapénème ou le métronidazole. La durée d'antibiothérapie généralement conseillée est de 6 semaines, dont les deux premières par voie intraveineuse.

Il est nécessaire d'y associer un drainage des collections purulentes et le débridement des tissus nécrotiques. On note en particulier l'importance de l'évacuation des abcès amygdaliens, des empyèmes et des arthrites purulentes s'ils sont présents.

L'instauration d'une anticoagulation est controversée et est à apprécier en fonction de l'évolution de la maladie et de l'extension de la thrombose veineuse.

4. Traitement

Le traitement par amoxicilline est très efficace et hâte la guérison. En cas d'allergie, un traitement par métronidazole peut être entrepris.

C. Chancre syphilitique de l'amygdale

1. Clinique

A Le chancre syphilitique de l'amygdale réalise un aspect très voisin, mais :
- l'ulcération unilatérale de l'amygdale repose sur une induration ;
- l'ulcération est indolore ;
- l'adénopathie est plus importante, avec un ganglion central volumineux entouré de ganglions de plus petite taille ;
- le prélèvement de gorge avec examen à l'ultramicroscope montre le *Treponema pallidum*.

L'anamnèse peut être délicate à recueillir. Un rapport orogénital non protégé est souvent retrouvé.

2. Biologie

B La sérologie syphilitique confirme le diagnostic (sérologie initiale et à J15) : VDRL positif 2 à 3 semaines après le chancre, TPHA positif 10 jours après le chancre, FTA (*Fluorescent Treponemal Antibody Test*) se positivant très précocement (7 à 8 jours) et d'excellente spécificité, le test de Nelson se positivant plus tardivement à 1 mois. Une sérologie VIH est systématiquement proposée.

3. Évolution

L'évolution de la syphilis est traitée dans l'item dédié (cf. Référentiel de dermatologie).

4. Traitement

La pénicillinothérapie est le traitement de base : par exemple benzathine pénicilline G (Extencilline®) 2,4 MU en injection unique.

D. Cancer de l'amygdale et agranulocytose sur hémopathie maligne

A Le cancer de l'amygdale et une hémopathie maligne sont à évoquer devant un tableau d'angine traînante, résistant au traitement antibiotique :
- cancer de l'amygdale : l'absence de signes infectieux généraux, l'âge, l'unilatéralité, l'induration profonde et le saignement au toucher, les adénopathies de caractère malin conduisent à la biopsie, clé du diagnostic. Il doit être évoqué systématiquement dans une forme unilatérale, notamment en cas de terrain alcoolo-tabagique ;
- manifestation oropharyngée d'une hémopathie ; l'ulcération peut être bilatérale :
  - conséquence d'une neutropénie : agranulocytose pure, d'origine médicamenteuse, toxique, idiopathique… ;
  - les lésions, sphacéliques et pseudomembraneuses, sont diffuses sur tout le pharynx et d'extension rapide ; elles ne saignent pas, ne suppurent pas ; il n'y a pas d'adénopathie ;
  - l'hémogramme et le myélogramme montent l'agranulocytose sans atteinte des autres lignées sanguines ;
  - leucose aiguë : l'atteinte amygdalienne est associée à une gingivite hypertrophique ; son évolution nécrotique et sa tendance hémorragique doivent faire pratiquer un hémogramme et un myélogramme qui affirment le diagnostic ;

> **Points clés**
> - L'angine, survenant dans le contexte d'un catarrhe des voies respiratoires, est volontiers d'origine virale.
> - Le traitement recommandé est l'amoxicilline sur une durée de 6 jours.
> - Une mononucléose infectieuse doit être soupçonnée, quel que soit l'aspect clinique d'une angine, s'il s'accompagne d'une polyadénopathie, d'une splénomégalie et d'une asthénie marquée.

Rhinopharyngites

C La rhinopharyngite est la première pathologie infectieuse de l'enfant et la première cause de consultation en médecine pédiatrique. Il s'agit, en théorie, d'une atteinte inflammatoire du rhinopharynx situé en arrière du nez et au-dessus du voile du palais. En fait, on entend par rhinopharyngite une atteinte inflammatoire du pharynx et des fosses nasales.

Son incidence est plus élevée chez l'enfant, particulièrement en âge préscolaire, que chez l'adulte.

La rhinopharyngite est principalement d'origine virale et reste une pathologie bénigne, d'évolution spontanément favorable en 7 à 10 jours.

I. Diagnostic clinique

Ⓐ Le tableau clinique associe de façon variable les symptômes suivants : rhinorrhée antérieure, éternuements, obstruction nasale, fièvre et toux.

L'examen clinique retrouve une rhinorrhée antérieure et/ou postérieure qui peut être séromuqueuse (visqueuse et claire), purulente (colorée, plus ou moins épaisse) ou mucopurulente (visqueuse et colorée). La rhinorrhée cesse d'être translucide et devient jaunâtre ou verdâtre lorsqu'elle contient beaucoup de cellules de desquamation. Il ne s'agit pas de pus (défini par la présence de polynucléaires altérés) et une rhinorrhée dite purulente n'est aucunement synonyme d'infection bactérienne. Le caractère puriforme de la rhinorrhée et l'existence d'une fièvre (dans les délais normaux d'évolution de la rhinopharyngite) ne sont pas des arguments en faveur de l'origine bactérienne de l'infection rhinopharyngée ou de la surinfection de celle-ci, et ne sont pas des facteurs de risque de complications. L'oropharynx est souvent inflammatoire : muqueuse plus rouge et plus luisante que la muqueuse de la face interne de la joue. Les tympans sont congestifs.

Ce diagnostic est facilement établi chez un enfant de 6 mois à 8 ans qui présente un syndrome infectieux brutal associant :
- une fièvre à 38,5 ou 39 °C, quelquefois plus élevée à 40 °C, surtout matinale, avec agitation, parfois vomissements et diarrhée ;
- une obstruction nasale avec rhinorrhée mucopurulente, pouvant entraîner des troubles graves de l'alimentation chez le nourrisson ;
- une obstruction aiguë du tube auditif (trompe d'Eustache) avec surdité de transmission légère ;
- des adénopathies cervicales bilatérales douloureuses.

L'examen clinique est peu contributif et, en pratique, il consiste à éliminer un autre foyer infectieux face à un syndrome fébrile de l'enfant (méninges, articulations, digestif, pulmonaire, urinaire, otite, angine).

En pratique, il n'est pas effectué de prélèvement virologique. Le prélèvement bactériologique, nasal ou nasopharyngé, n'a pas d'intérêt car les fosses nasales et le rhinopharynx ne sont pas des cavités stériles. Ils sont habités par une flore plus ou moins riche, et les mêmes espèces bactériennes peuvent être trouvées autant chez les sujets « normaux » que chez ceux présentant une rhinopharyngite.

II. Diagnostic étiologique

Les virus sont de très loin les principaux agents pathogènes des rhinopharyngites : rhinovirus, coronavirus, virus respiratoire syncytial (VRS), virus influenzae et parainfluenzae, adénovirus, entérovirus… sont les plus fréquents. Plus de 200 virus sont susceptibles d'induire une rhinopharyngite accompagnée ou non de signes cliniques, témoignant de l'atteinte d'une autre partie de l'arbre respiratoire.

Ces virus induisent une immunité locale de courte durée qui ne protège pas contre les types hétérologues et dès lors permet les réinfections. Le nombre de virus responsables, l'état d'infection ou de réinfection, l'âge expliquent la variabilité du tableau clinique. La contagiosité est grande pour l'ensemble de ces virus, en particulier pour les rhinovirus, le VRS et le virus de la grippe.

Les bactéries retrouvées dans les sécrétions rhinopharyngées (notamment *Streptococcus pneumoniae*, *Haemophilus influenzae*, *Moraxella catarrhalis*, staphylocoque) font partie de la flore commensale du rhinopharynx de l'enfant. Les mêmes bactéries sont retrouvées chez l'enfant sain et chez l'enfant présentant une rhinopharyngite.

III. Évolution

La rhinopharyngite est une pathologie bénigne, d'évolution spontanément favorable en 7 à 10 jours. Beaucoup de patients ayant une rhinopharyngite aiguë ne consultent pas de médecin. Les patients s'automédiquent : les médicaments de confort pour passer au mieux les quelques jours que dure la rhinopharyngite sont en prescription médicale facultative ou « délistés » (gouttes nasales, antipyrétiques…). Si le patient consulte, un des rôles du médecin est de vérifier l'absence de complication.

Les patients et les parents doivent être informés du caractère bénin de cette affection, des modalités habituelles de son évolution, en particulier de la durée moyenne des symptômes et de la survenue possible, mais rare, de complications bactériennes locorégionales.

Du fait de la diversité des agents pathogènes impliqués et de la diversité des sujets touchés, l'histoire naturelle des rhinopharyngites est variable d'un cas à l'autre. La fièvre dure en général 3 ou 4 jours, la rhinorrhée et la toux persistent généralement 7 à 10 jours, parfois plus longtemps. Les patients et les parents seront avertis de la nécessité de recontacter le praticien en présence de signes évoquant la survenue d'une complication bactérienne :
- fièvre persistant au-delà de 3 jours ou réapparaissant secondairement après ce délai ;
- persistance, sans tendance à l'amélioration, des autres symptômes (toux, rhinorrhée, obstruction nasale) au-delà de 10 jours ;
- changement de comportement de l'enfant : anorexie, irritabilité, réveils nocturnes ou, au contraire, somnolence ;
- otalgie, otorrhée ;
- conjonctivite purulente ;
- œdème palpébral ;
- troubles digestifs (anorexie, vomissements, diarrhée) ;
- apparition ou persistance d'une gêne respiratoire.

La possibilité d'une infection respiratoire basse telle qu'une bronchite, bronchiolite ou pneumonie doit être également évoquée. Au moindre doute, le patient doit être réévalué. D'autres complications rares (convulsions fébriles) ou exceptionnelles (hyperthermie maligne) sont liées à la fièvre. Elles ne peuvent être considérées comme des complications directes de la rhinopharyngite et n'indiquent en rien une antibiothérapie.

Chez le nourrisson de moins de 6 mois, l'obstruction nasale peut entraîner une gêne respiratoire ainsi qu'une gêne alimentaire.

IV. Traitement

La prise en charge d'une rhinopharyngite non compliquée peut justifier un traitement symptomatique pour améliorer le confort. Les vasoconstricteurs par voie générale comme par voie nasale ne sont pas recommandés avant l'âge de 15 ans, et les anti-inflammatoires non stéroïdiens (AINS) à dose anti-inflammatoire ainsi que les corticoïdes par voie générale ne sont pas indiqués.

Le traitement antibiotique n'est pas justifié chez l'adulte comme chez l'enfant. Son efficacité n'est démontrée ni sur la durée des symptômes ni pour la prévention des complications (sinusites et OMA purulente), même en présence de facteurs de risque. Ils exposent à des effets indésirables (cliniques et écologiques).

V. Complications des rhinopharyngites

Plusieurs facteurs sont susceptibles de modifier l'évolution naturelle des rhinopharyngites et augmenter l'incidence des complications :
- immunodépression : constitutionnelle de l'enfant, post-varicelle, virale (VIH), due à un traitement par corticoïdes ou par immunodépresseurs ;
- antécédents d'OMA récidivante ;
- vie en collectivité (crèche collective) : incidence des rhinopharyngites augmentée avec évolution prolongée des épisodes qui se compliquent plus volontiers d'OMA ;
- âge : le pic d'incidence des OMA purulentes se situe entre 6 mois et 4 ans ; inversement les patients de plus de 80 ans ont un risque de complications supérieur à celui des adultes jeunes ;
- comorbidités, en particulier diabète et insuffisance cardiaque.

Les rhinopharyngites se compliquent le plus souvent par la survenue d'infection bactérienne qui conditionne la prescription d'antibiotiques :
- l'OMA, qui est le plus souvent précoce et survient le plus souvent chez l'enfant de 6 mois à 2 ans ;
- les sinusites : dès le plus jeune âge, ethmoïdite aiguë ; plus tardivement et essentiellement après l'âge de 6 ans, sinusite maxillaire ;
- et les complications ganglionnaires : adénophlegmon cervical, abcès rétropharyngien, torticolis.

D'autres types de complications peuvent aussi être observés :
- laryngées : laryngites aiguës sous-glottiques, laryngite striduleuse ;
- digestives : diarrhée, vomissements, déshydratation du nourrisson ;
- convulsions fébriles.

La survenue d'une infection respiratoire basse telle qu'une bronchite, bronchiolite ou pneumopathie n'est pas considérée comme une complication ou une surinfection d'une rhinopharyngite — la rhinopharyngite est dans ce cas un prodrome ou un des signes d'accompagnement.
Le caractère purulent de la rhinorrhée et l'existence d'une fièvre (dans les délais normaux d'évolution de la rhinopharyngite) ne sont pas des facteurs de risque de complications.

VI. Hypertrophie des végétations adénoïdes et rhinopharyngites à répétition

Ⓒ Il s'agit de l'hypertrophie de l'amygdale pharyngée (ou tonsille pharyngienne, cf. figure 11.1), réaction normale lors de la maturation immunitaire. Elle est rare chez l'adulte. Lorsqu'elle est importante, l'hypertrophie des végétations adénoïdes peut se manifester par des signes obstructifs (obstruction respiratoire haute, rhinopharyngée) :
- obstruction nasale permanente ;
- ventilation orale ;
- ronflement nocturne, avec sommeil agité ;
- voix nasonnée (rhinolalie fermée) ;
- faciès particulier, dit « adénoïdien », en fait commun à toutes les obstructions nasopharyngées chroniques : bouche ouverte avec béance incisive, aspect hébété du visage, face allongée et étroite, voûte palatine ogivale, effacement du sillon nasogénien ;
- thorax globuleux en carène dans les formes précoces et majeures.

L'examen clinique retrouve :
- un enfant, souvent pâle, hypotrophique, ou quelquefois joufflu et apathique ;
- rarement, un bombement antérieur du voile du palais à l'examen buccal ; plutôt l'apparition de la partie inférieure de végétations volumineuses lors d'un réflexe nauséeux ;
- une polyadénopathie cervicale bilatérale à la palpation du cou : les ganglions sont de petite taille (moins de 1,5 cm), fermes et indolores.

La nasofibroscopie réalisée par l'ORL permet de poser le diagnostic — la rhinoscopie postérieure au miroir ou aux optiques et la radiographie de cavum de profil sont des examens tombés en désuétude.

L'évolution est souvent émaillée de poussées de rhinopharyngite, avec leurs complications éventuelles. Les végétations adénoïdes, qui atteignent leur maximum de développement entre 4 et 7 ans, involuent spontanément, en règle générale à la puberté. Des reliquats peuvent cependant persister, à l'origine de certaines rhinopharyngites de l'adulte.

VII. Autres facteurs favorisant les infections rhinopharyngées

La rhinopharyngite récidivante non compliquée de l'enfant se caractérise par son évolution subaiguë ou chronique, désespérément traînante sur des semaines et des mois. À peine atténué pendant les mois d'été, ce « rhume perpétuel » pose un problème thérapeutique difficile. Les facteurs favorisants sont multiples :
- l'hypertrophie des végétations adénoïdes ;
- des facteurs climatiques : printemps, automne ;
- des facteurs épidémiques : grippe… ;
- le mode de vie : crèche, école, milieu familial infectant, tabagisme passif ;
- les fièvres éruptives de l'enfance : rougeole, varicelle, scarlatine… ;
- le terrain, avec volontiers une notion familiale de « fragilité muqueuse », allergique ou non.

La prise en charge de chaque facteur aide au contrôle des rhinopharyngites à répétition :
- l'éducation du mouchage et de l'hygiène nasale ;
- l'éviction du tabagisme passif ;
- l'éviction temporaire de la crèche ;
- la prise en charge d'un reflux gastro-œsophagien ;
- l'ablation des végétations.

L'affection guérit spontanément vers l'âge de 6 à 7 ans sans laisser de séquelles, tout au moins dans les formes non compliquées.

> **Points clés**
> - Les végétations adénoïdes sont une hypertrophie de l'amygdale pharyngée.
> - La rhinopharyngite de l'enfant représente une adaptation au monde microbien.
> - Le rhinopharynx est le pivot de la pathologie infectieuse de l'enfant.
> - La rhinopharyngite est d'évolution spontanément favorable le plus souvent.
> - Le traitement antibiotique de la rhinopharyngite n'est pas justifié.

CHAPITRE 12

ITEM 150
Otites infectieuses de l'adulte et de l'enfant

I. Rappels anatomiques et physiologiques
II. Otite externe aiguë et diagnostic différentiel face à une otalgie
III. Otites moyennes aiguës
IV. Otites moyennes chroniques
V. Complications des otites moyennes chroniques

Situations de départ

- 11. Régurgitation du nourrisson.
- 44. Hyperthermie/fièvre.
- 127. Paralysie faciale.
- 142. Corps étranger de l'oreille.
- 153. Otalgie.
- 154. Otorrhée.
- 250. Prescrire des antalgiques.
- 255. Prescrire un anti-infectieux.
- 259. Évaluation et prise en charge de la douleur aiguë.
- 261. Évaluation et prise en charge de la douleur de l'enfant et du nourrisson.
- 322. Vaccination de l'adulte et de l'enfant.

Objectifs pédagogiques

Rang	Rubrique	Intitulé	Descriptif
A	Définition	Connaître les définitions : otalgie, différents types d'otites	
B	Prévalence, épidémiologie	Connaître les principaux éléments de l'épidémiologie de l'OMA	
B	Éléments physiopathologiques	Connaître les éléments de physiopathologie de l'OMA	
A	Diagnostic positif	Savoir faire le diagnostic d'OMA (démarche diagnostique, examen clinique dont otoscopie)	
B	Examens complémentaires	Indication des examens d'imagerie devant une otite infectieuse de l'adulte et de l'enfant	OMA non compliquée = rien ; suspicion de complication = IRM ou, à défaut, TDM
A	Prise en charge	Connaître la stratégie initiale de la prise en charge de l'OMA : antibiothérapie, traitements associés	
B	Suivi et/ou pronostic	Connaître les principales complications de l'OMA	
A	Diagnostic positif	Savoir faire le diagnostic de l'otite externe et de l'otite séromuqueuse	
A	Prise en charge	Connaître la stratégie initiale de prise en charge de l'otite externe et de l'otite séromuqueuse	

ORL
© 2022, Elsevier Masson SAS. Tous droits réservés

I. Rappels anatomiques et physiologiques

A. Anatomie et physiologie de l'oreille moyenne

C On reconnaît anatomiquement trois parties à l'oreille que sont l'oreille externe, l'oreille moyenne et l'oreille interne. Dans le cadre de cet item, seules les oreilles externe et moyenne sont envisagées.

L'oreille externe est formée du pavillon, du conduit auditif externe et de la couche épidermique du tympan.

L'oreille moyenne est constituée :
- d'un ensemble de cavités aériennes (mastoïde, caisse du tympan) creusées dans l'os temporal ;
- de la couche muqueuse du tympan.

La couche fibreuse du tympan constitue la séparation entre oreilles moyenne et externe. Les cavités de l'oreille moyenne sont en communication avec le pharynx par un conduit dont la portion latérale est osseuse et la partie médiale est fibromusculaire : la trompe auditive (trompe d'Eustache).

Les ondes sonores sont acheminées par l'oreille externe, qui amplifie les aigus, jusqu'à la membrane tympanique. Celle-ci, en vibrant, met en mouvement la chaîne des osselets qui transmet ces mouvements à l'oreille interne en ayant amplifié d'autres fréquences. L'oreille peut donc être schématisée sous la forme de l'intersection d'un axe aérien pharyngo-oto-mastoïdien et d'un axe sensoriel dont le carrefour est la caisse du tympan (figure 12.1).

Chez les nourrissons, la trompe auditive est, anatomiquement, courte, béante et horizontale. Sur le plan fonctionnel, elle est immature, ses mouvements d'ouverture-fermeture étant incoordonnés et moins efficaces. L'épithélium qui recouvre les cavités de l'oreille moyenne ainsi que la lumière tubaire est de type respiratoire : il comporte donc des cellules ciliées, chacune avec environ 200 cils, dont les battements sont dirigés de l'oreille vers le rhinopharynx. Avec la croissance, la trompe d'Eustache s'allonge et prend une direction oblique en bas et en avant. De même, avec l'âge, la fonction tubaire s'établit progressivement. Cette fonction clé explique que toute atteinte tubaire aura des conséquences sur l'oreille moyenne.

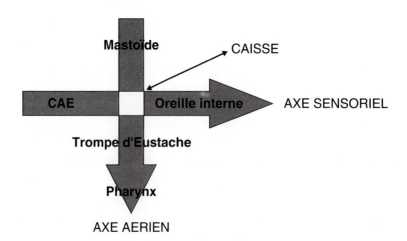

Fig. 12.1. **A** Représentation symbolique de l'organisation de l'oreille avec ses deux axes, aérien et sensoriel.

B. Physiopathologie de l'otite séromuqueuse (OSM)

L'OSM se définit comme un épanchement inflammatoire de l'oreille moyenne évoluant plus de 3 mois. L'OSM est un phénomène multifactoriel, ce qui est illustré par l'existence d'au moins deux théories :
- la théorie ex vacuo, mécaniste, expliquant l'épanchement par une dépression dans l'oreille moyenne qui entraînerait une transsudation au travers des capillaires de la muqueuse ;
- la théorie inflammatoire, actuellement retenue, expliquant l'épanchement par des agressions virales ou bactériennes de la muqueuse générant la production d'un exsudat.

Parmi les arguments positifs pour cette deuxième théorie, on retrouve le fait qu'une grande partie des enfants porteurs d'OSM ont été infectés, comme en témoignent les traces d'agents infectieux retrouvées grâce aux techniques de biologie moléculaire dans les épanchements d'OSM.

Le modèle actuellement retenu est une inflammation entraînant un épaississement de la muqueuse des cavités de l'oreille moyenne qui, en modifiant les capacités d'échanges gazeux, est responsable d'une diminution de la pression partielle en oxygène et d'une dépression chronique (les deux théories se rejoignent ainsi).

La contamination des cavités de l'oreille moyenne se fait, via la trompe d'Eustache, à partir du rhinopharynx où les végétations adénoïdes se comportent souvent comme des « éponges » infectieuses fréquemment recouvertes de biofilms. Ces éléments sont des structures protéiques sécrétées par les bactéries et qui leur servent de refuge, les mettant à l'abri des agressions extérieures telles que les anticorps, les macrophages, les antibiotiques.

C. Physiopathologie et bactériologie des otites moyennes aiguës (OMA)

B La physiopathologie des otites moyennes aiguës permet de comprendre la prévalence particulière chez l'enfant et permet surtout de proposer des mesures préventives. Toute otite moyenne aiguë provient d'une infection via le rhinopharynx par l'intermédiaire de la trompe auditive.

Le rhinopharynx chez l'enfant présente une charge infectieuse supérieure à celle de l'adulte. En effet, il s'agit de l'âge de la maladie d'adaptation, correspondant à la phase d'apprentissage immunitaire après la perte de la protection maternelle acquise durant la grossesse. Cette maladie d'adaptation va entraîner des infections rhinopharyngées, prolongées, répétées, elles-mêmes responsables d'une hypertrophie des végétations adénoïdes qui à leur tour jouent leur rôle de réservoir de germes et provoquent par l'intermédiaire de leur volume une stase des sécrétions nasales facilitant la pullulation microbienne et des troubles de ventilation du cavum. Ceci est facilité par un état inflammatoire local lié à la pollution, au tabagisme passif. La charge bactérienne ou virale est corrélée à la mise en collectivité (crèche, école). Les modifications de l'épithélium par les virus respiratoires au décours des infections intercurrentes contribuent à favoriser l'adhérence et la multiplication des bactéries normalement présentes dans le rhinopharynx. Celles-ci colonisent l'oreille moyenne par la trompe auditive, d'autant que le tapis mucociliaire y est altéré, en particulier à cause d'infections par certains virus respiratoires.

Plusieurs facteurs de risque de survenue d'une OMA (ou d'une OSM) ont été identifiés. Ils peuvent être classés en facteurs de risque endogènes (s'ils sont fonction de l'enfant lui-même) ou exogènes (s'ils lui sont extérieurs).

La fréquence particulière des otites moyennes aiguës s'explique par la coexistence de rhinopharyngites à répétition et par une trompe auditive probablement plus perméable, mais surtout plus courte et plus horizontale pour des raisons de croissance craniofaciale, la morphologie adulte commençant à être obtenue vers l'âge de 6 ou 7 ans. Bien sûr, toute anomalie au niveau de la trompe auditive (fente palatine, trisomie 21 ou toute malformation locale) est un facteur facilitant les otites moyennes aiguës. Enfin, toute otite chronique à type d'otite séromuqueuse est un facteur facilitant la répétition des otites moyennes aiguës (tableau 12.1).

Les principaux facteurs de risque endogènes sont :
- l'hérédité (antécédents familiaux d'OMA ou OSM dans la petite enfance) ;
- les terrains particuliers : trisomie 21, malformations craniofaciales, fentes et/ou anomalies vélaires ou vélopalatines (même opérées), pathologies ciliaires (dyskinésies ciliaires primitives), déficits immunitaires, reflux gastro-œsophagien, carence martiale.

Les principaux facteurs de risque exogènes sont :
- l'absence d'allaitement maternel ;
- un tabagisme passif qui d'une part irrite la muqueuse, d'autre part altère les cils (effet nicotinique) et enfin modifie la flore normale du rhinopharynx ;
- les collectivités, telles que les crèches qui favorisent les contaminations ;
- la pollution atmosphérique ;
- la saison automno-hivernale avec son cortège d'infections virales.

Les trois germes principalement responsables des OMA de l'enfant de plus de 3 mois sont les germes le plus fréquemment rencontrés dans le rhinopharynx, à savoir : *Streptococcus pneumoniae*, *Haemophilus influenzae* et *Moraxella (Branhamella) catarrhalis*. Depuis la vaccination anti-Hemophilus B et antipneumococcique, on a pu assister à une variation de la répartition de ces bactéries dans les OMA. Actuellement, des souches d'*Haemophilus* non typables (non b) donc non productrices de β-lactamases ont commencé à émerger au détriment des souches b dont beaucoup produisaient des β-lactamases. Les modalités de résistance de cette bactérie se sont donc modifiées. De même pour les pneumocoques, le sérotype 19B, non couvert par le vaccin heptavalent, est désormais couvert par le nouveau vaccin 13-valent.

Tableau 12.1. Ⓐ **Facteurs favorisant les otites moyennes aiguës de l'enfant.**

– Crèche et toute vie précoce en collectivité dans un habitat urbain
– Tabagisme passif
– Existence dans la famille d'antécédents d'otites récidivantes
– Absence d'allaitement maternel
– Précarité des conditions de vie et d'hygiène (promiscuité, humidité, carence de soins)
– Saisons automne-hiver (fréquence des infections virales et bactériennes des voies aériennes supérieures)
– Précocité du premier épisode d'OMA

II. Otite externe aiguë et diagnostic différentiel face à une otalgie

Ⓐ L'otalgie, douleur de l'oreille, est un symptôme fréquent.

A. Notions anatomophysiologiques pour la compréhension des otalgies

Ⓒ La compréhension du mécanisme à l'origine d'une otalgie ne peut se faire qu'au travers de la neuroanatomie et de la neurophysiologie. Nous rappelons uniquement les aspects de l'innervation sensitive de la région auriculaire nécessaire à l'explication de l'otalgie (figure 12.2).

L'innervation sensitive de la région auriculaire dépend des quatre paires crâniennes que sont les nerfs trijumeau (V), facial (VII), glossopharyngien (IX) et pneumogastrique (X), et du plexus cervical superficiel :
- au niveau du pavillon :

- l'innervation de la racine de l'hélix, du tragus et de la partie antérieure du lobule dépend du nerf trijumeau par sa branche auriculotemporale (V3);
- celle de l'hélix, de l'anthélix et de la partie postérieure du lobule dépend du plexus cervical superficiel par l'intermédiaire de sa branche auriculaire;
- au niveau de la conque et du conduit auditif externe (CAE) :
  - la partie tout antérieure de la conque et du CAE est innervée par la branche auriculotemporale du nerf trijumeau;
  - le reste de la conque et de la partie initiale du CAE (zone de Ramsay-Hunt) dépend du nerf intermédiaire de Wrisberg (VIIbis);
  - enfin, la partie profonde du conduit et le tympan dépendent du pneumogastrique;
- au niveau de l'oreille moyenne : la caisse du tympan est innervée par le nerf tympanique (nerf de Jacobson), branche du nerf glossopharyngien.

Chacune des paires crâniennes citées précédemment innerve les VADS et émet un ou plusieurs filets récurrents qui rejoignent le territoire auriculaire. Ainsi, une affection quelconque intéressant un de ces nerfs en dehors de la zone auriculaire peut donner naissance à une otalgie réflexe.

L'innervation de la membrane tympanique est assurée par des nerfs formant des plexus riches et nombreux, procurant à celle-ci une très grande sensibilité :

les nerfs sous-cutanés (qui prolongent ceux du CAE) : provenant du nerf auriculotemporal (branche du trijumeau) et du rameau sensitif du CAE que donne le nerf facial;

les nerfs sous-muqueux : provenant du nerf tympanique, branche du nerf glossopharyngien (IX).

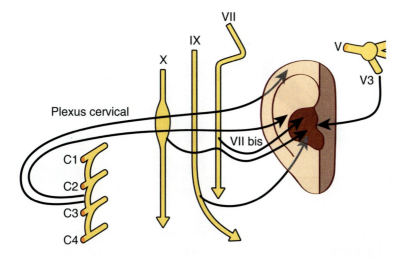

Fig. 12.2. Ⓐ **Innervation du pavillon de l'oreille, permettant de comprendre le mécanisme des otalgies réflexes.**
Illustration : Carole Fumat.

B. Examen d'un patient otalgique

1. Interrogatoire

Ⓐ L'interrogatoire recherche :
- les modalités d'apparition;
- les habitudes toxiques (tabac, alcool), les antécédents pathologiques (infections à répétition, pathologies bronchopulmonaires, reflux gastro-œsophagien, allergies);

- les caractéristiques de l'otalgie : type, intensité, rythme, durée et mode de survenue ;
- les signes auriculaires associés : surdité, sensation de plénitude auriculaire, otorrhée, otorragie, acouphène ou éruption cutanée vésiculeuse au niveau de la conque ;
- les signes ORL autres : rougeur de la face ou de l'œil, rhinorrhée, dysphagie, dysphonie, glossodynie, obstruction nasale, douleur à l'ouverture de la bouche, douleur dentaire ou douleur d'origine cervicale ;
- les signes généraux : fièvre, asthénie, amaigrissement.

2. Examen cervicofacial

L'examen clinique doit être complet et bilatéral, même en cas d'otalgie unilatérale. Il doit suivre un ordre chronologique bien précis :
- examen de la région auriculaire : pavillon, conduit auditif externe, tympan. L'otoscopie (figures 12.3 à 12.5) doit être particulièrement soigneuse et complétée au besoin par un examen au microscope. Une acoumétrie aidera à préciser le type de surdité éventuellement associée (transmission, perception) ;
- puis examen de la région péri-auriculaire : parotide, articulation temporomandibulaire, région mastoïdienne et sous-digastrique ;
- examen neurologique cervicofacial : examen des paires crâniennes ;
- et enfin, examen de la bouche, de la denture, du nez, du cavum et du pharyngolarynx.

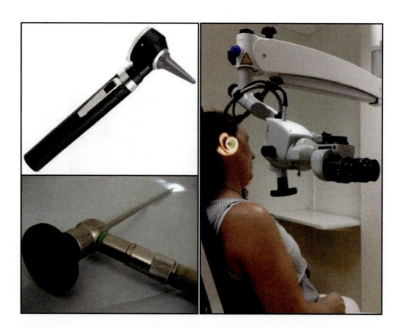

Fig. 12.3. **A** Otoscopes.
En vision monoculaire à gauche (le manche lumineux avec sa loupe grossissante est très pratique en ambulatoire ; l'optique couplée à la vidéo est adaptée à la télémédecine). À droite, la vision binoculaire du microscope permet de réaliser des gestes précis dans le conduit et de visualiser le tympan en trois dimensions.

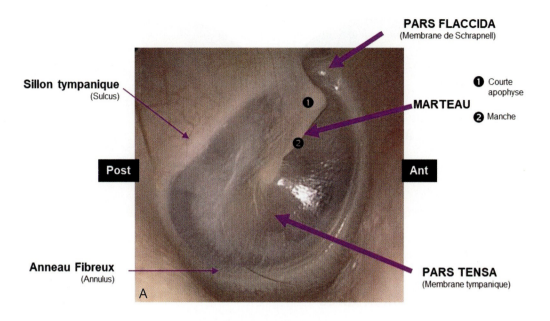

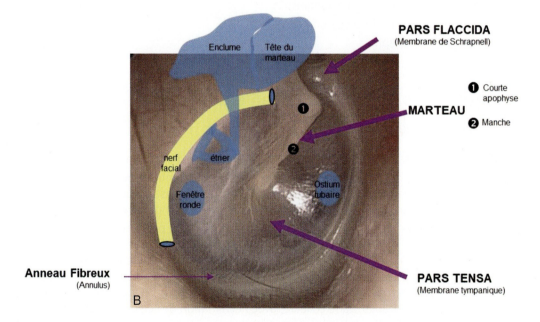

Fig. 12.4. **Ⓐ Otoscopie droite et ses repères visibles (A), otoscopie droite et ses repères devinés (B)**
A : le triangle lumineux est un reflet visible dans le quadrant antéro-inférieur de la pars tensa. B : l'articulation incudo-stapédienne est dans la caisse du tympan. Elle n'est visible que si le tympan est translucide ou atrophique ou bien s'il est perforé. La visualisation des têtes ossiculaires dans l'attique n'est possible qu'en cas d'érosion pathologique du cadre osseux épitympanique (mur de la logette). Le canal facial est situé dans le mur postérieur du conduit (troisième portion) et dans la caisse du tympan (deuxième portion).

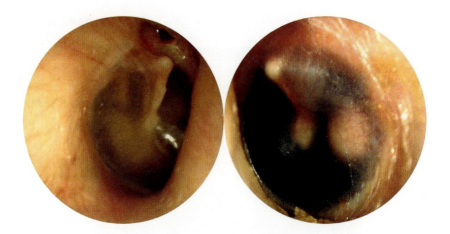

Fig. 12.5. Ⓐ Otoscopie : tympan droit normal, hémotympan gauche.

3. Examens complémentaires

Ils sont envisagés lorsque l'ensemble de l'examen clinique est négatif :
- endoscopie rhinopharyngolaryngée ;
- imagerie des sinus, de la colonne cervicale ;
- orthopantomographie.

C. Otalgies : les lésions de l'oreille externe

1. Au niveau du pavillon

Ⓒ Pour le pavillon, l'inspection corrélée aux circonstances d'apparition reconnaît facilement :
- l'othématome, qui correspond à l'extravasation de sang entre le périchondre et le cartilage après un traumatisme. Le pavillon, œdématié et tuméfié, est sensible au toucher. Le traitement en est chirurgical par l'évacuation de la collection sanguine et un drainage ;
- la périchondrite, qui succède à un traumatisme ouvert du pavillon, à un hématome surinfecté, une otite externe avec extériorisation au pavillon ou à une intervention sur l'oreille (par exemple : otoplastie). Le pavillon est rouge, tuméfié, avec effacement des reliefs ; la douleur est intense, augmentée par le contact. Le germe le plus souvent en cause est le *Pseudomonas aeruginosa*. Le traitement repose sur l'antibiothérapie par voie générale et le drainage chirurgical au stade collecté, avec l'élimination des éléments cartilagineux nécrosés. Le risque évolutif est la nécrose cartilagineuse ;
- le nodule douloureux de l'oreille, qui correspond à une dyskératose douloureuse centrée par un petit névrome siégeant sur le bord de l'hélix, au voisinage du tubercule de Darwin ; sa résection amène la guérison.

Dans ces cas, aucun examen d'imagerie n'est utile au diagnostic.

2. Au niveau du CAE : l'otite externe et ses diagnostics différentiels

Otite externe

Ⓐ L'otite externe est une pathologie très fréquente, favorisée par la macération dans le conduit auditif externe en période de chaleur et d'humidité (baignades estivales). Elle peut aussi compliquer les lésions de grattage d'une dermatose préexistante (eczéma). Elle touche tous les âges. Son diagnostic est clinique :

- l'otite externe est une dermoépidermite du revêtement cutané du conduit auditif externe ;
- elle est d'origine infectieuse : bactérienne le plus souvent, parfois mycosique ;
- l'otite externe se manifeste par une otalgie intense, lancinante, augmentant dans la première partie de la nuit. Il n'y a pas de fièvre ;
- l'examen déclenche une douleur vive dès la palpation du tragus ou à la traction du pavillon ; à la mastication, le contact du condyle mandibulaire sur la face antérieure du conduit réveille la douleur ;
- l'examen otoscopique est douloureux dès l'introduction du spéculum. Le conduit auditif externe apparaît inflammatoire, œdématié, avec des sécrétions blanchâtres qui peuvent être aspirées. Souvent, l'œdème est tel que le tympan est difficile à voir. S'il est vu, il est normal, avec notamment l'absence d'épanchement dans l'oreille moyenne.

Il peut s'agir d'une **otite externe** diffuse bactérienne ou mycosique, d'un **furoncle** par infection d'un follicule pilosébacé du conduit ou d'un **eczéma** surinfecté. Les germes en cause sont le *Staphylococcus aureus* ou le *Pseudomonas aeruginosa.* Dans 10 % des cas, il s'agit d'une mycose, essentiellement à *Aspergillus fumigatus* ou *A. niger* : il faut savoir reconnaître l'aspect filamenteux et les taches noires caractéristiques (figure 12.6). Plus rarement, il s'agit d'un *Candida*.

Le traitement de base est une antibiothérapie locale par gouttes auriculaires. L'antibiothérapie par voie générale n'est pas indiquée, sauf exception.

- Les gouttes auriculaires contenant des antibiotiques type fluoroquinolones (ofloxacine, ciprofloxacine) constituent le traitement de référence de l'otite externe bactérienne non compliquée.
- L'administration de gouttes auriculaires permet l'administration d'une très haute concentration locale d'antibiotiques efficaces contre les germes le plus souvent rencontrés dans l'otite externe : *Pseudomonas aeruginosa* et *Saphyloccocus aureus*, réduisant de ce fait le risque de résistance microbienne.
- Un méchage qui calibre le conduit œdématié peut faciliter l'introduction des gouttes et augmenter le contact au site infecté.
- Le recours à l'antibiothérapie par voie générale est réservé aux formes graves étendues aux cartilages du pavillon de l'oreille : **périchondrite** et **chondrite**.
- Un traitement symptomatique antalgique doit être systématiquement prescrit.
- La prévention repose sur une hygiène des conduits auditifs externes. Il ne faut pas méconnaître une affection dermatologique (érysipèle, impétigo…) sous-jacente qui favorise la récidive.
- En cas de suspicion d'otite externe d'origine mycotique, un traitement local avec un antimycotique est nécessaire.

L'otite externe peut se compliquer de périchondrite ou de chondrite, hyperalgique et insomniante.

L'otite externe nécrosante (mal nommée otite externe maligne), véritable ostéite de la base du crâne, risque de survenir chez un sujet fragilisé par un diabète, un terrain immunodéprimé ou chez la personne âgée. L'infection du conduit se propage aux tissus avoisinants. L'interrogatoire et l'examen clinique relèvent alors les signes en faveur : otalgie traînante et sévère, altération de l'état général, paralysie de nerfs crâniens. L'imagerie TDM et IRM appréciera l'étendue de l'ostéite et l'atteinte des tissus mous.

D'autres lésions de l'oreille externe s'accompagnent d'otalgie.

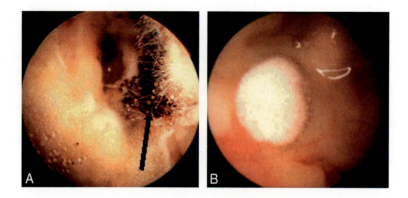

Fig. 12.6. Ⓐ **Otoscopie d'une otite externe mycotique aspergillaire.**
La flèche montre les filaments mycéliens (A) ou à *Candida* (B). Le conduit est inflammatoire, sténosé.

Otite externe du zona du nerf intermédiaire de Wrisberg (VII*bis*)
Elle débute par une otalgie intense à type de brûlure, associée à la présence de vésicules localisées au niveau de la conque et du CAE (zone de Ramsay-Hunt) (figure 12.7).

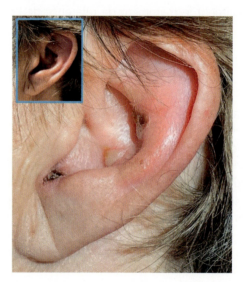

Fig. 12.7. Ⓐ **Pavillon de l'oreille gauche : éruptions vésiculeuses dans la zone de Ramsay-Hunt lors d'un zona responsable d'une paralysie faciale.**

Bouchon de cérumen
Le bouchon de cérumen peut se révéler par des douleurs lorsqu'il est gonflé par une solution aqueuse, comme cela est souvent le cas après une baignade. Une vérification de l'état du conduit auditif externe et du tympan est indispensable après extraction du bouchon.

Corps étrangers
Les corps étrangers, de nature variable, sont reconnus et localisés à l'otoscopie. Leur extraction est impérative et nécessite parfois une sédation au MEOPA (mélange équimolaire de protoxyde d'azote et d'oxygène) voire une anesthésie générale quand ils sont enclavés. Dans tous les cas, la vérification de l'état du CAE et du tympan est nécessaire, avec prescription d'antibiotiques locaux si le conduit est inflammatoire.

Tumeurs du CAE

Les tumeurs du CAE, bénignes (ostéome, tumeurs vasculaires…) et surtout malignes (cylindrome, carcinomes, sarcomes), représentent des causes rares d'otalgie.

D. Otalgies : les lésions de l'oreille moyenne

L'otite moyenne est une inflammation d'origine infectieuse de la muqueuse de l'oreille moyenne. La contamination infectieuse provient du rhinopharynx et des cavités nasales par l'intermédiaire de la trompe d'Eustache.

1. Otite moyenne aiguë

Cf. *infra*.

2. Catarrhe tubaire

L'otalgie est associée à une autophonie, une hypoacousie, une sensation d'oreille bouchée.

C'est un dysfonctionnement tubaire secondaire le plus souvent à inflammation du rhinopharynx (rhinopharyngite) ou à des variations importantes de la pression environnante (barotraumatisme). L'obstruction tumorale (cancer du cavum) est à redouter dans une forme unilatérale, essentiellement chez l'adulte.

L'otoscopie note une congestion ou une légère rétraction du tympan.

L'impédancemétrie montre un décalage du tympanogramme vers les pressions négatives.

3. Myringite phlycténulaire

A L'otalgie est très vive. Elle survient dans un contexte d'infection virale des voies respiratoires supérieures.

À la surface du tympan, l'otoscopie retrouve des bulles remplies d'un liquide séreux ou sérosanglant (figure 12.8). Une otorrhée sanglante peut être retrouvée. La douleur cède avec les antalgiques par voie orale ou par instillation de gouttes auriculaires contenant de la lidocaïne. Les phlyctènes peuvent être rompues avec une lancette, ce qui soulage immédiatement.

C De façon inconstante, elle peut être associée à un épanchement rétrotympanique dans lequel *H. influenzae* ou *S. pneumoniae* peuvent être isolés. Dans cette forme, le traitement est celui de l'OMA.

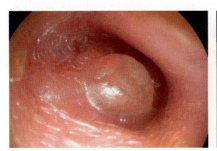 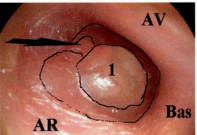

Fig. 12.8. A Otite phlycténulaire droite (myringite virale).
Phlyctène posée sur la membrane tympanique (1) ; la flèche montre la partie haute du manche du marteau.

4. Otalgie après instillation de gouttes auriculaires

Ⓐ Elle révèle une perforation tympanique, quelquefois méconnue par le patient qui s'est automédiqué.

5. Otite chronique

L'otite chronique n'est pas douloureuse en soi, mais peut le devenir lors d'un épisode de surinfection au décours d'une baignade, par exemple.

L'examen du tympan est rendu difficile à cause de l'otorrhée. Le traitement antibiotique permet d'assécher l'oreille pour réaliser une otoscopie précise et définir le type exact d'otite chronique en cause (cf. infra, « Otites moyennes chroniques »).

6. Mastoïdite

La mastoïdite se traduit par une douleur persistante spontanée ou provoquée de la pointe de la mastoïde au décours d'une otite. Cliniquement, l'élément pathognomonique est la tuméfaction inflammatoire rétroauriculaire responsable d'un décollement du pavillon (cf. infra, « Otites moyennes aiguës »).

7. Pétrosite

La pétrosite est devenue très rare. Elle correspond à une atteinte infectieuse suppurée de l'os pétreux, plus ou moins associée à une nécrose osseuse, facilitée par des troubles de l'immunité ou un microtraumatisme.

Ⓒ Les diagnostics différentiels sont le cancer (rhabdomyosarcome, sarcome d'Ewing) et l'histiocytose langerhansienne. Parmi les signes essentiels, on retient la persistance sur une oreille opérée (le plus souvent de mastoïdectomie), d'un écoulement tenace et nauséabond, et de douleurs constantes pulsatiles de la région temporopariétale, parfois associées à une paralysie du VI dans les suites d'une otite moyenne aiguë homolatérale (syndrome de Gradenigo).

8. Pathologie tumorale

Ⓐ L'intensité de l'otalgie est variable. Ces tumeurs se révèlent plutôt par la modification d'une otorrhée chronique devenant très hémorragique, associée à une hypoacousie. L'otoscopie montre l'existence d'une masse tumorale dans le CAE, saignant parfois au contact.

Ⓒ La tumeur peut siéger en n'importe quel point de la région auriculaire du CAE et de l'oreille moyenne. Les tumeurs malignes du CAE et de l'oreille moyenne sont rares. La biopsie permet le diagnostic (adénocarcinome, épithélioma spinocellulaire, céruminome). Malgré un traitement radiochirurgical, le pronostic de ces tumeurs reste redoutable. Parmi les tumeurs bénignes, les tumeurs du glomus jugulaire n'entraînent pas à proprement parler d'otalgie, mais sont plutôt responsables d'acouphènes pulsatiles, quelquefois étiquetés à tort otalgie par les patients à cause de la gêne qu'ils entraînent.

E. Otalgies et affections de l'oreille interne

Les affections de l'oreille interne ne donnent généralement pas lieu à des phénomènes douloureux. Il est exceptionnel qu'un schwannome vestibulaire (neurinome de l'acoustique) puisse se révéler par une otalgie.

F. Otalgies réflexes

🅐 La douleur ressentie dans l'oreille peut être intense mais l'otoscopie est normale.

1. Trijumeau

Les étiologies suivantes peuvent être en cause :
- origine dentaire (avis spécialisé et bilan radiographique) : carie profonde, pulpite chronique, granulome péri-apical ; accident d'éruption de dent de sagesse ; gingivostomatites herpétiques ;
- tumeur du bord de la langue, de l'amygdale, du sillon amygdaloglosse, du plancher de la bouche… de diagnostic facile ;
- tumeurs du rhinopharynx (+++) ;

> Toute otite séromuqueuse unilatérale chez l'adulte doit imposer une nasofibroscopie rhino-pharyngolaryngée à la recherche d'une éventuelle tumeur du cavum, au besoin complétée par une imagerie (scanner injecté ou mieux IRM).

- atteinte de l'articulation temporomandibulaire :
  - arthrite évidente ;
  - arthralgies à la mobilisation articulaire ;
  - troubles de l'articulé dentaire, responsables de douleurs au niveau de l'articulation temporomandibulaire et de douleurs vives en avant de l'oreille (SADAM, syndrome algodystrophique de l'appareil manducateur), déclenchées par la pression ou l'ouverture de la bouche, la mobilisation de la mâchoire entraînant des craquements, un ressaut, une subluxation et des crises de trismus intermittentes. Chez le grand enfant et l'adolescent, les problèmes de malposition dentaire ou les mouvements de mastication excessive (tels que le bruxisme) donnent des douleurs temporomandibulaires ;
- syndrome de l'apophyse styloïde longue (douleur lors de la rotation de la tête ou de la déglutition).

2. Facial

Le zona acousticofacial (auriculaire) est une atteinte du ganglion géniculé (VII) par récurrence du virus de la varicelle et du zona (VZV), avec éruption cutanée vésiculeuse de la zone de Ramsay-Hunt, souvent précédée par une otalgie intense à type de brûlure. Classiquement, paralysie faciale périphérique, vertige et surdité de perception (participation du VIII) s'y associent.

La paralysie faciale *a frigore* entraîne des douleurs, en général mastoïdiennes, fréquentes.

3. Glossopharyngien

Il peut s'agir :
- d'une cause infectieuse : angine, phlegmon de l'amygdale, aphte… ;
- de l'otalgie du reflux gastro-œsophagien ;
- d'une tumeur de l'oropharynx.

4. Pneumogastrique

Les tumeurs de l'hypopharynx (sinus piriforme…), de diagnostic plus difficile, nécessitent un bilan endoscopique.

5. Sympathique cervical

Les pathologies suivantes peuvent être en cause :
- lésions rachidiennes cervicales dystrophiques ou traumatiques, trop souvent incriminées ;
- pathologie parotidienne infectieuse ou cancéreuse ;
- adénopathie inflammatoire (jugulocarotidienne haute) infectieuse ou néoplasique ;
- tumeur parapharyngée ;
- dissection carotidienne (accompagnée d'un syndrome de Claude Bernard-Horner).

G. Névralgies

Peuvent entraîner des otalgies :
- les névralgies du V, du IX et du nerf tympanique ;
- les algies neurovasculaires accompagnées de manifestations vasomotrices de la face, du pavillon, de la fosse nasale et de la conjonctive.

> **Points clés**
> - L'otite externe aiguë est une infection cutanée du conduit auditif externe à staphylocoque, pyocyanique ou mycotique, de traitement local.
> - L'otite externe aiguë se manifeste essentiellement par une otalgie.
> - La connaissance du mécanisme des otalgies est indispensable pour comprendre leur étiologie.
> - Symptôme banal, l'otalgie peut révéler une grande variété d'affections ORL ou extra-ORL.
> - Le problème essentiel est donc d'arriver à un diagnostic étiologique précis (tableau 12.2).
> - Toute otalgie unilatérale qui ne fait pas sa preuve est *a priori* symptomatique et doit faire l'objet d'une surveillance rigoureuse.

Tableau 12.2. **Ⓐ** Causes des otalgies.

Otalgies intrinsèques		
Pavillon : – Othémathome – Chrondrite	CAE : – Bouchon de cérumen et corps étranger – Eczéma – Otite externe – Mycose – Furoncle – Tumeur	Oreille moyenne et mastoïde : – Otite aiguë – Catarrhe tubaire – Myringite – Otite chronique – Mastoïdite – Complication d'otite (pétrosite) – Tumeur
Otalgies extrinsèques ou réflexes		
Trijumeau : – Dentaire – Cavité buccale – Articulation temporomandibulaire	Facial : – Zona – Tumeur	Glossopharyngien : – Cavité buccale – Oropharynx – Rhinopharynx

(Suite)

Tableau 12.2. Suite.

Pneumogastrique : – Larynx – Pharynx, œsophage	Sympathique cervical : – Adénopathie – Glandes salivaires – Rachis cervical	
Névralgies		
– **Glossopharyngien** – **Trijumeau** (auriculotemporal) – **Facial** (ganglion géniculé)		

III. Otites moyennes aiguës

A. Définition

L'otite moyenne aiguë (OMA) est une inflammation aiguë d'origine infectieuse de la muqueuse de l'oreille moyenne. La contamination infectieuse provient du rhinopharynx et des cavités nasales par l'intermédiaire de la trompe d'Eustache.

B. Prévalence, épidémiologie

B Il s'agit de l'infection la plus fréquemment rencontrée chez l'enfant, avec une incidence maximale chez le nourrisson entre 6 et 24 mois. On considère que trois enfants sur quatre ont fait au moins une otite moyenne aiguë à l'âge de 2 ans.

Dans le cas de l'otite moyenne aiguë congestive, les virus sont responsables de plus de 90 % des infections. Dans 10 % des cas, il s'agit d'une infection bactérienne qui va pouvoir évoluer vers une OMA purulente.

Toutes les OMA purulentes sont d'origine bactérienne, avec deux germes prépondérants : l'*Haemophilus influenzae* et *Streptococcus pneumoniae*. Les résistances bactériennes aux antibiotiques ont diminué de façon significative pour certains pathogènes : pneumocoque résistant aux β-lactamines, *Haemophilus influenzae* producteurs de β-lactamases, streptocoque du groupe A résistant aux macrolides. Ceci a permis de replacer l'amoxicilline dans l'antibiothérapie de première intention des recommandations thérapeutiques.

À côté des deux principaux germes bactériens sont également rencontrés le staphylocoque doré, le *Staphylococcus epidermidis*, le streptocoque pyogène du groupe A, *Moraxella (Branhamella) catarrhalis* ou des germes anaérobies.

L'attitude thérapeutique est dictée essentiellement par l'aspect otoscopique (tympan seulement congestif ou au contraire tympan bombé) et par la prévalence particulière de l'*Haemophilus* et du pneumocoque.

La symptomatologie clinique peut orienter vers la bactérie responsable, on parle de corrélation bactério-clinique : une OMA associée à une conjonctivite purulente oriente vers *H. influenzae* ; une OMA associée à une fièvre supérieure à 38,5 °C et otalgie importante oriente plutôt vers *S. pneumoniae* (tableau 12.3).

Tableau 12.3. **A** Facteurs de risque vis-à-vis du pneumocoque de sensibilité diminué chez l'enfant.

– Âge inférieur à 18 mois
– Vie en collectivité dans un habitat urbain
– Existence dans les antécédents récents d'une otite moyenne aiguë
– Et/ou administration d'antibiotiques de la série aminopénicilline dans les 3 mois précédents

> **Points clés**
> - Ⓐ L'OMA est d'origine rhinopharyngée.
> - L'OMA est souvent monomicrobienne. *Haemophilus influenzae* et *Streptococcus pneumoniae* sont les germes les plus fréquents chez l'enfant.

C. Diagnostic

Ⓐ Le tableau clinique typique est celui de l'**OMA du jeune enfant**.

1. Signes d'appel

Au cours ou au décours d'une rhinopharyngite plus ou moins fébrile, l'attention est attirée vers l'oreille par une otalgie, plus ou moins violente, par paroxysmes (« coliques » de l'oreille). Quelquefois, le premier signe est une otorrhée par perforation tympanique sous la pression de l'épanchement dans l'oreille moyenne.

2. Otoscopie

L'otoscopie affirme le diagnostic :
- au stade congestif, le tympan inflammatoire garde ses reliefs habituels : le marteau reste visible. La membrane tympanique est rouge ou rosée ;
- au stade suppuré, le tympan inflammatoire a perdu ses reliefs sous la pression d'un épanchement purulent dans l'oreille moyenne (rouge ou parfois jaune lorsque le pus est visible par transparence tympanique). La membrane tympanique est bombée, le relief du marteau est difficilement visible (figure 12.9) ;

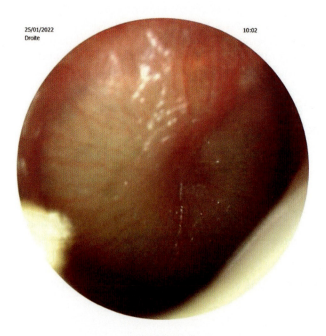

Fig. 12.9. Ⓐ **Otoscopie droite montrant une otite moyenne aiguë.**
Il y a un épanchement inflammatoire dans la caisse. Le tympan est bombé et ses reliefs ont disparu : le marteau n'est plus identifiable.

- une otorrhée peut empêcher la visualisation du tympan. À ce stade, après nettoyage du conduit, l'examen visualise une perforation tympanique punctiforme d'où s'écoule un épanchement pulsatile. Le liquide mucopurulent est plus ou moins abondant.

Ne pas oublier d'examiner l'autre oreille (la bilatéralité de l'OMA est fréquente), le nez et le pharynx.

D. Formes cliniques

Les formes cliniques d'OMA peuvent être différentes selon l'âge de survenue. Elles sont principalement d'origine bactérienne.

1. OMA du nourrisson

Elle est fréquente, bilatérale et elle a souvent un retentissement important sur l'état général.

La forme sthénique se manifeste comme chez le grand enfant par une otalgie (cris et pleurs intermittents spontanés ou à l'alimentation) et par un aspect otoscopique typique.

La forme asthénique se manifeste par des signes généraux d'emprunt : hyperthermie, chute pondérale, hypothrepsie, gastroentérite (pouvant aller jusqu'à la « toxicose »).

C L'otoscopie peut aussi montrer des signes patents peu significatifs tels qu'un tympan simplement mat ou givré (otoantrite latente).

A Un examen des oreilles s'impose devant toute atteinte de l'état général d'un nourrisson et notamment devant tout syndrome fébrile ou dyspeptique.

2. OMA de l'adulte

A Beaucoup moins fréquente que celle du jeune enfant, elle a le même tableau clinique. Les formes torpides, asthéniques peuvent se rencontrer chez la personne âgée ou diabétique.

3. OMA nécrosante de la rougeole et de la scarlatine

Elle laisse comme séquelle une destruction tympanique importante.

4. Otite barotraumatique

Épanchement séreux ou séro-hémorragique de la caisse du tympan, elle est consécutive à un accident pressionnel (plongée, aviation…), souvent favorisé par une dysperméabilité tubaire ou une obstruction nasale (déviation de la cloison, rhinite…).

Elle se manifeste par une violente otalgie, une sensation d'oreille bouchée et une image otoscopique d'otite congestive. Elle guérit sans problème (spontanément ou par un traitement anti-inflammatoire), s'il n'y a pas de problème rhinopharyngé, source de surinfection.

Points clés
- L'OMA est souvent bilatérale.
- Dans une OMA suppurée, le tympan est bombant et il a perdu ses reliefs.
- Tout syndrome fébrile ou dyspeptique du nourrisson doit entraîner une otoscopie.

E. Diagnostic différentiel

En présence d'une otalgie, il convient d'éliminer :
- une otite externe diffuse ou un furoncle du conduit. Les caractères des douleurs permettent souvent l'orientation : lancinantes et non paroxystiques, exacerbées par la mastication, la pression au niveau du tragus, la mobilisation du pavillon de l'oreille ;
- un zona auriculaire débutant ; mais rapidement l'éruption dans la conque (zone de Ramsay-Hunt) et la paralysie faciale font le diagnostic ;
- une otalgie réflexe, surtout chez l'adulte, d'origine pharyngée, dentaire, articulaire (articulation temporomaxillaire) : il faut y penser lorsque l'examen otoscopique est normal.

En cas d'otorrhée persistante ou récidivante, il faut éliminer :
- une otite externe chronique, eczémateuse ou mycosique ;
- et surtout une otite moyenne chronique réchauffée sur l'anamnèse et le caractère de la perforation tympanique.

F. Traitement

La stratégie initiale de la prise en charge de l'OMA tient compte de l'aspect otoscopique et du terrain. Les règles actuellement adoptées sont d'éviter de prescrire systématiquement une antibiothérapie car l'évolution naturelle de l'OMA est le plus souvent favorable. Lorsqu'elle est prescrite, l'antibiothérapie est administrée par voie générale ; il n'y a pas d'indication à l'antibiothérapie locale auriculaire. Il n'y a pas d'indication au traitement anti-inflammatoire.

La décision d'antibiothérapie tient compte :
- de l'âge : l'antibiothérapie est recommandée si l'OMA survient avant l'âge de 2 ans mais elle est facultative après 2 ans ;
- d'une éventuelle corrélation bactério-clinique ;
- de la tolérance (les symptômes dits « bruyants » sont une fièvre élevée, une otalgie intense) ;
- d'une allergie connue aux différentes familles antibiotiques.

1. Au stade congestif

Un traitement sans antibiotique suffit, sous surveillance clinique et otoscopique :
- désobstruction des fosses nasales : sérum physiologique et mouchage (aidé par un « mouche-bébé » chez les plus petits) ;
- instillations auriculaires, surtout à visée antalgique et décongestionnante mais les antibiotiques locaux sont inutiles ;
- antalgiques et antipyrétiques par voie générale.

2. Au stade suppuré

Les deux questions suivantes se posent pour traiter l'OMA purulente : antibiothérapie générale ? et/ou paracentèse ?

Antibiothérapie

Elle a transformé le pronostic de l'OMA, dont les complications graves sont maintenant très rares. Elle n'a cependant ni diminué leur fréquence, ni leurs récidives, ni le passage à la chronicité. La prescription idéale serait celle qui serait guidée par l'étude bactériologique, mais il n'y a pas de tableau clinique typique d'un germe donné et les prélèvements sont difficiles à réaliser et à interpréter (souillure par les germes du conduit). Il s'agit donc d'une antibiothérapie probabiliste qui tient compte de deux notions : les souches productrices de β-lactamases en diminution et l'émergence du pneumocoque à sensibilité anormale à la pénicilline (4 % de souches résistantes, 43 % de souches intermédiaires).

Lorsqu'elle est justifiée, l'antibiothérapie doit respecter les conditions suivantes : doses correctes, durée minimale de 10 jours chez l'enfant de moins de 2 ans et 5 jours chez le plus grand, et surveillance attentive des critères de guérison (disparition des signes généraux, disparition des douleurs, aspect otoscopique normal ou subnormal avec disparition de l'inflammation, réapparition des reliefs).

L'antibiothérapie s'impose formellement dans les situations suivantes :
- OMA suppurée du nouveau-né et du petit nourrisson ;
- formes avec atteinte sévère de l'état général ;
- formes avec complication extra- ou intracrânienne ;
- OMA compliquant une maladie générale (rougeole, varicelle, scarlatine…) ;
- otorrhée sur OMA perforée persistant plus d'une semaine, sans tendance à l'amélioration.

L'antibiothérapie est le plus souvent probabiliste mais il convient de tenir compte de la situation :
- **chez le nouveau-né et le nourrisson avant 3 mois**, l'OMA est rare. La paracentèse, pour effectuer un prélèvement bactériologique, doit être systématique car les germes en cause sont différents de l'enfant plus âgé, moins prévisibles et souvent résistants aux antibiotiques habituellement prescrits dans l'OMA (staphylocoque doré, *Pseudomonas*, streptocoques pyogènes). L'antibiothérapie à large spectre est indiquée ;
- **chez l'enfant**, si l'otite est associée à une conjonctivite, l'*Haemophilus influenzae* est probablement en cause. Le traitement repose sur l'amoxicilline-acide clavulanique ;
- **chez le bébé de moins de 18 mois gardé en crèche, fortement fébrile**, il faut craindre surtout le pneumocoque (plus rarement *Haemophilus*, streptocoque pyogenes). Le traitement repose sur l'amoxicilline. En cas d'impossibilité d'assurer un traitement par voie orale, une céphalosporine injectable de troisième génération (ceftriaxone) est indiquée ;
- **pour un enfant de plus de 2 ans peu fébrile ou un adulte**, un traitement symptomatique peut se justifier en première intention, sous couvert d'une réévaluation à la 48e à 72e heure. Si l'évolution n'est pas satisfaisante ou que les symptômes s'aggravent, une antibiothérapie doit être prescrite.

Recommandations HAS (2016, mise à jour 2021)

En cas OMA congestive ou séromuqueuse
Pas d'antibiotiques.

OMA de l'enfant < 3 mois
Avis spécialisé dans un service hospitalier de pédiatrie générale.

OMA de l'enfant ≤ 2 ans
Antibiothérapie d'emblée recommandée: amoxicilline, 80mg/kg par jour, 2 prises, pendant 10 jours.
- Si syndrome otite-conjonctivite : amoxicilline-acide clavulanique, 80mg/kg par jour (dose exprimée en amoxicilline) pendant 10 jours.
- En cas d'allergie aux pénicillines sans contre-indication aux céphalosporines: cefpodoxime-proxétil, 8mg/kg par jour, pendant 10 jours.
- En cas de contre-indication aux bêtalactamines : sulfaméthoxazole, 30mg/kg par jour, +triméthoprime, 6mg/kg par jour, en 2 prises pendant 10 jours (sans dépasser 800mg/160mg par jour).

OMA de l'enfant > 2 ans avec symptômes modérés
- Pas d'antibiotique en première intention.
- Réévaluation à 48 à 72 heures: en cas d'aggravationinstauration d'une antibiothérapie.

OMA de l'enfant > 2 ans avec symptômes importants (fièvre élevée, otalgie intense)

Amoxicilline, 80mg/kg par jour 2 prises, sans dépasser 3g par jour, pendant 5 jours.

- Si otorrhée ou otite récidivante (= récidives des symptômes plus de 4 jours après l'arrêt des traitements antibiotiques) : amoxicilline, 80mg/kg/j en 2 prises, sans dépasser 3 g par jour, pendant 10 jours.
- Si syndrome otite-conjonctivite : amoxicilline-acide clavulanique, 80mg/kg par jour sans dépasser 3g par jour, pendant 5 jours.
- En cas d'allergie aux pénicillines sans contre-indication aux céphalosporines: cefpodoxime-proxétil, 8mg/kg/j en 2 prises par jour, sans dépasser 400mg par jour, pendant 5 jours.
- En cas de contre-indication aux bêtalactamines : sulfaméthoxazole, 30mg/kg par jour +triméthoprime, 6mg/kg par jour, en 2 prises pendant 5 jours (sans dépasser 800mg/160mg par jour).

Paracentèse

Il s'agit d'une incision du tympan, dans le quadrant antéro-inférieur ou postéro-inférieur afin de rester à distance des osselets. Elle est réalisée de préférence après anesthésie du tympan et pour une parfaite immobilité chez l'enfant une sédation de l'enfant par inhalation de MEOPA (mélange équimolaire d'oxygène et protoxyde d'azote).

La paracentèse draine le pus de l'oreille moyenne lors d'une OMA et permet un prélèvement si une documentation bactériologique est nécessaire.

La technique de prélèvement doit éviter la contamination par des germes du conduit auditif externe (*Pseudomonas* et staphylocoque).

Ses indications sont résumées dans le tableau 12.4.

Tableau 12.4. **Ⓐ Indications de la paracentèse (ou myringotomie) dans le cadre des otites moyennes aiguës.**

OMA suppurée hyperalgique avec échec de l'antalgie
OMA suppurée très fébrile résistante aux antipyrétiques
Toutes les conditions nécessitant un prélèvement pour étude bactériologique : – évolution anormale ou compliquée – otites récidivantes ou traînantes – terrain particulier (nourrisson de moins de 3 mois, déficit immunitaire) – altération de l'état général

Prévention

La vaccination contre *S. pneumoniae* a réduit significativement l'incidence des OMA. La pose d'aérateurs transtympaniques (ATT, ou diabolos) prévient les récidives d'OMA lorsque l'OSM constitue un facteur prédisposant.

Points clés

- Une antibiothérapie générale :
  - est indiquée dans une OMA suppurée chez l'enfant de moins de 2 ans ;
  - peut rester probabiliste, ce qui exige une évaluation clinique et la connaissance de l'évolution des résistances des germes en cause.
- La paracentèse a des indications précises dans une OMA suppurée :
  - drainage de l'oreille moyenne des formes hyperalgiques ;
  - analyse bactériologique des formes compliquées, récidivantes ou traînantes et du nourrisson < 3 mois.

G. Évolution

La majorité des OMA purulentes guérit spontanément avec un taux de guérison qui varie en fonction de l'âge, des germes en cause et des symptômes. Ainsi, beaucoup de patients sont traités inutilement par l'antibiothérapie, qui ne serait réellement bénéfique que pour quelques-uns.

Avec ou sans antibiothérapie, l'OMA évolue vers une amélioration des symptômes en 48 à 72 heures. La surveillance otoscopique montre le plus souvent une OSM au décours jusqu'à normalisation du tympan. Cette surveillance n'est d'ailleurs pas systématique si l'évolution de l'OMA est favorable.

En cas d'otorrhée, l'otoscopie visualise après aspiration du conduit, une petite perforation tympanique drainant un écoulement pulsatile. À ce stade, la douleur et la fièvre sont absentes ou bien ont cédé. L'otorrhée purulente devient mucopurulente vers le 3e jour, puis muqueuse. La fermeture du tympan est rapide et spontanée.

En cas d'antibiothérapie, la persistance ou l'aggravation des symptômes à la 48e heure ou bien la réapparition dans les 4 jours fait suspecter un échec par résistance bactérienne aux antibiotiques, plus rarement par défaut d'observance thérapeutique. Un prélèvement bactériologique (paracentèse) guidera le changement d'antibiotique en fonction de la prescription initiale et des bactéries isolées.

La récidive des OMA (au moins trois épisodes sur une période de 6 mois ou bien d'au moins quatre épisodes en 1 an) fait rechercher une cause locale favorisante (OSM persistante, adénoïdite) à traiter (pose d'aérateur transtympaniques, curetage des végétations adénoïdes) et un terrain local déficient (cf. tableau 12.1).

Le passage à la chronicité (OSM) s'observe dans 10 à 20 % des cas.

H. Complications

B Les complications des OMA sont extracrâniennes et endocrâniennes. Elles sont très rares depuis l'avènement des antibiotiques et la vaccination antipneumococcique. *S. pneumoniae* est le principal agent causal.

1. Mastoïdite

La mastoïdite correspond à une issue de pus au travers de la corticale de l'os mastoïdien dans le cas d'une otite moyenne aiguë purulente. Elle est l'apanage des plus jeunes enfants, apparaissant au décours de l'OMA ou bien accompagnant d'emblée ses premiers signes.

L'examen retrouve :
- une oreille décollée par le comblement inflammatoire du sillon rétroauriculaire ;
- une tuméfaction inflammatoire rétroauriculaire parfois abcédée (figure 12.10) ;
- une OMA avec un bombement remontant sur la paroi postérieure du CAE tel un « pis de vache » dans une forme typique.

La paracentèse et la ponction directe de la collection purulente rétroauriculaire seront utiles à l'identification du germe causal. Si *S. pneumoniae* prédomine par rapport à *H. influenzae* dans la mastoïdite, *Fusobacterium necrophorum* doit aussi être recherché (notamment en cas de thrombophlébite du sinus latéral). Le scanner injecté confirme l'abcès sous-périosté et dépiste les complications intracrâniennes.

Le traitement d'une mastoïdite s'effectue en milieu hospitalier : antibiothérapie adaptée au germe et éventuel drainage chirurgical.

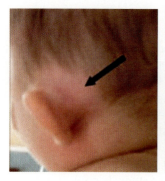 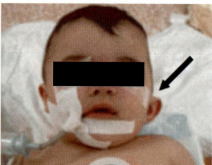

Fig. 12.10. Ⓐ Mastoïdite gauche compliquant une otite moyenne aiguë gauche collectée chez un nourrisson.
Noter que le pavillon de l'oreille est déplacé vers le dehors (flèches), vers le bas, par l'épanchement purulent et/ou l'inflammation de la région mastoïdienne.

2. Paralysie faciale périphérique

La paralysie faciale périphérique est la plus fréquente des complications de l'OMA, avec une fréquence de 5 pour 1 000. Elle peut être partielle ou complète et se manifester au cours d'une OMA apparemment banale. Son pronostic est excellent, directement lié à l'évolution de l'OMA.

Il est impératif de réaliser une paracentèse pour un prélèvement à visée bactériologique. L'antibiothérapie adaptée au germe et les corticoïdes suffisent en général pour entraîner la guérison. Dans le diagnostic différentiel, face à une paralysie faciale avec otalgie, il faut penser au zona auriculaire et savoir rechercher une éruption de la conque avec tympan normal.

3. Méningite

Elle a une fréquence de 1 pour 10 000. Son mécanisme peut être hématogène ou par voie osseuse ou par voie labyrinthique. Le tableau est celui d'une méningite et le traitement s'effectue en milieu hospitalier. Il s'agit d'une méningite purulente à pneumocoque ou à streptocoque. Un point essentiel est à rappeler : penser à examiner les tympans dans toute méningite purulente apparemment primitive.

4. Labyrinthite

Elle se caractérise par la survenue d'un syndrome vestibulaire déficitaire et d'une surdité de perception. Le risque d'ossification secondaire de la cochlée est redouté, même avec le traitement instauré d'urgence.

Signe de la fistule

La labyrinthite est une complication exceptionnelle de l'OMA mais il est toujours nécessaire d'éliminer un cholestéatome sous-jacent, diagnostic différentiel en présence d'une otorrhée traînante.

5. Otite séromuqueuse

Un épanchement post-otitique est fréquent. Sa résorption spontanée et rapide correspond à la guérison de l'otite.

L'OSM est la forme chronique de l'épanchement rétrotympanique qui complique 10 à 20 % des OMA.

6. Autres complications

- Perforation tympanique : toute OMA suppurée peut aboutir à une perforation tympanique ; celle-ci généralement va se refermer spontanément mais elle peut passer à la chronicité avec persistance d'une perforation tympanique séquellaire.
- Thrombophlébite du sinus latéral, abcès cérébral et ostéite du temporal sont des complications exceptionnelles.

> **Points clés**
> - Ⓐ La mastoïdite est la complication classique de l'OMA.
> - L'OSM est la complication la plus fréquente à long terme de l'OMA.

IV. Otites moyennes chroniques

Ⓒ On appelle otites moyennes chroniques (OMC) tous les processus inflammatoires de l'oreille moyenne évoluant depuis plus de 3 mois. En réalité, ces processus évoluent généralement depuis longtemps lorsqu'on est amené à découvrir une OMC.

A. Physiopathologie

La genèse des OMC comporte encore beaucoup d'inconnues. L'OMC peut succéder à une OMA, surtout si elle est mal traitée ou récidivante. L'OMC s'installe souvent sournoisement. Différents facteurs peuvent intervenir, souvent intriqués :
- inflammation et/ou obstruction chronique des voies aériennes supérieures (nez, sinus, rhinopharynx) ;
- dysfonctionnement de la trompe auditive ;
- dystrophie ou fragilité muqueuse par perturbation immunitaire locale (allergique ou non).

Il faut distinguer :
- les OMC bénignes, ou **non cholestéatomateuses** (otite séromuqueuse et otite moyenne chronique à tympan ouvert), qui peuvent laisser des séquelles tympaniques et ossiculaires accessibles au traitement chirurgical ;
- les OMC **dangereuses** ou **cholestéatomateuses**, qui n'ont aucune tendance à la guérison spontanée et peuvent entraîner des complications fonctionnelles graves ou mettre en jeu le pronostic vital.

Les formes de passage des premières aux secondes ne sont pas exceptionnelles, ce qui implique la surveillance régulière de toute OMC tant qu'elle évolue, même si au départ elle est bénigne. L'OSM est considérée comme la plaque tournante de tous les processus d'otite chronique et porte en elle le potentiel susceptible de conduire aux autres formes cliniques (figure 12.11).

Un processus infectieux se surajoute souvent au processus inflammatoire qui définit l'OMC. On parle alors de poussée de réchauffement d'une OMC. L'infection est ici plurimicrobienne et le prélèvement pour examen bactériologique parfois utile.

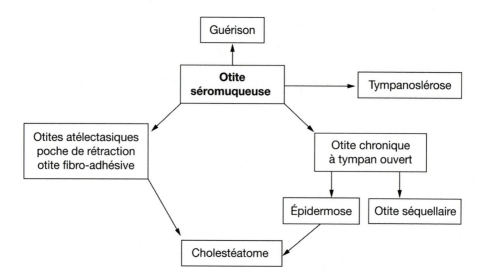

Fig. 12.11. Ⓐ **Filiation des différentes formes d'otite chronique à partir de l'otite séromuqueuse (OSM).** L'OSM est au carrefour de toutes les otites moyennes chroniques.

B. Otite séromuqueuse

Ⓐ L'otite séromuqueuse (OSM) est une otite chronique à tympan fermé. Elle est caractérisée par un épanchement inflammatoire, sans symptôme d'infection aiguë au sein des cavités de l'oreille moyenne. L'épanchement peut revêtir tous les intermédiaires de l'épanchement de viscosité légère et de transparence claire à l'épanchement de viscosité épaisse et d'aspect trouble.

1. Épidémiologie et facteurs favorisants

Ⓒ L'OSM est une pathologie très fréquente, touchant près de 50 % des enfants. L'âge moyen est de 5 ans. Elle est bilatérale dans 85 % des cas. La chronicité doit être affirmée par des examens répétés car certains épanchements évoluent spontanément vers la résorption.

L'examen clinique doit tenter d'évaluer une cause ou, tout au moins, des facteurs favorisants :
- division vélaire ou vélopalatine, qui doit être recherchée, même dans sa forme sous-muqueuse, voire une luette bifide. Chez ces enfants, même lorsque la fente a été fermée chirurgicalement, l'otite apparaît souvent très tôt et peut se prolonger fort longtemps ;
- tumeur du cavum (cancer indifférencié, lymphome, rhabdomyosarcome…), de la fosse infratemporale ou de l'apex pétreux, qui doit être évoquée à tout âge, car l'OSM peut en être un mode de révélation, par envahissement de la trompe d'Eustache et du cavum. L'OSM y est très souvent unilatérale. Il faut insister sur l'exploration de ces régions (clinique par une fibroscopie nasopharyngée, et radiologique par un examen tomodensitométrique ou une imagerie par résonance magnétique). Tout doute doit conduire à la pratique d'une biopsie muqueuse ;
- hypertrophie adénoïdienne ;
- trisomie 21, déficits immunitaires, maladies ciliaires.

Ⓐ Toute OSM unilatérale de l'adulte ou de l'enfant doit faire rechercher une pathologie tumorale maligne du cavum.

2. Signes d'appel

Ⓐ L'hypoacousie est le mode de révélation habituel. Elle est d'autant plus handicapante qu'elle survient chez un enfant qui doit avoir une audition normale pour un bon développement de son langage oral. L'hypoacousie a des répercussions variables selon l'âge auquel elle survient :

- chez le nourrisson et chez le jeune enfant, la vigilance est de mise face à un retard dans les premières acquisitions linguistiques ou alors que le langage est déjà bien établi avec des phrases construites. C'est aussi la possibilité de troubles articulatoires portant sur les consonnes : les mots sont mal articulés et non finis. On parle plus souvent d'un retard de parole que d'un retard de langage (compréhension). Dans les OSM, les phrases ont un sujet/verbe/complément, mais tout est mal articulé ;
- à l'école, en maternelle ou en primaire, outre ces troubles décrits qui peuvent perdurer, c'est un enfant inattentif, trop calme, ne participant pas ou au contraire presque hyperactif ; ces éléments sont souvent rapportés par l'enseignant. Les difficultés d'attention en dictée sont les plus fréquentes ;
- plus rarement, c'est le dépistage systématique en milieu scolaire d'une surdité qui permet de découvrir une OSM.

Dans d'autres cas, les signes liés à la présence d'un épanchement de l'oreille moyenne attirent l'attention :

- découverte de l'OSM dans le bilan d'OMA à répétition : *il est indispensable d'examiner le tympan de l'enfant en dehors de l'épisode d'OMA*. L'OSM peut aussi être responsable d'otalgies fugaces ;
- parmi les autres symptômes, les grands enfants et les adultes signalent une sensation d'oreille pleine, d'autophonie, plus rarement de liquide changeant de place ou de vertige.

3. Examen clinique, explorations à réaliser

Le diagnostic d'OSM est fondé sur la présence d'un épanchement rétrotympanique durant plus de 3 mois. Il est mis en évidence par la seule otoscopie dans les formes évidentes, aidée par la tympanométrie si le diagnostic est incertain. À l'otoscopie (figure 12.12), le tympan inflammatoire est globalement rétracté avec des signes d'épanchement dans l'oreille moyenne. La description classique emprunte les termes suivants :

- aspects mats, ambrés, jaunâtres, parcourus de fines stries vasculaires ;
- tympan rétracté avec reliefs visibles (le marteau est toujours reconnaissable) ;
- bulles aériques rétrotympaniques ou niveau liquidien.

Ⓒ Les tympans sont immobiles lors de l'examen au spéculum pneumatique (de Siegle) ou à la manœuvre de Valsalva.

Ⓐ L'examen du cavum (rhinopharynx) par une nasofibroscopie complète le bilan d'une OSM :

- dans une forme unilatérale : redouter une tumeur maligne du cavum ;
- chez un enfant ronfleur avec respiration bouche ouverte : rechercher une hypertrophie des végétations adénoïdes.

Les explorations à réaliser sont :

- examen audiométrique (figure 12.13) : il est recommandé au moment du diagnostic d'une OSM chez les enfants qui ont un retard de parole/langage, des difficultés scolaires, des troubles de l'équilibre ;
- bilan orthophonique : il n'est recommandé que chez les enfants qui ont une suspicion de retard de langage, de parole ou de l'apprentissage de la lecture, et seulement après guérison de l'OSM ;

- imagerie : elle est inutile chez l'enfant pour le diagnostic d'OSM et pour la prise en charge des formes non compliquées. Elle est utile chez l'adulte dès qu'une OSM est unilatérale, en complément de la nasofibroscopie recherchant une tumeur du cavum. L'imagerie (TDM ou IRM) explorera l'étage moyen de la base du crâne et le trajet du tube auditif.

La persistance d'une OSM au-delà de l'âge de 7 ans doit faire rechercher des causes associées : RGO, allergie…

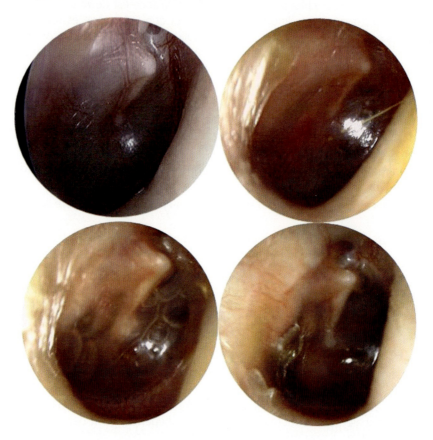

Fig. 12.12. **Ⓐ Différents aspects otoscopiques rencontrés dans l'otite séromuqueuse (OSM).**
Dans tous les cas, il y a un épanchement inflammatoire dans la caisse. Le tympan est légèrement rétracté et ses reliefs sont conservés : le marteau est toujours identifiable. Notez les bulles d'air qui peuvent apparaître au cours de l'évolution.

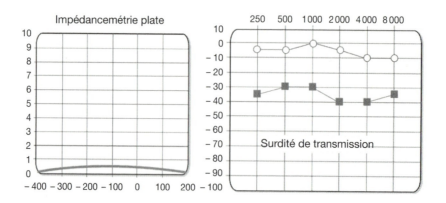

Fig. 12.13. **Ⓐ L'otite séromuqueuse est responsable d'une courbe plate en tympanométrie.**
L'audiométrie montre une surdité de transmission. La courbe aérienne se situe entre −30 et −40 dB, alors que la courbe osseuse est normale.

4. Évolution

🅒 Chez l'enfant, l'évolution est le plus souvent favorable : il guérit spontanément avec la fin de la maladie d'adaptation. L'OSM peut faire l'objet de poussées de réchauffement sous la forme d'OMA à répétition.

L'otite, par son épanchement chronique et inflammatoire dans l'oreille moyenne, peut aussi laisser des séquelles tympano-ossiculaires non négligeables : atélectasie tympanique par atrophie de la pars tensa, lyse ossiculaire. Une surdité de transmission résiduelle complique alors cette évolution. L'OSM peut favoriser l'évolution vers un cholestéatome par invagination épidermique du tympan atrophique.

5. Traitement

🅐 Au-delà de 3 mois d'évolution, le traitement d'une OSM a plusieurs cibles :
- réduire la fréquence des épisodes d'OMA chez l'enfant de moins de 3 ans ;
- normaliser l'audition en cas de surdité de transmission invalidante (> 30 dB) ;
- prévenir l'évolution vers un cholestéatome chez l'enfant.

Dans ces situations, la pose d'aérateur transtympanique ou ATT (diabolos, figure 12.14) est efficace.

🅒 Le curage d'un foyer d'adénoïdite (adénoïdectomie), potentialise l'effet bénéfique de l'ATT sur l'OSM chez l'enfant de plus de 4 ans. Les méthodes d'insufflation tubaire ont aussi leur place, avec chez l'enfant compliant, l'auto-insufflation au ballon.

Quelle que soit la prise en charge proposée, l'état tympanique et l'audition doivent être contrôlés de manière régulière jusqu'à résolution complète et durable de l'OSM, afin de ne pas méconnaître les complications de l'OSM.

> **Points clés**
> - 🅐 L'OSM est très fréquente chez l'enfant.
> - Toute OSM unilatérale doit faire rechercher une tumeur maligne du cavum.
> - Le traitement de référence de l'OSM traînante reste la mise en place d'aérateurs transtympaniques.

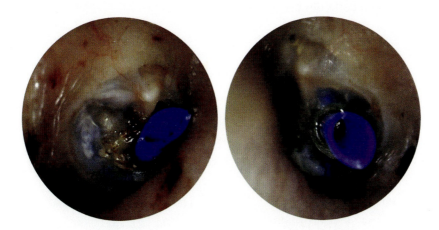

Fig. 12.14. 🅐 Aspects otoscopiques après mise en place d'un aérateur transtympanique (ATT) type « T tube ».

C. Perforation tympanique, ou otite muqueuse à tympan ouvert

ⓐ Le tympan est perforé, ouvert.

L'otorrhée est fréquente, volontiers récidivante, due à une métaplasie mucipare des cavités de l'oreille moyenne : tant que cette métaplasie est active, l'otorrhée persiste.

L'otorrhée est un écoulement muqueux ou mucopurulent issu de la perforation tympanique. La perforation tympanique peut se fermer spontanément ou persister. L'otoscopie (figure 12.15) montre, après nettoyage du conduit, une perforation tympanique de taille variable. Elle est localisée à la pars tensa.

Les caractéristiques suivantes d'une perforation sont celles d'une forme simple :
- aspect non marginal de la perforation : elle est localisée à la pars tensa, au centre du tympan, sans atteindre le sillon (sulcus) tympanique ;
- otorrhée non fétide.

Les caractéristiques suivantes d'une perforation doivent alerter car elles constituent des facteurs aggravants ou orientent vers un diagnostic différentiel :
- otorrhée chronique, multirécidivante, aspect marginal de la perforation sur le cadre tympanique, épidermose des berges de la perforation, otorrhée fétide : revoir le diagnostic car il s'agit vraisemblablement d'un cholestéatome ;
- dysfonction tubaire chronique (malformations craniofaciales, fente vélaire ou vélopalatine), déficit immunitaire, dyskinésie ciliaire primitive ;
- surdité de transmission en faveur d'une atteinte ossiculaire associée.

ⓒ Le traitement a plusieurs objectifs :
- assécher l'otorrhée : lavage d'oreille ou micro-aspirations répétées ; gouttes auriculaires antibiotiques non ototoxiques ;
- fermer chirurgicalement la membrane tympanique par une tympanoplastie, afin de :
  - mettre à l'abri d'une surinfection de provenance externe (par exemple, pénétration d'eau dans l'oreille moyenne par la perforation), assurer un meilleur confort de vie (baignades), améliorer l'audition (part transmissionnelle) lorsqu'elle est atteinte ou parfois faciliter l'appareillage auditif ;
  - prévenir la dégradation auditive sensorielle à long terme ;
  - contribuer au bon fonctionnement du système tubo-tympanique ;
  - prévenir l'évolution vers un cholestéatome par migration épidermique dans l'oreille moyenne à partir des berges de la perforation.

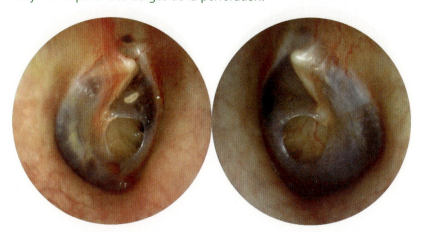

Fig. 12.15. ⓐ Aspects otoscopiques d'otite moyenne chronique perforée simple bilatérale. La perforation centrale est située dans le quadrant antéro-inférieur.

D. Séquelles des otites

🅐 On distingue la tympanosclérose et l'otite atélectasique, avec ses deux formes, la poche de rétraction et l'otite fibroadhésive.

1. Tympanosclérose

🅒 La tympanosclérose évolue comme un processus de cicatrisation de l'inflammation de l'oreille moyenne. Elle est caractérisée par une infiltration hyaline avec dépôts calcaires intra- et extracellulaires dans le tissu conjonctif sous-muqueux tapissant les osselets, les parois osseuses et la couche moyenne de la membrane tympanique.

Il faut distinguer cette tympanosclérose de la simple infiltration calcaire de la membrane tympanique, appelée aussi myringosclérose, très fréquente dans les suites de pose d'ATT et sans conséquence fonctionnelle.

Cliniquement, les circonstances de découverte sont une hypoacousie progressive chez un grand enfant aux antécédents otitiques chargés. L'otoscopie montre un tympan blanc, jaunâtre, infiltré de plaques dures, d'étendue variable, séparées les unes des autres par des zones pellucides. Une perforation tympanique peut être associée, laissant voir une infiltration blanc jaunâtre de la muqueuse du fond de caisse, voire une atteinte de la chaîne ossiculaire.

L'audiométrie révèle une surdité de transmission.

Le traitement doit tenir compte du potentiel évolutif de cette affection. En effet, si la fermeture de la membrane tympanique (myringoplastie) donne de bons résultats, le geste de libération ossiculaire (ossiculoplastie) donne des résultats variables et généralement temporaires.

2. Otite atélectasique

🅐 Elle aboutit à la rétraction de la membrane tympanique. La dysfonction tubaire chronique ne permet plus l'équipression entre l'air dans la cavité tympanique et l'air ambiant. L'otite chronique et l'inflammation de l'oreille moyenne fragilisent la membrane tympanique (collagénolyse de la couche fibreuse, ou lamina propria de la pars tensa). Par dysfonction tubaire, la pression négative dans l'oreille moyenne rétracte le tympan. Le tympan atrophique est aspiré à l'intérieur des cavités de l'oreille moyenne et ainsi l'épiderme tympanique peut migrer vers les cavités atticales et mastoïdiennes. Une érosion osseuse du cadre tympanique apparaît, inaugurant l'évolution vers un cholestéatome.

Poche de rétraction et atélectasie tympanique

L'otoscopie retrouve une rétraction tympanique dont les critères de gravité sont appréciés par l'otoscopie et l'audiométrie.

L'otoscopie doit préciser les caractéristiques de la poche de rétraction (PDR) :
- *topographie* : au niveau de la pars tensa ou au niveau de la pars flaccida (rétraction atticale) (figure 12.16) ;
- *taille* : localisée ou globale ;
- *rapport au cadre tympanique* : non marginal sans atteindre le sillon (sulcus) tympanique, ou bien marginal ;
- *desquamation* : l'épiderme est normal (on parle de poches autonettoyantes) ou desquamant conduisant à l'accumulation de squames (poches non autonettoyantes, précurseurs du cholestéatome) ;
- *réversibilité* lors des manœuvres d'auto-insufflation tubaire de Valsalva, ou bien *fixité* en particulier à l'articulation incudo-stapédienne ;
- *propreté* : PDR sèche ou otorrhée.

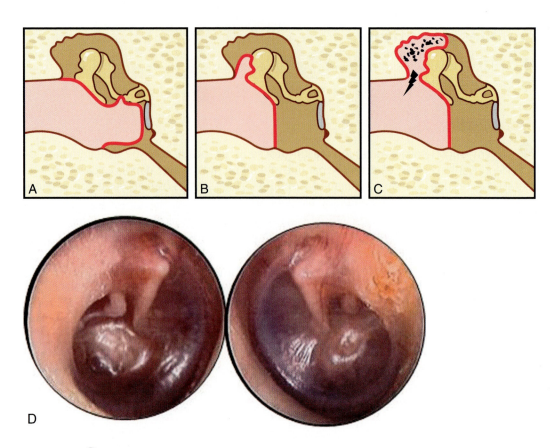

Fig. 12.16. Ⓐ **Différents types d'otites atélectasiques.**
A. Atélectasie tympanique avec poche de rétraction atriale (développée à partir de la pars tensa), moulant les osselets : PR atriale, fixée, non marginale, autonettoyante. B. Poche de rétraction tympanique atticale (à partir de la pars flaccida) : PR atticale, fixée, marginale, autonettoyante. C. Poche de rétraction tympanique atticale (à partir de la pars flaccida) très évoluée ; la profondeur de la poche ne permet pas l'évacuation des débris de kératine produits par l'épithélium, elle est dite non autonettoyante ; une infection est très fréquente, responsable d'une otorrhée : PR atticale, fixée, marginale, non autonettoyante (otorrhée). D. Aspect otoscopique d'une otite atélectasique bilatérale, prédominant à droite.
Illustration A, B et C : Carole Fumat.

Sur le plan fonctionnel : l'*atteinte auditive dépend de l'état de la chaîne ossiculaire* (fréquence de la lyse de la branche descendante de l'enclume) et de la présence ou non d'un épanchement rétrotympanique ; il s'agit dans tous les cas d'une surdité de transmission, allant de 10 à 40 dB de perte.

Ⓒ *Les critères de gravité* sont : la présence d'une otorrhée, la desquamation avec accumulation de croûtelles dans la poche, la localisation postéro-supérieure, la rétraction incontrôlable à l'otoscopie avec une poche qui s'étend dans les cavités tympanique, atticale et mastoïdienne. Ces éléments témoignent d'une PDR vers un cholestéatome.

L'évolution d'une PDR guidera la prise en charge. Les PDR sont d'autant plus agressives qu'elles surviennent tôt dans la vie :

- surveillance otoscopique lorsque la PDR est propre, stable et contrôlable. Le traitement d'une infection nasosinusienne ou pharyngée est utile (le cas échéant) avec la mise en place d'un ATT envisagée si la poche est évolutive ;
- réparation chirurgicale par une tympanoplastie lorsque les critères de gravité sont mis en évidence.

3. Otite fibro-inflammatoire ou fibro-adhésive

Ⓐ C'est la conséquence directe de l'inflammation chronique de la caisse du tympan, elle est caractérisée par un comblement de la caisse du tympan par du tissu fibreux entraînant la disparition de tout espace aérien résiduel, bloquant les osselets, ne laissant que quelques espaces remplis d'une glu épaisse.

L'*otoscopie* fait le diagnostic en montrant un tympan épaissi, gris, blanchâtre, globalement rétracté, avec une verticalisation du manche du marteau, sans jamais mouler avec précision les reliefs ossiculaires, comme dans l'otite atélectasique. Le tympan n'est pas perforé.

L'audiométrie révèle une surdité de type mixte, l'atteinte de l'oreille interne étant caractéristique de l'évolution de l'otite fibroadhésive.

L'otite fibro-inflammatoire est plus rare : l'espace virtuel de la caisse est remplacé par un tissu fibro-inflammatoire. La surdité avoisine les 40 dB de perte, osselets et tympan sont noyés dans une gangue fibro-inflammatoire. Le scanner montre une opacité diffuse des cavités de l'oreille moyenne.

Ⓒ Le traitement chirurgical se solde par un échec et la récidive du comblement conjonctif. La mise en place d'un ATT permet, de façon inconstante, une aération des cavités de l'oreille moyenne. Dans tous les cas, une prothèse auditive amplificatrice aidera à restaurer l'audition.

E. Cholestéatome ou otite chronique cholestéatomateuse

1. Pathogénie

Le cholestéatome se définit par la présence dans l'oreille moyenne d'un épithélium malpighien kératinisé, doué d'un triple potentiel de desquamation, de migration et d'érosion, qui justifie pleinement le qualificatif de dangereux, classiquement attribué à cette otite chronique.

Ⓐ Les formes acquises répondent à différents mécanismes :
- migration directe à partir des berges d'une perforation tympanique marginale ;
- implantation épithéliale d'origine traumatique à l'occasion d'une fracture du rocher ou post-chirurgicale ;
- rétraction et invagination de la membrane tympanique (états précholestéatomateux des otites atélectasiques), cause la plus fréquente.

Les formes congénitales sont plus rares. Leur topographie préférentielle dans le cadran antérosupérieur de la caisse du tympan trouve une explication pathogénique : la persistance d'un reliquat épidermoïde de la vie embryonnaire qui aurait dû se résorber spontanément.

2. Clinique

Les signes d'appel sont en général insidieux : hypoacousie d'installation progressive et/ou otorrhée purulente et fétide.

Le cholestéatome peut être longtemps méconnu, l'otorrhée étant négligée.

Cette forme d'otite chronique, dite dangereuse, peut aussi se révéler par une complication : paralysie faciale, labyrinthite, méningite, abcès temporal ou cérébelleux, thrombophlébite du sinus latéral.

L'otoscopie peut revêtir différents aspects (figures 12.17 et 12.18) :
- perforation tympanique marginale ou avec épidermose des bords de la perforation ;
- poche de rétraction marginale atticale (au niveau de la pars flaccida) laissant échapper du pus mêlé de squames épidermiques ;
- croûtelle ou polype de la pars flaccida ;
- poche de rétraction non contrôlable ou desquammante de la pars tensa ;
- masse blanchâtre rétrotympanique : c'est la forme congénitale.

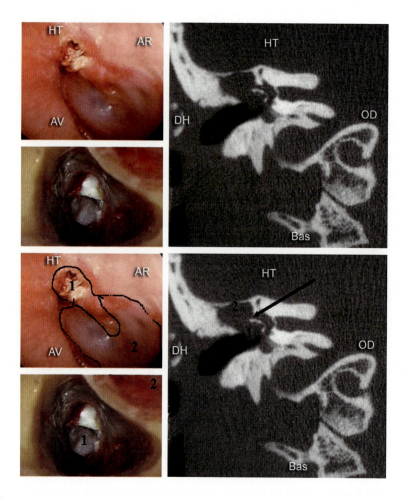

Fig. 12.17. Ⓐ **Cholestéatome attical gauche (développé à partir de la pars flaccida).**
En haut à gauche, aspect otoscopique montrant une croûtelle (1) au niveau de la pars flaccida ; la pars tensa est normale (2). À droite, scanner en coupe frontale qui montre l'extension du cholestéatome sous forme d'une lésion isodense dans la caisse du tympan (1) et la région de l'attique (2), elle se complique d'une lyse du canal semicirculaire latéral (flèche noire). En bas à gauche, vue opératoire après ouverture de la mastoïde montrant l'extension du cholestéatome dans les cavités mastoïdiennes (1) à distance de la membrane tympanique et du conduit auditif externe (2).

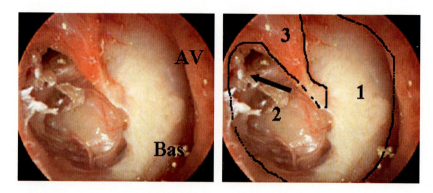

Fig. 12.18. Ⓐ **Cholestéatome de l'oreille droite.**
Otoscopie d'un cholestéatome de l'oreille droite développé à partir d'une poche de rétraction des deux quadrants postérieurs de la pars tensa (2). La flèche noire montre les squames de kératine qui s'accumulent au fond de la poche (non autonettoyante). Noter le manche du marteau (3) et la partie antérieure du tympan qui est tympanoscléreux (1).

C L'imagerie (scanner et/ou IRM avec techniques adaptées) permet de visualiser le cholestéatome sous la forme d'une hyperdensité de la caisse associée souvent à une lyse des parois de celle-ci (mur de la logette) et/ou à une lyse de la chaîne ossiculaire. Elle permet d'apprécier son extension et d'éventuelles complications (cf. figure 12.17).

L'évolution est caractérisée par le risque de complications en l'absence de traitement (cf. infra « Complications des otites moyennes chroniques ») :
- paralysie faciale périphérique, labyrinthite ;
- complications endocrâniennes : abcès cérébral, méningite, thrombophlébite du sinus latéral, otorrhée cérébrospinale (claire, parfois mêlée de sang ou de pus). Insistons sur la fistule périlymphatique par érosion du canal semicirculaire latéral, suspectée devant l'apparition de vertiges avec signe de la fistule positif.

3. Traitement

Le traitement est chirurgical :
- éradication complète des lésions cholestéatomateuses qui peuvent diffuser plus ou moins dans le rocher, l'oreille interne, et atteindre les méninges ;
- réparation de la membrane tympanique pour éviter une récidive ;
- reconstruction de la chaîne des osselets, si elle est possible.

Une surveillance régulière clinique et/ou radiologique (scanner ou IRM avec séquences adaptées) postopératoire est impérative, car quelques cellules épidermiques laissées dans l'oreille moyenne après la chirurgie peuvent se développer dans les mois ou années après la chirurgie pour constituer un cholestéatome résiduel. Par ailleurs, la maladie initiale (poche de rétraction tympanique) peut réapparaître (récidive du cholestéatome).

> **Points clés**
> - **A** Le cholestéatome est une otite moyenne chronique dangereuse (complications).
> - Le cholestéatome doit être surveillé régulièrement et longtemps sur le plan otologique en raison du risque de récidive.

F. Otite tuberculeuse

A L'otite tuberculeuse est rare et souvent de diagnostic tardif. Il s'agit d'une tuberculose primitive ou survenant chez un sujet porteur d'un autre foyer tuberculeux connu ou ignoré.

La tuberculose se propage à la caisse du tympan par voie tubaire ou lymphatique essentiellement, ou par voie hématogène quelquefois.

Son diagnostic est difficile et doit être soupçonné devant :
- l'évolution traînante d'une otite ;
- une labyrinthisation (vertiges, surdité de perception) précoce et inexpliquée d'une otite ;
- une otite avec paralysie faciale en l'absence de cholestéatome ;
- un aspect otoscopique nécrotique, avec perforations tympaniques multiples.

L'adénopathie préauriculaire est classique.

C Il faut rechercher les signes en faveur d'une infection tuberculeuse (contact, migrants, conditions de vie) et l'existence d'autres foyers (pulmonaire…). Localement, la présence de bacille de Koch (BK) peut être argumentée sur la culture, sur l'examen histologique après biopsie ou par PCR. Le traitement antituberculeux est efficace (souvent test thérapeutique).

V. Complications des otites moyennes chroniques

🅐 Les complications sont surtout le fait des OMC cholestéatomateuses.

A. Paralysie faciale périphérique

🅒 C'est une paralysie de l'hémiface, portant sur les deux territoires du VII, avec signe de Charles Bell et quelquefois troubles du goût par atteinte du VII dans son trajet intrapétreux (deuxième portion, tympanique, ou troisième portion, mastoïdienne). Elle peut compliquer un cholestéatome : l'indication opératoire est alors formelle.

B. Labyrinthites

L'infection du labyrinthe (oreille interne) est ici otogène par effraction de la capsule osseuse labyrinthique ou une voie préformée (fenêtre ovale ou ronde).

La forme mineure se manifeste par des vertiges, avec signe de la fistule. La cause de la labyrinthite est l'érosion de la coque osseuse du labyrinthe, au niveau du canal semicirculaire latéral. L'apparition de vertiges ou celle d'un nystagmus à la pression du tragus ou lors de la tympanométrie correspondent au « **signe de la fistule** ». C'est l'hyperpression ou la dépression d'air dans le conduit qui entraîne un vertige et un nystagmus. Il s'agit d'une véritable alerte qui recommande une imagerie par scanner à la recherche de l'érosion osseuse. C'est une menace de complication grave, entraînant l'indication opératoire. Les troubles peuvent être alors réversibles.

Dans la forme majeure, on observe une labyrinthite purulente se manifestant par un grand vertige, une surdité de perception profonde, des acouphènes, ainsi qu'un syndrome vestibulaire déficitaire à l'examen. Le pronostic est sombre au niveau auditif, et il existe un risque de complication endocrânienne par diffusion de l'infection à la fosse postérieure (méningite, abcès du cervelet…), justifiant une indication opératoire formelle et urgente.

C. Complications endocrâniennes

Les complications endocrâniennes sont les plus graves car elles mettent en jeu le pronostic vital. L'infection atteint la fosse cérébrale moyenne (temporale) ou la fosse postérieure par :
- les voies préformées (labyrinthe) ;
- la progression osseuse de l'infection ;
- la progression de l'infection par une brèche fracturaire (fracture du rocher).

1. Méningite otogène

C'est la plus fréquente. Il s'agit d'une méningite purulente à pneumocoque ou à streptocoque. Il faut penser à examiner les oreilles dans toute méningite purulente apparemment primitive.

2. Abcès

L'abcès peut être extradural, sous-dural ou intracérébral (temporal ou cérébelleux). Son diagnostic en est souvent difficile — aidé au moindre doute par la TDM éventuellement avec injection et/ou l'IRM —, c'est pourquoi la mortalité de ces affections reste encore élevée.

La thérapeutique associe le traitement médical et chirurgical suivant des modalités variables (nécessité d'une collaboration otoneurochirurgicale). Le foyer infectieux auriculaire est traité chirurgicalement soit dans l'immédiat, soit après traitement de l'épisode cérébroméningé.

3. Thrombophlébite du sinus latéral

La thrombophlébite du sinus latéral se manifeste par un syndrome d'hypertension intracrânienne fébrile. Son traitement est avant tout médical.

> **Points clés**
> - **A** Les complications endocrâniennes des otites sont graves car elles mettent en jeu le pronostic vital.
> - Toute méningite purulente apparemment primitive doit faire l'objet d'un examen ORL attentif.

CHAPITRE 13

ITEMS 203, 359
Dyspnée aiguë et chronique : dyspnée laryngée

I. Anatomie et fonctions du larynx
II. Définition de la dyspnée laryngée
III. Dyspnée laryngée de l'enfant
IV. Dyspnée laryngée de l'adulte

Situations de départ
- **146.** Dysphonie.
- **149.** Ingestion ou inhalation d'un corps étranger.
- **160.** Détresse respiratoire aiguë.
- **162.** Dyspnée.
- **251.** Prescrire des corticoïdes par voie générale ou locale.
- **325.** Prévention des accidents domestiques.

Hiérarchisation des connaissances

ITEM 203 – Dyspnée aiguë et chronique

Rang	Rubrique	Intitulé	Descriptif
A	Définition	Définition de la dyspnée en général et plus particulièrement dyspnée inspiratoire/expiratoire	
A	Diagnostic positif	Connaître l'examen clinique d'un patient présentant une dyspnée	
A	Étiologie	Connaître les principales étiologies d'une dyspnée aiguë et leurs signes cliniques	OAP, embolie pulmonaire, crise d'asthme, exacerbation d'une BPCO, pneumopathie, pneumothorax, SDRA, inhalation d'un corps étranger, œdème de Quincke, anémie aiguë
A	Diagnostic positif	Connaître les signes de gravité devant une dyspnée aiguë	Et savoir grader NYHA, MRC
A	Diagnostic positif	Connaître les éléments d'orientation diagnostique face à une dyspnée chronique*	
A	Étiologie	Connaître les signes d'orientation étiologique	
A	Examens complémentaires	Connaître les examens complémentaires de première intention en fonction du caractère aigu ou chronique	
A	Examens complémentaires	Connaître les examens complémentaires de seconde intention en fonction du caractère aigu ou chronique	

Rang	Rubrique	Intitulé	Descriptif
B	Étiologie	Connaître les étiologies plus rares d'une dyspnée aiguë*	Pseudo-asthme cardiaque, tamponnade, états de choc, acidose métabolique, hyperthermies, sténoses trachéales, intoxication au CO, pneumocystose
A	Étiologie	Connaître les principales étiologies cardiaque et pulmonaire d'une dyspnée chronique*	
A	Suivi et/ou pronostic	Identifier les signes de gravité imposant des décisions thérapeutiques immédiates	
B	Prise en charge	Connaître les indications des examens radiologiques devant une dyspnée aiguë et chronique	
A	Définition	Définition de la dyspnée*	Bien différencier la dyspnée de la détresse et l'insuffisance respiratoire
A	Diagnostic positif	Dyspnée aiguë : éléments d'orientation étiologiques	
A	Identifier une urgence	Signes de gravité accompagnant la dyspnée aiguë	
A	Examens complémentaires	Connaître la stratégie d'exploration en imagerie devant une dyspnée aiguë de l'enfant	
A	Examens complémentaires	Connaître les signes indirects sur une radiographie d'un corps étranger bronchique	
A	Contenu multimédia	Exemple de radiographie de face dans un contexte de corps étranger	

ITEM 359 – Détresse et insuffisance respiratoire aiguë du nouveau-né, du nourrisson, de l'enfant et de l'adulte

Rang	Rubrique	Intitulé	Descriptif
A	Définition	Définition de la détresse et de l'insuffisance respiratoire aiguë	Détresse = définition clinique IRA = anomalies gazométriques (PaO_2, $PaCO_2$)
A	Définition	Critères de diagnostic, variations avec l'âge	
B	Éléments physiopathologiques	Principes physiopathologiques de l'hypoxémie*	Anomalies ventilation/perfusion, effet shunt, trouble de la diffusion, diminution de la PAO_2
B	Éléments physiopathologiques	Anomalies de la pompe ventilatoire*	Atteinte médullaire, nerveuse périphérique, musculaire, compliance thoraco-pulmonaire, TVO
B	Éléments physiopathologiques	Éléments physiopathologiques du SDRA et causes principales, maladie des membranes hyalines du nouveau-né*	Lésions de la membrane alvéolocapillaire
A	Identifier une urgence	Reconnaître les signes de gravité cliniques et gazométriques*	Reconnaître et savoir recueillir les anomalies de la FR, une désaturation, une cyanose, des signes de tirage, un balancement, des signes en faveur d'une hypercapnie (sueurs, signes cardiovasculaires, encéphalopathie), bradypnée asphyxique Connaître les critères gazométriques de gravité

ITEMS 203, 359 Dyspnée aiguë et chronique : dyspnée laryngée

Rang	Rubrique	Intitulé	Descriptif
A	Identifier une urgence	Savoir reconnaître les signes de détresse respiratoires suite à l'inhalation d'un corps étranger chez l'enfant et chez l'adulte, ou en cas d'épiglottite de l'enfant et de l'adulte	Corps étranger (syndrome de pénétration…, sémiologie selon l'âge)
A	Diagnostic positif	Savoir rechercher les éléments d'orientation clinique et anamnestique devant une insuffisance respiratoire aiguë chez l'adulte et l'enfant	Décompensation de BPCO, OAP, EP, PNP, asthme, bronchiolites, pathologies des voies aériennes supérieures
A	Examens complémentaires	Connaître la stratégie d'investigations à visée étiologique pour les hypothèses fréquentes (décompensation de BPCO, OAP, EP, PNP, asthme, bronchiolites, pathologies des voies aériennes supérieures)	Radiographie de thorax, bilan sanguin (dont GDS artériel), ECG, place raisonnée : biomarqueurs, échocardiographie, scanner thoracique
B	Examens complémentaires	Connaître l'indication des examens d'imagerie devant un corps étranger bronchique	Radiographie du thorax en inspiration/expiration en première intention, pas d'indication de scanner en première intention
B	Examens complémentaires	Connaître la stratégie d'exploration en imagerie et échographie devant une détresse respiratoire néonatale	
B	Examens complémentaires	Connaître la stratégie d'exploration en imagerie devant une détresse respiratoire du nourrisson et de l'enfant*	
A	Contenu multimédia	Savoir reconnaître un OAP sur une radiographie du thorax*	Cardiomégalie, épanchement pleural souvent bilatéral et symétrique, redistribution vasculaire vers les sommets, signes d'atteinte interstitielle (lignes de Kerley B) ou alvéolaire (opacités alvéolaires bilatérales à prédominance périhilaire)
A	Contenu multimédia	Savoir reconnaître une pneumonie sur une radiographie du thorax*	
A	Étiologie	Connaître les étiologies à l'origine de la détresse respiratoire aiguë du nourrisson et de l'enfant	Corps étranger, bronchiolite, laryngite, épiglottite, asthme, malformation, pneumothorax, pneumomédiastin, insuffisance cardiaque aiguë, pleurésie, maladie neuromusculaire, laryngomalacie, paralysies, laryngées, sténoses sous-glottiques
A	Étiologie	Savoir reconnaître les causes les plus fréquentes chez l'adulte*	OAP, exacerbation de BPCO, crise d'asthme, pneumonie, embolie pulmonaire
A	Identifier une urgence	Connaître les premiers gestes chez l'enfant présentant une détresse respiratoire d'origine ORL	Décrire les mesures à mettre en œuvre en urgence, dyspnée laryngée, épiglottite, bronchiolite : gestes (LVAS, position…) et manœuvres (Heimlich), mesures de surveillance immédiate, orientation du patient

Rang	Rubrique	Intitulé	Descriptif
A	Identifier une urgence	Connaître les premiers gestes chez l'adulte présentant une inhalation de corps étranger	Décrire les mesures à mettre en œuvre en urgence : gestes (LVAS, position…) et manœuvres (Heimlich), mesures de surveillance immédiate, orientation du patient
A	Prise en charge	Connaître les modalités d'oxygénation initiale	Savoir prescrire une oxygénothérapie et utiliser les moyens d'administration suivants : lunettes, masque simple, masque haute concentration, ballon autoremplisseur avec valve unidirectionnelle, connaître les limites de ces méthodes
B	Prise en charge	Connaître les différents moyens de la prise en charge d'un patient en insuffisance respiratoire aiguë*	Connaître les grands principes des traitements symptomatiques : oxygène haut débit, PPC, VNI, ventilation invasive
A	Identifier une urgence	Savoir orienter en urgence un patient en détresse respiratoire aiguë pour un geste spécialisé	Connaître les indications urgentes de laryngoscopie, bronchoscopie, trachéotomie

I. Anatomie et fonctions du larynx

A. Anatomie du larynx

C D'un point de vue anatomique, le larynx constitue le segment initial des voies aériennes inférieures, bien que dans le langage courant il soit inclus dans les voies aérodigestives supérieures.

Le larynx est situé dans la partie antéro-médiane du cou, où il est palpable entre l'os hyoïde en haut et l'incisure jugulaire du sternum en bas. Ses dimensions varient selon l'âge et le sexe.

Les principaux cartilages du larynx sont : le cartilage cricoïde sur lequel reposent les cartilages aryténoïdes, le cartilage thyroïde et le cartilage épiglottique (épiglotte). Ces cartilages sont articulés entre eux par un ensemble de ligaments et de membranes (figure 13.1).

Le larynx est recouvert sur son versant endolaryngé par une muqueuse de type respiratoire.

Les muscles laryngés sont divisés en deux groupes :
- les muscles extrinsèques du larynx : muscles supra-hyoïdiens qui vont attacher le larynx à la base du crâne et à la mandibule, et muscles infra-hyoïdiens qui vont attacher le larynx à l'os hyoïde, à la clavicule et au manubrium sternal ;
- les muscles intrinsèques de larynx : muscles striés volontaires permettant des mouvements de constriction ou de dilatation de l'ensemble du larynx mais également l'ouverture ou la fermeture de la glotte.

Le muscle interaryténoïdien postérieur est le seul muscle intrinsèque « abducteur » des plis vocaux, c'est-à-dire permettant l'ouverture de la glotte. Les autres muscles sont essentiellement « adducteurs » des plis vocaux. Cela explique que, lors des paralysies laryngées, les plis vocaux sont le plus souvent en adduction (paralysie en fermeture glottique).

L'innervation des muscles intrinsèques provient du nerf vague (X) via deux branches :
- une branche supérieure : le nerf laryngé supérieur (NLS) qui se divise en :
  - un rameau interne, sensitif ;
  - un rameau externe, essentiellement moteur pour le muscle cricothyroïdien ;

- une branche inférieure : le nerf laryngé inférieur (NLI) ou nerf récurrent ; c'est le nerf moteur de tous les muscles intrinsèques du larynx à l'exception du muscle cricothyroïdien.

Sur une coupe frontale (figure 13.2) et une coupe sagittale (figure 13.3) du larynx, l'endolarynx est divisé en trois niveaux, de haut en bas :
- le vestibule laryngé, qui comprend :
  - les plis vestibulaires (ou bandes ventriculaires ou fausses cordes vocales) ;
  - les ventricules laryngés ;
  - la face laryngée de l'épiglotte ;
- le plan glottique, qui comprend les deux plis vocaux (ou cordes vocales) et l'espace entre elles (la glotte stricto sensu) ;
- l'étage sous-glottique, compris entre la face inférieure des plis vocaux jusqu'au bord inférieur de l'arc cricoïdien.

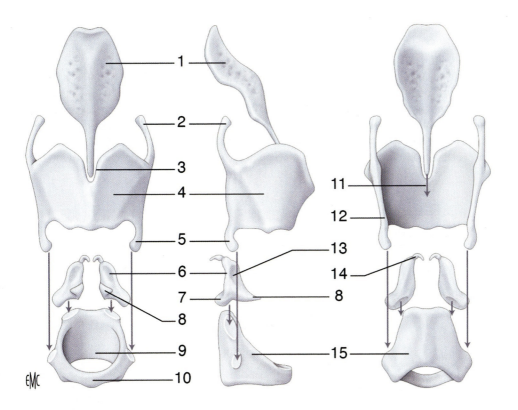

Fig. 13.1. Ⓐ **Principaux cartilages laryngés dissociés en vue antérieure (gauche), latérale droite (milieu) et postérieure (à droite).**
1. Cartilage épiglottique. 2. Corne supérieure du cartilage thyroïde. 3. Incisure thyroïdienne supérieure. 4. Cartilage thyroïde. 5. Corne inférieure du cartilage thyroïde. 6. Cartilage aryténoïde. 7. Processus musculaire. 8. Processus vocal. 9. Lame du cartilage cricoïde. 10. Arc du cartilage cricoïde. 11. Angle rentrant du cartilage thyroïde. 12. Bord postérieur du cartilage thyroïde. 13. Fossette oblongue du cartilage aryténoïde. 14. Cartilage corniculé. 15. Cartilage cricoïde.
Source : Lagier A, Ltaief-Boudrigua A. Anatomie descriptive, endoscopique et radiologique du larynx. EMC – Oto-rhino-laryngologie 2021;36(1):1-27 [2021-01-01]. © Elsevier Masson SAS. Tous droits réservés.

B. Fonctions du larynx

Ⓐ Le larynx est avant tout une sorte de sphincter musculaire qui a pour but de fermer les voies respiratoires basses lors de la déglutition (plusieurs milliers de fois par jour), de la régurgitation et des efforts de vomissements. Chez l'être humain, il s'agit aussi de l'organe de la production de la voix.

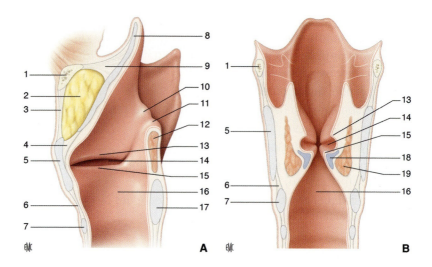

Fig. 13.2. Ⓐ **Vue du larynx en coupe.**
A. Coupe sagittale de larynx montrant ses reliefs internes. B. Coupe frontale du larynx montrant ses reliefs internes.
1. Os hyoïde. 2. Loge hyo-thyro-épiglottique. 3. Membrane thyro-hyoïdienne. 4. Ligament thyro-épiglottique. 5. Cartilage thyroïde. 6. Membrane cricothyroïdienne. 7. Arc du cartilage cricoïde. 8.cartilage épiglottique. 9. Ligament hyo-épiglottique. 10.repli ary-épiglottique. 11. Relief du cartilage aryténoïde. 12. M. aryténoïdien. 13. Pli vestibulaire. 14. Ventricule. 15. Pli vocal. 16. Espace sous-glottique. 17. Lame du cartilage cricoïde. 18. Ligament vocal. 19. M. thyro-aryténoïdien.
Source : Lagier A, Ltaief-Boudrigua A. Anatomie descriptive, endoscopique et radiologique du larynx. EMC – Oto-rhino-laryngologie 2021;36(1):1-27 [2021-01-01]. © Elsevier Masson SAS. Tous droits réservés.

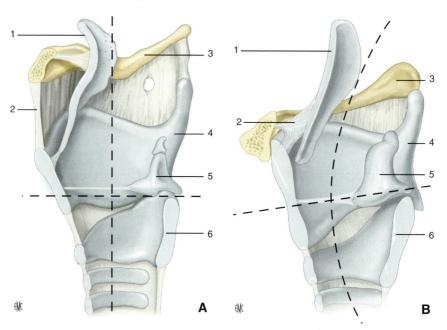

Fig. 13.3. Ⓐ **Vues schématiques (vue médiale droite) comparative du larynx de l'adulte (A) et de l'enfant (B)**
1. Épiglotte. 2. Membrane thyro-hyoïdienne. 3. Os hyoïde. 4. Cartilage thyroïdien. 5. Aryténoïdes. 6.Cartilage cricoïde. Le larynx de l'adulte est situé à la partie antérieure et médiane du cou, en projection du corps vertébral de la sixième vertèbre cervicale. Le larynx du nouveau-né est situé plus haut, proche du nasopharynx : la respiration est quasi exclusivement nasale à cet âge. Au cours de la croissance le larynx descend progressivement pour acquérir sa position définitive vers l'âge de 13 ans. Son volume augmente en deux phases : la première allant de la naissance à 3 ans, la seconde plus rapide lors de la puberté.
Souce : Farinetti A, Nicollas R, Triglia JM. Diagnostic des dyspnées laryngées de l'enfant. EMC – Oto-rhino-laryngologie 2015;10(3):1-8 [20-645-E-10]. © Elsevier Masson SAS. Tous droits réservés.

1. Respiration

La glotte est une fente sagittale comprise entre les bords libres des plis vocaux en avant et des processus vocaux des cartilages aryténoïdes en arrière. C'est la partie la plus étroite des voies respiratoires.

Au cours de l'inspiration, les plis vocaux sont en abduction : la glotte est dite « ouverte » et autorise donc le passage de l'air. Au cours de l'expiration, les plis vocaux se rapprochent sous l'action des muscles adducteurs du larynx : la glotte se « ferme ».

Le larynx intervient aussi au cours des efforts à glotte fermée, pour permettre de maintenir une pression sous-glottique importante.

Le larynx, véritable carrefour aérodigestif, a essentiellement un rôle protecteur vis-à-vis des voies aériennes inférieures, mais son rôle « respiratoire » est mineur car les flux aériens sont essentiellement engendrés par les mouvements diaphragmatiques et thoraciques.

2. Déglutition

Lors de la déglutition, la fermeture et l'ascension du larynx protègent les voies aériennes inférieures et permettent d'orienter préférentiellement le bol alimentaire de la base de langue vers la bouche œsophagienne qui se relâche alors. L'occlusion laryngée au cours de la déglutition, phénomène automatique, est principalement due à l'ascension du larynx qui vient s'impacter contre la base de langue qui dans le même temps se porte vers l'arrière au contact quasiment de la muqueuse postérieure du pharynx. Des phénomènes mineurs, tels que la fermeture des plis vestibulaires et glottiques, ainsi que le plaquage de l'épiglotte sur la partie haute du larynx viendront compléter cette ascension laryngée.

La propulsion du pharynx s'associe à ce temps pour conduire les aliments vers la bouche œsophagienne essentiellement via les récessus piriformes de l'hypopharynx, ainsi que la relaxation puis l'ouverture du sphincter supérieur de l'œsophage (ou muscle cricopharyngien).

3. Phonation

La phonation est possible grâce aux plis vocaux dont la muqueuse vibre sous l'effet de l'air expulsé de la cage thoracique (souffle expiratoire), particulièrement au niveau de la « glotte phonatoire » (espace entre les parties antérieures musculo-ligamentaires des plis vocaux). Cette vibration varie en fonction de la mise en tension des plis vocaux.

Le larynx peut faire varier trois critères du son :
- l'intensité, en augmentant la pression sous-glottique ;
- la fréquence du son, en faisant varier la fréquence de vibration des cordes vocales ;
- le timbre de la voix, en fonction de la position des cordes vocales (en abduction ou adduction).

II. Définition de la dyspnée laryngée

La dyspnée laryngée est une difficulté respiratoire liée à un rétrécissement du calibre de la filière laryngée, pouvant atteindre l'un des trois étages du larynx : supraglottique, glottique ou sous-glottique.

La triade sémiologique : **bradypnée + inspiratoire + émission d'un bruit inspiratoire** (stridor ou cornage) est pathognomonique d'une dyspnée d'origine laryngée.

Il s'agit d'une dyspnée potentiellement grave pouvant mettre en jeu le pronostic vital. Il s'agit d'une **urgence diagnostique et thérapeutique**. Elle peut être aiguë, surtout chez l'enfant, subaiguë ou chronique.

Sémiologie des dyspnées

La dyspnée est un signe fonctionnel indiquant une « difficulté à respirer » au sens large. Une dyspnée peut être caractérisée comme suit.

- Sa **gravité** :
  - insuffisance respiratoire aiguë ;
  - pronostic vital possiblement en jeu.
- Son **mode d'installation** :
  - aiguë ;
  - chronique.
- Son moment dans le **cycle respiratoire** :
  - à l'inspiration ;
  - à l'expiration ;
  - aux deux temps.
- Sa survenue selon certaines **positions du corps** :
  - orthopnée ;
  - antépnée ;
  - platypnée…
- Son **horaire** ou sa **périodicité** :
  - diurne ;
  - nocturne.
- Une **modification du rythme ventilatoire** :
  - tachypnée ;
  - bradypnée ;
  - polypnée ;
  - hypopnée.
- L'existence de **bruits respiratoires** :
  - stridor ;
  - cornage ;
  - *wheezing*…

La sémiologie est fondamentale pour déterminer l'origine d'une dyspnée.

- Le **temps respiratoire où survient la dyspnée** est important :
  - dyspnée inspiratoire = nasale, oropharyngée, laryngée ;
  - dyspnée aux deux temps = trachéale ;
  - dyspnée expiratoire = bronchique ou trachéale basse.
- La **localisation anatomique du tirage** indique un obstacle sus-jacent au tirage :
  - sous-angulo-maxillaire, sus-claviculaire, intercostal, basithoracique = fosses nasales, cavum ou oropharyngée ;
  - sus-claviculaire, intercostal, basithoracique = laryngée ;
  - basithoracique = trachéale.
- Le **bruit** accompagnant la dyspnée est aussi important :
  - stridor = bruit aigu d'origine vestibulaire ou glottique ;
  - cornage = bruit rauque d'origine sous-glottique ;
  - *wheezing* = sifflement aux deux temps d'origine trachéale ou bronchique ;
  - bruit nasal humide, obstructif.

- L'analyse de la **voix** et de la **toux** est aussi intéressante :
  - lésion glottique : altération du timbre et dysphonie ;
  - lésion sous-glottique : voix conservée et toux rauque ;
  - lésion sus-glottique : voix étouffée/couverte et timbre conservé.
- Enfin, l'existence d'un **trouble de la déglutition** associé est aussi informative sur l'obstacle :
  - dysphagie = obstacle oropharyngé, pharyngolaryngé ;
  - sialorrhée = épiglottite, corps étranger œsophagien ;
  - fausses routes = atteinte pharyngolaryngée.

III. Dyspnée laryngée de l'enfant

Le plus souvent aiguë, elle peut mettre en jeu le pronostic vital.

Le larynx de l'enfant a des caractéristiques propres :
- il est plus haut et proche du nasopharynx : l'enfant a une respiration nasale exclusive jusqu'à ses 6 mois (cf. figure 13.3B) ;
- il est proportionnellement beaucoup plus petit que chez l'adulte, en particulier au niveau de l'anneau inextensible du cartilage cricoïde.

A. Diagnostic positif

1. Signes fonctionnels

C'est une bradypnée inspiratoire qui signe l'atteinte laryngée, accompagnée :
- d'un tirage, c'est-à-dire d'une dépression inspiratoire des parties molles, sous-jacente à l'obstacle : région sus-sternale, espaces intercostaux, région épigastrique ;
- d'un bruit inspiratoire, stridor (laryngomalacie) ou cornage (laryngite sous-glottique) produit par le passage de l'air sur la filière laryngée réduite.

Il peut s'y associer des modifications du cri ou de la voix si l'obstacle est glottique ainsi qu'une toux quinteuse, rauque.

2. Signes de gravité

Des signes de gravité traduisent la mauvaise tolérance de la dyspnée et la nécessité d'un traitement d'urgence.

Signes respiratoires
- Fréquence respiratoire anormale :
  - polypnée > 30 cycles/minute ;
  - bradypnée < 15 cycles/minute, arrêt respiratoire potentiellement imminent.
- Tirage inspiratoire : cervical, intercostal, sus-sternal, sus-claviculaire, xiphoïdien…
- Signe de Campbell (élévation du manubrium sternal avec raccourcissement du segment sus-sternal de la trachée).
- Raccourcissement inspiratoire de la trachée cervicale.

- Contraction expiratoire des muscles abdominaux.
- Respiration paradoxale : dépression inspiratoire du creux épigastrique avec asynchronisme thoraco-abdominal.
- Signes d'hypercapnie : astérixis (*flapping tremor*), hypercrinie, vasodilatation cutanée, troubles neurologiques…
- Difficulté pour parler, toux inefficace.

Signes neurologiques
- Céphalées.
- Convulsions.
- Désorientation, confusion, obnubilation, agitation, coma…

Signes cardiovasculaires
- Pouls paradoxal : diminution inspiratoire de la pression artérielle de plus de 20 mmHg.
- Signe de « cœur pulmonaire aigu » :
    - tachycardie > 120/minute ;
    - hypotension ;
    - marbrures ;
    - temps de recoloration cutanée > 3 secondes ;
    - turgescence jugulaire, hépatalgie, reflux hépatojugulaire…

Ces éléments de gravité doivent entraîner une prise en charge immédiate par oxygénation voire un rétablissement des voies aériennes (par intubation orotrachéale ou, rarement, par réalisation d'une trachéotomie).

Pour rappel
- Fréquence respiratoire du nourrisson : 40 à 50/min.
- Fréquence respiratoire de l'enfant : 30/min.
- Fréquence respiratoire de l'adulte : 15 à 20/min.

3. Bilan

Interrogatoire des parents
Il doit rechercher le déroulement des premiers jours de vie, les antécédents (chirurgicaux, d'intubation, malformatif connu), une notion de contexte infectieux, un début brutal ou progressif, un syndrome de pénétration…

Recherche de signes généraux
Fièvre, asthénie, refus alimentaire, recherche de l'existence de signes de reflux gastro-œsophagien (régurgitations à distance de la prise de biberons, pleurs lors des biberons, encombrement rhinopharyngé), de fausses routes…

Analyse du bruit respiratoire, du timbre de la voix et de la toux permettant d'orienter la localisation de la pathologie
- *Lésion glottique* : altération du timbre de la voix, dysphonie.
- *Lésion sous-glottique* : timbre de la voix plus ou moins conservé mais toux rauque « aboyante ».

- *Lésion sus-glottique* (vestibule laryngé et épiglotte) : pas de modification du timbre de la voix mais celle-ci est étouffée/couverte ; elle s'accompagne d'une dysphagie avec sialorrhée et aphagie.
- *Obstruction sous-glottique ou trachéale* : voix normale avec dyspnée aux deux temps.

Examen local
Il est difficile, limité à l'examen cervical, l'examen de la cavité orale et de l'oropharynx.

Laryngoscopie au miroir
Elle n'est possible qu'à partir de 5 ou 6 ans et est quasi abandonnée au profit de la laryngoscopie per nasofibroscopie.

Laryngoscopie per nasofibroscopie
Réalisée à l'aide d'un tube souple de très petit diamètre chez l'enfant, passé par la cavité nasale avec ou sans anesthésie locale et/ou sous protoxyde d'azote (MEOPA), elle permet un examen très simple et efficace en consultation ou aux urgences. Elle peut être réalisée dès la naissance.

Imagerie médicale
Elle repose en première intention sur les radiographies standards du cou, face et profil, avec rayons peu pénétrants, l'air étant utilisé comme contraste. Cependant, le scanner cervicothoracique est l'examen radiologique de référence pour l'étude du larynx ; il ne doit être réalisé qu'après contrôle des voies aériennes.

Les radiographies sont utiles en cas d'ingestion/inhalation de corps étrangers radio-opaques (pièces de monnaie, piles bouton…), afin de pouvoir les objectiver et les situer.

En cas d'inhalation avec dyspnée laryngée, l'imagerie médicale peut ne pas être effectuée : l'urgence est à l'ablation du corps étranger et au rétablissement des voies respiratoires.

B. Diagnostic différentiel

Il n'y a pas réellement de diagnostic différentiel devant une bradypnée inspiratoire sauf éventuellement une lésion trachéale haute (deux ou trois premiers anneaux trachéaux). Les lésions trachéales moyennes à hautes donneront une dyspnée aux deux temps, alors qu'une lésion trachéale basse (trachée thoracique) donnera une dyspnée expiratoire.

Une dyspnée expiratoire signe un problème bronchopulmonaire (asthme ou obstacle trachéal endothoracique).

Une dyspnée d'origine pharyngée s'accompagne de modifications des cavités de résonance du larynx (« voix de canard ») avec une sialorrhée ou une dysphagie plus ou moins importante.

La dyspnée d'origine nasale cède à l'ouverture de la bouche ou lors des cris chez le nouveau-né.

Les détresses respiratoires non ORL se caractérisent par :
- une dyspnée expiratoire ;
- une polypnée ;
- une auscultation et une percussion pulmonaire spécifiques ;
- une imagerie médicale thoracique pathologique.

> **Étiologie des dyspnées non ORL**
>
> **B Dyspnée par acidose métabolique**
> - Rythme respiratoire lent avec au maximum des pauses respiratoires entre chaque temps de la ventilation : dyspnée de Kussmaul.
> - Pas de tirage, de toux, de cyanose, d'expectoration.
>
> **Dyspnée par trouble de l'hématose**
> - Dysfonctionnement des voies aériennes (étiologies selon la localisation) :
>   - bronchiole (asthme) : bradypnée expiratoire avec sibilants ;
>   - alvéoles (OAP) : polypnée superficielle avec crépitants ;
>   - plèvre (pneumothorax dyspnéisant) : polypnée, silence auscultatoire, tympanisme et asymétrie d'ampliation thoracique ;
>   - fracture de côte, pneumothorax et pleurésie : polypnée superficielle ;
>   - muscles de la cage thoracique et commande nerveuse (myasthénie, atteinte métabolique ou inflammatoire, thyrotoxicose aiguë, poliomyélite, polyradiculonévrite, atteinte centrale) : respiration de Cheynes-Stokes : cycles respiratoires évoluant par augmentation puis diminution de l'amplitude de la ventilation jusqu'à l'apnée.
> - Dysfonctionnement de l'appareil circulatoire :
>   - IVG ;
>   - embolie pulmonaire ;
>   - anémie sévère.
>
> **Dyspnée psychique, angoisse**
> Cf. Référentiel de psychiatrie.

C. Diagnostic étiologique

A Les causes de dyspnée sont très nombreuses. L'étiologie est orientée par l'âge de l'enfant : nouveau-né, nourrisson ou enfant de plus de 6 mois.

1. Nouveau-né

La **laryngomalacie**, ou stridor laryngé congénital, est l'anomalie congénitale du larynx la plus fréquente chez l'enfant (75 % des cas). Elle se caractérise par un collapsus inspiratoire des structures supraglottiques responsable d'un bruit inspiratoire aigu appelé **stridor**. Ce stridor peut être permanent ou intermittent. Il apparaît à la naissance ou après quelques jours et peut s'accompagner d'une dyspnée ou de troubles de la déglutition (difficultés d'alimentation ou fausses routes). Il va évoluer dans le temps avec stabilisation vers 4 ou 5 mois et une régression à partir de l'âge de 6 mois.

Il peut exister une dyspnée chronique, mais on peut aussi observer des poussées d'aggravation de la dyspnée associée à une infection virale des voies aériennes supérieures.

Le diagnostic clinique est confirmé par la nasofibroscopie. Le stridor est en règle une « pathologie » bénigne cédant spontanément en quelques semaines ou mois.

B La majorité des laryngomalacies sont traitées avec simple surveillance et éventuellement traitement d'un reflux gastro-œsophagien associé, en attendant la régression spontanée.

Seules les formes graves bénéficient d'un traitement chirurgical par voie endoscopique lorsqu'elles retentissent sur la prise de poids et/ou sur l'hématose ou sont sources d'apnées. Le traitement chirurgical consistera en une résection des plis aryépiglottiques lors d'une endoscopie laryngotrachéale directe sous anesthésie générale, qui permet également de vérifier l'absence d'obstacle ou de malformation associés (figure 13.4).

Autres diagnostics plus rares :
- les malformations congénitales : palmure laryngée (sténoses partielles le plus souvent antérieures de l'étage glottique), sténoses ou atrésies laryngées, diastème laryngé (défaut de fusion des deux lames latérales du chaton cricoïdien) ;
- les paralysies laryngées uni- ou bilatérales dont les causes sont variables : traumatisme obstétrical, malformation basicrânienne, séquelle de lésion infectieuse endocrânienne ;

- la dyskinésie laryngée (spasme des cordes vocales en fermeture à chaque inspiration, mimant une paralysie laryngée et pouvant être aussi sévère) ;
- les tumeurs congénitales (lymphangiome, kyste).

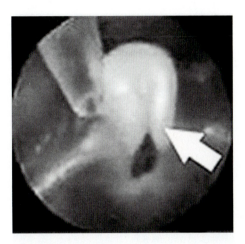

Fig. 13.4. Ⓐ **Laryngomalacie chez un enfant présentant un stridor avec tirage.**
Noter l'épiglotte repliée sur elle-même et la brièveté des plis aryépiglottiques réduisant le calibre de la filière laryngée (flèche blanche).

2. Nourrisson de moins de 6 mois

Ⓐ **L'angiome sous-glottique** est la première cause de dyspnée du nourrisson de moins de 6 mois. La dyspnée apparaît quelques semaines après la naissance, peut s'aggraver jusqu'à 6 mois, puis se stabilise et régresse après 1 an. Cet angiome est très fréquemment associé à d'autres angiomes cervicofaciaux.

La nasofibroscopie retrouve une tuméfaction sous-muqueuse sous-glottique.

L'endoscopie sous anesthésie générale permet de visualiser la lésion (dépressible à la palpation sous une muqueuse normale) et de juger de la possibilité d'une simple surveillance. La mauvaise tolérance respiratoire peut nécessiter en phase aiguë une corticothérapie par voie générale, rarement une intubation orotrachéale. Depuis 2009, le traitement de référence des angiomes sous-glottiques dyspnéisants est le propranolol (bêtabloquant) par voie générale. La corticothérapie au long cours doit être évitée ; les traitements endoscopiques au laser ou chirurgicaux par voie externe sont réservés aux contre-indications ou inefficacité du propranolol. La trachéotomie est devenue exceptionnelle.

3. Enfant de plus de 6 mois

Étiologie principale : les laryngites

La **laryngite sous-glottique** est la plus fréquente. Elle est liée à un œdème de la région sous-glottique, d'origine virale le plus souvent. Elle s'installe progressivement après une rhinopharyngite. La dyspnée s'accompagne de modifications du cri et de la voix, avec toux rauque, aboyante. Une décompensation brutale est toujours possible mais reste rare.

Le diagnostic est clinique.

Ⓑ Le traitement consiste en une corticothérapie orale courte à forte dose associée (ou non, cela dépend du contexte : prise en charge à domicile ou dans une structure de soins) à des aérosols de corticoïdes ou adrénalinés et/ou une oxygénothérapie. La dyspnée cède en 10 à 15 minutes après une prise orale de corticoïdes. En fonction de la réponse au traitement, l'hospitalisation peut être nécessaire (risque de décompensation respiratoire). Il ne faut jamais prescrire de sédatif. Si l'étude des gaz du sang montre une hypoxie et une hypercapnie, une intubation nasotrachéale peut être nécessaire. La nasofibroscopie n'est nécessaire qu'en cas de doute diagnostique (figure 13.5).

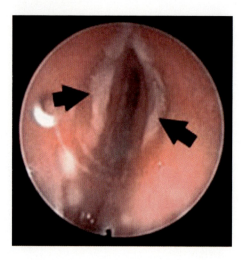

Fig. 13.5. Ⓐ **Aspect endoscopique d'une laryngite sous-glottique chez un nourrisson.**
Les flèches noires indiquent les cordes vocales surmontant un œdème inflammatoire réduisant la filière sous-glottique.

Ⓐ La **laryngite striduleuse** survient la nuit, de façon brutale, chez un enfant ayant une rhinopharyngite. Elle s'accompagne d'un cornage mais cède spontanément en quelques dizaines de minutes. Elle peut récidiver et nécessiter alors un traitement préventif des rhinopharyngites à répétition, c'est-à-dire une adénoïdectomie.

L'**épiglottite** est devenue rare, car il s'agit d'une infection à *Haemophilus influenzae* de type b, le vaccin contre l'*Haemophilus* faisant partie des onze vaccins obligatoires depuis janvier 2018. L'obstruction, créée par l'augmentation importante du volume de l'épiglotte, s'accompagne d'une dysphagie intense avec sialorrhée, d'une dyspnée laryngée d'installation rapide, d'une voix étouffée (couverte), d'une toux claire et de signes généraux marqués chez un enfant de 4 à 6 ans assis dans son lit, tête penchée en avant. L'enfant ne doit pas être allongé car il existe un risque majeur d'obstruction des voies aériennes supérieures et d'arrêt respiratoire. C'est une **urgence vitale** qui nécessite une hospitalisation en milieu de réanimation sans délai. Le recours à une intubation orotrachéale de courte durée est fréquent. Un traitement médical antibiotique est instauré par voie intraveineuse.

Autres causes

Le **spasme laryngé** est dans l'immense majorité des cas un spasme du sanglot, déclenché par une colère ou des pleurs. La dyspnée est brutale, très intense, avec angoisse et parfois cyanose. Le contexte est très évocateur, la dyspnée cède très rapidement et reste bénigne. La perte de connaissance est possible mais brève. Les spasmes laryngés peuvent très rarement être la manifestation d'une hypocalcémie, associée alors à d'autres signes (convulsions, hypertonie).

Le **corps étranger** est relativement rare mais grave, pouvant engager le pronostic vital dès la première phase de l'inhalation, appelée « syndrome de pénétration ». La pénétration du corps étranger se manifeste par un accès de suffocation, parfois une cyanose, une toux et une dyspnée. Tous ces signes régressent rapidement pour laisser place à une deuxième phase dite « phase muette ». La troisième phase survient après quelques jours et est marquée par des complications infectieuses bronchopulmonaires. Le diagnostic peut être difficile si le syndrome de pénétration n'a pas été observé par l'entourage. Le diagnostic est aidé par l'imagerie (corps étranger visible, atélectasie pulmonaire partielle, emphysème localisé), mais celle-ci peut être négative. Seule l'endoscopie, le plus souvent sous anesthésie générale, permet à la fois le diagnostic de certitude et le traitement.

De *nombreuses autres affections* peuvent être responsables de dyspnées laryngées chez l'enfant : une laryngite spécifique comme le croup de la diphtérie (pathologie d'importation chez des migrants non vaccinés dans leur pays d'origine), un œdème de Quincke, une brûlure par caustique, un traumatisme du larynx (externe mais surtout interne, iatrogène après intubation orotrachéale), une tumeur bénigne comme la papillomatose laryngée…

D. Traitement des dyspnées laryngées de l'enfant

Le traitement des dyspnées dépend de l'étiologie. Dans tous les cas, la recherche d'un reflux gastro-œsophagien et son traitement sont utiles, car c'est un facteur aggravant fréquent des pathologies laryngées de l'enfant.

En urgence, les dyspnées aiguës par laryngite, angiome sous-glottique, aggravation aiguë sur laryngomalacie, peuvent bénéficier du même type de prise en charge :
- hospitalisation des dyspnées sévères ;
- enfant en position demi-assise si l'âge le permet, humidification et réchauffement de l'air ;
- oxygénothérapie au masque ou lunettes si nécessaire ;
- corticothérapie : dexaméthasone, 1 ampoule à 4 mg IV, ou 0,5 mg/kg chez l'enfant plus grand, puis relais per os équivalent à 1 mg/kg par jour de prednisone ;
- aérosols de type Bompard, associant un corticoïde (soit dexaméthasone, 1 ampoule à 4 mg, soit bétaméthasone, 2 ml = 8 mg) et de l'adrénaline à 1/1 000 (1 à 2 ml = 1 à 2 mg), complétés avec du sérum physiologique à 10 cc.

Dans les dyspnées modérées, il est possible de traiter par inhalation de budésonide (Pulmicort®) à 0,5/2 ml, 4 mg, à poursuivre toutes les 8 à 12 heures, constituant aussi un relais à la corticothérapie IV ou à l'aérosol de Bompard.

IV. Dyspnée laryngée de l'adulte

A. Diagnostic positif

1. Signes fonctionnels

La dyspnée inspiratoire peut s'installer sur un mode aigu ou, plus souvent, chronique, avec possibles épisodes de décompensation aiguë. Tout dépend de l'étiologie.

Il faut chercher les critères de gravité d'une dyspnée :
- un tirage sus-sternal, sus-claviculaire, intercostal ou épigastrique ;
- des sueurs ;
- une polypnée superficielle (fréquence respiratoire > 25/min chez l'adulte) ;
- une respiration paradoxale ;
- une tachycardie (fréquence cardiaque > 100/min) ;
- des pauses respiratoires ;
- une agitation, une somnolence, une confusion.

Une dysphonie et/ou une dysphagie peuvent être associées et éventuellement précéder d'une période plus ou moins longue la dyspnée. Des bruits respiratoires comme un cornage peuvent accompagner la dyspnée en fonction de la localisation de l'atteinte. D'autres signes peuvent être présents (dysphagie, douleurs), en fonction de l'étiologie.

2. Antécédents à rechercher

L'interrogatoire précisera l'existence d'une addiction au tabac (à évaluer en paquets-années) et/ou à l'alcool (à évaluer en grammes d'alcool par jour), orientant vers un cancer des voies aérodigestives supérieures (VADS).

La notion d'un cancer des VADS déjà traité doit faire rechercher :
- une poursuite évolutive ou une récidive de la lésion en fonction du délai d'apparition de la dyspnée après la fin du traitement ;
- une complication du traitement :
    - un œdème post-radique ;
    - une complication de la chirurgie laryngée.

Seront également recherchés :
- un traumatisme laryngé ou laryngotrachéal :
    - externe (après accident de la voie publique, rixe…) ;
    - interne : essentiellement iatrogène (après intubation orotrachéale ou trachéotomie) ;
- une intervention chirurgicale cervicale ou thoracique récente (chirurgie thyroïdienne notamment, avec une atteinte bilatérale des nerfs laryngés inférieurs) ;
- la notion d'un contage infectieux.

3. Bilan

Un examen complet des VADS est nécessaire, plus particulièrement centré sur la région pharyngolaryngée, par une laryngoscopie per nasofibroscopie.

La palpation des aires lymphonodales cervicales fait rechercher une adénopathie cervicale d'allure tumorale.

Au besoin, le bilan sera complété par une endoscopie des VADS sous anesthésie générale à la fois diagnostique (pour visualiser une tumeur, pratiquer des biopsies, retrouver une sténose) et éventuellement thérapeutique (résection endoscopique d'une lésion).

Cependant, en cas de dyspnée sévère, une endoscopie au tube rigide ne peut être réalisée sans la levée de l'obstacle laryngé initial, soit par une désobstruction laser, soit par une trachéotomie.

La réalisation d'un scanner cervicothoracique, éventuellement complété par une IRM, est importante pour visualiser l'extension en profondeur des lésions en cas de tumeur ou de sténose. Il est important de retenir qu'une imagerie ne sera pas possible en situation de détresse respiratoire aiguë, car nécessitant un décubitus dorsal qui aggraverait la dyspnée du patient.

Des épreuves fonctionnelles respiratoires avec courbes débit/volume sont intéressantes à réaliser en dehors d'un contexte aigu, car elles vont quantifier l'importance de l'obstacle (atteinte de la courbe inspiratoire avec plateau inspiratoire, atteinte mixte en cas d'atteinte trachéale). Elles sont contre-indiquées en cas de dyspnée obstructive haute.

B. Diagnostic différentiel

Il se fait comme chez l'enfant avec la dyspnée expiratoire d'origine bronchopulmonaire et la dyspnée aux deux temps d'origine trachéale.

C. Diagnostic étiologique

1. Cancer du larynx ou pharyngolaryngé

Les facteurs de risque fréquemment retrouvés sont l'âge de plus de 50 ans et l'existence d'une consommation excessive chronique d'alcool et de tabac. La dyspnée est classiquement précédée d'une phase assez longue de dysphonie et s'aggrave progressivement. D'autres signes comme des douleurs, une dysphagie, une adénopathie cervicale, peuvent être associés.

La laryngoscopie per nasofibroscopie permet de visualiser la tumeur et d'apprécier la mobilité laryngée.

Le bilan local comprendra une endoscopie des VADS sous anesthésie générale avec réalisation de biopsies de toute lésion suspecte pour examen histologique et recherche d'une autre localisation néoplasique synchrone sur les VADS (cf. ITEM 298 au chapitre 16). Un scanner cervicothoracique avec injection de produit de contraste précisera l'extension locorégionale de la lésion et en profondeur, et précisera l'existence de métastases pulmonaires ou d'un second cancer bronchopulmonaire.

2. Infections : laryngites aiguës sous-glottiques, épiglottites

Le tableau est dominé chez l'adulte par une dysphonie. Le traitement des formes bactériennes repose sur l'antibiothérapie et une cure courte de corticoïdes. Les épiglottites, bien que rares, semblent en augmentation et ne se voient quasi que chez l'adulte du fait des campagnes de vaccination contre l'*Haemophilus influenza,* mais elle peut aussi survenir après l'infection par d'autres germes (*Fusobacterium*). Le tableau débute par une douleur pharyngée généralement intense qui est le signe pratiquement toujours retrouvé. Les autres symptômes qui s'y associent de façon variable sont, par ordre de fréquence : une odynophagie avec parfois une otalgie réflexe, de la fièvre, une dyspnée plus ou moins intense, une douleur cervicale antérieure, une dysphonie avec voix couverte, une difficulté à avaler la salive avec stase salivaire importante. Parfois le patient est en détresse respiratoire, en particulier en cas de cellulite cervico-médiastinale à point de départ pharyngé. Les symptômes sont en général d'installation rapide.

L'examen met en évidence dans presque tous les cas, une *douleur parfois intense à la palpation cervicale antérieure*.

L'examen de choix est la laryngoscopie per nasofibroscopie qui permet de faire le diagnostic en visualisant l'œdème et l'érythème de l'épiglotte (parfois un véritable abcès épiglottique) avec l'inflammation des structures supraglottiques.

3. Œdème allergique laryngé

L'œdème de Quincke (suite à une piqûre d'insecte, une allergie alimentaire ou médicamenteuse…) se manifeste par des œdèmes cutanéo-muqueux facial, pharyngé et laryngé d'apparition rapidement progressive pouvant être accompagné par d'autres manifestations allergiques aiguës comme une urticaire, un bronchospasme voire un choc anaphylactique.

4. « Larynx post-radique »

Des lésions laryngées obstructives post-radiques se développent parfois à distance d'une irradiation cervicale pour un cancer des VADS. La dyspnée est de survenue progressive ; le diagnostic est apporté par la laryngoscopie per nasofibroscopie, qui retrouve soit un œdème diffus avec rétrécissement de la filière glottique soit un œdème localisé (le plus souvent au niveau des aryténoïdes et de l'épiglotte). Il faut toujours garder à l'esprit la possibilité d'une récidive ou d'une poursuite évolutive tumorale associée ou non à une radionécrose (complication de la radiothérapie). Le diagnostic positif se fera par un scanner injecté et une endoscopie des VADS sous anesthésie générale.

5. Traumatisme laryngé

Il peut s'agir d'un traumatisme externe avec ou sans fracture du larynx. La dyspnée apparaît très rapidement et représente un signe de gravité. Tout traumatisme laryngé risque de se décompenser jusqu'à la 6e heure. La présence de crépitants cervicaux et/ou d'un pneumomédiastin fait évoquer une fracture laryngée (ou une brèche pharyngée) avec passage d'air dans les espaces cervico-médiastinaux.

Le plus souvent, la dyspnée est due à un traumatisme interne d'origine iatrogène après intubation orotrachéale ou après trachéotomie. Les facteurs favorisants sont : une sonde de trop gros diamètre, une intubation prolongée (au-delà de 5 jours) et une pression du ballonnet trop importante. La dyspnée survient alors progressivement, quelques jours ou semaines après l'ablation de la sonde d'intubation ou de la canule de trachéotomie.

La laryngoscopie per nasofibroscopie peut retrouver une sténose glottique ou une atteinte cricoaryténoïdienne bilatérale avec une immobilité laryngée bilatérale.

Le bilan est complété par un scanner cervical et une endoscopie sous anesthésie générale à la fois diagnostique et thérapeutique (laryngotrachéoscopie avec dilatation trachéale, parage des sténoses émergentes…), en prévenant le patient du risque de trachéotomie en cas de décompensation respiratoire.

Un traumatisme laryngé peut également être dû à des brûlures par ingestion de caustiques, inhalation de toxiques ou brûlures thermiques.

6. Immobilités laryngées bilatérales

Les immobilités laryngées bilatérales (diplégie laryngée) peuvent être à l'origine d'une dyspnée laryngée, lorsque les cordes vocales sont en adduction, engendrant un rétrécissement de la filière respiratoire. Elles peuvent être secondaires à :
- une atteinte neurologique : syndrome de Guillain-Barré, sclérose latérale amyotrophique et autres pathologies neurodégénératives (ataxie cérébelleuse), neurosyphilis (syphilis tertiaire)… ;
- une tumeur maligne intéressant les deux nerfs laryngés inférieurs : cancer thyroïdien, cancer de l'œsophage ou cancer du larynx bilatéral ;
- iatrogènes, après chirurgie ayant lésé les nerfs laryngés inférieurs : chirurgie thyroïdienne ou œsophagienne essentiellement.

Il peut exister des fausses routes en cas d'immobilité laryngée à « glotte ouverte » (plis vocaux en abduction) ; dans ce cas, la dyspnée peut être moins marquée voire absente.

7. Lésions bénignes du larynx

B Les lésions bénignes du larynx sont rarement dyspnéisantes dans un premier temps et ont une présentation variable en fonction de l'étiologie.

Les lésions les plus fréquentes sont :
- le pseudomyxome laryngé (ou œdème de Reinke). Il s'agit d'une laryngite hypertrophique œdémateuse des plis vocaux caractérisée par la présence d'un épanchement « gélatineux » dans l'espace de Reinke (entre le ligament vocal et la muqueuse vocale) donnant un aspect boudiné des plis vocaux parfois de manière asymétrique. Cette lésion est en règle liée à un tabagisme et touche le plus souvent les femmes ;
- la papillomatose laryngée concerne l'enfant mais aussi l'adulte. Elle est liée à une infection à HPV non cancérogène. Les papillomes sont ou le plus souvent multiples et intéressent tout l'endolarynx. Les formes obstructives doivent bénéficier d'une exérèse ou destruction au laser sous anesthésie générale et par voir endoscopique.

Les autres lésions bénignes du larynx sont : les chondromes ou chondrosarcomes (intéressant surtout le cartilage cricoïde), les schwannomes, les tumeurs neuroendocrines (paragangliomes), les tumeurs d'Abrikossoff, les lipomes…

Les laryngocèles (hernie du ventricule laryngé), notamment celles compliquant une chirurgie laryngée partielle pour cancer, peuvent parfois se révéler par une dyspnée.

8. Corps étrangers

Ⓐ Les corps étrangers laryngés sont exceptionnels chez l'adulte, essentiellement d'origine alimentaire. Les corps étrangers « coincés » au niveau du larynx sont responsables d'une dyspnée et d'une dysphonie. Il s'agit d'une urgence chirurgicale. L'endoscopie sous anesthésie générale permettant l'ablation du corps étranger doit être réalisée sans délai.

> **Causes oropharyngées**
> L'obstruction de la filière oropharyngée peut provoquer une dyspnée obstructive haute en plus de la dysphagie, qui reste le maître symptôme. Une sialorrhée est aussi souvent présente.
> Les étiologies principales sont : les infections (angine, phlegmon péri-amygdalien, abcès péri-amygdalien, abcès para-pharyngé, adénophlegmon, cellulite du plancher oral) ou les lésions tumorales obstructives, en particulier les tumeurs malignes (carcinomes épidermoïdes, lymphomes, sarcomes, etc.).
> La gêne à la déglutition des sécrétions, notamment salivaires, est souvent un facteur de décompensation de la dyspnée.

D. Traitement des dyspnées laryngées de l'adulte

Ⓐ Le traitement sera dépendant de la cause obstructive.

Traitement en urgence d'une dyspnée de l'adulte

- **Ⓑ** Monitoring continu du patient (attention : la saturation est utile pour les problèmes bronchopulmonaires, non laryngés).
- Position assise ou demi-assise.
- Oxygène au masque ou lunettes nasales.
- Aérosols : 2 à 3 mg adrénaline + 40 mg méthylprednisolone + 3 ml sérum physiologique en continu jusqu'à amélioration du patient.
- Corticoïde en IV ou en IM, dose de 1 à 3 mg/kg.
- Antibiothérapie en cas de suspicion de contexte septique.
- Intubation ou trachéotomie en l'absence d'amélioration et avant épuisement.
- Désobstruction au laser pour les cancers ou trachéotomie.

> **Ⓐ** La mesure de la saturation n'est pas un bon critère d'évaluation sur une dyspnée haute contrairement aux dyspnées expiratoires, une décompensation brutale pouvant survenir malgré une hématose tout à fait stable. La clinique est essentielle à l'évaluation de la sévérité de la dyspnée.

En cas d'épiglottite, outre le traitement symptomatique, il faudra débuter une antibiothérapie parentérale une fois les différents prélèvements à visée diagnostique réalisés ; elle devra être active sur les germes le plus souvent rencontrés (streptocoques et germes anaérobies en premier lieu). Les molécules les mieux adaptées sont l'association amoxicilline et acide clavulanique ou une céphalosporine de troisième génération le plus souvent en association avec le métronidazole.

Un obstacle obstructif majeur doit faire discuter la nécessité d'un rétablissement des voies aériennes par intubation orotrachéale (à préférer en première intention si faisable) ou par la réalisation d'une trachéotomie, en dehors du traitement spécifique en cas de cause identifiée (antibiothérapie, désobstruction possible ou non en cas de tumeurs, dilatation possible ou non en cas de sténose laryngotrachéale, voire traitement chirurgical en urgence).

L'absence de diagnostic étiologique devant une dyspnée laryngée ne doit pas retarder un traitement d'urgence comme une intubation ou une trachéotomie dans les cas graves.

> **Points clés**
>
> - **A** Une dyspnée laryngée est une bradypnée inspiratoire avec bruit laryngé (cornage, stridor).
> - La laryngite sous-glottique est la cause la plus fréquente chez le nourrisson. Les signes de gravité sont importants à connaître.
> - Chez l'adulte, il faut toujours penser à un cancer des VADS, en particulier chez les patients alcoolo-tabagiques.

CHAPITRE 14

ITEM 220
Adénopathie superficielle de l'adulte et de l'enfant (cervicale)

I. Diagnostic positif
II. Diagnostic étiologique et indications thérapeutiques
III. Diagnostic différentiel
IV. Orientation diagnostique en présence d'une adénopathie cervicale

Situations de départ
- **16**. Adénopathies unique ou multiples.
- **44**. Hyperthermie/fièvre.
- **148**. Goitre ou nodule thyroïdien.
- **158**. Tuméfaction cervico-faciale.
- **225**. Découverte d'une anomalie cervico-faciale à l'examen d'imagerie médicale.

Objectifs pédagogiques

Rang	Rubrique	Intitulé	Descriptif
A	Diagnostic positif	Adénopathie superficielle de l'enfant : circonstances de découverte	
A	Diagnostic positif	Adénopathie superficielle de l'enfant : orientation diagnostique	
A	Diagnostic positif	Examen des autres organes lymphoïdes	Faire un schéma daté
A	Diagnostic positif	Interrogatoire : orientation étiologique	Âge, voyage, inoculation, médicament, habitus, signes généraux, prurit
B	Diagnostic positif	Connaître l'orientation diagnostique en fonction du contexte et des manifestations associées à une adénopathie de l'adulte et de l'enfant	
A	Étiologie	Connaître les étiologies spécifiques des adénites aiguës, subaiguës et chroniques cervicales de l'enfant et de l'adulte	
A	Étiologie	Connaître les principaux diagnostics différentiels des adénopathies localisées de l'enfant et de l'adulte	
A	Étiologie	Adénopathie superficielle de l'enfant : étiologies fréquentes	
A	Examens complémentaires	Connaître l'indication d'une cytoponction, d'une biopsie, d'une exérèse devant une adénopathie	

Rang	Rubrique	Intitulé	Descriptif
B	Examens complémentaires	Connaître les examens biologiques à réaliser en première intention dans le cadre d'une adénopathie en fonction du contexte localisé/généralisé, aigu/chronique	
B	Examens complémentaires	Connaître les examens d'imagerie (radiologique et de médecine nucléaire) à pratiquer devant une adénopathie, en fonction du contexte clinique et des examens de première intention	
B	Examens complémentaires	Adénopathie superficielle de l'enfant : connaître les examens complémentaires de première intention	

Ⓐ Tous les éléments constituants du cou peuvent être à l'origine d'une tuméfaction cervicale, mais il faudra différencier une adénopathie d'une autre pathologie cervicale ou d'un élément anatomique du cou comme le bulbe carotidien.

Une adénopathie se définit comme un ganglion de taille supérieure à 1 cm, dont l'évolution peut être aiguë, subaiguë ou chronique, et d'origine infectieuse, inflammatoire ou tumorale.

Une stratégie diagnostique devra être définie pour une prise en charge précoce.

I. Diagnostic positif

Face à une tuméfaction cervicale, le diagnostic positif repose sur le bilan de base qui comprend plusieurs temps.

A. Interrogatoire

L'interrogatoire est essentiel et doit préciser :
- les **antécédents médicaux** :
  - tuberculose ;
  - intervention chirurgicale ayant porté sur la face ou le cuir chevelu ;
- les **habitudes de vie** :
  - alimentation (consommation de fromage et de produits de la chasse) ;
  - comportement sexuel à risque ;
  - consommation de tabac et/ou d'alcool ;
  - voyages ;
- l'**âge** et l'**origine ethnique** : migrants (tuberculose), Asiatiques, Maghrébins, Inuits (cancer du cavum) ;
- la **date d'apparition** et les **conditions de survenue** :
  - épisode inflammatoire ou infectieux, apparition progressive ou brutale ;
  - suite à une piqûre d'insecte, une plaie, une griffure par un animal domestique ou non (gibier en cas de pratique de la chasse) ;
- les **signes généraux** : fièvre, frissons, sueurs, altération de l'état général ;
- les **signes fonctionnels** :

- ORL, évoquant une lésion primitive dans les VADS : odynophagie, otalgie réflexe, dysphagie douloureuse ou non, dysphonie, amaigrissement (à quantifier par rapport au poids de référence, si possible) ;
- hématologiques, évoquant une hémopathie : prurit, sueurs nocturnes, amaigrissement, altération de l'état général ;
- articulaires et cutanéomuqueux, évoquant une maladie de système.

B. Examen clinique

L'examen clinique recherche les caractères de cette tuméfaction :
- inspection :
  - état de la peau (cicatrice, rougeur) ;
  - ascension à la déglutition (goitre, kyste congénital dans la partie médiane du cou) ;
- palpation :
  - caractère inflammatoire ou non, avec recherche de douleur, de rougeur et de chaleur de la peau ;
  - siège par rapport aux chaînes lymphatiques cervicales ;
  - consistance dure voire ligneuse (évocatrice d'un cancer), rénitente (laissant suspecter un kyste), molle (lipome) ;
  - forme : la perte de la forme oblongue (ballonisation) d'une adénopathie est un critère en faveur de son envahissement tumoral ;
  - caractère isolé ou multiple ;
  - uni- ou bilatéralité ;
  - mobilité : par rapport aux plans superficiels et profonds, par rapport à l'axe laryngotrachéal, par rapport aux vaisseaux ;
  - taille : hauteur, largeur, épaisseur (suspect si adénopathie de plus de 2 cm) ;
  - caractère battant ou non, pulsatilité (palpation d'un *thrill*), présence d'un souffle à l'auscultation avec stéthoscope ;
- **auscultation** si la tumeur est battante, à la recherche d'un souffle.
- **examen des autres aires ganglionnaires** : d'autres ganglions au niveau des territoires axillaires, inguinaux ;
- **hépato-splénomégalie** ;
- manifestations générales (asthénie, fièvre, sueurs nocturnes) orientant vers une hémopathie.

C. Examen ORL et cervicofacial

Chez l'adulte, il convient de réaliser un examen clinique comprenant l'inspection des téguments de la face, du cou et du scalp, une otoscopie, un examen des muqueuses des voies aérodigestives supérieures (VADS) avec nasofibroscopie pharyngolaryngée et palpation de la base de langue et des loges amygdaliennes, une palpation de la glande thyroïde, des glandes salivaires et des territoires ganglionnaires cervicaux, latéraux et centraux.

Chez l'enfant également, il est recommandé de réaliser un examen clinique ORL complet, avec réalisation d'une nasofibroscopie afin de vérifier l'absence de lésion des fosses nasales et du cavum. Un examen pédiatrique général est nécessaire pour compléter l'examen ORL.

D. Examens paracliniques

1. Bilan biologique

B Chez l'adulte et chez l'enfant, un bilan minimum comporte : **NFS**, **VS**, **CRP** à la recherche d'un syndrome inflammatoire biologique.

Selon l'anamnèse, il sera complété par des **sérologies** (VIH, EBV, toxoplasmose, rubéole, maladie des griffes du chat, syphilis).

Une intradermoréaction (IDR) à la tuberculine peut être demandée.

2. Bilan d'imagerie

Chez l'adulte et chez l'enfant, les examens d'imagerie jouent un rôle essentiel car ils confirment la nature ganglionnaire et en précisent les caractéristiques.

A En première intention, on réalise une échographie cervicale avec doppler. Elle peut être complétée par une cytoponction à l'aiguille fine. Dans les masses fluctuantes, elle permet de préciser le caractère de la collection liquidienne, de faire un examen bactériologique, cytologique ± PCR.

Cette cytoponction, si elle est non contributive ou si la masse est inextirpable, peut être complétée par une biopsie percutanée à l'aide d'un trocart échoguidé avec examens bactériologiques, mycobactériologiques et anatomopathologiques.

Si les examens percutanés ne permettent pas de poser le diagnostic, on peut réaliser une cervicotomie exploratrice avec adénectomie — donc exérèse complète sans effraction capsulaire et non une simple biopsie en quartier d'orange — et examen histologique extemporané, permettant le diagnostic puis le traitement dans le même temps opératoire en fonction du résultat.

B En fonction du contexte seront demandés :

- tomodensitométrie cervicale avec injection de produit de contraste : avant tout geste invasif (biopsie percutanée ou chirurgicale) ; elle sera complétée par des coupes thoraciques ;
- un TEP-scanner au ^{18}FDG : réalisé à la recherche d'une maladie néoplasique primitive en cas de suspicion d'adénopathie cervicale métastatique et d'éventuelles localisations métastatiques à distance en cas de pathologie néoplasique ;
- angio-IRM ou artériographie (si suspicion de tumeur vasculaire) ;
- myélogramme (si suspicion d'hémopathie) ;
- dosage de T4, TSH, thyrocalcitonine en cas d'origine thyroïdienne, associé à un dosage de la thyroglobuline ganglionnaire par cytoponction.

Une panendoscopie associant, sous anesthésie générale, une exploration pharyngolaryngée et du cavum, voire une trachéobronchoscopie et une œsophagoscopie, sera utile dès qu'on suspecte une adénopathie d'allure maligne, surtout chez un sujet éthylo-tabagique.

II. Diagnostic étiologique et indications thérapeutiques

A Le diagnostic étiologique est guidé par cinq critères :
- le caractère inflammatoire ou non ;
- l'âge : enfant, adulte jeune, adulte ;
- le siège ;
- la consistance ;
- la taille.

A. Adénopathies cervicales latérales

Une tuméfaction cervicale latérale est dans 80 % des cas une adénopathie.

1. Adénopathies inflammatoires aiguës

Il s'agit presque toujours d'adénopathies : adénite ou adénophlegmon, exceptionnellement d'un kyste congénital surinfecté.

La douleur est le signe de début puis la tuméfaction apparaît, le plus souvent unique et sous-angulo-maxillaire ; elle est initialement ferme puis fluctuante et rouge. La fistulisation peut survenir.

La porte d'entrée peut être dentaire, oropharyngée (amygdale palatine, majoritairement) ou rhinopharyngée (chez l'enfant), plus rarement cutanée.

Le traitement est essentiellement médical : antibiotiques, antalgiques ; les anti-inflammatoires non stéroïdiens (AINS) sont à éviter. Un drainage chirurgical peut être nécessaire en cas d'abcédation.

2. Adénopathies inflammatoires subaiguës

Elles posent des problèmes diagnostiques plus difficiles. Il s'agit surtout de ganglions peu douloureux, fermes, avec péri-adénite et « empâtement » cutané ; ils peuvent évoluer avec des poussées.

Adénopathie séquellaire d'une inflammation de voisinage

Il faut rechercher les circonstances d'installation brusque au cours d'un épisode inflammatoire ; la porte d'entrée est gingivale, buccale ou dentaire, ou oropharyngée, ou une lésion du cuir chevelu.

Adénopathie tuberculeuse (ITEM 159)

C'est une maladie locorégionale à forme de départ habituellement buccopharyngée, mais l'examen ORL doit être obligatoirement complet, une localisation otologique ou nasale étant possible. Elle est typiquement due à une mycobactérie de type *Mycobacterium tuberculosis*, son caractère locorégional explique parfois l'absence de toute autre atteinte tuberculeuse, en particulier pulmonaire, qu'il faudra de principe rechercher.

Cliniquement, elle revêt parfois chez l'adulte l'aspect d'une masse volumineuse, polylobée, « pseudonéoplasique ». Le plus souvent, il s'agit de polyadénopathies cervicales unilatérales, de consistance inégale, volontiers sous-mandibulaires ou spinales. Elles peuvent prendre un aspect fluctuant, préfistulaire, alors hautement évocateur (figure 14.1).

Le diagnostic repose sur :
- l'IDR, qui n'est pas nécessairement très positive ;
- le prélèvement du pus de l'abcès froid fistulisé, qui peut permettre d'identifier et de cultiver le bacille. Un diagnostic rapide peut être obtenu grâce à une PCR ;
- l'adénectomie avec examen histologique extemporané, qui apportera la confirmation histologique (granulome gigantocellulaire à nécrose caséeuse centrale), mais l'étude bactériologique avec antibiogramme sur milieu de culture spécifique est impérative.

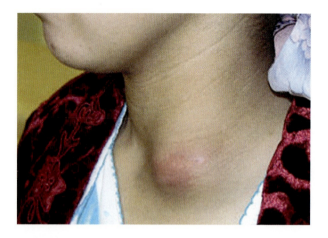

Fig. 14.1. Ⓐ Patient qui présente une tuberculose ganglionnaire cervicale gauche.

Suppurations ganglionnaires cervicales à mycobactéries atypiques

Elles peuvent donner des tableaux très voisins de la tuberculose ganglionnaire (figure 14.2). Mais elles concernent surtout des enfants très jeunes. Les lésions peuvent provoquer plusieurs fistules. L'examen bactériologique direct ne peut les différencier du bacille de Koch (BK). Seules les cultures systématiques nécessitant parfois de nombreuses semaines permettent d'en faire le diagnostic. En pratique, il faut commencer à les traiter comme une tuberculose ganglionnaire, secondairement adaptée à l'antibiogramme, car certaines mycobactéries ne sont pas sensibles aux antituberculeux classiques : *Mycobacterium avium intracellulare* nécessite une association de clarithromycine, rifabutine et éthambutol. L'évolution défavorable rend parfois le traitement chirurgical nécessaire.

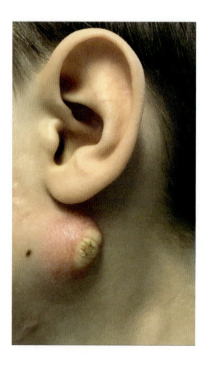

Fig. 14.2. Ⓐ Patient qui présente une adénite suppurée à mycobactéries atypiques.

Lymphogranulomatose bénigne d'inoculation, ou maladie des griffes du chat (ITEM 173)

Elle est due à *Bartonella hensellae*. Elle se caractérise par une adénopathie d'allure traînante, volumineuse, quelquefois suppurée.

Le diagnostic repose sur :
- la recherche d'une porte d'entrée : griffures faciales ou cervicales par chat, ronce, rosiers ;
- l'existence d'une adénopathie axillaire ;
- l'isolement du germe, la PCR ou la sérologie.

Mononucléose infectieuse (ITEM 217)

La mononucléose infectieuse est due au virus d'Epstein-Barr et atteint surtout les enfants et les sujets jeunes. Elle pose peu de problèmes diagnostiques si l'adénopathie est concomitante d'une angine aiguë. Elle peut donner un tableau d'adénopathies cervicales chroniques, volontiers postérieures, spinales, associées à une asthénie et à une splénomégalie. La NFS met en évidence une inversion de la formule sanguine avec monocytose. Les sérologies MNI sont positives.

Toxoplasmose (ITEM 217)

Elle est due à un parasite protozoaire (*Toxoplasma gondii*). Sur le plan clinique, c'est une polyadénopathie superficielle à prédominance postérieure (occipitale et spinale), indolore, de petite taille.

La NFS montre parfois un syndrome mononucléosique avec une sérologie MNI négative ; le diagnostic est alors assuré par le dosage des IgM spécifiques et sa variation à 3 semaines qui indique une infection récente.

Sarcoïdose (ITEM 211)

La maladie est exceptionnellement révélée par une adénopathie cervicale isolée ; il existe en règle générale d'autres localisations cutanées, pulmonaires, médiastinales, hépatospléniques, qu'il faut rechercher. Le diagnostic est évoqué notamment sur la négativité de l'IDR et l'histologie qui met en évidence un granulome épithélioïde gigantocellulaire sans caséum ni BK.

Lymphadénopathie du VIH (ITEM 169)

C'est un des symptômes essentiels de début de cette infection, dont le diagnostic doit être évoqué devant toute adénopathie cervicale, notamment chez un sujet à risque. La sérologie VIH est positive. La TDM révèle souvent le caractère hypodense de ces adénopathies.

Syphilis (ITEM 162)

Elle est rare, mais en recrudescence en association avec le VIH. L'adénopathie satellite d'un chancre oropharyngé régresse assez rapidement ; les polyadénopathies d'une syphilis secondaire s'intègrent dans un tableau de généralisation muqueuse et ganglionnaire : roséole, papulose. Le diagnostic est dans ce cas fait grâce à des sérologies positives.

Tularémie (ITEM 173)

Adénite cervicale secondaire à une morsure ou une griffure de lapin ou à une ingestion de produit de la chasse.

Brucellose (ITEM 173)

La contamination directe représente 75 % des cas. Elle peut s'effectuer par voie cutanée ou muqueuse (favorisée par des blessures ou des excoriations) lors de contacts avec des animaux malades, des carcasses, des produits d'avortement ou par contact accidentel avec des prélèvements dans un laboratoire. Elle peut aussi s'effectuer par ingestion de produits laitiers non pasteurisés ou de viande insuffisamment cuite. La contamination indirecte (25 % des cas) est réalisée par l'ingestion de crudités souillées par du fumier, des mains sales, de la poussière de litière, dans une étable vide. La transmission interhumaine est exceptionnelle.

3. Adénopathies non inflammatoires

Les adénopathies non inflammatoires représentent en fait le véritable problème des tuméfactions latérales du cou car l'origine néoplasique est fréquente.

La topographie permet de distinguer les régions suivantes.

Région jugulocarotidienne

L'âge est un bon élément d'orientation ainsi que le terrain.

Chez l'adulte d'âge moyen (40 à 50 ans)

Il faut évoquer une adénopathie métastatique d'un carcinome des VADS (cf. ITEM 298 au chapitre 16) notamment chez un patient éthylo-tabagique.

La métastase ganglionnaire peut révéler un carcinome pharyngolaryngé (figure 14.3) ou de la cavité buccale, que l'examen clinique ORL mettra en évidence. La tumeur primitive sera biopsiée puis un bilan d'extension complètera ce diagnostic, notamment par une panendoscopie et un scanner cervicothoracique.

Il peut s'agir d'une adénopathie cervicale sans primitif. Les examens ORL et endoscopiques sont alors normaux. Dans cette circonstatnce, une cervicotomie exploratrice permettra un diagnostic anatomopathologique. Le curage ganglionnaire sera effectué dans le même temps si l'examen extemporané est en faveur de la métastase d'un carcinome. Dans cette situation, un TEP-scanner au ^{18}FDG peut être indiqué. En cas de fixation du traceur au niveau pharyngé, ce résulat guidera la biopsie lors d'une nouvelle endoscopie. En l'absence de toute fixation au TEP-scanner, une amygdalectomie homolatérale à l'adénopathie est préconisée devant la fréquence de lésions primitives intra-amygdaliennes infracliniques. Elle est associée à une biopsie du cavum.

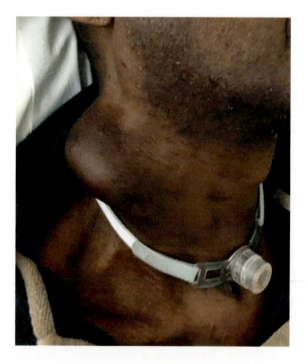

Fig. 14.3. **A** Patient présentant une métastase ganglionnaire d'un carcinome hypopharyngé.

En l'absence d'intoxication éthylo-tabagique, une adénopathie cervicale peut provenir de la métastase d'une tumeur de l'oropharynx ayant comme origine une infection par HPV, le sérotype 16 étant le plus souvent retrouvé. La recherche de la protéine p16 et préférentiellement d'ADN viral dans le prélèvement ganglionnaire ou tumoral est dans ce cas (pas de facteurs de risque apparent retrouvé) recommandée. Dans ce cas, l'adénopathie peut être kystique et prise à tort pour un kyste amygdaloïde. Toute masse kystique jugulo-carotidienne supérieure chez un sujet de plus de 40 ans éthylo-tabagique ou non doit faire évoquer cette hypothèse.

Chez l'adulte plus jeune

Il faut penser à un lymphome (ITEM 316), sans toutefois omettre un carcinome du cavum. En cas de maladie de Hodgkin, l'atteinte ganglionnaire cervicale est le plus souvent isolée et le diagnostic est alors souvent difficile (adénopathie unique, sus-claviculaire, indolore). Mais il peut s'agir d'emblée de polyadénopathies cervicales, unilatérales, parfois bilatérales mais asymétriques. L'examen ORL est normal et la présence éventuelle d'autres atteintes ganglionnaires (médiastinales), de signes généraux, d'une splénomégalie plaident en faveur d'un Hodgkin. Le diagnostic repose sur l'histologie du ganglion dans sa totalité (en excluant toute biopsie ganglionnaire).

- Lymphome malin non hodgkinien : son siège d'élection est le cou. Il réalise un aspect de masse ganglionnaire de croissance rapide. D'autres localisations au niveau de l'anneau de Waldeyer sont possibles : amygdale, rhinopharynx, en particulier. Le diagnostic repose sur l'histologie du ganglion dans sa totalité (en excluant toute biopsie ganglionnaire). *Il est important d'adresser en anatomie pathologique un prélèvement frais pour étude des marqueurs du lymphome* ;
- Carcinome du cavum (UCNT) : il peut en être l'origine chez un adolescent ou un adulte jeune, notamment d'origine asiatique ou du pourtour méditerranéen.

Chez le sujet âgé

Il faut penser à une leucémie lymphoïde chronique (item 315). Elle débute fréquemment au niveau cervical et se présente sous la forme d'une macropolyadénopathie régulière et symétrique. Outre l'examen clinique, le diagnostic repose sur l'hémogramme et l'immunophénotypage des lymphocytes sanguins.

Région sous-mandibulaire

Il faut penser à une adénopathie métastatique d'un carcinome de la langue, du plancher de la bouche, de la gencive ou de la lèvre : nécessité d'un examen ORL précis, complet sans omettre la palpation à la recherche d'une induration ou d'un nodule sous-muqueux.

Région sus-claviculaire

Il faut penser à une métastase d'un cancer œsophagien, pulmonaire ou digestif (si adénopathie gauche : ganglion de Troisier).

Régions spinales

C'est le siège des métastases ganglionnaires des carcinomes du cavum, de l'oropharynx (figure 14.4), de mélanomes ou carcinomes spinocellulaires du cuir chevelu.

En cas d'adénopathie spinale haute, sous la pointe de la mastoïde, une lésion parotidienne doit être cherchée.

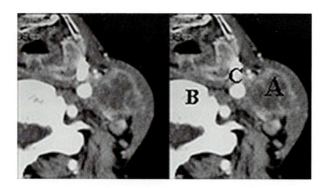

Fig. 14.4. Ⓐ Adénopathie métastatique d'un carcinome ORL.
A. Adénopathie métastatique. **B.** Rachis cervical. **C.** Bifurcation carotidienne normale.

B. Tuméfactions cervicales médianes

1. Région sous-mentonnière

- Ce sont essentiellement des adénopathies aiguës, d'origine buccodentaire.
- Adénopathies chroniques : surtout métastases d'un cancer du plancher buccal, de la langue et des lèvres.

2. Région hyoïdienne

La région prélaryngée et pré-hyoïdienne est rarement le siège d'une adénopathie. Citons le ganglion prélaryngé, le plus souvent inflammatoire, rarement carcinomateux.

3. Région sus-sternale

Elle est rarement le siège d'adénopathies prétrachéales, souvent malignes.

III. Diagnostic différentiel

Le diagnostic différentiel doit éliminer les fausses tuméfactions cervicales qui sont des pièges anatomiques :
- l'apophyse transverse de l'atlas ;
- la saillie du tubercule de Chassaignac (C6) ;
- la grande corne de l'os hyoïde ;
- le bulbe carotidien athéromateux ;
- une ptose de la glande submandibulaire.

A. Face à une adénopathie latérocervicale

Il faut éliminer :
- une tumeur congénitale latérocervicale : **le kyste amygdaloïde** (ou lymphoépithélial ou kyste du sinus cervical) : il est dû à la persistance du sinus cervical. Il touche l'enfant et l'adulte jeune ; il est parfois révélé au décours d'un épisode infectieux pharyngé. C'est une tuméfaction superficielle située au bord antérieur du sternocléidomastoïdien (figure 14.5) ;

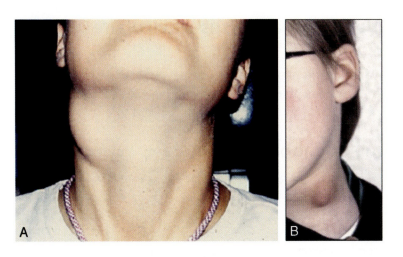

Fig. 14.5. **Ⓐ** **Kyste amygdaloïde révélé par une tuméfaction cervicale droite chez un adulte (A) et par une tuméfaction cervicale gauche inflammatoire chez un enfant (B).**

elle est rénitente. Sa nature kystique est confortée par l'échographie ou la TDM. Le traitement est chirurgical ; le lymphangiome kystique : il existe dès la naissance ou se manifeste dans les premiers mois (masse molle translucide polylobée ou unique). Son extension anatomique est appréciée par une IRM cervicofaciale.
- **une tumeur battante vasculaire** (ce caractère sémiologique les met à part) :
  - **anévrisme carotidien** : tumeur battante, expansive et soufflante ;
  - **fistule jugulocarotidienne** : « *thrill* palpatoire » ;
  - **tumeur du glomus carotidien** (paragangliome) : tumeur rarement battante, non expansive de la région sous-digastrique, non mobilisable selon un axe vertical, mais plus mobile selon un axe transversal. La TDM injectée montre un *blush* vasculaire dans la région de la bifurcation carotidienne qui est élargie, dite en « lyre ». Le traitement est chirurgical après explorations radiovasculaires. Un dosage des catécholamines urinaires sur une durée de 24 heures est nécessaire et permet le diagnostic de paragangliome sécrétant ;
- **une tumeur nerveuse** : neurinome du X, dont le diagnostic est généralement posé grâce à une IRM avec injection de gadolinium.

B. Face à une adénopathie sous-mandibulaire

Il faut éliminer :
- **une sous-maxillite chronique** d'origine lithiasique : l'anamnèse retrouve la notion de coliques salivaires ; l'examen doit rechercher du pus au niveau de la caroncule dans le plancher buccal antérieur (extrémité du canal de Wharton). La radiographie et l'échographie peuvent visualiser le calcul ;
- **une tumeur de la glande submandibulaire** (rare), mais volontiers maligne ;
- **l'actinomycose cervicofaciale** : cette affection à *Actinomyces*, à point de départ souvent buccodentaire, se traduit cliniquement par une cellulite (infection des tissus cellulo-adipeux sous-cutanés) d'évolution lente et progressive, avec fistulisation en l'absence de traitement. Pour mettre en évidence les germes, l'ensemencement doit se faire en anaérobiose. Le traitement curatif est uniquement antibiotique, fondé sur la pénicilline ou les macrolides, de façon prolongée.

C. Face à une adénopathie sus-claviculaire

Il faut éliminer :
- un **schwannome du plexus brachial**, rare ;
- un **cancer de l'apex pulmonaire** avec syndrome de Pancost-Tobias.

D. Face à une adénopathie spinale

Il faut éliminer un **schwannome** du XI ou du plexus cervical superficiel, diagnostiqué lors de l'examen IRM avec injection de gadolinium.

E. Face à une adénopathie sous-mentale

Il faut éliminer :
- **un kyste dermoïde** du plancher buccal, tumeur embryonnaire de l'enfant, indolore ;
- **une cellulite chronique d'origine dentaire** : c'est une tuméfaction dure, sensible, qui infiltre la peau ; elle se rencontre chez un sujet présentant un mauvais état dentaire.

F. Face à une adénopathie prélaryngée, rare

Il faut surtout éliminer un **kyste du tractus thyréoglosse** (figure 14.6). Ce tractus correspond à la persistance d'un canal pendant l'embryogenèse, sur le trajet de migration de la glande thyroïde de la base de langue vers la partie antérieure de la trachée cervicale. Le kyste se révèle au niveau juxta-hyoïdien médian dans l'enfance ou chez l'adulte jeune, parfois à la faveur d'une inflammation de celui-ci.

Il s'agit d'une tuméfaction ferme, médiane, mobile avec la déglutition et à la protraction de la langue. Ce diagnostic nécessite chez le petit enfant une échographie thyroïdienne avant toute exérèse chirurgicale pour éliminer une thyroïde ectopique.

Les autres diagnostics différentiels au niveau prélaryngé sont :
- une **thyroïde ectopique** ;
- un **cancer laryngé extériorisé** ;
- une **tumeur bénigne** (chondrome) ;
- une **laryngocèle** (poche remplie d'air correspondant à une dilatation anormale du ventricule laryngée faisant saillie entre le larynx et l'os hyoïde).

La région thyroïdienne est exceptionnellement le siège d'une adénopathie. Les lésions les plus fréquentes sont en rapport avec une pathologie du corps thyroïde : thyroïdite, goitres et adénomes, cancer thyroïdien.

Toutes les régions cervicales enfin peuvent être le siège de **lipomes**, d'**angiomes**.

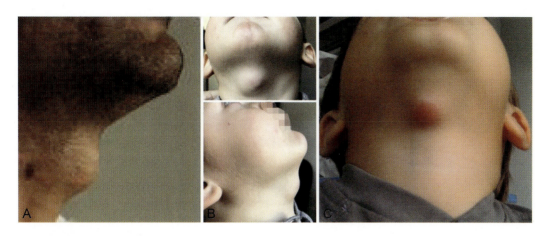

Fig. 14.6. 🅐 Kyste du tractus thyréoglosse révélé par une tuméfaction cervicale médiane, pré-hyoïdienne.
A. Adulte. B. Nourrisson. C. Enfant avec début d'abcédation.

IV. Orientation diagnostique en présence d'une adénopathie cervicale

L'orientation diagnostique en présence d'une adénopathie cervicale est synthétisée dans le tableau 14.1 et la figure 14.7.

Tableau 14.1. 🅐 Étiologie des adénopathies cervicales et leurs diagnostics différentiels.

Adénopathie	Siège de la lésion primitive	Maladies responsables	Diagnostic différentiel
Inflammatoire aiguë	– Cavité buccale, oropharynx et rhinopharynx – Dent et gencive – Revêtement cutané	– Angines – Gingivites – Dermatites	– Kyste congénital surinfecté – Sous-maxillite aiguë – Cellulite cervicale
Inflammatoire subaiguë	– Cavité buccale, oropharynx, dents et gencives… après le début d'un traitement antibiotique – Rhinopharynx – Autre lésion primitive contingente ORL ou générale	– Angines, gingivites, rhinopharyngites… – Tuberculose ou mycobactéries atypiques – Lymphogranulomatose bénigne d'inoculation (maladie des griffes du chat) – Mononucléose infectieuse – Toxoplasmose – Sarcoïdose – VIH – Syphilis (chancre amygdalien, roséole…) – Tularémie, rubéole…	– Actinomycose cervicofaciale – Lithiase submandibulaire

(*suite*)

Tableau 14.1. Suite.

Adénopathie	Siège de la lésion primitive	Maladies responsables	Diagnostic différentiel
Non inflammatoire	Domaine ORL Glande thyroïde Général	– Métastase ganglionnaire d'un carcinome (quelquefois d'un lymphome malin) de la sphère ORL – Hémopathie maligne – Maladie de Hodgkin – Lymphome malin non hodgkinien – Leucoses	– Fausses tuméfactions (bulbe carotidien, colonne cervicale…) – Lipomes, angiomes – Kyste congénital – Tumeur nerveuse (neurinome) – Tumeur du glomus carotidien – Anévrisme carotidien – Sous-maxillite chronique lithiasique – Tumeurs de la glande submandibulaire (adénome pléomorphe, cylindrome, adénocarcinome)

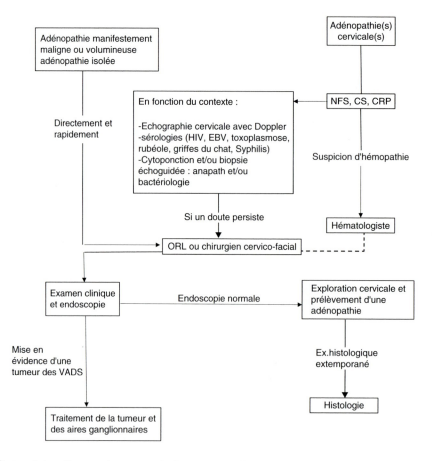

Fig. 14.7. Ⓐ Conduite diagnostique à tenir face à une adénopathie cervicale.

Démarche clinique devant une adénopathie cervicale

Anagrammes mnémotechniques

- 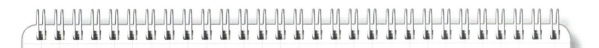 Replacer la ou les adénopathies dans le temps et le contexte : faire l'histoire de la maladie.
- Décrire : donner les caractéristiques cliniques de ou des adénopathies.
- Connaître les fausses adénopathies (moyen mnémotechnique : « TABASCO ») :
  - T : Thyroïde.
  - A : Apophyse transverse de l'atlas.
  - B : Bulbe.
  - A : Athéromateux.
  - S : Salive (glandes submandibulaires et parotides).
  - C : Chassaignac (C6).
  - O : Os hyoïde (grande corne).
  - Notifier : faire un schéma daté.
- Adénopathie froide :
  - Adulte jeune : c'est un lymphome jusqu'à preuve du contraire.
  - Adulte alcoolo-tabagique : c'est un cancer ORL jusqu'à preuve du contraire.
  - Personne âgée : c'est une hémopathie jusqu'à preuve du contraire.
- Adénopathies inflammatoires (moyen mnémotechnique : « TAMISER ») :
  - T : Tuberculose et mycobactéries atypiques.
  - A : Adénophlegmon-angine.
  - M : MST (VIH, syphilis).
  - I : Inoculation maladies (griffes du chat, tularémie).
  - S : Sarcoïdose.
  - E : EBV, MNI.
  - R : Rubéole, toxoplasmose, brucellose.
- Connaître les diagnostics différentiels notamment pour les adénopathies latérocervicales et sous-mandibulaires qui sont les plus fréquentes (moyen mnémotechnique : « KAPLANS ») :
  - K : Kystes (amygdaloïdes et congénitaux).
  - A : Anévrismes et fistules.
  - P : Paragangliome.
  - L : Lymphangiome kystique.
  - A : Actinomycoses.
  - N : Neurinomes.
  - S : Salivaire (tumeurs et lithiases submandibulaires).

CHAPITRE 15

ITEM 273
Dysphagie

I. Physiopathologie
II. Sémiologie
III. Signes physiques
IV. Diagnostic

Situations de départ
- **17.** Amaigrissement.
- **52.** Odynophagie/dysphagie.
- **145.** Douleur pharyngée.
- **149.** Ingestion ou inhalation d'un corps étranger.
- **225.** Découverte d'une anomalie cervico-faciale à l'examen d'imagerie médicale.
- **238.** Demande et préparation aux examens endoscopiques (bronchiques, digestifs).

Objectifs pédagogiques

Rang	Rubrique	Intitulé	Descriptif
A	Définition	Définition de la dysphagie	Sensation d'obstacle à la progression du bol alimentaire
A	Définition	Connaître les deux types de dysphagie	Dysphagie oropharyngée vs dysphagie œsophagienne
A	Diagnostic positif	Connaître les éléments d'orientation à l'interrogatoire orientant vers une dysphagie lésionnelle ou non lésionnelle	
A	Examens complémentaires	Connaître l'examen complémentaire non biologique à effectuer en première intention devant une dysphagie	FOGD
B	Examens complémentaires	Connaître les examens complémentaires non biologiques à effectuer en seconde intention devant une dysphagie	TDM, échoendoscopie, TOGD, manométrie œsophagienne haute résolution
A	Étiologie	Connaître les principales étiologies de dysphagie lésionnelle (tumorale ou non tumorale) et non lésionnelle	Carcinome épidermoïde et adénocarcinome de l'œsophage, sténose peptique ou caustique, troubles moteurs œsophagiens
B	Diagnostic positif	Connaître les principales étiologies d'une dysphagie d'origine pharyngolaryngée et en apprécier la gravité	
B	Contenu multimédia	Radiographie typique d'un corps étranger pharyngo-œsophagien	

ORL
© 2022, Elsevier Masson SAS. Tous droits réservés

Ⓐ La déglutition est le mécanisme comprenant la préhension des aliments, leur préparation dans la bouche, puis leur propulsion de la bouche vers l'estomac, ainsi que la protection des voies respiratoires. Au cours de nombreuses affections tumorales ou neurologiques, ce mécanisme est susceptible d'être perturbé et d'engager le pronostic fonctionnel et vital. Cette atteinte peut être révélatrice de la pathologie. La **dysphagie** est à la fois la perturbation du processus de déglutition et le symptôme caractérisé par la sensation de blocage, d'arrêt de la progression alimentaire. On parle plus généralement des troubles de la déglutition.

Les diagnostics différentiels sont :
- *odynophagie* : douleur lors de la déglutition des aliments sans sensation de blocage ;
- *anorexie* : perte d'appétit ;
- *satiété précoce* : impression de blocage épigastrique survenant après plusieurs bouchées déglutées normalement ;
- « *globus hystericus* » : sensation de boule dans la gorge, non corrélée à la prise d'aliments et en l'absence de masse authentiquement présente.

I. Physiopathologie

Ⓒ Outre les causes tumorales pharyngées et œsophagiennes qui constituent des obstacles mécaniques, des étiologies neurologiques très diverses peuvent provoquer des troubles de la déglutition en altérant la commande (nucléaire ou supranucléaire), l'innervation (motrice ou sensitive) et la transmission neuromusculaire des muscles du pharyngolarynx et du sphincter supérieur de l'œsophage (SSO).

La déglutition comporte trois temps : un temps volontaire, labio-buccal, un temps réflexe pharyngolaryngé (propulsion pharyngée, fermeture et occlusion laryngée, relaxation puis ouverture du SSO) et un temps réflexe œsophagien. Ce phénomène complexe met en jeu la contraction et l'inhibition successive de nombreux muscles, coordonnée par le système nerveux central. Les paires crâniennes impliquées dans la transmission des informations comprennent (figure 15.1) :
- voies afférentes sensitives :
  - le nerf trijumeau (V), notamment ses branches terminales V2 et V3, pour l'innervation sensitive de la cavité orale ;
  - le nerf glossopharyngien (IX), pour l'innervation sensitive de l'oropharynx ;
  - le nerf vague (X), pour l'innervation sensitive de la partie supérieure du larynx (épiglotte) et du pharynx ;
  - le plexus pharyngien formé par des rameaux issus du IX du X et de l'accessoire (XI) et du sympathique cervical, pour l'innervation de la paroi pharyngée postérieure et du voile ;
- voies efférentes motrices :
  - le nerf trijumeau, pour les muscles masticateurs, péristaphylin externe (V3) ;
  - le nerf facial (VII), pour les muscles péri-buccaux ;
  - le nerf glossopharyngien (IX), pour le muscle stylopharyngien (voile) ;
  - le nerf vague (X), pour la bouche œsophagienne ;
  - le nerf hypoglosse (XII), pour les muscles de la langue et les sous-hyoïdiens ;
  - le plexus pharyngien, pour les muscles constricteurs du pharynx et le voile.

> **Ⓐ** La dysphagie oropharyngée, concerne les deux premiers temps de la déglutition et est souvent liée à des causes ORL ou neurologiques. La dysphagie œsophagienne sera évoquée devant une sensation de blocage ou de gêne à la progression du bol alimentaire au niveau rétrosternal.

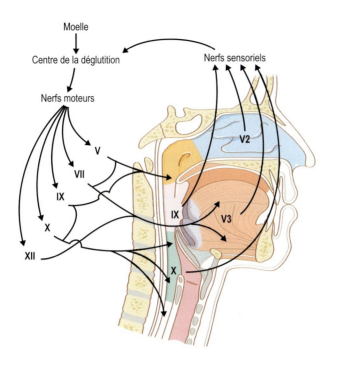

Fig. 15.1. Ⓐ **Nerfs crâniens impliqués dans la déglutition.**
Illustration : Carole Fumat.

II. Sémiologie

A. Symptômes observés au cours des troubles de la déglutition

> L'interrogatoire est capital et doit rechercher les signes de gravité :
> - infections pulmonaires ;
> - perte de poids, dénutrition.

1. Description de la dysphagie

Les éléments suivants doivent être recherchés :
- intensité : de la simple gêne ou accrochage au passage des aliments, à la dysphagie complète avec blocages alimentaires complets (aphagie) ;
- variabilité : permanente, intermittente, capricieuse ;
- évolution : aggravation croissante plus ou moins rapide (évocatrice d'une pathologie tumorale), de survenue brutale (corps étranger) ou progressive (sténose œsophagienne) ou présente depuis de nombreuses années et stable ou d'évolution très lente (pathologie chronique).

2. Caractéristiques

On recherchera :
- des signes d'atteinte du temps volontaire (temps buccal) :
  - difficultés de la mobilité linguale ;

- perturbation des praxies (mouvements complexes et coordonnés) buccales ;
- difficultés dentaires et de mastication ; mastication prolongée ;
- mouvements anormaux de la sphère orofaciale ;
- bavage, incontinence labiale, résidus alimentaires buccaux ;
• des signes d'atteinte du temps pharyngolaryngé et œsophagien :
  - blocage des aliments dans la région cervicale basse ;
  - déglutition répétée d'une même bouchée ;
  - voix gargouillante, humide, liée à la stagnation de salive dans l'hypopharynx ;
  - stagnation d'aliments dans l'hypopharynx ;
• des signes d'atteinte des mécanismes de protection des voies respiratoires :
  - fausses routes alimentaires ou salivaires ;
  - toux au moment des repas ;
  - pneumopathies à répétition sur fausses routes silencieuses ;
  - fièvre récurrente inexpliquée ;
  - régurgitations nasales.

B. Autres symptômes

Les autres symptômes pouvant être associés à la dysphagie sont les suivants :
- dysphonie, dyspnée : rechercher une paralysie laryngée associée ou un obstacle laryngotrachéal ;
- dysphagie douloureuse (odynophagie) : rechercher une infection, une œsophagite, une tumeur ;
- troubles moteurs de l'œsophage (achalasie, spasmes diffus œsophagiens) ;
- ruminations ou régurgitations, bruits hydroaériques : diverticule de Zenker ;
- perte de poids, déshydratation, faim : signe de gravité ;
- régurgitations, pyrosis (brûlures rétrosternales ascendantes) : reflux gastropharyngé ou gastro-œsophagien ;
- otalgie réflexe : c'est une douleur ressentie en dehors de toute atteinte de l'oreille externe ou moyenne (tympan normal). Elle oriente d'emblée vers une anomalie au niveau du pharynx ou du vestibule laryngé et doit faire rechercher un cancer.

C. Signes d'adaptations alimentaires

Il s'agit de modifications de la texture des aliments (le patient exclut certains aliments, mouline ses repas) ; elles sont rendues nécessaires par les troubles et elles sont importantes à faire préciser.

B L'alimentation peut être normale, mastiquée longuement, ou de texture modifiée (coupée en petits morceaux, mixée, molle, semi-liquide, liquide). C'est un bon reflet de la sévérité des troubles. Les défauts de propulsion pharyngée et d'ouverture du SSO perturbent d'abord la déglutition des solides mais cela n'a qu'une valeur relative.

A L'allongement de la durée des repas est également à rechercher.

Les répercussions psychosociales de la dysphagie sont à évaluer : dépression, isolement, évitement des repas entre amis, restaurant…

D. Facteurs aggravants (+++)

- Perte de poids de 10 % en 6 mois.
- BPCO.
- Grand âge.
- Médicaments diminuant la vigilance (neuroleptique, sédatifs, anxiolytiques…).
- Pathologies associées (diabète, démence précoce, alcoolisme).

E. Recherche d'éléments d'orientation :

- Intoxication alcoolo-tabagique.
- Antécédents de radiothérapie cervicale ou thoracique, de reflux gastro-œsophagien, de pathologie neurologique…
- Traitements personnels.

III. Signes physiques

L'examen clinique comporte :
- l'examen à l'abaisse-langue de la cavité buccale et de l'oropharynx ; l'examen pharyngolaryngé, au miroir laryngé ou en nasofibroscopie ;
- l'étude des nerfs crâniens (V, VII, IX, X, XII), la mobilité linguale, vélaire et laryngée ;
- l'étude du réflexe nauséeux et vélopalatin ;
- la palpation cervicale à la recherche d'adénopathies, d'une tuméfaction thyroïdienne ou d'une masse cervicale.

On recherche :
- des troubles de la motricité générale et de la posture (pathologies neuromusculaires, infirmité motrice cérébrale) ;
- des dyskinésies orolabiales ;
- des anomalies de la morphologie buccale (macroglossie) ;
- des troubles de la continence salivaire ;
- des paralysies unilatérales des nerfs crâniens (en particulier IX-X, XI, XII), responsables d'un retentissement variable en durée et en intensité ; leur observation est facilitée par un examen au nasofibroscope du carrefour pharyngolaryngé ;
- une diminution de la sensibilité pharyngée et la perturbation des réflexes normaux de la déglutition ;
- des atteintes de l'état dentaire et les possibilités de mastication ;
- l'existence d'une stase salivaire plus ou moins marquée :
  - dans la bouche, sur les parois du pharynx, dans les sinus piriformes ou les vallécules ;
  - **B** cette stase est un très bon signe d'organicité et un bon indicateur de la baisse de la propulsion pharyngée ou d'un trouble de la relaxation du SSO ;
- **A** sécheresse salivaire.

On étudie :
- la morphologie du pharynx et du larynx (à la recherche d'une tumeur du pharynx et du vestibule laryngé) ;

- la sensibilité pharyngolaryngée (par la palpation du voile avec un écouvillon ou par la palpation de la margelle du larynx avec l'extrémité du nasofibroscope) ; elle est complétée par la recherche des réflexes nauséeux et vélopalatin à l'examen à l'abaisse-langue ;
- les perturbations de l'ascension laryngée lors de la déglutition de salive sur commande : retard, incapacité, diminution d'amplitude.

B L'atteinte du X se manifeste par une immobilité du larynx du côté atteint avec une béance du sinus piriforme atteint dans lequel s'accumule une stase salivaire, des troubles de la sensibilité du côté atteint, et un signe du rideau : lors de l'examen de l'oropharynx avec l'abaisse-langue ou en fibroscopie, la paroi pharyngée postérieure (et non le voile) se déplace du côté sain qui se contracte lors de la phonation et de la déglutition à la façon d'un rideau (avec les plis pharyngés).

IV. Diagnostic

A La démarche diagnostique doit être orientée en réservant les explorations fonctionnelles à des cas sélectionnés.

Dans tous les cas, la recherche d'un cancer du pharynx ou de l'œsophage est une priorité.

A. Évaluer la sévérité du trouble

Il faut d'abord s'interroger sur le retentissement vital des troubles. Celui-ci s'apprécie sur :
- la perte de poids :
  - à chiffrer en absolu et pourcentage (peser le patient) ;
  - **B** indiquer sa durée d'installation ;
- **A** les fausses routes : état pulmonaire sur pneumopathies d'inhalation, survenue d'épisodes asphyxiques ;
- l'importance du retentissement psychosocial : le patient mange seul et ne partage plus ses repas.

Dans certains cas les troubles de la déglutition, tout en étant réels, n'entraînent qu'un retentissement fonctionnel sans complications vitales. Dans tous les cas, on doit s'assurer du maintien des apports nutritionnels, par la prescription de compléments alimentaires oraux ou par la mise en route d'une nutrition entérale voire parentérale selon les cas.

B. Examens complémentaires

1. Trois examens de référence

- *Exploration de la prise alimentaire* : elle consiste à la prise d'un repas devant un observateur médical ou paramédical (diététicienne, orthophoniste, infirmière, aide-soignante…) pour constater les difficultés de déglutition du patient. Des critères objectifs (durées du repas, quantité avalée, résidus, toux) sont notés, de même que des critères plus subjectifs (appétit, fatigabilité, problème de mastication…). Au terme de ce repas, des adaptations de la prise alimentaire peuvent être décidées en accord avec le médecin référent : épaissir les liquides, mixer les morceaux, fractionnement des repas voire arrêt de l'alimentation orale si le patient est en danger (fausses routes).

- *Nasofibroscopie de la déglutition* : cet examen peu invasif permet d'observer le carrefour lors de la déglutition d'aliments de consistance variable (crème, eau, solide). Il ne visualise pas les trois temps de la déglutition mais ce qui se passe avant et après. Il permet de faire le diagnostic indirect des troubles (toux, stase salivaire, résidus alimentaires hypopharyngés, fausses routes secondaires).
- *Radio-cinéma de la déglutition* (ou vidéofluoroscopie) : c'est l'examen de référence (*gold standard*). Il consiste à faire un film (en salle de radiologie) de la déglutition au cours de l'ingestion de baryte de consistance variable ; il est indispensable pour bien visualiser les trois temps de la déglutition. Il nécessite la coopération du patient et ne peut se faire en position allongée. Il est irradiant. Il objective les fausses routes primaires (directes) et secondaires (après le temps pharyngolaryngé réflexe), les stases, les régurgitations et les blocages.

2. Autres examens

B La *panendoscopie ORL aux tubes rigides sous anesthésie générale* permet l'examen du pharynx et de la bouche œsophagienne. Elle est indispensable pour le bilan d'un carcinome des voies aérodigestives supérieures (figure 15.2).

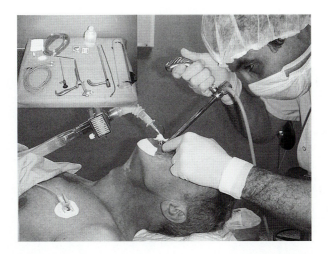

Fig. 15.2. A Œsophagoscopie au tube rigide réalisée sous anesthésie générale.
Le tube rigide est placé délicatement dans l'œsophage et la visualisation est aidée par l'utilisation d'une optique grossissante. Au travers de la lumière du tube, de nombreux gestes endoscopiques sont réalisables (biopsies ; extraction de corps étranger).

La *fibroscopie œsophagienne* est indispensable devant toute dysphagie pour détecter une anomalie muqueuse œsophagienne (tumeur, œsophagite, sténose) et en faire une biopsie.

Le *transit baryté* pharyngo-œsophagien est seulement demandé en cas de signes d'appel évocateurs de diverticule de Zenker (ruminations, bruits hydroaériques, associés aux blocages alimentaires) ou pour préciser l'étendue et le degré d'une sténose (figures 15.3 et 15.4).

Les *manométries œsophagiennes* sont utiles surtout pour le diagnostic des atteintes motrices œsophagiennes, mais sont classiquement peu performantes pour l'étude du SSO.

Le *scanner cervicothoracique et de la base du crâne* doit être systématique devant une paralysie laryngée pour détecter une cause compressive sur le trajet du nerf vague.

Le *scanner thoracique* recherche une cause compressive.

L'*IRM du tronc cérébral* est réalisée devant une dysphagie qui ne fait pas sa preuve étiologique, à la recherche d'une atteinte du tronc cérébral.

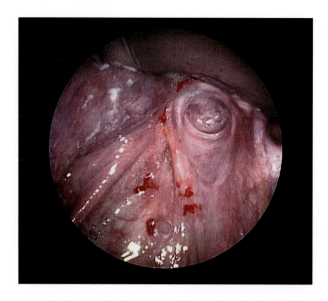

Fig. 15.3. Ⓐ Aspect endoscopique d'une sténose post-radique du tiers supérieur de l'œsophage.

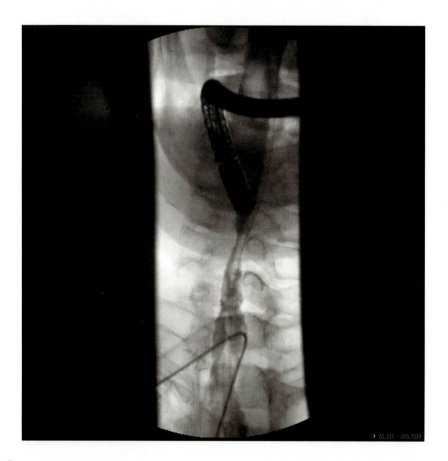

Fig. 15.4. Ⓐ Aspect de TOGD de cette même sténose post-radique : cet examen permet d'apprécier l'étendue de la sténose.

C. Diagnostic étiologique : éléments d'orientation

1. Obstacles mécaniques tumoraux le long du tractus digestif

Ⓐ C'est la première étiologie à éliminer.

Cancers du pharynx et de l'œsophage

Les cancers du pharynx et de l'œsophage sont la première cause de troubles de déglutition et doivent être éliminés avant toute autre exploration. L'intoxication alcoolo-tabagique est un facteur de risque majeur, mais ces cancers peuvent être induits par le papillomavirus. Dans ces cas, les sujets sont plus jeunes et l'intoxication alcoolo-tabagique est souvent absente.

Leur recherche impose :
- un examen ORL complet avec nasofibroscopie ;
- une fibroscopie œsophagienne pour rechercher une tumeur œsophagienne. La biopsie fournit le diagnostic anatomopathologique :
    - Ⓑ carcinome épidermoïde le plus souvent ;
    - plus rarement, adénocarcinome (surtout au tiers inférieur de l'œsophage).

Ⓐ Le bilan d'extension comporte selon la localisation : une panendoscopie sous anesthésie générale pour faire des biopsies Ⓑ (carcinome épidermoïde le plus souvent) Ⓐ une écho-endoscopie (œsophage), un scanner cervico-thoraco-abdominal (figures 15.5 et 15.6).

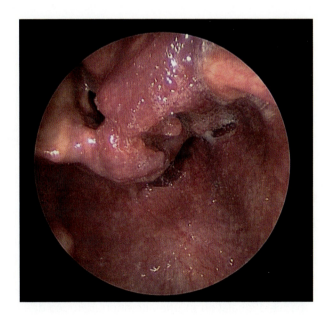

Fig. 15.5. Ⓐ **Aspect endoscopique d'un carcinome épidermoïde du sinus piriforme droit.**

Connaissances

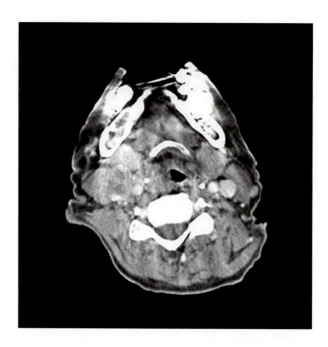

Fig. 15.6. Ⓐ TDM avec injection : coupe à hauteur de C4. On observe une masse du sinus piriforme droit prenant le contraste associée à de volumineuses adénopathies homolatérales.

Tumeurs bénignes de l'œsophage
Elles sont très rares :
- Ⓑ fibromes ;
- léiomyomes.

Causes compressives extrinsèques
Ⓐ Tumeur médiastinale, anévrisme aortique, goitre thyroïdien plongeant, anomalies vertébrales. Le scanner thoracique injecté précise au mieux l'extension.

2. Atteintes du sphincter supérieur de l'œsophage

Diverticule de Zenker
C'est un diverticule pharyngé secondaire à une hernie à travers une faiblesse de la paroi pharyngée postérieure au-dessus du SSO et qui se développe vers le médiastin rétro-œsophagien. Il est responsable d'une dysphagie associée à des régurgitations d'aliments non digérés (stagnant dans la poche diverticulaire) et d'une une toux nocturne de décubitus. Parfois, ce sont une pneumopathie d'inhalation et une altération marquée de l'état général qui sont le mode de découverte. La nasofibroscopie met en évidence le signe de la « marée » pathognomonique : une bouchée déglutie disparaît dans l'hypopharynx puis réapparaît, équivalent de rumination. Il est confirmé par le radio-cinéma de la déglutition. Le traitement est chirurgical :
- Ⓒ chirurgie ouverte avec myotomie extramuqueuse ;
- ou chirurgie endoscopique, avec myotomie transmuqueuse.

Achalasie du sphincter supérieur de l'œsophage
Ⓑ L'existence d'un blocage cervical bas situé chez un sujet âgé à examen neurologique et fibroscopique normal doit faire évoquer le diagnostic d'achalasie du SSO, dite aussi « du cricopharyngien » (défaut d'ouverture), dont le traitement est chirurgical. Celle-ci survient classi-

quement chez la personne de plus de 80 ans et est la conséquence d'une fibrose de la musculature striée du SSO. Le diagnostic est affirmé par le radiocinéma. Le traitement efficace est une myotomie extramuqueuse du SSO.

Syndrome de Plummer-Vinson (ou de Kelly-Patterson)

🟢 Il est classique, mais exceptionnel. Il s'agit d'une dysphagie haute par atteinte du SSO due à une carence martiale. Il y a un risque élevé de carcinome de la bouche de l'œsophage.

3. Causes neurologiques ou neuromusculaires

🟠 Elles constituent un ensemble de causes très fréquentes de dysphagies et de troubles de la déglutition.maladies neurologiques dégénératives.

Maladies neurologiques dégénératives

Elles sont les plus fréquentes et les répercussions sur la déglutition sont souvent sous-évaluées : syndrome parkinsonien, maladie d'Alzheimer, démence sénile, myopathie, séquelles d'AVC avec atteinte des nerfs crâniens sont les plus génératrices de trouble de la déglutition avec des répercussions majeures sur l'état général et installation d'un véritable cercle vicieux. Un dépistage et une prise en charge précoce de ces troubles sont capitaux.

Sclérose latérale amyotrophique

🟢 Maladie dégénérative de la corne antérieure, elle donne une atteinte motrice pure, pouvant être inaugurée par l'atteinte pharyngée et linguale. Elle se caractérise par des fasciculations et une atrophie linguale, une dysarthrie, sans atteinte de la sensibilité. L'évolution est rapidement défavorable, par l'atteinte des muscles respiratoires et les membres.

Myasthénie

Liée au défaut de transmission neuromusculaire, la dysphagie est fréquemment révélatrice comme la dysphonie ou l'atteinte oculaire, toutes caractérisées par une intensité variable, aggravée par la fatigue. Le diagnostic repose sur la mise en évidence du bloc neuromusculaire sur l'EMG, l'existence d'anticorps anticholestérasiques et le test thérapeutique.

Paralysie des nerfs crâniens

Il s'agit surtout de la paralysie du X (nerf vague) : immobilité laryngée unilatérale, stase salivaire dans le sinus piriforme homolatéral, signe du rideau (la paroi pharyngée postérieure se déplace vers le côté sain), trouble de la sensibilité homolatérale. Elle doit faire explorer tout le trajet du X, en particulier au niveau de la base du crâne, par un scanner et une IRM. Les tumeurs sont une cause de paralysie du X (neurinomes, tumeurs vasculaires, métastases), mais aussi les neuropathies périphériques (sarcoïdose : neurosarcoïdose, très grave ; diabète) : enfin, il peut y avoir des atteintes traumatiques (comme lors d'une chirurgie carotidienne).

Myopathies (myopathies oculopharyngées, mitochondriales, de Steinert)

Elles atteignent la musculature striée du pharynx et de l'œsophage (tiers supérieur). Le diagnostic doit être évoqué devant une dysphagie progressivement croissante dans un contexte d'atteinte familiale (maladies héréditaires) avec fréquentes atteintes oculaires (ptosis), sans atteinte sensitive associée — l'association dysphagie-ptosis est très évocatrice de la dystrophie musculaire oculopharyngée. Il existe aussi des atteintes musculaires acquises (myosites, polymyosites).

Syndromes pseudobulbaires d'origine vasculaire

Ils donnent des atteintes progressives dans un contexte d'HTA avec abolition du réflexe nauséeux, dissociation automatico-volontaire du déclenchement de la déglutition - la déglutition réflexe s'effectue plus facilement que le déclenchement volontaire de la déglutition, troubles sensitifs.

Tumeurs du quatrième ventricule

Elles peuvent être révélées par des troubles de la déglutition et doivent être recherchées de principe par une IRM du tronc cérébral devant une dysphagie qui ne fait pas sa preuve.

4. Sténoses œsophagiennes et œsophagites

Sténoses œsophagiennes séquellaires caustiques ou peptiques

A La fibroscopie œsophagienne est l'examen qui en permet l'identification, parfois dans le cadre de l'extraction d'un corps étranger œsophagien révélateur. En cas de sténose infranchissable et pour effectuer le bilan d'extension en hauteur, le transit baryté garde une indication.

C Les œsophagites ulcérées secondaires au reflux gastro-œsophagien peuvent se compliquer de sténoses peptiques à l'origine d'une dysphagie et d'un amaigrissement. l'endobrachyœsophage est défini par l'apparition, favorisée par le reflux acide, d'une métaplasie du bas œsophage se traduisant par le remplacement progressif du tissu œsophagien normal (muqueuse malpighienne) par un tissu anormal de type muqueuse glandulaire de type intestinal. Le risque évolutif des œsophagites peptiques et de l'endobrachyœsophage est la cancérisation.

Les sténoses caustiques peuvent survenir plusieurs semaines après l'ingestion d'un acide fort ou d'une base forte. Au stade aigu, l'endoscopie permet d'évaluer l'étendue des lésions et la profondeur de la brûlure. L'évolution sténogène est à l'origine d'une dysphagie progressive et sévère. Les sténoses post-radiques surviennent plusieurs mois ou années après une irradiation médiastinale. Elles semblent plus fréquentes après radiochimiothérapie. Les sténoses post-chirurgicales surviennent sur une anastomose œsophagienne.

L'anneau de Schatzki est un diaphragme situé juste au-dessus du cardia et secondaire à un reflux gastro-œsophagien. La dysphagie est souvent intermittente, essentiellement pour les solides. L'anneau est aisément reconnu à l'endoscopie et sur le transit œsogastroduodénal.

Autres œsophagites dysphagiantes

Les œsophagites infectieuses surviennent surtout chez les malades immunodéprimés. Les germes en cause sont le Candida, le cytomégalovirus et l'herpès virus. Il peut exister aussi des sténoses inflammatoires (maladie de Crohn). Les œsophagites médicamenteuses peuvent être provoquées par de nombreux médicaments : doxycycline, comprimés de chlorure de potassium, aspirine, bisphosphonates.

5. Troubles moteurs œsophagiens

Troubles moteurs œsophagiens primitifs

L'achalasie du sphincter inférieur de l'œsophage, ou méga-œsophage, est une affection nerveuse dégénérative d'étiologie inconnue, qui entraîne une absence de péristaltisme et de relaxation du sphincter inférieur de l'œsophage. La dysphagie, d'abord indolore, devient douloureuse, accompagnée de régurgitations fréquentes, nocturnes, pouvant à la longue entraîner un amaigrissement. L'endoscopie permet d'éliminer un cancer du bas œsophage. La manométrie œsophagienne met en évidence une hypertonie du sphincter inférieur de l'œsophage avec défaut de relaxation et absence de péristaltisme. Le transit œsophagien montre une sténose remontée d'une dilatation d'amont et, sur la radiographie de thorax, il est parfois retrouvé un niveau liquide.

La maladie des spasmes diffus de l'œsophage est une affection qui se manifeste par une dysphagie et des douleurs rétrosternales perprandiales, secondaires à une perte intermittente du péristaltisme œsophagien. L'endoscopie élimine un cancer. Le transit œsophagien, quand il est réalisé, révèle une image œsophagienne en chapelet. Le diagnostic est confirmé par la manométrie œsophagienne, indiquant un péristaltisme normal, alternant avec des contractions.

Troubles moteurs œsophagiens secondaires

Parmi les collagénoses, la sclérodermie comporte une atteinte œsophagienne fréquente. Elle se complique souvent par une œsophagite peptique parfois sténosante. La manométrie révèle une diminution de l'amplitude des contractions péristaltiques des deux tiers inférieurs de l'œsophage avec une hypotonie du sphincter inférieur. Les autres collagénoses responsables de dysphagie sont le lupus ou le syndrome de Gougerot-Sjögren.

Les dermatopolymyosites comportent une atteinte de la musculature striée pharyngée et du tiers supérieur de l'œsophage, associée à une atteinte du corps de l'œsophage.

Les achalasies secondaires se compliquent souvent par atteinte neurologique diffuse (amylose) et par atteinte des plexus nerveux œsophagiens d'origine néoplasique (surtout cancer de voisinage).

6. Causes de dysphagie aiguë

A La dysphagie aiguë ne dure pas plus de 3 semaines.

Causes infectieuses

Les angines et le phlegmon péri-amygdalien entraînent une dysphagie aiguë douloureuse, fébrile, avec parfois trismus et hypersialorrhée.

Les phlegmons péri- et rétropharyngés évoluent dans un tableau de dysphagie et d'hypersialorrhée fébrile. Le scanner permet de préciser l'extension avant le traitement qui est chirurgical.

Corps étrangers pharyngo-œsophagiens

Les corps étrangers oropharyngés, fréquemment alimentaires et acérés (arête, os…), fichés dans l'amygdale (figure 15.7) ou la base de langue, sont souvent visibles à l'abaisse-langue ou au miroir. L'extraction peut s'avérer difficile à cause des réflexes nauséeux et de l'hypersialorrhée. Les corps étrangers hypopharyngés, rarement, se compliquent d'une perforation pharyngée avec emphysème ou abcès cervical. Un scanner est nécessaire.

Les corps étrangers œsophagiens (figure 15.8) peuvent être alimentaires, notamment sur une sténose sous-jacente, ou il peut s'agit de jouets, pièces de monnaie chez l'enfant, ou de n'importe quel objet sur terrain psychiatrique.

Citons le cas particulier des piles, ingérées essentiellement par le petit enfant. L'extraction s'impose d'urgence à cause du risque caustique.

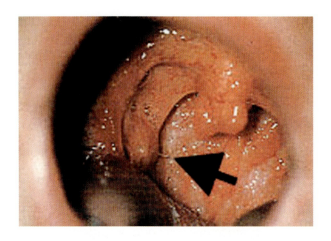

Fig. 15.7. Ⓐ Arête de poisson fichée dans l'amygdale droite (flèche).

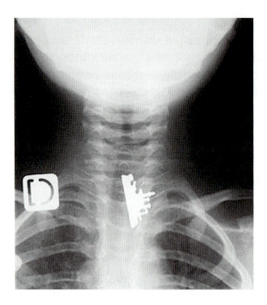

Fig. 15.8. Ⓑ Corps étranger radio-opaque de la bouche et de l'œsophage.

Ⓑ Le risque caustique entraîne perforation, fistule œsotrachéale ou sténose secondaire.

La radiographie cervicale de profil peut retrouver le signe de Minigerode (image claire prévertébrale), un emphysème médiastinal sous forme d'une ligne bordante de la silhouette cardiaque. Un scanner cervico-médiastinal doit être réalisé en cas de suspicion de médiastinite. Plus rarement, un test à la gastrographine est réalisé lors d'un transit pharyngo-œsophagien à la recherche d'une fistule. Le traitement est l'extraction endoscopique au tube rigide sous anesthésie générale et vérification de l'état de la muqueuse à la recherche d'une plaie ou d'une perforation. Au stade de médiastinite, un abord cervical gauche est réalisé pour lavage et drainage et extraction du corps étranger, qui peut s'associer à un abord thoracique en cas d'extension basse.

Brûlures par caustique

Ⓐ Il s'agit d'une ingestion le plus souvent accidentelle, de faibles quantités chez l'enfant ou volontaire et massive chez l'adulte (autolyse), occasionnant des brûlures muqueuses.

ITEM 273 Dysphagie

B L'indication d'endoscopie sous anesthésie générale est fonction de l'étendue des lésions buccales et oropharyngées observées et du type de caustique ingéré.

C Les produits ingérés en cause sont les suivants :
- acides : acide chlorhydrique, détartrants ;
- bases : soude caustique, potasse, ammoniaque ;
- autres : hypochlorite de soude (eau de Javel), permanganate de potassium, eau oxygénée.

B En cas de besoin, des renseignements peuvent être obtenus auprès du service de toxicologie de référence.

> **Points clés**
> - **A** La gravité des troubles de la déglutition se juge sur la perte de poids et l'état pulmonaire.
> - Devant une dysphagie, la première cause à évoquer est le cancer des VADS : pharynx, larynx et œsophage, d'autant qu'il s'y associe une otalgie réflexe.
> - La dysphagie concerne les troubles de la déglutition des aliments, ce qui la distingue du *globus hystericus*, des paresthésies pharyngées et autres « boules dans la gorge ».
> - La plus simple, la moins coûteuse et la plus performante des explorations fonctionnelles de la déglutition est l'observation de la prise alimentaire.
> - Les maladies neurologiques à évoquer en premier sont : un syndrome parkinsonien, la maladie d'Alzheimer, les démences séniles, les syndromes pseudobulbaires d'origine vasculaire, les myopathies, la myasthénie, la sclérose latérale amyotrophique.
> - Chez les personnes âgées avec troubles de la déglutition sans maladie neurologique manifeste et à nasofibroscopie pharyngo-œsophagienne normale, il faut proposer une prise en charge comprenant : de la rééducation orthophonique et une adaptation des textures alimentaires.

CHAPITRE 16

ITEM 298
Tumeurs de la cavité buccale, nasosinusiennes et du cavum, et des voies aérodigestives supérieures

I. Rappels anatomiques
II. Épidémiologie
III. Diagnostic et bilan préthérapeutique
IV. Principes de traitement
V. Suivi post-thérapeutique
VI. Prévention
VII. Cancers de la cavité buccale
VIII. Cancers de l'oropharynx
IX. Cancers de l'hypopharynx
X. Cancers du larynx
XI. Cancer du rhinopharynx (UCNT)
XII. Cancers des fosses nasales et des sinus

Situations de départ

- **14**. Émission de sang par la bouche.
- **16**. Adénopathies unique ou multiples.
- **17**. Amaigrissement.
- **52**. Odynophagie/dysphagie.
- **91**. Anomalies des muqueuses.
- **145**. Douleur pharyngée.
- **146**. Dysphonie.
- **158**. Tuméfaction cervico-faciale.
- **162**. Dyspnée.
- **225**. Découverte d'une anomalie cervico-faciale à l'examen d'imagerie médicale.
- **231**. Demande d'un examen d'imagerie.
- **232**. Demande d'explication d'un patient sur le déroulement, les risques et les bénéfices attendus d'un examen d'imagerie.
- **233**. Identifier/reconnaître les différents examens d'imagerie (type, fenêtre, séquences, incidences, injection).
- **238**. Demande et préparation aux examens endoscopiques (bronchiques, digestifs).
- **242**. Gestion du sevrage tabagique contraint.
- **260**. Évaluation et prise en charge de la douleur chronique.
- **297**. Consultation du suivi en cancérologie.
- **303**. Prévention/dépistage des cancers de l'adulte.
- **313**. Prévention des risques liés à l'alcool.
- **314**. Prévention des risques liés au tabac.

Connaissances

■ **315**. Prévention des risques professionnels.
■ **322**. Vaccinations de l'adulte et de l'enfant.
■ **327**. Annonce d'un diagnostic de maladie grave au patient et/ou à sa famille.
■ **337**. Identification, prise en soin et suivi d'un patient en situation palliative.

Objectifs pédagogiques

Rang	Rubrique	Intitulé	Descriptif
A	Définition	Généralités anatomiques des cancers des VADS	Connaître les différentes régions anatomiques de la sphère cervicofaciale pouvant être atteintes par le cancer
B	Définition	Principaux types histologiques des tumeurs bénignes et malignes ORL par localisation (hors glandes salivaires)	Polype nasosinusien et papillome, carcinome épidermoïde ++ et, selon le site : carcinome indifférencié nasopharyngé, adénocarcinome de l'ethmoïde, lymphomes de l'oropharynx et du rhinopharynx
B	Éléments physiopathologiques	Histoire naturelle, facteurs de risque des cancers des VADS	Connaître les différentes étapes du processus de cancérisation et les notions de cancers synchrones et métachrones
B	Prévalence, épidémiologie	Généralités épidémiologiques des cancers des VADS	Connaître l'incidence, la mortalité et les tendances épidémiologiques des cancers de la sphère cervicofaciale
A	Diagnostic positif	Connaître les signes cliniques des cancers de la cavité buccale, nasosinusiens ou des VADS	
B	Contenu multimédia	Iconographies cliniques typiques des principales formes de carcinome épidermoïde de l'amygdale palatine	
A	Contenu multimédia	Iconographies cliniques typiques des principales formes de carcinome épidermoïde de la langue	
B	Contenu multimédia	Photographie d'une leucoplasie de la face interne de joue	
B	Examens complémentaires	Indication de l'imagerie devant un cancer des VADS	
A	Prise en charge	Généralités sur la prévention en cancérologie des VADS	Lister les grandes lignes de prévention primaire des cancers de la sphère cervicofaciale

Ⓐ Les cancers de la région cervicofaciale sont essentiellement les cancers des voies aérodigestives supérieures développés aux dépens de la cavité buccale, du pharynx, du larynx et des cavités nasosinusiennes.

I. Rappels anatomiques

Ⓒ Les voies aérodigestives supérieures (VADS) assument les fonctions d'alimentation (mastication, déglutition), d'articulation, de phonation, de respiration, tout en protégeant le poumon des risques d'inhalation. Les VADS sont scindées en trois sites : la cavité orale, le pharynx, le larynx.

ITEM 298 Tumeurs de la cavité buccale, nasosinusiennes et du cavum, et des voies aérodigestives supérieures

La cavité orale (figure 16.1A) est une cavité composée de six parois :
- la paroi antérieure : les lèvres ;
- les parois latérales : les joues ;
- la paroi inférieure : le plancher oral ;
- la paroi supérieure : le palais, osseux en avant, musculaire en arrière ;
- la paroi postérieure : elle s'ouvre dans l'oropharynx par l'isthme du gosier (limité en haut par le voile du palais et la luette, en bas par la base de la langue et latéralement par les piliers antérieurs).

Le pharynx (figure 16.1B) est divisé en trois étages : le nasopharynx, l'oropharynx et l'hypopharynx (également nommé pharyngolarynx).

Le nasopharynx (ou cavum) est la zone de transition entre les cavités nasales et l'oropharynx. Il sera limité en avant par les choanes, sur les côtés par les trompes auditives et les muscles constricteurs du pharynx.

L'oropharynx est un conduit musculomembraneux situé entre le nasopharynx en haut et l'hypopharynx et le larynx en bas. Il est limité en haut par le voile du palais, en bas par l'épiglotte (en regard du bord inférieur de C3) et en avant par l'isthme du gosier.

L'hypopharynx se situe entre l'oropharynx et la bouche de l'œsophage, en arrière du larynx. Sa limite inférieure correspond au bord inférieur du cartilage cricoïde se projetant en regard de C6.

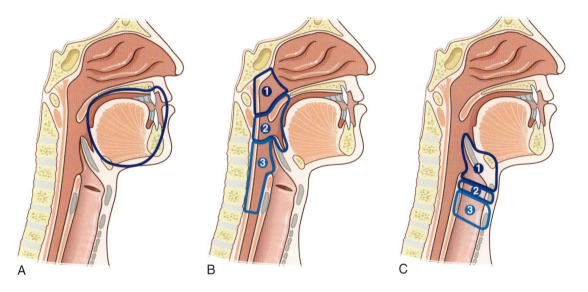

Fig. 16.1. Voies aérodigestives supérieures.
A. Cavité orale : lèvres rouges, vestibule labial/jugal, gencives, régions rétromolaires (non visibles sur le schéma), plancher buccal, langue mobile (jusqu'au « V » lingual), palais. **B.** Pharynx. 1. Nasopharynx : base du crâne (corps du sphénoïde), torus tubaires (ou bourrelets tubaires), paroi pharyngée postérieure en regard (où se développent les végétations adénoïdes). 2. Oropharynx : base de langue, vallécules, sillons amygdaloglosses, voile du palais et ses piliers, tonsilles (ou amygdales) linguales et palatines, paroi pharyngée postérieure en regard. 3. Hypopharynx : sinus piriformes, paroi pharyngée postérieure en regard, région rétrocricoaryténoïdienne jusqu'à la bouche œsophagienne. **C. Larynx.** 1. Étage supraglottique : épiglotte, plis aryépiglottiques, aryténoïdes, plis vestibulaires (ou bandes ventriculaires). 2. Étage glottique : cordes vocales, commissure antérieure, commissure postérieure. 3. Étage sous-glottique : cricoïde.
Illustration : Carole Fumat.

Les cancers des VADS sont lymphophiles, ce qui entraîne la nécessité de traiter les aires ganglionnaires. La classification de Robbins répartit ces dernières en six zones (figure 16.2) :

- I :
  - Ia : sous-mentale : drainage lymphatique de la cavité orale.
  - Ib : sous-mandibulaire : drainage lymphatique de la cavité orale, de la face, des fosses nasales.
- II :
  - IIa : sous-angulo-mandibulaire.
  - IIb : sus- et rétro-spinale (nerf accessoire).
- III : jugulocarotidienne moyenne.
- IV : sus-claviculaire.
- V :
  - Va : spinale.
  - Vb : cervicale transverse.
- VI : prélaryngée : drainage lymphatique du larynx.

} Drainage lymphatique de tous les sites

Le premier relais ganglionnaire drainant les VADS est fréquemment situé en zone IIa.

Un curage ganglionnaire emportera classiquement les zones II, III, IV. Il sera étendu aux zones Ia et Ib dans les tumeurs de la cavité orale ou de la face et/ou réalisé de façon bilatérale dans les tumeurs franchissant la ligne médiane. Seules les petites tumeurs (T1) du plan glottique ne nécessitent pas de traitement systématique des aires ganglionnaires.

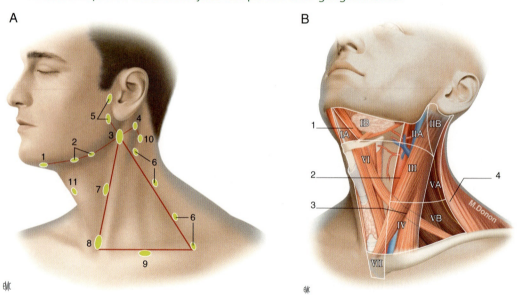

Fig. 16.2. Ⓐ Topographie des ganglions du cou (A). Systématisation des ganglions du cou (B).
A : 1. Ganglions sub-mentaux ; 2. ganglions sub-mandibulaires ; 3. ganglions sousdigastriques ; 4. ganglions rétro-auriculaires ; 5. ganglions intraparotidiens ; 6. ganglions spinaux ; 7. ganglions jugulocarotidiens ; 8. ganglions jugulocarotidiens inférieurs ; 9. ganglions sus-claviculaires ; 10. ganglions occipitaux ; 11. ganglions prélaryngés.
B : 1. Ventre antérieur du muscle digastrique ; 2. bord antérieur du muscle sterno-cléidomastoïdien ; 3. tendon du muscle omohyoïdien ; 4. bord antérieur du muscle trapèze.
Source : La Croix C, Mirghani H, Villeneuve A. Adénopathies cervicales de l'adulte. EMC - Oto-rhino-laryngologie 2020;35(4)1-11 Article 20-870-A-10. Elsevier Masson SAS. Tous droits réservés.

II. Épidémiologie

Ⓑ Il y a environ 15 000 nouveaux cas de cancers des VADS par an en France, prédominant chez l'homme (75 %). Ces cancers représentent environ 15 % de la totalité des cancers chez l'homme, 2 % chez la femme.

Les localisations les plus fréquentes sont les tumeurs de la cavité buccale, de l'oropharynx et de l'hypopharynx, qui représentent plus de 85 % des cas.

🅒 Le risque de cancers synchrones (c'est-à-dire deux localisations concomitantes de cancers de la sphère ORL) est de 5 %.

🅐 Le pronostic est lié au diagnostic précoce.

🅑 Parmi les cancers des VADS, on peut d'emblée individualiser trois groupes qui diffèrent par leur épidémiologie et leur histologie.

A. Cancers de la cavité buccale, de l'oropharynx, de l'hypopharynx et du larynx

Les cancers des VADS (hors nasopharynx et sinus) touchent principalement les hommes (78 % en 2018) d'âge mûr (50 à 70 ans). L'incidence de cas chez les femmes et les jeunes est pourtant en augmentation depuis quelques années.

Le carcinome épidermoïde (plus ou moins différencié) est le type histologique majoritairement retrouvé dans ces localisations.

Les principaux facteurs de risque retrouvés sont le tabac, l'alcool et l'infection aux papillomavirus humains (HPV).

L'intoxication alcoolo-tabagique chronique (en synergie) est le principal facteur de risque toutes localisations confondues (hors nasopharynx et sinus). Les cancers du larynx sont principalement dus au tabac.

L'infection à HPV oncogènes (le sérotype 16 essentiellement, et plus rarement le sérotype 18) est impliquée dans 25 % des cancers ORL, principalement de localisation oropharyngée (amygdales palatines essentiellement) (35 à 40 %).

L'incidence des cancers ORL a tendance à diminuer mais la proportion des cancers de l'oropharynx augmente. L'augmentation des cancers viro-induits explique en grande partie cette constante augmentation dans les pays développés. Les pratiques sexuelles semblent jouer un rôle dans l'infection à HPV.

Le carcinome épidermoïde des VADS est très lymphophile, à l'exception des cancers limités à la corde vocale (T1) qui eux ne donnent pas d'adénopathie.

En raison du facteur de risque tabac-alcool, ces cancers sont très fréquemment associés à des localisations synchrones (au niveau des VADS, de l'œsophage et du poumon) ou métachrones. Cette caractéristique explique l'importance du bilan d'extension (panendoscopie des VADS à la recherche d'une localisation synchrone, scanner cervicothoracique à la recherche d'une lésion pulmonaire synchrone ou de métastases).

La fréquence d'apparition de métastases au cours du suivi est de l'ordre de 11 %. Les localisations principales sont par ordre décroissant : pulmonaire, osseuse et hépatique.

La survie globale à 5 ans toutes localisations confondues chez les femmes et chez les hommes est respectivement de 49 % et 34 %.

B. Cancers rhinosinusiens

Les tumeurs malignes nasosinusiennes ne sont pas favorisées par l'éthylo-tabagisme chronique. Les sujets de sexe masculin d'âge mûr (plus de 50 ans) sont les plus touchés. Les principaux facteurs de risque sont l'exposition aux poussières de bois et au nickel.

Ainsi, l'adénocarcinome de l'ethmoïde est un cancer dû aux poussières de bois et est reconnu comme maladie professionnelle (tableau n° 47 des maladies professionnelles) pour les travailleurs du bois, sous réserve d'une durée d'exposition d'au moins 5 ans et dont le délai maximum de prise en charge est de 40 ans après l'exposition.

C. Cancers du cavum (nasopharynx)

L'épidémiologie du cancer du cavum est dominée par le carcinome indifférencié (UCNT, *Undifferentiated Carcinoma of Nasopharyngeal Type*).

Son incidence est estimée à 1 patient pour 100 000, mais avec une nette prédominance au sein des populations Esquimaux, des sujets d'Asie du Sud-Est ou du pourtour méditerranéen. Il est dû à un facteur viral : le virus d'Epstein-Barr.

III. Diagnostic et bilan préthérapeutique

A. Signes d'appel

Ⓐ Les symptômes classiques évoquant la présence d'une tumeur des VADS sont la **dysphagie**, la **dysphonie**, la **dyspnée** (les « **3 D** »).

Il s'y ajoute la **douleur**, une **otalgie réflexe**, une **tuméfaction cervicale**.

> Chacun de ces signes, persistant plusieurs jours sans évolution favorable, doit alerter et inciter à faire un examen clinique par un spécialiste ORL minutieux à la recherche d'une zone suspecte, sous la forme d'une ulcération ou d'une tumeur bourgeonnante et/ou d'une adénopathie.

Cette attitude se justifie d'autant plus s'il s'agit d'un patient ayant des facteurs de risque : consommation de tabac et/ou de boissons alcoolisées.

Outre les signes spécifiques à chaque localisation, les cancers des VADS peuvent être asymptomatiques et se manifester au départ par une *adénopathie cervicale* (cf. ITEM 220 au chapitre 14).

Devant une adénopathie dite sans porte d'entrée, une *cervicotomie exploratrice* s'impose, permettant de retirer l'adénopathie en entier, sans effraction capsulaire (**biopsie proscrite**), afin de réaliser un examen histologique extemporané.

B. Examen clinique

L'examen clinique ORL doit être complet et soigneux.

1. Examen endobuccal et oropharyngé

- Inspection de la cavité buccale à l'aide d'un casque de lumière ou d'une lampe, de deux abaisse-langues afin de bien déplisser toutes les muqueuses.
- Palpation du plancher buccal, de la langue mobile, de la base de langue et des amygdales.
- Si la lésion est accessible, des biopsies peuvent déjà être réalisées à ce stade après anesthésie locale.

Dans un certain nombre de cas, l'examen clinique est douloureux et/ou la localisation de la tumeur ne permet pas la réalisation de biopsies au fauteuil. Elles seront réalisées lors de l'examen de panendoscopie sous anesthésie générale.

2. Nasofibroscopie

Cet examen à l'aide d'un fibroscope souple fait partie de l'examen clinique ORL. Il permet l'examen de toute l'anatomie ORL des fosses nasales, du cavum et du pharyngolarynx (vidéo 16.1).

Remarque : l'examen au miroir laryngé est un examen réalisé à l'aide d'un casque de lumière et d'un petit miroir qui est introduit dans la cavité buccale puis l'oropharynx et permet de réaliser un examen rapide du larynx (mobilité laryngée) et de l'hypopharynx. En pratique courante, il n'est quasi plus réalisé à la suite de l'arrivée de la nasofibroscopie souple. En effet, la nasofibroscopie permet un examen plus complet et plus précis de la filière pharyngolaryngée.

3. Palpation ganglionnaire cervicale

La palpation cervicale recherche la présence d'une ou plusieurs adénopathies.

En cas d'adénopathie, il est nécessaire de préciser la localisation, la mobilité par rapport au plan profond, la consistance, la taille et le caractère douloureux ou non.

Malgré l'expérience, le risque de faux négatif est de l'ordre de 30 %, particulièrement si le patient est en surpoids ou en situation post-thérapeutique.

C. Bilan paraclinique d'extension locorégionale et à distance

Le bilan d'extension des cancers des VADS comprend :
- une panendoscopie des VADS (systématique, sauf cancer nasopharyngé et nasosinusien) ;
- un scanner cervicothoracique injecté ;
- ± une IRM cervicofaciale (en fonction de la localisation) ;
- ± TEP-scanner.

La panendoscopie des VADS et l'imagerie sont indispensables au bilan préthérapeutique des cancers des VADS.

1. Panendoscopie des VADS

C « Pan » vient du grec *pan*, *pantos* qui signifie « tout » : la panendoscopie est l'endoscopie de toute la région des VADS.

A La panendoscopie des VADS est un examen réalisé sous **anesthésie générale**, à l'aide de **tubes rigides** et d'un câble de lumière froide. Sont utilisés comme tubes rigides : un laryngoscope, un hypopharyngoscope ± œsophagoscope ± bronchoscope.

Il permet l'étude de l'ensemble de la muqueuse des VADS, de la trachée ± l'œsophage cervical (vidéo 16.2).

Une optique 0° ou 30° peut être utilisée afin de mieux visualiser certaines régions et permet également l'exploration de la région sous-glottique, de la trachée et de la carène.

Le laryngoscope permet l'exploration de la cavité buccale, de l'oropharynx et du larynx. L'hypopharyngoscope permet l'exploration de la région de l'hypopharynx (sinus piriformes et bouche œsophagienne).

L'œsophagoscope permet l'exploration de l'œsophage cervical — l'examen œsophagien n'est pas réalisé systématiquement en pratique courante.

Le bronchoscope permet l'exploration de la trachée — il n'est réalisé en pratique courante uniquement sur point d'appel clinique.

Remarque : la cavoscopie (stricto sensu) (examen du rhinopharynx = cavum) ne fait pas partie de l'examen de panendoscopie.

> La panendoscopie des VADS doit être réalisée systématiquement en cas de suspicion de lésion cancéreuse des VADS.

Elle n'est pas réalisée en cas de tumeurs nasosinusiennes et de tumeurs du rhinopharynx. En effet, le profil épidémiologique de ces cancers est différent des cancers des VADS (cavité buccale, oropharynx, larynx et hypopharynx), ce qui autorise à ne pas réaliser en routine cet examen dans ces deux localisations.

La panendoscopie permet :
- la réalisation de **biopsies** permettant le diagnostic positif de cancer ;
- de rechercher des **lésions synchrones** des VADS ;
- de caractériser l'**extension locorégionale de la tumeur** : précise le siège exact, la taille, les extensions de la tumeur, la palpation ganglionnaire.

2. Scanner cervicothoracique injecté

B Le scanner cervicofacial avec injection de produit de contraste est devenu l'examen indispensable au bilan d'extension locorégionale. Il permet de :
- préciser l'extension locale de la tumeur : atteinte osseuse, extension aux tissus adjacents ;
- rechercher des adénopathies cervicales.

Il comprend des coupes étagées allant des sinus frontaux aux clavicules.

Le scanner thoracique, réalisé dans le même temps, permet de rechercher des lésions pulmonaires (primitives ou secondaires) associées, de rechercher une lésion œsophagienne ou médiastinale.

3. IRM cervicofaciale

L'IRM est un examen très utile pour la visualisation de l'extension aux tissus mous. Elle est réalisée en complément du scanner cervicofacial. Son indication est réservée aux :
- tumeurs du rhinopharynx ;
- tumeurs de la cavité buccale avec atteinte linguale ;
- tumeurs de l'oropharynx ;
- tumeurs nasosinusiennes.

Une manière simple de retenir : « Toute tumeur située au-dessus du plan de l'os hyoïde nécessite une IRM cervicofaciale en complément du scanner ».

4. TEP-scanner au FDG

La tomographie par émission de positons (TEP) est un examen d'imagerie non invasive fondé sur la détection d'un traceur radioactif préalablement injecté au patient.

Dans les tumeurs des VADS, le traceur utilisé est le 18-fluorodéoxyglucose (^{18}FDG), analogue du glucose. L'examen se réalise à jeun (6 heures), l'injection du ^{18}FDG est réalisée dans le service de médecine nucléaire et les images sont acquises après une heure de repos post-injection.

La TEP-scanner permet une exploration large, en routine clinique, l'examen s'étend de la base du crâne (ou du vertex) jusqu'à mi-cuisse. Pour certaines indications ou en fonction des appareillages utilisés, une exploration du corps entier est réalisée.

Elle est indiquée :
- au stade initial de la maladie :
  - adénopathie métastatique cervicale sans primitif connu ;
  - cancers des VADS de stade avancé (c'est-à-dire avec un risque de métastase, donc une atteinte ganglionnaire > 1 ganglion unilatéral) ;
  - cancers nasopharyngés.
- après un premier traitement :
  - diagnostic des récidives et/ou poursuite évolutive ;
  - évaluation de la réponse thérapeutique.

5. FOGD

La fibroscopie œsogastroduodénale au tube souple peut être réalisée sous anesthésie locale ou sous anesthésie générale par une équipe de médecin spécialiste en hépato-gastro-entérologie. Elle doit être réalisée chez les patients avec un terrain alcoolo-tabagique à la recherche d'une lésion synchrone œsophagienne.

6. Autres examens

C Les autres examens seront demandés sur point d'appel ou demande spécifique comme :
- la fibroscopie bronchique en cas d'anomalie retrouvée sur le scanner thoracique ;
- l'IRM cérébrale en cas de signes neurologiques ;
- l'échographie cervicale.

Elle peut être réalisée en complément d'un scanner, afin de caractériser un ganglion comme adénopathie suspecte et/ou réaliser une cytoponction.

L'échographie est l'examen de référence pour identifier et caractériser un ganglion comme étant pathologique. Elle n'est en pratique pas à demander en première intention devant une lésion suspecte des VADS.

En revanche, en cas d'adénopathie cervicale sans lésion primitive retrouvée, l'échographie reste indiquée en première intention. Elle permettra la réalisation d'une cytoponction ganglionnaire dans le même temps.

B Au terme de ce bilan clinique et paraclinique, le stade **cTNM** est établi.

D. Bilan état général et comorbidités

C Les patients atteints de cancer ORL, en raison du terrain éthylo-tabagique, sont souvent porteurs de comorbidités cardiovasculaire, pulmonaire, hépatique et rénale.

Le contexte socio-économique de ces patients impacte leur suivi médico-dentaire et les expose à un risque de dénutrition sévère.

Le bilan préthérapeutique doit donc comporter :
- un *bilan dentaire* avec panoramique dentaire, extractions dentaires si nécessaire et confection de gouttières fluorées. Il doit être réalisé avant toute radiothérapie ;
- une évaluation de la *dépendance alcoolo-tabagique* avec sevrage si nécessaire ;
- un bilan des *comorbidités* associées : cardiovasculaire et pulmonaire, hépatique et rénal (ECG, biologie avec bilan hépatique, rénal et nutritionnel) ;
- la recherche d'une *dénutrition* ;
- une prise en charge *sociale* si nécessaire.

Remarques :
- le bilan dentaire doit être systématique avant tout traitement et réalisé dès le début du bilan diagnostic afin de ne pas retarder la prise en charge thérapeutique ;
- les caries, le déchaussement dentaire et l'ostéoradionécrose mandibulaire ou maxillaire sont des complications de la radiothérapie fréquentes. Elles doivent être prévenues par les soins dentaires et le port de gouttières fluorées **à vie** (15 minutes par jour).

IV. Principes de traitement

A Au terme du bilan d'extension tumoral permettant de déterminer le stade de la maladie (classification TNM), les traitements déjà réalisés, les antécédents et l'état général du patient, une proposition thérapeutique est formulée en **réunion de concertation pluridisciplinaire**

(RCP) associant des représentants d'au minimum trois spécialités différentes (chirurgiens, oncologues, radiothérapeutes, radiologues, anatomopathologistes).

Cette proposition est expliquée au patient par une information adaptée en **consultation d'annonce** et un **plan personnalisé de soins (PPS)** lui est remis dès acceptation de la prise en charge proposée. Le choix éclairé du patient intervient dans cette décision thérapeutique, en particulier lorsqu'il existe plusieurs options de traitement possibles. L'adhésion du patient au programme personnalisé est primordiale, car il est susceptible d'engendrer des séquelles fonctionnelles et esthétiques importantes qui peuvent être refusées par le patient.

Une **consultation paramédicale**, prévue dans le dispositif d'annonce du Plan Cancer, approfondira les différentes étapes du traitement et détaillera l'accès à des **soins de support** (diététiques, orthophoniques, kinésithérapiques…). Cette consultation d'annonce doit être faite en présentiel et n'est pas adaptée à la télémédecine.

Le sevrage de l'intoxication alcoolo-tabagique est primordial.

La déclaration d'**affection de longue durée (ALD)** sera réalisée par le médecin généraliste.

A. Chirurgie

Pour des tumeurs de petites tailles avec une atteinte ganglionnaire limitée, le traitement peut être une chirurgie exclusive, associant l'exérèse de la lésion tumorale primitive à un éventuel curage ganglionnaire cervical uni- ou bilatéral.

Le curage ganglionnaire peut être réalisé à visée thérapeutique en présence d'adénopathies métastatiques découvertes dans le bilan clinico-radiologique, mais est aussi régulièrement indiqué en l'absence d'adénopathie détectable au bilan devant la forte lymphophilie des cancers ORL.

La résection tumorale respecte les principes de chirurgie oncologique d'exérèse en monobloc en respectant des marges carcinologiques de sécurité.

L'analyse anatomopathologique précisera les limites d'exérèse de la tumeur et les éventuelles caractéristiques péjoratives (présence d'emboles vasculaires et/ou d'engainement péri-nerveux), et statuera sur l'envahissement ganglionnaire (nombre de ganglions prélevés, nombre de ganglions atteints, taille des ganglions atteints et éventuelle rupture capsulaire).

B. Radiothérapie

La radiothérapie a connu de récents progrès avec la radiothérapie conformationnelle en modulation d'intensité, délivrant une dose plus ciblée sur la tumeur et les aires ganglionnaires, afin d'épargner au mieux les tissus sains avoisinants. Il en résulte une nette amélioration des complications fonctionnelles, notamment salivaires (hyposialie).

Elle peut être proposée pour certaines tumeurs débutantes en traitement exclusif. Elle est aussi régulièrement réalisée en postopératoire pour les tumeurs de stade intermédiaire ou avancé.

Enfin, en association avec la chimiothérapie, elle occupe un rôle de choix pour les tumeurs non résécables chirurgicalement.

L'irradiation de la mandibule impose encore une prévention dentaire avec assainissement préthérapeutique et fluoration en per- et post-thérapeutique en raison du risque d'ostéoradionécrose.

L'ostéoradionécrose reste une complication tardive redoutée de la radiothérapie cervicofaciale.

C. Chimiothérapie

La chimiothérapie est régulièrement associée à la radiothérapie postopératoire des tumeurs avancées présentant des critères histologiques d'agressivité retrouvés sur la tumeur primitive (marges chirurgicales positives, engainements péri-nerveux) ou sur les adénopathies (adénopathies en rupture capsulaire).

Enfin, la chimiothérapie est le traitement des patients en situation métastatique et palliative.

Les drogues utilisées sont les sels de platine (néphrotoxicité, ototoxicité), le 5-fluoro-uracile (cardiotoxicité), les taxanes (neuropathies périphériques).

D. Immunothérapie

Les traitements médicamenteux oncologiques sont en plein essor avec l'apparition de thérapies ciblées et de l'immunothérapie. Seuls les cancers de la sphère ORL en situation palliative (rechute locorégionale ou métastatique) ont actuellement l'AMM en première ligne. De nombreux essais thérapeutiques sont en cours et les indications sont fortement susceptibles d'évoluer dans les années à venir.

V. Suivi post-thérapeutique

A. Surveillance

B Un patient atteint d'un cancer des VADS doit être suivi pendant **au moins 5 ans** ou à vie en cas d'intoxication alcoolique et tabagique non sevrée. Ce suivi s'inscrit dans le cadre du **plan personnalisé après cancer (PPAC)** et est réalisé en alternance par les médecins référents qui ont traité le patient (ORL, radiothérapeute…).

Cette surveillance va permettre de dépister au plus tôt une reprise évolutive, une récidive locorégionale ou métastatique.

1. Surveillance clinique

C La surveillance est essentiellement clinique.

Un examen général et ORL avec une **nasofibroscopie** sont réalisés à chaque consultation.

Le rythme de surveillance est le suivant :
- tous les 2 mois la première année ;
- tous les 3 mois la deuxième ;
- tous les 4 mois la troisième année ;
- puis tous les 6 mois à vie — sauf les patients n'ayant jamais eu d'intoxication alcoolo-tabagique où la surveillance s'arrêtera à 5 ans.

2. Surveillance paraclinique

- Une imagerie de référence (scanner et/ou TEP-scanner) est réalisée systématiquement à 3 mois de la fin de traitement.
- Un scanner thoracique injecté doit être réalisé tous les ans chez les patients fumeurs ou sevrés depuis moins de 15 ans.
- Une panendoscopie des VADS et un scanner cervicofacial seront réalisés seulement en cas de point d'appel.
- Un dosage de la TSH tous les 6 mois les deux premières années puis tous les ans doit être réalisé (surtout en cas d'irradiation cervicale) (figure 16.3).

Connaissances

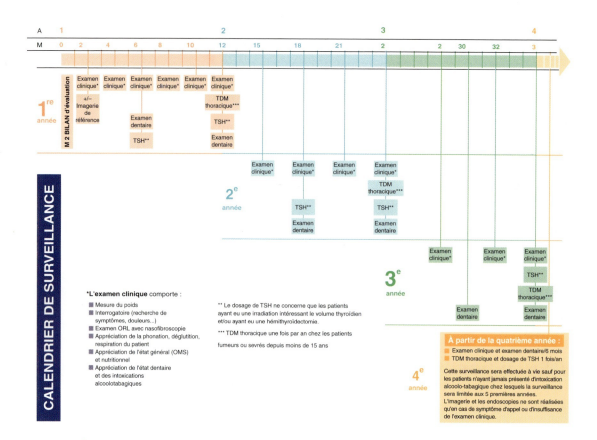

Fig. 16.3. Calendrier de surveillance des cancers des voies aérodigestives supérieures.
Source : SFORL. Recommandation pour la pratique clinique. Suivi post-thérapeutique des carcinomes épidermoïdes des voies aérodigestives supérieures de l'adulte. 2015 © SFORL.

B. Évolution

Le suivi a pour but de :
- rechercher une récidive (locorégionale ou métastatique) ;
- rechercher un cancer métachrone (ORL ou œsophagienne ou pulmonaire) ;
- prendre en charge les séquelles fonctionnelles, esthétiques et psychosociales du traitement.

L'évolution peut être émaillée d'incidents et accidents dus à une récidive ou aux séquelles thérapeutiques, plus particulièrement de la radiothérapie :
- une dyspnée (récidive ou œdème post-radique) pouvant nécessiter une trachéotomie ;
- une dysphagie avec perte de poids pouvant nécessiter la mise en place d'une dérivation alimentaire (sonde nasogastrique, gastrostomie, jéjunostomie) ;
- une ostéoradionécrose mandibulaire imposant souvent une intervention d'exérèse ;
- une hémorragie des gros vaisseaux du cou est une éventualité non exceptionnelle par radionécrose ou récidive de la tumeur. Elle est le plus souvent cataclysmique mais quelquefois accessible au traitement chirurgical (ligature carotidienne) ou à l'embolisation de branches de la carotide externe.

ITEM 298 Tumeurs de la cavité buccale, nasosinusiennes et du cavum, et des voies aérodigestives supérieures

VI. Prévention

A La prévention est fondée sur l'information et l'éducation de la population : la suppression du tabac et une consommation modérée de boissons alcoolisées réduiraient de deux tiers le nombre de cancers des VADS.

Concernant le virus HPV, la vaccination, recommandée pour tous les jeunes gens à partir de l'âge de 11 ans, laisse espérer une diminution de l'incidence des carcinomes oropharyngés viro-induits dans les décennies à venir.

Concernant les cancers nasosinusiens, des mesures préventives permettent de limiter les expositions professionnelles chez les travailleurs du bois : individuelles par le port de masques et collectives grâce aux systèmes d'aspiration. Actuellement, aucun dépistage systématique n'est recommandé.

VII. Cancers de la cavité buccale

A. Épidémiologie

B Les cancers de la cavité buccale représentent 20 à 25 % des cancers des VADS.

Il s'agit des cancers localisés au niveau de la lèvre, la gencive, la langue mobile (en avant du « V » lingual), le plancher buccal, le palais, la commissure intermaxillaire et la face interne de joue.

Le principal facteur de risque est l'intoxication alcoolo-tabagique.

La présence du virus HPV n'est pas souvent associée aux cancers de la cavité buccale mais son incidence semble augmenter chez les patients jeunes sans facteur de risque.

B. Signes d'appel

A Ces signes sont les suivants :
- plaques de **leucoplasie** (plaque blanche granuleuse visible sur la muqueuse) ;
- **ulcérations** muqueuses rebelles aux soins (aphte) ;
- **douleurs buccales,** glossodynies, gêne buccale, rarement otalgie réflexe ;
- **mobilité dentaire** ;
- dysphagie et trismus plus tardif ;
- **adénopathie sous-mentonnière (zone Ia, Ib) ou sous-angullo-maxillaire (zone IIa),** dure, plus ou moins fixée.

C. Examen clinique

L'examen clinique de la cavité buccale est réalisé à l'aide d'abaisse-langues et d'un casque de lumière froide.

L'inspection permet de rechercher en déplissant toutes les muqueuses notamment du vestibule des lésions suspectes.

Il permet un examen dentaire (sensibilité, mobilité).

La **palpation linguale et du reste de la cavité buccale** est primordiale (+++). Elle permet de retrouver une induration sous-muqueuse linguale avec une muqueuse d'aspect normal.

En cas d'atteinte très avancée, un **déficit de la protraction linguale** peut être retrouvé soit par envahissement du nerf hypoglosse, soit par envahissement des muscles de la langue.

Au stade de début, une **leucoplasie** (figure 16.4) ou une leucokératose doit faire craindre un cancer, surtout s'il existe une induration.

Les cancers de la cavité buccale sont souvent diagnostiqués à un stade tardif. Ils se manifestent par une ulcération et/ou un bourgeonnement (figure 16.5).

La palpation retrouve une lésion indurée qui saigne au contact.

La palpation des aires ganglionnaires est systématique.

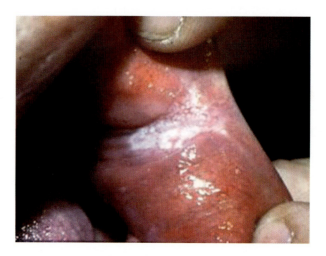

Fig. 16.4. B Examen de la face interne de la joue gauche : leucoplasie gauche.

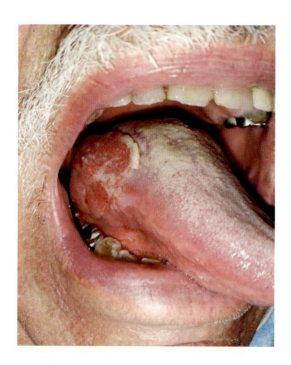

Fig. 16.5. A Examen de la cavité buccale après protraction linguale : carcinome épidermoïde de la langue mobile droite.

D. Diagnostic et bilan

La biopsie avec **examen anatomopathologique** permet le diagnostic positif.

Cette biopsie peut être réalisée sous anesthésie locale en consultation si le patient n'est pas trop douloureux, sinon elle sera réalisée lors de la panendoscopie.

B Le type histologique principalement retrouvé (90 %) est le **carcinome épidermoïde** plus ou moins différencié.

Le bilan d'extension paraclinique locorégionale et à distance comprend :
- une panendoscopie des VADS ;
- un scanner cervicothoracique injecté ;
- une IRM cervicofaciale surtout en cas d'atteinte de la langue mobile ;
- ± FOGD en cas de terrain alcoolo-tabagique ;
- ± TEP-scanner en fonction du stade.

E. Classification TNM

A Au terme de ce bilan clinique et paraclinique, le stade cTNM peut être établi (tableau 16.1).

Tableau 16.1. C **Classification TNM des tumeurs de la lèvre et de la cavité buccale.**

T (tumeur primitive)
T0 : Pas de signe de tumeur primitive
Tis : Carcinome in situ
T1 : Tumeur ≤ 2 cm dans sa plus grande dimension et ≤ 5 mm de profondeur d'invasion*
T2 : Tumeur ≤ 2 cm dans sa plus grande dimension et dont la profondeur d'invasion est > 5 mm et ≤ 10 mm
Ou :
Tumeur dont la plus grande dimension est > 2 cm et ≤ 4 cm et la profondeur d'invasion ≤ 10 mm
T3 : Tumeur dont la plus grande dimension est > 4 cm ou > 10 mm en profondeur d'invasion
T4a (lèvre) : Tumeur envahissant la corticale osseuse, le nerf alvéolaire inférieur, le plancher buccal, ou la peau (de la joue ou du nez)
T4a (cavité buccale) : Tumeur envahissant la corticale osseuse du maxillaire, ou le sinus maxillaire, ou la peau du visage
T4b (lèvre ou cavité buccale) : Tumeur envahissant l'espace masticateur, les apophyses ptérygoïdes, ou la base du crâne, ou englobant l'artère carotide interne
Tx : Renseignements insuffisants pour classer la tumeur primitive
N (adénopathie)
N0 : Pas de signe d'atteinte des ganglions lymphatiques régionaux
N1 : Métastase dans un seul ganglion lymphatique homolatéral ≤ 3 cm dimension
N2a : Métastase dans un seul ganglion lymphatique homolatéral > 3 cm mais ≤ 6 cm
N2b : Métastases ganglionnaires multiples homolatérales toutes ≤ 6 cm
N2c : Métastases ganglionnaires bilatérales ou controlatérales, toutes ≤ 6 cm
N3a : Métastase dans un ganglion lymphatique > 6 cm
N3b : Métastase(s) ganglionnaire(s) unique ou multiples avec signe clinique d'extension extraganglionnaire**
M (métastases)
M0 : Pas de métastases à distance
M1 : Métastases à distance
Mx : M inclassable

* Une érosion superficielle isolée de l'os/l'alvéole dentaire par une tumeur gingivale n'est pas suffisante pour classer la tumeur en T4a.
** La présence d'une invasion cutanée ou des tissus mous avec fixation profonde/fixation au muscle sous-jacent ou aux structures adjacentes ou la présence de signes cliniques d'envahissement nerveux est classée comme une extension extraganglionnaire. Les ganglions médians sont considérés comme homolatéraux. Le signe clinique d'extension extraganglionnaire inclut l'évaluation par la radiologie.

F. Traitement

Ⓐ La décision thérapeutique est discutée en **RCP**.

Ⓒ Le traitement de référence est la chirurgie, associée le plus souvent à une radio-chimiothérapie adjuvante.

Le traitement chirurgical fait appel le plus souvent à une reconstruction par lambeaux locaux ou des lambeaux libres en cas de perte de substance importante liée à l'exérèse tumorale. Ces reconstructions limitent les séquelles fonctionnelles et esthétiques.

Un curage ganglionnaire est systématiquement associé, pouvant être remplacé dans les petites tumeurs par la technique du ganglion sentinelle — adénectomie sur le premier relais ganglionnaire repéré par marquage radioactif avec analyse histologique extemporanée. Un complément de curage est réalisé en cas de positivité du ganglion prélevé.

Ce traitement pourra être exclusif dans les stades T1-2, en cas d'exérèse complète, si l'évidement retrouve au maximum un ganglion envahi sans rupture capsulaire.

Dans tous les autres cas, une irradiation complémentaire avec une dose totale maximale de 70 Gy sera réalisée.

La curiethérapie interstitielle peut également être proposée pour des tumeurs de petite taille à distance de la gencive.

La surveillance est la même que pour les autres cancers ORL.

> **Points clés**
> - **Ⓐ** Les cancers de la cavité buccale se manifestent par des douleurs buccales, des ulcérations, une mobilité dentaire inhabituelle.
> - Une plaque de leucoplasie (aspect blanchâtre) doit faire suspecter une lésion précancéreuse.
> - Ils doivent être suspectés devant la persistance de ces symptômes pendant plus de 15 jours et une consultation ORL doit être réalisée rapidement.
> - La palpation est un geste clinique essentiel.

VIII. Cancers de l'oropharynx

A. Épidémiologie

Ⓑ Les cancers de l'oropharynx représentent 10 à 15 % des cancers des VADS.

Il s'agit des cancers du voile du palais, de la base de langue, de la vallécule, du sillon amygdaloglosse, de la loge amygdalienne et de la paroi pharyngée postérieure.

Le principal facteur de risque est l'éthylisme chronique potentialisé par le tabagisme.

Le virus HPV (*Human Papilloma Virus*) est un facteur de risque émergent dans les cancers de l'oropharynx (30 à 40 % des cas selon les séries), particulièrement pour l'amygdale.

Le pronostic de ces cancers très lymphophiles reste sévère en dépit des progrès thérapeutiques, lié aux récidives locorégionales ou générales, particulièrement lorsque la base de langue est atteinte. Les cancers liés à HPV sont de meilleur pronostic.

B. Signes d'appel

Ⓐ Les signes d'appel sont les suivants :
- **gêne pharyngée** unilatérale apparaissant à la déglutition ;
- **otalgie réflexe** unilatérale ;

- **dysphagie** haute ;
- ulcération persistante (voile et amygdale) ;
- **adénopathie sous-angulo-maxillaire (zone IIa)**, dure et plus ou moins fixée aux plans profonds, le plus souvent indolore et découverte fortuitement par le malade, pouvant être isolée ;
- troubles de la mobilité linguale.

Ces **signes persistant** plus de 15 jours doivent attirer l'attention, particulièrement chez un homme de la cinquantaine, alcoolo-tabagique, mais aussi chez des patients et patientes plus jeunes sans facteur de risque évident (HPV).

Ces signes d'appel sont souvent discrets dans cette localisation.

C. Examen clinique

L'examen clinique de l'oropharynx est réalisé à l'aide d'abaisse-langues et d'un casque de lumière froide.

L'inspection permet de rechercher en déplissant toutes les muqueuses et l'examen attentiste des amygdales palatines.

La **palpation linguale, du sillon amygdalo-glosse et des amygdales palatines** est primordiale (+++). Elle permet de retrouver une induration suspecte. La tumeur n'est parfois reconnue qu'à la palpation.

La nasofibroscopie permet d'examiner l'arrière du voile mou, la base de la langue et les vallécules.

Cet examen pourra mettre en évidence une tumeur bourgeonnante ulcérée avec infiltration profonde, saignant au contact, indurée au toucher (figure 16.6). L'ulcération indurée du voile mou ou de la luette est de diagnostic assez évocateur. En revanche, la localisation au niveau d'une amygdale palatine et/ou base de langue peut être plus difficile à visualiser cliniquement surtout en cas de lésion de petite taille.

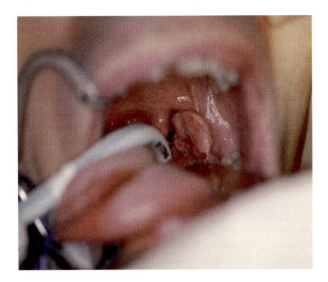

Fig. 16.6. ᴮ Examen bucco-pharyngé chez un patient intubé : carcinome épidermoïde de l'amygdale gauche.

D. Diagnostic et bilan

La biopsie avec **examen anatomopathologique** permet le diagnostic positif.

Cette biopsie peut être réalisée sous anesthésie locale en consultation si le patient n'est pas trop douloureux et si la lésion est accessible, sinon elle sera réalisée le plus souvent lors de la panendoscopie sous anesthésie générale.

B Le type histologique principalement retrouvé (90 %) est le **carcinome épidermoïde** plus ou moins différencié.

Cependant, les amygdales linguales et palatines (ainsi que les végétations adénoïdiennes, siégeant dans le nasopharynx) peuvent être le siège d'une prolifération lymphomateuse non hodgkinienne, parfois localisée, qui peut donc mimer un carcinome. Il existe en général une polyadénopathie associée. Le bilan et le traitement sont confiés à l'hématologue. Beaucoup plus rarement, il peut s'agir d'une tumeur épithéliale, d'origine salivaire, comme le carcinome adénoïde kystique, de pronostic réservé du fait de récidives et de métastases en premier lieu pulmonaires.

Le bilan d'extension paraclinique locorégionale et à distance comprend :
- une panendoscopie des VADS ;
- un scanner cervicothoracique injecté ;
- une IRM cervicofaciale ;
- une FOGD ;
- ± un TEP-scanner en fonction du stade.

E. Classification TNM

C Au terme de ce bilan clinique et paraclinique, stade cTNM peut être établi. La nouvelle classification prend en compte le statut p16 de la tumeur (tableaux 16.2 et 16.3).

Tableau 16.2. C Classification cTNM des tumeurs de l'oropharynx, statut p16–.

T (tumeur primitive) (p16–)
T0 : Pas de signe de tumeur primitive
Tis : Carcinome in situ
T1 : Tumeur ≤ 2 cm dans sa plus grande dimension
T2 : Tumeur dont la plus grande dimension est > 2 cm et ≤ 4 cm
T3 : Tumeur dont la plus grande dimension est > 4 cm ou extension à la surface linguale de l'épiglotte
T4a : Tumeur envahissant une des structures suivantes : larynx*, musculature profonde / extrinsèque de la langue (génioglosse, hyoglosse, palatoglosse et styloglosse), muscle ptérygoïdien médian, palais osseux ou mandibule
T4b : Tumeur envahissant une des structures suivantes : muscle ptérygoïdien latéral, apophyses ptérygoïdes, paroi latérale du nasopharynx, base du crâne ; ou englobant l'artère carotide
Tx : Renseignements insuffisants pour classer la tumeur primitive
cN (adénopathie) (P16–)
N0 : Pas de signe d'atteinte des ganglions lymphatiques régionaux
N1 : Métastase dans un seul ganglion lymphatique homolatéral ≤ 3 cm dimension
N2a : Métastase dans un seul ganglion lymphatique homolatéral > 3 cm mais ≤ 6 cm
N2b : Métastases ganglionnaires multiples homolatérales toutes ≤ 6 cm
N2c : Métastases ganglionnaires bilatérales ou controlatérales, toutes ≤ 6 cm
N3a : Métastase dans un ganglion lymphatique > 6 cm
N3b : Métastase(s) ganglionnaire(s) unique ou multiples avec signe clinique d'extension extraganglionnaire**
Nx : Renseignements insuffisants pour classer l'atteinte des ganglions lymphatiques régionaux

(Suite)

Tableau 16.2. Suite.

M (métastases)
M0 : Pas de métastases à distance
M1 : Métastases à distance
Mx : M inclassable

* L'extension muqueuse à la surface linguale de l'épiglotte par les tumeurs primitives de la base de la langue et de la vallécule ne doit pas être considérée comme une invasion du larynx.

** La présence d'une invasion cutanée ou des tissus mous avec fixation profonde/fixation au muscle sous-jacent ou aux structures adjacentes ou la présence de signes cliniques d'envahissement nerveux est classée comme une extension extraganglionnaire. Les ganglions médians sont considérés comme homolatéraux. Le signe clinique d'extension extraganglionnaire inclut l'évaluation par la radiologie.

Tableau 16.3. Classification cTNM des tumeurs de l'oropharynx statut p16+.

T (tumeur primitive) (p16+)
T0 : Pas de signe de tumeur primitive
Tis : Carcinome in situ
T1 : Tumeur ≤ 2 cm dans sa plus grande dimension
T2 : Tumeur dont la plus grande dimension est > 2 cm et ≤ 4 cm
T3 : Tumeur dont la plus grande dimension est > 4 cm ou extension à la surface linguale de l'épiglotte
T4 : Tumeur envahissant une des structures suivantes : larynx*, musculature profonde /extrinsèque de la langue (génioglosse, hyoglosse, palatoglosse et styloglosse), muscle ptérygoïdien médian, palais osseux, mandibule*, muscle ptérygoïdien latéral, apophyses ptérygoïdes, paroi latérale du nasopharynx, base du crâne ; ou englobant l'artère carotide
Tx : Renseignements insuffisants pour classer la tumeur primitive
cN (adénopathie) (P16+)
N0 : Pas de signe d'atteinte des ganglions lymphatiques régionaux
N1 : Métastase(s) ganglionnaire(s) unilatérale(s) toute(s) ≤ 6 cm
N2 : Métastase(s) ganglionnaire(s) controlatérale(s) ou bilatérale(s), toute(s) ≤ 6 cm
N3 : Métastase(s) ganglionnaire(s) toute(s) > 6 cm
Nx : Renseignements insuffisants pour classer l'atteinte des ganglions lymphatiques régionaux
M (métastases)
M0 : Pas de métastases à distance
M1 : Métastases à distance
Mx : M inclassable

* L'extension muqueuse à la surface linguale de l'épiglotte par les tumeurs primitives de la base de la langue et de la vallécule ne doit pas être considérée comme une invasion du larynx.

F. Traitement

La décision thérapeutique est discutée en **RCP**.

Le traitement dépend du stade comme dans toutes les localisations. Il peut faire appel à la radiothérapie potentialisée ou non par de la chimiothérapie et/ou à la chirurgie. Les cancers HPV-induits sont plus radiosensibles.

La surveillance est la même que pour les autres cancers ORL.

Cas particulier des adénopathies sans porte d'entrée

S'il s'agit d'un carcinome épidermoïde, un évidement ganglionnaire doit être réalisé dans le même temps opératoire, associé à une amygdalectomie homolatérale à visée histologique (localisation fréquente de microcarcinomes).

> **Points clés**
> - **Ⓐ** Les cancers de l'oropharynx se manifestent essentiellement par une dysphagie haute, une otalgie réflexe unilatérale et une adénopathie cervicale.
> - Ils doivent être suspectés devant la persistance de ces symptômes pendant plus de 15 jours et une consultation ORL doit être réalisée rapidement.
> - La palpation est un geste clinique essentiel qui peut dépister des petits cancers.

IX. Cancers de l'hypopharynx

A. Épidémiologie

Ⓑ Les cancers de l'hypopharynx représentent 25 à 30 % des cancers des VADS.

Il s'agit des cancers localisés au niveau des sinus piriformes, de la région rétrocricoïdienne et de la bouche œsophagienne.

Leur pronostic est sombre (20 % de survie globale à 5 ans).

Les récidives locales ou ganglionnaires, l'apparition d'une deuxième localisation ou d'une métastase générale, grèvent en effet lourdement la survie dans les trois premières années.

B. Signes d'appel

Ⓐ Les signes d'appel sont les suivants :
- gêne pharyngée latérale ;
- dysphagie haute ;
- otalgie réflexe unilatérale ;
- **adénopathie cervicale** dure en zone II, III ou IV.

Plus tardivement :
- **dyspnée laryngée** (par envahissement laryngé) ;
- **dysphonie** ;
- **adénopathie cervicale** dure en zone II, III ou IV ;
- **altération de l'état général avec amaigrissement**.

Le caractère permanent, progressif et unilatéral de ces troubles doit attirer l'attention.

Le diagnostic est souvent tardif et tout symptôme **doit faire réaliser rapidement un examen ORL**.

C. Examen clinique

L'examen clinique de l'hypopharynx est réalisé grâce au nasofibroscope et ne peut donc pas être réalisé par un médecin généraliste.

Cet examen pourra mettre en évidence une tumeur ulcérobourgeonnante associée à une immobilité laryngée (expliquant la dysphonie associée).

D. Diagnostic et bilan

La biopsie avec **examen anatomopathologique** permet le diagnostic positif.

Cette biopsie sera réalisée sous anesthésie générale lors de la panendoscopie.

B Le type histologique principalement retrouvé (90 %) est le **carcinome épidermoïde** plus ou moins différencié.

Le bilan d'extension paraclinique locorégionale et à distance comprend :
- une panendoscopie des VADS ;
- un scanner cervicothoracique injecté ;
- une FOGD ;
- ± un TEP-scanner en fonction du stade.

E. Classification TNM

C Au terme de ce bilan clinique et paraclinique, le stade cTNM peut être établi (tableau 16.4).

Tableau 16.4. C Classification TNM des tumeurs de l'hypopharynx.

T (tumeur primitive)
T0 : Pas de signe de tumeur primitive
Tis : Carcinome in situ
T1 : Tumeur limitée à une seule sous-localisation de l'hypopharynx et/ou ≤ 2 cm dans sa plus grande dimension
T2 : Tumeur s'étendant à plus d'une sous-localisation de l'hypopharynx ou à une région adjacente, ou tumeur > 2 cm et ≤ 4 cm dans sa plus grande dimension, sans fixation de l'hémilarynx
T3 : Tumeur > 4 cm dans sa plus grande dimension, ou avec fixation de l'hémilarynx ou extension à l'œsophage
T4a : Tumeur envahissant une des structures suivantes : cartilage thyroïde/cricoïde, os hyoïde, glande thyroïde, œsophage, et tissus mous du compartiment central*
T4b : Tumeur envahissant le fascia prévertébral, englobant l'artère carotide, ou envahissant les structures médiastinales
N (adénopathie)
N0 : Pas de signe d'atteinte des ganglions lymphatiques régionaux
N1 : Métastase dans un seul ganglion lymphatique homolatéral ≤ 3 cm dimension
N2a : Métastase dans un seul ganglion lymphatique homolatéral > 3 cm mais ≤ 6 cm
N2b : Métastases ganglionnaires multiples homolatérales toutes ≤ 6 cm
N2c : Métastases ganglionnaires bilatérales ou controlatérales, toutes ≤ 6 cm
N3a : Métastase dans un ganglion lymphatique > 6 cm
N3b : Métastase(s) ganglionnaire(s) unique ou multiples avec signe clinique d'extension extraganglionnaire**
Nx : Renseignements insuffisants pour classer l'atteinte des ganglions lymphatiques régionaux
M (métastases)
M0 : Pas de métastases à distance
M1 : Métastases à distance
Mx : M inclassable

* Les tissus mous du compartiment central comprennent les muscles sous-hyoïdiens prélaryngés et la graisse sous-cutanée.

** La présence d'une invasion cutanée ou des tissus mous avec fixation profonde/fixation au muscle sous-jacent ou aux structures adjacentes ou la présence de signes cliniques d'envahissement nerveux est classée comme une extension extraganglionnaire. Les ganglions médians sont considérés comme homolatéraux. Le signe clinique d'extension extraganglionnaire inclut l'évaluation par la radiologie.

A *Remarque* : La classification pN, c'est-à-dire après analyse histologique de la pièce opératoire et du curage cervical, n'a pas été incluse dans ce chapitre. L'examen histologique d'un curage cervical limité comporte normalement au moins dix ganglions lymphatiques. L'examen histologique d'un curage cervical radical ou radical modifié comporte normalement au moins quinze ganglions lymphatiques.

F. Traitement

La décision thérapeutique est discutée en **RCP**.

C Le traitement des stades localement avancés (T4) consiste en une pharyngolaryngectomie totale. Cette chirurgie entraîne des conséquences fonctionnelles majeures : mutilation vocale (exérèse des cordes vocales) et trachéostomie définitive (suture de la trachée à la peau), entraînant une respiration exclusive par cet orifice.

La chimiothérapie néoadjuvante peut être utilisée dans un but de préservation d'organes, afin d'éviter une laryngectomie totale.

En cas de régression tumorale importante après la chimiothérapie, la radiothérapie est proposée.

En cas d'absence de régression tumorale après chimiothérapie, le traitement est chirurgical : pharyngolaryngectomie totale avec évidement ganglionnaire bilatéral. Il est toujours complété par une radiothérapie ou une chimioradiothérapie concomitante.

> **Points clés**
>
> **A** Toute gêne pharyngée ou otalgie réflexe unilatérale apparue depuis plus de 15 jours chez un patient fumeur doit être tenue pour suspecte d'un cancer de l'hypopharynx. Le patient doit être adressé rapidement au spécialiste ORL.

X. Cancers du larynx

A. Épidémiologie

B Les cancers du larynx représentent 30 à 35 % des cancers des VADS.

Il s'agit des cancers localisés au niveau des trois étages du larynx :
- étage sus-glottique (épiglotte, bande ventriculaire, margelle laryngée);
- étage glottique (corde vocale, aryténoïde);
- étage sous-glottique.

Les signes d'appel dépendent donc de la sous-localisation.

Le pronostic des cancers du larynx est meilleur que dans les autres localisations. La survie globale à 5 ans, tout stade confondu, est de 59 % chez les femmes et 56 % chez les hommes.

Ceci est lié à une faible lymphophilie des formes localisées (T1) à l'étage glottique et un diagnostic plus précoce, la dysphonie étant le signe d'appel.

Le tabac est le facteur de risque de ce cancer à prédominance masculine.

Les laryngites chroniques avec différentes formes de dysplasie sont des états précancéreux.

Tous les intermédiaires sont possibles entre la dysplasie grave, le cancer in situ et le cancer infiltrant; cela rend nécessaire la surveillance attentive de toute laryngite chronique et son contrôle histologique régulier si nécessaire.

B. Signes d'appel

Ⓐ Les signes d'appel sont les suivants :
- la **dysphonie** est le maître symptôme : elle est précoce, progressive, permanente. Chez les fumeurs, une dysphonie peut préexister en raison de la présence d'un œdème de Reinke (laryngite chronique). Une modification de la dysphonie préexistante doit faire suspecter une lésion cancéreuse ;
- la **dyspnée laryngée** est beaucoup plus tardive et signe une obstruction des VADS. C'est une urgence thérapeutique ;
- la **dysphagie** ou la gêne pharyngée s'observent dans les formes évoluées vers l'étage sus-glottique ;
- la présence d'une **adénopathie cervicale** est plus tardive, rarement présente lors du diagnostic des formes débutantes.

Toute dysphonie évoluant depuis plus de 8 jours, sans signe d'amélioration, doit faire réaliser un examen par un ORL.

C. Examen clinique

L'examen clinique des trois étages laryngés est réalisé grâce à un nasofibroscope. Il ne peut donc pas être réalisé par un médecin généraliste.

Cet examen pourra mettre en évidence une tumeur bourgeonnante du plan glottique expliquant la dysphonie associée (figures 16.7 et 16.8).

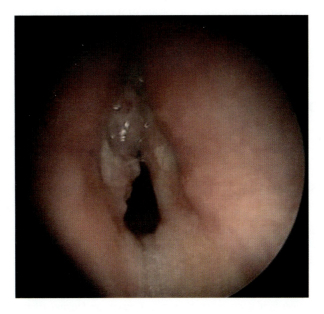

Fig. 16.7. Ⓒ **Examen endoscopique du larynx : carcinome épidermoïde de la corde vocale gauche.**

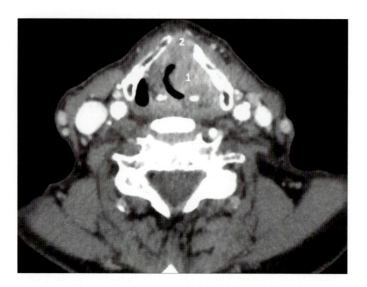

Fig. 16.8. 🅒 Scanner en coupe axiale montrant au niveau de l'hémilarynx gauche une tumeur laryngée (1) avec lyse du cartilage thyroïde (2).
Il s'agit d'un carcinome épidermoïde du larynx (étage glottique) gauche.

D. Diagnostic et bilan

🅐 La biopsie avec **examen anatomopathologique** permet le diagnostic positif.

🅑 Cette biopsie sera réalisée sous anesthésie générale lors d'une laryngoscopie en suspension avec un microscope et/ou une optique 30°. La laryngoscopie en suspension utilise un laryngoscope (tube rigide), une table pont et une suspension. Celle-ci permet d'avoir les deux mains de l'opérateur disponible afin de réaliser des prélèvements/gestes.

Le type histologique principalement retrouvé (90 %) est le **carcinome épidermoïde** plus ou moins différencié.

Le bilan d'extension paraclinique locorégionale et à distance comprend :
- une panendoscopie des VADS ;
- un scanner cervicothoracique injecté ;
- ± un TEP-scanner en fonction du stade.

E. Classification TNM

🅒 Au terme de ce bilan clinique et paraclinique, le stade cTNM peut être établi (tableaux 16.5 et 16.6).

Tableau 16.5. 🅒 Classification TNM des tumeurs du larynx de l'étage sus-glottique.

T (tumeur primitive)
T0 : Pas de signe de tumeur primitive
Tis : Carcinome in situ
T1 : Tumeur limitée à une sous-localisation de l'étage sus-glottique avec mobilité normale des cordes vocales
T2 : Tumeur envahissant la muqueuse de plus d'une sous-localisation de l'étage sus-glottique ou glottique ou extra-glottique (muqueuse de la base de la langue, vallécule, paroi interne du sinus piriforme) sans fixation du larynx
T3 : Tumeur limitée au larynx avec fixation glottique et/ou envahissement des régions suivantes : régions rétrocricoïdienne, espace pré-épiglottique, espace para-glottique et/ou corticale interne du cartilage thyroïde
T4a : Tumeur envahissant le cartilage thyroïde et/ou envahissant les tissus extra-laryngés, c'est-à-dire la trachée, les tissus mous du cou dont les muscles profonds/extrinsèques de la langue (génioglosse, hyoglosse, palatoglosse et styloglosse), les muscles sous-hyoïdiens, la glande thyroïde et l'œsophage
T4b Tumeur envahissant l'espace prévertébral, les structures médiastinales, ou englobant l'artère carotide

(Suite)

ITEM 298 Tumeurs de la cavité buccale, nasosinusiennes et du cavum, et des voies aérodigestives supérieures

Tableau 16.5. Suite.

N (adénopathie)
N0 : Pas de signe d'atteinte des ganglions lymphatiques régionaux N1 : Métastase dans un seul ganglion lymphatique homolatéral ≤ 3 cm dimension N2a : Métastase dans un seul ganglion lymphatique homolatéral > 3 cm mais ≤ 6 cm N2b : Métastases ganglionnaires multiples homolatérales toutes ≤ 6 cm N2c : Métastases ganglionnaires bilatérales ou controlatérales, toutes ≤ 6 cm N3a : Métastase dans un ganglion lymphatique > 6 cm N3b : Métastase(s) ganglionnaire(s) unique ou multiples avec signe clinique d'extension extraganglionnaire Nx : Renseignements insuffisants pour classer l'atteinte des ganglions lymphatiques régionaux
M (métastases)
M0 : Pas de métastases à distance M1 : Métastases à distance Mx : M inclassable

Tableau 16.6. **C** Classification TNM des tumeurs du larynx de l'étage glottique.

T (tumeur primitive)
T0 : Pas de signe de tumeur primitive Tis : Carcinome in situ T1 : Tumeur limitée à une ou deux cordes vocales (pouvant envahir la commissure antérieure ou postérieure), avec mobilité normale T1a : Tumeur limitée à une corde vocale T1b : Tumeur envahissant les deux cordes vocales T2 : Tumeur envahissant l'étage sus- et/ou sous-glottique, et/ou diminution de la mobilité glottique T3 : Tumeur limitée au larynx avec fixité de la corde vocale et/ou envahissant l'espace paraglottique et/ou avec lyse minime du cartilage thyroïde (corticale interne) T4a : Tumeur envahissant le cartilage thyroïde ou les tissus extra-laryngés, c'est-à-dire la trachée, les tissus mous du cou notamment la musculature profonde/extrinsèque de la langue (génioglosse, hyoglosse, palatoglosse et styloglosse), les muscles sous hyoïdiens, la thyroïde, l'œsophage T4b : Tumeur envahissant l'espace prévertébral, les structures médiastinales, ou englobant l'artère carotide
N (adénopathie)
N0 : Pas de signe d'atteinte des ganglions lymphatiques régionaux N1 : Métastase dans un seul ganglion lymphatique homolatéral ≤ 3 cm dimension N2a : Métastase dans un seul ganglion lymphatique homolatéral > 3 cm mais ≤ 6 cm N2b : Métastases ganglionnaires multiples homolatérales toutes ≤ 6 cm N2c : Métastases ganglionnaires bilatérales ou controlatérales, toutes ≤ 6 cm N3a : Métastase dans un ganglion lymphatique > 6 cm N3b : Métastase(s) ganglionnaire(s) unique ou multiples avec signe clinique d'extension extraganglionnaire Nx : Renseignements insuffisants pour classer l'atteinte des ganglions lymphatiques régionaux
M (métastases)
M0 : Pas de métastases à distance M1 : Métastases à distance Mx : M inclassable

F. Traitement

A La décision thérapeutique est discutée en **RCP**.

C Les formes débutantes sont accessibles à un traitement conservateur soit par chirurgie soit par radiothérapie. La décision dépend des résultats des examens endoscopiques, de l'imagerie, de l'accessibilité à un traitement et surtout du patient.

La décision est proposée après la tenue de la RCP : la chirurgie peut être réalisée par voie endoscopique (cordectomie) pour les tumeurs accessibles, de petite taille T1 et T2, ou par voie externe pour les tumeurs non accessibles ou plus infiltrantes et plus évoluées.

La laryngectomie totale est encore réalisée pour les cancers évolués, et donc un trachéostome définitif nécessitant une réhabilitation vocale : apprentissage de voix œsophagienne et/ou de l'utilisation d'un microphone électronique (laryngophone) et/ou mise en place d'une prothèse phonatoire.

La chimiothérapie néoadjuvante ou concomitante peut être utilisée dans un but de préservation d'organe dans les stades localement avancés sans lyse cartilagineuse (tumeur classée T3 = immobilité laryngée). La radiothérapie externe pour un cancer de corde vocale mobile est une alternative au traitement endoscopique ou, pour des tumeurs plus évoluées, en complément postopératoire d'une laryngectomie totale ou encore dans le cadre d'un protocole de préservation laryngée.

G. Cas particulier : cancer sous-glottique

Le cancer de l'étage sous-glottique est très rare.

Son premier signe est la dyspnée laryngée, malheureusement d'apparition tardive.

Le traitement est chirurgical suivi d'une radiothérapie.

Le pronostic est sombre du fait de l'extension fréquente au corps thyroïde, de récidives au niveau trachéal, de l'envahissement médiastinal, et du fait de sa lymphophilie (adénopathies récurrentielles).

> **Points clés**
> - **Ⓐ** La dysphonie est le maître symptôme du cancer des cordes vocales.
> - Toute dysphonie (apparition ou modification d'une dysphonie préexistante) nécessite un examen ORL avec examen des cordes vocales à l'aide d'un nasofibroscope rapidement.
> - Les cancers localisés (T1) de la corde vocale sont peu lymphophiles.
> - Leur pronostic est très souvent favorable lorsque le diagnostic est précoce.

XI. Cancer du rhinopharynx (UCNT)

Ⓐ Le cancer du rhinopharynx (ou cancer du cavum) reste de diagnostic tardif en raison de sa localisation peu accessible à l'examen clinique et de sa symptomatologie aspécifique.

A. Épidémiologie

Ⓑ La forme d'épithélioma indifférencié (*Undifferentiated Carcinoma of Nasopharyngeal Type*, UCNT) est l'histologie la plus fréquente du cancer du rhinopharynx.

Ce cancer présente une distribution géographique mondiale particulière, avec des zones à haut risque telles que le Maghreb, l'Asie du Sud-Est et l'Alaska. Le cancer du cavum survient essentiellement chez l'adulte jeune, avant 50 ans (non rare chez l'enfant et l'adolescent), avec un ratio homme/femme de 3/1. Des formes familiales sont retrouvées dans 10 % des cas.

L'infection par le virus d'Epstein-Barr est un facteur de risque. L'augmentation des taux d'anticorps anti-EBV semble proportionnelle au volume tumoral, au stade et à l'apparition de récidive. Il n'y a pas de lien avec l'éthylo-tabagisme chronique.

B. Signes d'appel

Ⓐ Isolés, ils sont souvent trompeurs. Il s'agit de :
- *symptômes cervicaux* : adénopathie cervicale parfois isolée, souvent bilatérale. C'est le symptôme initial le plus fréquent (50 à 90 % des cas) ;
- *symptômes otologiques* traduisant une obstruction tubaire unilatérale : surdité de transmission et autophonie ;
- *symptômes rhinologiques* : obstruction nasale et épistaxis ou rhinorrhée sérosanglante ;
- *symptômes neurologiques,* avec l'atteinte des paires crâniennes :
  - atteinte des IIIe, IVe et VIe paires crâniennes traduisant une extension tumorale au sinus caverneux ;
  - atteinte de la Ve paire crânienne témoignant d'une extension au foramen ovale.

> Toute adénopathie isolée cervicale ou toute otite séreuse unilatérale chez l'adulte impose une cavoscopie, à la recherche d'un cancer du cavum.

C. Examen clinique

L'examen du cavum est facilité par l'emploi d'un nasofibroscope, mais il peut également être fait au miroir. Une tumeur ulcérobourgeonnante ou infiltrante est visualisée, le plus souvent latérale ou postérosupérieure dans le cavum.

L'examen otoscopique peut révéler un aspect d'otite séromuqueuse unilatérale, en cas d'obstruction de la trompe auditive par la lésion tumorale.

L'analyse clinique des paires crâniennes permet d'évaluer cliniquement l'extension de la lésion.
La palpation cervicale est indispensable à la recherche de métastases ganglionnaires.

D. Diagnostic

Ⓑ Le diagnostic repose sur la biopsie, qui détermine le type histologique, soit :
- un carcinome indifférencié de type nasopharyngé (UCNT) ;
- un lymphome, le plus souvent de type lymphome malin non hodgkiniens (10 à 20 % des cas).

E. Bilan d'extension

Le bilan d'extension est essentiel pour la conduite thérapeutique et comprend systématiquement :
- un scanner du massif facial (figure 16.9) et de la base du crâne ;
- une IRM de la base du crâne et cérébrale ;
- un TEP-scanner à la recherche de métastases ganglionnaires et à distance.

Il est fait en milieu spécialisé et doit rechercher :
- des signes d'envahissement des structures voisines, notamment une atteinte osseuse basicrânienne ;
- des métastases, principalement osseuses mais également pulmonaires et hépatiques.

Ⓒ Au terme de ce bilan, le stade de classification cTNM peut être établi (tableau 16.7).

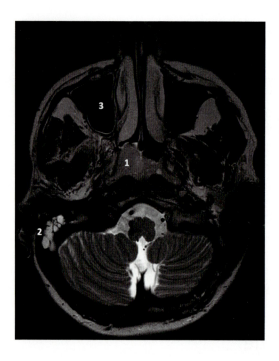

Fig. 16.9. IRM en séquence T2 en coupe axiale d'un carcinome du cavum.
Noter la tumeur du cavum (1), le comblement des cellules mastoïdiennes homolatérales (otite séromuqueuse due à la compression de la trompe auditive par la tumeur) (2) et le sinus maxillaire gauche (3).

Tableau 16.7. Classification TNM des tumeurs du rhinopharynx.

T (tumeur primitive)
Tis : épithélioma *in situ*
T0 : pas de signe de tumeur primitive
T1 : Tumeur limitée au nasopharynx ou étendue à l'oropharynx et/ou à la fosse nasale sans extension parapharyngée
T2 : Tumeur avec extension à l'espace parapharyngé et/ou infiltration du muscle ptérygoïdien médian, du muscle ptérygoïdien latéral, et/ou des muscles prévertébraux
T3 : Invasion tumorale des structures osseuses de la base du crâne, des vertèbres cervicales, des structures ptérygoïdes et/ou des sinus paranasaux
T4 : Tumeur avec extension intracrânienne et/ou atteinte des nerfs crâniens, de l'hypopharynx, de l'orbite de la glande parotide et/ou infiltration au-delà de la face latérale du muscle ptérygoïdien latéral
Tx : Tumeur inclassable
N (adénopathie)
N0 : Pas de signe d'atteinte des ganglions lymphatiques régionaux
N1 : Atteinte unilatérale d'un ou plusieurs ganglions lymphatiques cervicaux, et/ou atteinte unilatérale ou bilatérale de ganglions lymphatiques rétropharyngiens, ≤ 6 cm dans leur plus grande dimension, au-dessus du bord caudal du cartilage cricoïde
N2 : Atteinte bilatérale d'un ou de plusieurs ganglions lymphatiques, ≤ 6 cm dans leur plus grande dimension, au-dessus du bord caudal du cartilage cricoïde
N3 : Atteinte d'un ou de plusieurs ganglions lymphatiques > 6 cm et/ou extension au-dessous du bord caudal du cartilage cricoïde
Nx : Renseignements insuffisants pour classer l'atteinte des ganglions lymphatiques régionaux
M (métastases)
M0 : Pas de métastases à distance
M1 : Métastases à distance
Mx : M inclassable

F. Traitement des UCNT

🅒 En raison de la localisation profonde, des extensions fréquentes à la base du crâne et de la haute radiosensibilité des UCNT, le traitement de première intention relève essentiellement de la radiothérapie.

La chirurgie concerne uniquement l'exérèse des reliquats ganglionnaires persistant plus de 2 mois après la fin de l'irradiation.

La chimiothérapie peut être proposée associée à l'irradiation en cas de tumeur avancée (T3-T4) ou en cas de métastases avérées.

🅑 Le taux de survie globale se situe autour de 40 % à 3 ans et 30 % à 5 ans. Les facteurs pronostiques essentiels sont :
- le type histologique ;
- le degré d'extension initial avec notamment l'ostéolyse basicrânienne (très péjorative).

> **Points clés**
> - 🅐 Le cancer du cavum est surtout un carcinome indifférencié. Il se voit à tout âge. Son épidémiologie est originale.
> - Il faut penser au cancer du rhinopharynx devant une adénopathie cervicale isolée et/ou une otite séromuqueuse unilatérale chez l'adulte.

XII. Cancers des fosses nasales et des sinus

🅐 Les cancers rhinosinusiens sont rares. Leur diagnostic est difficile en raison de l'espace volumineux disponible pour le développement tumoral (volume d'une cavité nasale normale adulte : 15 à 20 cm^3).

Les symptômes sont donc tardifs et banals (obstruction nasale, rhinorrhée).

🅒 Ces cancers sont peu lymphophiles.

A. Cancer de l'ethmoïde

1. Épidémiologie

🅑 L'épidémiologie des cancers de l'ethmoïde est particulière sur le plan des facteurs favorisants :
- pas d'influence notable de l'intoxication alcoolo-tabagique, contrairement aux cancers bucco-pharyngo-laryngés ;
- importance des facteurs exogènes d'origine professionnelle :
  - profession du bois : l'adénocarcinome de la fente olfactive figure au tableau n° 47B des maladies professionnelles. Les poussières de bois s'accumulent volontiers dans la partie postérieure des fentes olfactives qui est le lieu en moyenne 30 ans après le début de l'exposition du pédicule d'implantation de la lésion ;
  - autres substances : nickel (tableau n° 37*ter* des maladies professionnelles), nitrosamines, goudrons de houille, amiante…

2. Signes d'appel

Syndrome nasal

Ⓐ L'obstruction nasale unilatérale sera présente dans 100 % des cas. Elle est permanente et résiste aux différents traitements anti-infectieux et vasoconstricteurs.

Elle est souvent accompagnée d'une rhinorrhée mucopurulente, éventuellement striée de sang, d'une hyposmie ou d'une anosmie.

L'épistaxis, le plus souvent spontanée, unilatérale, récidivante, constitue le classique « signal symptôme », survenant sans cause locale ou générale évidente.

Syndrome ophtalmique

Les signes ophtalmiques sont expliqués par les rapports anatomiques étroits entre les cavités nasosinusiennes et les parois supérieure, interne et inférieure de l'orbite. Ils sont le signe d'une tumeur déjà évoluée :
- œdème de la paupière supérieure, dacryocystite ;
- exophtalmie isolée, non réductible ;
- ptosis, paralysie oculomotrice, diplopie.

Syndrome neurologique

Les céphalées sont rares et peu spécifiques (obstruction nasale, rétentions et poussées inflammatoires sinusiennes). Les douleurs par envahissement tumoral tissulaire sont tardives.

Elles peuvent prendre l'allure d'une véritable névralgie faciale par envahissement des branches du nerf trijumeau.

> Toute obstruction nasale unilatérale d'apparition récente, accompagnée d'épistaxis récidivantes doit faire suspecter une lésion tumorale de l'ethmoïde.

3. Examen clinique (assuré par le spécialiste)

La rhinoscopie antérieure peut objectiver :
- une masse bourgeonnante, hémorragique spontanément ou au contact ;
- un banal polype réactionnel, unilatéral, cachant une lésion située plus haut : le polype sentinelle.

L'examen de la cavité buccale, de la face, de la région orbito-oculaire des paires crâniennes peut mettre en évidence une extension de la lésion.

L'examen cervical systématique recherche une adénopathie, très rare.

Cet examen clinique est complété par une endoscopie des deux fosses nasales et du cavum qui, le plus souvent, met en évidence une lésion charnue et bourgeonnante.

4. Diagnostic

Le diagnostic est affirmé grâce à la réalisation d'une biopsie sous anesthésie locale ou générale par voie endoscopique. L'examen histologique objective :
- **Ⓑ** un **adénocarcinome de la fente olfactive** dans la majorité des cas ;
- beaucoup plus rarement : un carcinome épidermoïde plus ou moins bien différencié, un mélanome muqueux, un lymphome, un sarcome… Ces tumeurs sont sans rapport avec les facteurs de risque professionnels.

5. Bilan d'extension

Le bilan d'extension comporte :
- TDM du massif facial, de la base du crâne et de la région cervicale en coupes coronales, axiales et sagittales, permettant de préciser la topographie de la masse, son extension aux régions voisines (face, orbite, base du crâne et endocrâne) et l'extension ganglionnaire ;
- IRM du massif facial et de la base du crâne : seul examen capable de faire la différence entre la tumeur, l'inflammation et les rétentions nasosinusiennes induites par la masse tumorale. Elle visualisera l'extension tumorale au niveau de l'orbite, l'étage antérieur, l'endocrâne, les paires crâniennes et l'extension ganglionnaire (figures 16.10 et 16.11).

Ⓒ Au terme de ce bilan, le stade cTNM peut être établi.

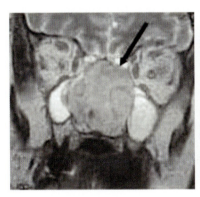 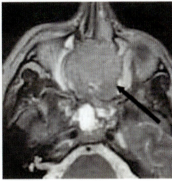

Fig. 16.10. Ⓐ **Scanner chez un patient présentant un cancer du sinus ethmoïdal (1).**
Noter l'extension vers l'orbite de la lésion avec destruction (lyse) de la lame orbitaire (ou papyracée) (flèches noires).

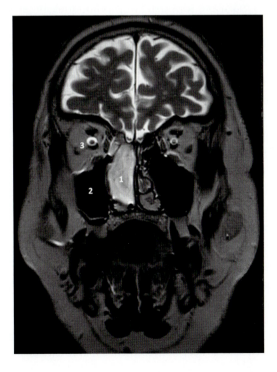

Fig. 16.11. Ⓐ **IRM en séquence T2 en coupe frontale d'un adénocarcinome de l'ethmoïde.**
Noter l'adénocarcinome de l'ethmoïde droit (1), le sinus maxillaire droit (2) et les rapports étroits avec l'orbite (3).

6. Évolution

🅑 Elle est essentiellement locorégionale, plus rarement métastatique :
- locorégionale : vers l'orbite ou l'endocrâne (de mauvais pronostic), la fosse temporozygomatique et la fosse ptérygomaxillaire, les autres sinus, la cavité buccale et la face ;
- évolution ganglionnaire, rare ;
- évolution métastatique dans 20 % des cas (poumon, os, cerveau).

7. Traitement radiochirurgical

🅒 Le traitement consiste en une exérèse large de la tumeur par voie endonasale seule ou par voie combinée ORL et neurochirurgicale.

Le traitement chirurgical sera associé parfois à une radiothérapie complémentaire (stades avancés, exérèse incomplète…).

La chimiothérapie a des indications limitées : tumeurs très étendues, récidives, métastases ou certaines formes histologiques.

8. Résultats

🅐 La survie à 5 ans est très variable en fonction de l'histologie et du stade. Pour les adénocarcinomes, le taux de survie à 5 ans est en moyenne de 100 % pour les T1 mais n'est que de 13 % pour les T4b à 3 ans. Il est donc important de les dépister au plus tôt.

B. Cancer du sinus maxillaire

🅒 Il apparaît essentiellement chez le sujet âgé.

🅐 Les lésions du sinus maxillaire sont peu symptomatiques initialement, avec des signes aspécifiques, menant à un diagnostic tardif.

Peuvent être présents :
- des symptômes rhinosinusiens :
  - obstruction nasale unilatérale ;
  - pesanteur ou douleur en regard du sinus maxillaire ;
- épistaxis unilatérales récidivantes ;
- rhinorrhée mucopurulente ou sérosanglante ;
- un syndrome tumoral :
  - une tuméfaction de la fosse canine ou de la joue ;
  - une hypoesthésie dans le territoire du V2 ;
- des signes bucco-dentaires :
  - douleurs dentaires à type de pulpite ;
  - ulcération gingivale hémorragique ;
  - bombement alvéolaire ;
  - mobilité dentaire en secteur 1 et 2.

Une lésion néoplasique doit être évoquée devant toute symptomatologie unilatérale persistante. Toute mobilité des molaires en secteur 1 et 2 nouvellement apparue chez un adulte est suspecte d'être une tumeur du sinus maxillaire.

B L'examen histologique objective le plus fréquemment un carcinome épidermoïde plus ou moins bien différencié.

L'examen clinique, le bilan d'extension et les traitements sont similaires au cancer de l'ethmoïde. Le pronostic est péjoratif.

C. Tumeur de la cloison nasale

A Elle peut prendre le masque d'une folliculite ou d'une rhinite vestibulaire traînante. Il s'agit souvent d'un carcinome épidermoïde très agressif, infiltrant, très lymphophile.

C Il nécessitant une exérèse chirurgicale précoce, un curage ganglionnaire bilatéral (car lésion tumorale sur la ligne médiane) et une radiothérapie adjuvante sur la tumeur primitive et les zones ganglionnaires touchées.

D. Tumeur du sphénoïde

A Elle se manifeste volontiers au début par des céphalées profondes (rétro-orbitaires) ou postérieures, occipitales ou du vertex. Les troubles ophtalmologiques, telles qu'une exophtalmie ou une diplopie, sont fréquents (proximité de l'apex orbitaire et du sinus caverneux traversé par les nerfs oculomoteurs).

> **Points clés**
> - Toute symptomatologie nasosinusienne unilatérale doit faire éliminer une néoplasie sinusienne.
> - Toute mobilité des molaires doit faire suspecter une néoplasie du sinus maxillaire.
> - Une origine professionnelle peut être responsable d'un cancer de l'ethmoïde (poussières de bois).

▶ **Compléments en ligne**

Des vidéos sont associées à ce chapitre, indiquées dans le texte par un picto 🖱. Pour voir ces vidéos, connectez-vous sur http://www.em-consulte/e-complement/476627 et suivez les instructions.

Vidéo 16.1. Nasofibroscopie normale.

Vidéo 16.2. Bilan d'extension des cancers des VADS : laryngoscopie.

CHAPITRE 17

ITEMS 334, 335
Orientation diagnostique et conduite à tenir devant un traumatisme craniofacial : fracture du rocher

I. Étiologie et mécanisme des fractures du rocher
II. Tableau clinique

Situations de départ

- **127.** Paralysie faciale.
- **155.** Rhinorrhée.
- **172.** Traumatisme crânien.

Objectifs pédagogiques

ITEM 334 – Prise en charge immédiate pré-hospitalière et à l'arrivée à l'hôpital, évaluation des complications chez : (…) un traumatisé crânien ou crânio-encéphalique

Rang	Rubrique	Intitulé	Descriptif
B	Définition	Définition d'un traumatisé crânien léger, modéré et grave	En fonction du score de Glasgow
B	Éléments physiopathologiques	Connaître les principes physiopathologiques des lésions cérébrales traumatiques	Débit sanguin cérébral, pression de perfusion cérébrale, HTIC, lésions primaires et secondaires
A	Diagnostic positif	Savoir suspecter et diagnostiquer un traumatisme crânien	Clinique traumatologique, évaluation de l'état de conscience, traumatismes crâniens mineur/modéré/grave
A	Identifier une urgence	Identifier le traumatisé crânien grave	Savoir calculer le score de Glasgow, dépister de signes de localisation : motricité oculaire intrinsèque et extrinsèque, réponse motrice à la stimulation douloureuse
A	Identifier une urgence	Identifier le traumatisé crânien nécessitant une évaluation spécialisée	Notion de perte de connaissance, traitement associé, terrain, circonstances
A	Examens complémentaires	Savoir demander à bon escient l'examen d'imagerie pertinent devant un traumatisme crânien à la phase aiguë	Indications de la tomodensitométrie cérébrale

ORL
© 2022, Elsevier Masson SAS. Tous droits réservés

Rang	Rubrique	Intitulé	Descriptif
B	Contenu multimédia	Exemple TDM d'hématome extradural, sous-dural et de contusions cérébrales	
B	Prise en charge	Connaître les principes de prise en charge des traumatisés crâniens	Symptomatique, ACSOS, neurochirurgie

ITEM 335 – Orientation diagnostique et conduite à tenir devant un traumatisme maxillo-facial et oculaire

Rang	Rubrique	Intitulé
A	Identifier une urgence	Identifier les urgences vitales et fonctionnelles du traumatisé facial
A	Diagnostic positif	Connaître les éléments de l'interrogatoire et de l'examen clinique à réaliser dans le cadre d'un traumatisme facial
A	Examens complémentaires	Connaître les examens à réaliser en première intention dans le cadre d'un traumatisme facial en fonction des orientations diagnostiques
A	Identifier une urgence	Connaître les critères de gravité d'un traumatisme facial
B	Diagnostic positif	Connaître les déclarations obligatoires pour un patient victime d'une morsure animale*
B	Prise en charge	Connaître les principes thérapeutiques des plaies de la face (morsures incluses)*
A	Diagnostic positif	Connaître le traumatisme dentaire nécessitant une prise en charge urgente (i.e. luxation dentaire)*
B	Définition	Définition de la fracture de la mandibule*
A	Diagnostic positif	Connaître les signes cliniques présents dans les fractures de mandibule (pour l'ensemble des fractures, condyle inclus)*
B	Suivi et/ou pronostic	Connaître le risque d'ankylose articulaire après fracture du condyle*
A	Examens complémentaires	Connaître les examens à réaliser dans le cadre d'une fracture de mandibule*
B	Contenu multimédia	Scanner d'une fracture de mandibule (coupes ou reconstruction)*
B	Définition	Définition d'une fracture du zygoma*
B	Diagnostic positif	Connaître les signes cliniques présents dans les fractures du zygoma*
B	Suivi et/ou pronostic	Connaître les complications des fractures du zygoma*
B	Examens complémentaires	Connaître les examens à réaliser dans le cadre d'une fracture du zygoma*
B	Définition	Définition d'une fracture du plancher de l'orbite*
A	Diagnostic positif	Connaître les signes cliniques présents dans les fractures du plancher de l'orbite*
A	Identifier une urgence	Reconnaître les critères d'incarcération musculaire dans une fracture du plancher de l'orbite*
A	Examens complémentaires	Connaître les examens à réaliser en urgence dans le cadre d'une fracture du plancher de l'orbite*
B	Contenu multimédia	Scanner d'une fracture du plancher de l'orbite*
B	Prise en charge	Connaître les principes du traitement d'une fracture du plancher de l'orbite avec incarcération musculaire*
A	Diagnostic positif	Connaître les signes cliniques présents dans les fractures des os nasaux
B	Suivi et/ou pronostic	Connaître les critères de gravité d'une fracture des os nasaux (hématome de la cloison, épistaxis)

Rang	Rubrique	Intitulé
B	Définition	Définition des fractures de Le Fort*
B	Diagnostic positif	Connaître les signes cliniques communs et spécifiques des différents types des fractures de Le Fort*
B	Identifier une urgence	Connaître des risques fonctionnels et vitaux des fractures de Le Fort*
A	Identifier une urgence	Connaître les éléments cliniques d'une brèche cérébrospinale dans le cadre d'un traumatisme facial*
B	Examens complémentaires	Connaître les examens à réaliser dans le cadre d'une fracture de Le Fort*
A	Définition	Connaître les différents traumatismes crâniens de l'enfant*
A	Identifier une urgence	Traumatismes crâniens de l'enfant : évaluation de la gravité et des complications précoces*

Objectifs : identifier les urgences vitales, savoir mener un interrogatoire rapide et un examen clinique

A La fracture du rocher est une pathologie fréquente et rarement isolée. Elle survient dans un contexte de traumatisme craniofacial et s'associe souvent à d'autres lésions corporelles. En effet, les traumatismes crâniens entraînent dans 4 à 30 % une fracture de la base du crâne, dont 18 à 40 % atteignent l'os temporal. Les fractures du rocher sont unilatérales dans plus de 80 % des cas. Par conséquent, devant toute fracture du rocher, la prise en charge doit être globale avec vérification de l'état de conscience du patient polytraumatisé, de ses constantes vitales et recherche d'autres atteintes lésionnelles en particulier les fractures du rachis et des membres, mais aussi du rocher controlatéral. L'examen neurologique du patient est systématique et primordial : orientation temporo-spatiale, nerfs crâniens, motricité, sensibilité. Dans le cas où il existe des plaies de la face associées, l'évaluation de la vue, de la fonction faciale, des pertes sanguines (en particulier en présence d'une épistaxis) devra être systématique tout comme la recherche d'autres foyers fracturaires au niveau des os de la face. Le patient doit avoir un ou de préférence deux abords veineux pour remplissage en cas de déplétion sanguine.

Objectifs : identifier les urgences fonctionnelles, savoir mener un interrogatoire rapide et un examen clinique

Les urgences fonctionnelles sont liées à l'atteinte de la motricité faciale, à la survenue d'une brèche ostéoméningée de la base du crâne avec fuite de liquide cérébrospinal et aux atteintes cochléovestibulaires. L'interrogatoire et l'examen clinique s'attacheront à rechercher une éventuelle paralysie faciale périphérique (PFP), à définir son intensité, en particulier son caractère partiel ou complet en utilisant la classification de House et Brackmann. La date d'apparition, immédiate ou progressive, est aussi importante à préciser pour la prise en charge thérapeutique de la paralysie. Il faudra également rechercher une éventuelle otorrhée et/ou une rhinorrhée cérébrospinale. L'examen audiovestibulaire clinique, en particulier la recherche d'un nystagmus spontané controlatéral à la fracture du rocher, est important pour identifier une atteinte vestibulaire déficitaire. Les tests acoumétriques et ensuite audiométriques devront être réalisés dès que l'état de conscience du patient le permet.

Objectifs : connaître les critères de gravité d'un traumatisé craniofacial

Les critères de gravité sont l'instabilité hémodynamique et respiratoire, la perte de connaissance, l'altération de l'état de conscience, la désorientation temporo-spatiale et la présence de multiples fractures craniofaciales et/ou rachidiennes.

I. Étiologie et mécanisme des fractures du rocher

A. Étiologie

Les fractures du rocher surviennent en général suite à un traumatisme crânien sévère, le plus souvent direct. C'est le cas des accidents de la voie publique, lors d'une activité sportive (escalade, ski, etc.), d'un accident de travail (chute, glissement, etc.), d'une agression physique ou d'un traumatisme balistique.

B. Mécanisme (figure 17.1)

1. Classification anatomique

C Cette classification repose sur le parcours du trait de fracture par rapport à l'axe longitudinal de la pyramide pétreuse. Il existe deux types de fracture du rocher en fonction du point d'impact sur l'os temporal.

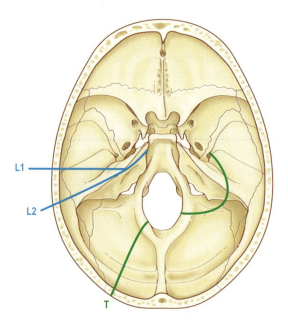

Fig. 17.1. B Vue de haut de la base du crâne.
L1. Trait de fracture longitudinal provenant de la corticale de l'os temporal et passant par le méat acoustique externe (MAE). **L2.** Trait de fracture longitudinal plus postérieur, épargnant le MAE et passant par l'oreille moyenne (OM). **T.** Trait de fracture transversal provenant de la corticale de l'os occipital, passant par l'oreille interne (OI) et épargnant le MAE et l'OM.
Illustration : Carole Fumat.

Fracture longitudinale, parallèle à l'axe du rocher

Dû à un choc latéral, le trait de fracture débute par la partie corticale et suit les zones de fragilité de l'os temporal. Si le trait de fracture est relativement antérieur, il passera par le méat acoustique externe (MAE) et entraînera une otorragie et une perforation tympanique. Si le trait de fracture est plus postérieur, il passera par la mastoïde et l'oreille moyenne en respectant la membrane tympanique. Ceci entraîne un hémotympan associé à une ecchymose rétroauriculaire (signe de Battle). La facture longitudinale est en général extralabyrinthique : elle respecte l'oreille interne. Elle s'accompagne d'une PFP dans 10 à 25 % des cas. Elle est liée à une atteinte du ganglion géniculé ; plusieurs mécanismes sont possibles : étirement des nerfs pétreux (œdème rétrograde), prolongement du trait de fracture sur le nerf ou esquille osseuse ou osselet impacté sur le nerf (figure 17.2).

Concernant l'audition, les fractures longitudinales du rocher sont responsables d'une surdité de transmission, qui peut être :

- transitoire (environ 3 semaines), en rapport avec l'hémotympan, raison pour laquelle l'audiométrie doit être répétée une fois l'hémotympan résorbé ;
- variable, en rapport avec une déchirure tympanique avec otorragie ;
- durable et plus sévère, en rapport avec une fracture ou une luxation ossiculaire : luxation incudo-malléaire et/ou incudo-stapédienne, fracture de la longue apophyse de l'incus ou des branches du stapes (figure 17.3).

Les surdités de transmission durables nécessitent un traitement chirurgical à moyen terme par tympanoplastie pour les perforations tympaniques persistantes et ossiculoplastie pour les luxations/fractures ossiculaires. La plupart des perforations tympaniques post-traumatiques se referment spontanément à moyen terme.

La surdité peut être mixte, l'atteinte perceptionnelle étant associée à une commotion labyrinthique.

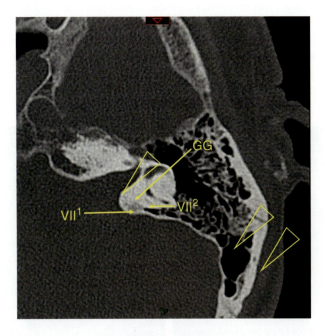

Fig. 17.2. **B** **TDM des rochers, coupe axiale, rocher gauche.**
Trait de fracture longitudinal (têtes de flèche) passant par le ganglion géniculé (GG). VII^2 : deuxième portion du nerf facial. VII^1 : première portion. Ce patient avait développé une paralysie faciale secondaire.

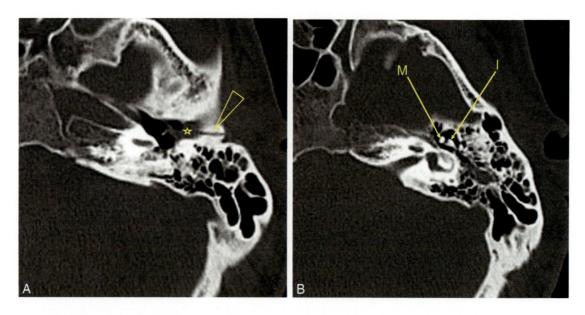

Fig. 17.3. **B** TDM des rochers, coupes axiales, rocher gauche.
A. Trait de fracture longitudinal (tête de flèche) passant par le MAE et provoquant une otorragie (étoile). **B.** Coupe plus haute montrant un diastasis entre le malléus (M) et l'incus (I).

Fracture transversale, perpendiculaire à l'axe du rocher

Le trait de fracture est souvent de trajet postéro-antérieur, à point de départ la corticale occipitale, mais il peut être également antéropostérieur, à point de départ frontal. Il passe le plus souvent par la capsule otique (fracture translabyrinthique) et entraîne des lésions irréversibles de l'oreille interne (figure 17.4) ou parfois du méat acoustique interne (MAI) (figure 17.5) : cophose avec vertige par atteinte vestibulaire complète (aréflexie). Cette fracture transversale entraîne dans 38 à 50 % des cas une PFP par étirement, déchirement ou section du nerf facial (VII) au niveau de ses portions labyrinthique (VII^1), tympanique (VII^2) et moins souvent au niveau du MAI.

Les fractures longitudinales sont les plus fréquentes (70 à 90 %) ; les fractures transversales sont moins fréquentes (10 à 30 %).

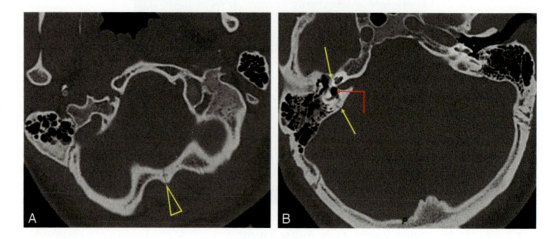

Fig. 17.4. **B** TDM de la base du crâne, coupes axiales.
A. Trait de fracture sagittal (tête de flèche) passant par l'os occipital. **B.** Coupe plus haute montrant une fracture transversale translabyrinthique droite (entre les deux flèches) avec pneumolabyrinthe au niveau du vestibule (flèche coudée).

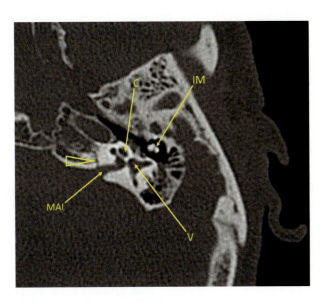

Fig. 17.5. ᴮ **TDM des rochers, coupe axiale, rocher gauche.**
Trait de fracture transversal (tête de flèche) passant par le méat acoustique interne (MAI). C : cochlée ; V : vestibule ; IM : articulation incudo-malléaire normale.

2. Classification fonctionnelle ou anatomoclinique

Ⓐ Elle tient compte de l'atteinte ou non de la capsule otique par le trait de fracture et par conséquent de l'atteinte audiovestibulaire.

Fracture extralabyrinthique, épargnant l'oreille interne

Ⓒ Le trait de fracture est souvent longitudinal, mais peut être aussi complexe ou limité à l'os tympanal. Il existe une surdité de transmission (par hémotympan et/ou par luxation ossiculaire) ou mixte en cas de commotion labyrinthique ou de fistule périlymphatique. Les troubles vestibulaires sont peu fréquents et si présents, doivent faire évoquer un vertige positionnel paroxystique bénin (VPPB) post-traumatique, une fistule périlymphatique ou une commotion labyrinthique associée.

Fracture translabyrinthique (ou labyrinthique), passant par l'oreille interne

Le trait de fracture est en général transversal, mais peut être également mixte ou complexe. La surdité est souvent totale, ainsi que le déficit vestibulaire. Ceci se traduit par un syndrome vestibulaire harmonieux et déficitaire souvent violent (déviation axiale ipsilatérale et nystagmus spontané controlatéral au rocher fracturé), contrairement aux vertiges centraux dysharmonieux et plus frustes sur le plan de la symptomatologie. L'atteinte du nerf facial et les fuites de liquide cérébrospinal (LCS) sont plus fréquentes que dans les fractures extralabyrinthiques.

Ⓑ Les lésions intracrâniennes comme l'hématome sous- ou extradural ou l'hémorragie sous-arachnoïdienne sont plus fréquentes que dans les fractures extralabyrinthiques.

Autres types de fractures

- Ⓒ Fractures mixtes : longitudinale et transversale.
- Fractures obliques : considérées des fractures longitudinales mais dont l'axe est proche de l'horizontale.

- Fractures comminutives : complexes, traits de fractures multiples.
- Fractures parcellaires : elles sont liées à un traumatisme direct :
  - fracture mastoïdienne ;
  - fracture de l'os tympanal : choc transmis par les condyles.

II. Tableau clinique

A. Patient vu en période de coma

Ⓐ L'examen clinique peut rapporter une :

- otorragie : émission de sang rouge par le MAE. Elle est le plus souvent la conséquence d'une fracture du rocher avec déchirure du tympan ou de la peau du MAE, mais elle peut également être le témoin d'une fracture de l'os tympanal, à la suite d'une chute sur le menton qui peut conduire à une fracture capitale des deux condyles mandibulaires ;
- otoliquorrhée : l'otorragie qui « s'éclaircit » est le témoin d'une fuite de liquide cérébrospinal associée.

La PFP doit être systématiquement recherchée par la manœuvre de Pierre Marie et Foix et cela dès le traumatisme constaté sur le lieu de l'accident ou à défaut en réanimation à condition que le patient ne soit pas curarisé. Il faudra éliminer une paralysie faciale centrale, témoignant d'une atteinte lésionnelle cérébrale en amont des noyaux du VII.

B. Patient vu au décours du coma ou sans qu'il n'y ait eu de coma

Plusieurs présentations cliniques sont possibles.

1. Syndrome cochléovestibulaire déficitaire total unilatéral

Diagnostic

On observe dans ce cas un violent vertige rotatoire avec nausées et vomissements, évoluant sur plusieurs jours vers la régression, s'accompagnant d'une cophose unilatérale. Ce syndrome cochléovestibulaire déficitaire est en général dû à une fracture translabyrinthique du rocher.

La TDM visualise le trait de fracture translabyrinthique perpendiculaire à l'axe du rocher, et parfois un pneumolabyrinthe qui témoigne de la présence d'air dans la périlymphe (cf. figure 17.4B).

Conduite thérapeutique

L'audiométrie confirme la cophose qui sera définitive. Il n'y a pas de traitement possible.

Les vertiges majeurs des premiers jours peuvent être traités par un antivertigineux (acétyl-leucine, par exemple Tanganil® ; méclozine, par exemple Agyrax®). Ces derniers doivent être abandonnés rapidement sous peine de voir la compensation retardée. Les vertiges quant à eux disparaissent spontanément en 2 à 3 semaines par compensation. S'ils persistent au-delà de 4 semaines, une rééducation vestibulaire est proposée.

Ⓑ Les nausées et vomissements sont accessibles aux antiémétiques (métoclopramide, par exemple Primpéran® ; métopimazine, par exemple Vogalène®).

En cas de fistule périlymphatique ou de pneumolabyrinthe persistant, une intervention chirurgicale est proposée afin de combler la fistule générée par le trait de fracture translabyrinthique.

Cette atteinte se situe au niveau du promontoire, de la fenêtre vestibulaire et/ou de la fenêtre cochléaire. Le but de la chirurgie est d'éviter l'apparition secondaire d'une méningite otogène post-traumatique. Le colmatage se fait à l'aide de fragments de graisse, de périchondre ou d'aponévrose, fixés par de la colle biologique.

2. Syndrome cochléovestibulaire déficitaire partiel dissocié

Ⓐ L'atteinte cochléovestibulaire peut être dissociée (cochléaire ou vestibulaire) et partielle pour chacun de ces organes. Ce syndrome peut être secondaire à plusieurs complications détaillées infra.

Fistule périlymphatique

La fistule périlymphatique est due à une « rupture d'une fenêtre », cochléaire (ronde) ou vestibulaire (ovale), par déchirure de la membrane de la fenêtre cochléaire, fracture ou luxation de la base du stapes (platine).

Ⓑ Elle peut entraîner un hydrops a vacuo (par augmentation relative de la pression endolymphatique par rapport à la pression périlymphatique), générateur d'une surdité de perception « en plateau » à l'audiogramme, mais elle peut entraîner aussi une surdité mixte.

Ⓐ Elle est *typiquement fluctuante* dans les deux cas.

Elle peut s'accompagner quelquefois de troubles de l'équilibre, fugaces ou peu systématisés, et d'acouphènes. Un vertige bref peut survenir après forçage (par exemple, manœuvre de Valsalva) ou à l'exposition aux bruits forts. Un vertige peut être déclenché par une pression sur le tragus (signe de la fistule) ou par la tympanométrie.

Ⓑ La TDM peut donner des éléments en faveur de ce diagnostic : opacité de la niche de la fenêtre cochléaire, fracture ou luxation de la platine. Dans certains cas, on peut observer un pneumolabyrinthe.

Ⓐ La conduite thérapeutique est la suivante : si les arguments sont suffisamment pertinents, l'exploration chirurgicale de l'oreille moyenne permet l'observation et le colmatage d'une fuite de périlymphe au niveau de la platine (fracturée) ou du ligament annulaire (en cas de platine luxée) ou de la fenêtre cochléaire.

Ⓑ Cette fuite est obturée à l'aide de fragments de graisse, de périchondre ou d'aponévrose, fixés par colle biologique.

Commotion labyrinthique

Ⓒ La commotion labyrinthique est une atteinte cochléovestibulaire spontanément réversible associée aux fractures longitudinales du rocher ou aux traumatismes crâniens sans fracture radiologique du rocher identifiable. Elle est liée à la brusque variation d'énergie cinétique au moment du choc.

Elle s'accompagne d'une surdité de perception sur les fréquences aiguës ou « en plateau » à l'examen audiométrique tonal. Cette surdité est non fluctuante, parfois évolutive, accompagnée de vertiges rotatoires itératifs de durée moyenne (quelques minutes à quelques heures) ou, le plus souvent, de troubles de l'équilibre non systématisés. L'examen vestibulaire est pauvre mais peut retrouver un nystagmus irritatif qui s'estompe progressivement.

Les vertiges post-commotionnels doivent régresser totalement en 2 mois. Leur persistance entre dans le cadre d'un syndrome subjectif des traumatisés du crâne.

Cette commotion peut également s'accompagner d'une hémorragie intralabyrinthique. Dans ce cas, le patient présente un tableau vestibulaire déficitaire complet associé à une cophose. Compte tenu de l'absence de trait de fracture et de pneumolabyrinthe sur la TDM, c'est l'IRM sans injection de gadolinium qui confirmera le diagnostic en mettant en évidence un hypersignal spontané en T1 et une amputation du signal en T2 haute résolution (T2 3D) dans le labyrinthe concerné (figure 17.6).

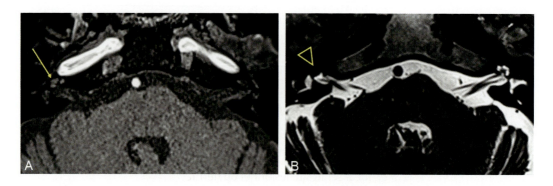

Fig. 17.6. 🅐 **Hémorragie intralabyrinthique au niveau de la cochlée droite.**
IRM centrée sur les MAI, coupes axiales. **A.** séquence T1 sans injection de gadolinium montrant un hypersignal spontané (flèche). **B.** Séquence T2 haute résolution montrant un vide de signal (tête de flèche).

Syndrome subjectif des traumatisés du crâne

C'est une étape normale dans l'évolution d'un traumatisme crânien.
La symptomatologie regroupe :
- des déséquilibres de durée brève avec sensation de chutes aux mouvements rapides de la tête ;
- des acouphènes ;
- des céphalées postérieures ;
- une asthénie ;
- des troubles de la mémoire et du caractère ;
- des troubles du sommeil.

L'examen clinique est normal. Ce syndrome disparaît habituellement en moins de 2 mois. Au-delà, il évolue vers la névrose post-traumatique.

Vertiges positionnels post-traumatiques

🅑 Le VPPB post-traumatique est assez fréquent dans les suites d'un traumatisme crânien sévère avec ou sans fracture du rocher. Il serait dû à un déplacement des otoconies des macules otolithiques (utricule principalement) qui se déposeraient dans les canaux semicirculaires. Le canal semicirculaire postérieur est le plus souvent atteint de par sa position, mais des formes atteignant le canal semicirculaire horizontal (latéral) sont aussi possibles. Le diagnostic est réalisé à l'aide de la manœuvre de Dix-Hallpike et le traitement est identique à celui du VPPB classique grâce à l'utilisation de manœuvres libératoires (Epley ou Semont, cf. ITEM 103 au chapitre 7). Toutefois, **ces manœuvres doivent être catégoriquement proscrites en cas de traumatisme rachidien associé, en particulier cervical**.

D'autres vertiges positionnels non paroxystiques peuvent être observés, de pathogénie discutable.

Surdité de transmission

🅐 Une surdité de transmission est très fréquente au décours des fractures du rocher, en particulier longitudinales. Le mécanisme et la prise en charge ont été décrits dans le paragraphe « Fractures longitudinales ».

3. Paralysie faciale périphérique

L'interrogatoire des témoins de l'accident et l'examen du patient au moment de la prise en charge initiale doivent dater temporellement l'apparition de la PFP : immédiate ou secondaire. Le caractère immédiat présente un pourcentage de récupération faible car la PFP est souvent consécutive à une lésion anatomique (section) du nerf facial. L'absence de PFP initiale doit être soigneusement notée dans l'observation.

La découverte d'une PFP précoce (< 24 heures après le traumatisme) doit être considérée comme une paralysie faciale périphérique primaire. C'est dans ce cas que la section, la déchirure ou la lésion directe du nerf facial est la plus fréquente. La TDM des rochers en coupes fines est fondamentale, afin de localiser le site lésionnel du nerf facial, de comprendre le mécanisme d'atteinte immédiate et de choisir la voie d'abord chirurgicale (figure 17.7). Elle nécessite une exploration chirurgicale urgente du trajet du nerf dès que l'état hémodynamique et neurologique du patient le permet. Selon le constat peropératoire, une décompression, une suture ou une anastomose du nerf facial est décidée.

En revanche, une PFP secondaire, autrement dit d'installation plus tardive et plus progressive (paralysie partielle initialement) suite au traumatisme doit faire évoquer une contusion ou un hématome responsable d'un œdème du VII dans son canal osseux de Fallope. Le seul traitement médical antiœdémateux (corticoïdes : prednisolone ou prednisone) peut dans la majorité des cas suffire à traiter la PFP.

B L'IRM cérébrale dans le bilan d'une PFP post-traumatique a peu d'intérêt. Dans le cas des paralysies secondaires où la TDM ne montre aucune lésion, elle permet l'étude des segments labyrinthique (VII^1), tympanique (VII^2) et mastoïdien (VII^3) du nerf facial, ainsi que le segment méatal (dans le MAI). L'identification d'un rehaussement après injection de gadolinium sur un ou plusieurs segments du nerf facial pourrait permettre de localiser le site lésionnel (névrite due à un hématome et/ou un œdème) (figure 17.8). L'IRM peut aussi montrer d'autres lésions intracrâniennes et intralabyrinthiques (hémorragie intralabyrinthique).

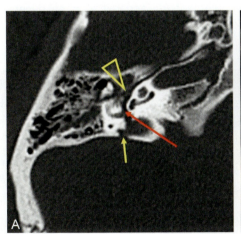 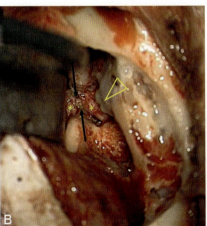

Fig. 17.7. ⓐ **Choc direct sur le nerf facial droit provoquant une paralysie faciale périphérique immédiate.**
A. TDM de la base du crâne, coupe axiale, montrant un trait de fracture à point de départ la face postérieure du rocher droit (flèche courte), se poursuivant dans le vestibule (flèche longue) et passant par le ganglion géniculé (tête de flèche). **B.** Abord chirurgical de la fosse crânienne moyenne droite mettant en évidence une section complète du nerf facial (entre les deux flèches). Astérisques : les deux moignons nerveux ; tête de flèche : articulation incudo-malléaire normale.

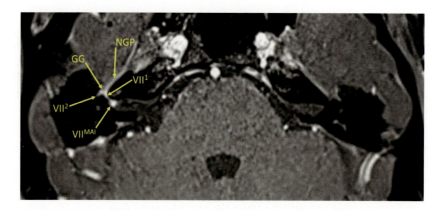

Fig. 17.8. Ⓐ **Névrite faciale droite. IRM centrée sur les MAI, coupe axiale.**
L'image montre un rehaussement après injection de gadolinium de la partie médiale du segment tympanique (VII²), du ganglion géniculé (GG), du segment labyrinthique (VII¹), de la partie latérale du segment méatal (VII^{MAI}), ainsi que du nerf grand pétreux (NGP).

4. Brèche ostéoméningée (BOM)

Ⓐ L'otoliquorrhée est un écoulement de LCS à travers un tympan perforé dans le conduit auditif externe. Cette fuite est localisée à la base du crâne latérale et résulte d'une BOM généralement située sur le toit de l'oreille moyenne ou de la mastoïde (fosse crânienne moyenne). Une BOM peut être également observée au niveau de la fosse crânienne postérieure. Dans ce cas, le trait de fracture est en règle générale transversal. Si la membrane tympanique est intacte en présence d'une BOM, on peut observer une rhinoliquorrhée par passage du LCS dans la cavité nasale ipsilatérale à la fracture du rocher à travers la trompe auditive (trompe d'Eustache).

Il faut différencier les BOM qui se tarissent spontanément la première semaine et les autres.

Ⓑ Les fuites de LCS sont deux fois plus fréquentes dans les fractures translabyrinthiques que dans les fractures extralabyrinthiques. La TDM du crâne montre le défect osseux à travers lequel s'insinue l'écoulement de LCS. L'IRM cérébral en coupes coronales et en séquence T2 ou T2 haute résolution peut montrer l'écoulement qui apparaît alors en hypersignal. Une méningo-encéphalocèle (hernie de tissu cérébroméningé à travers le défect) peut aussi être identifiée (figure 17.9).

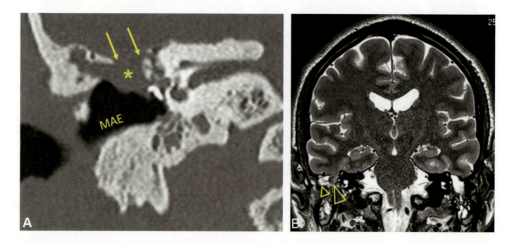

Fig. 17.9. Ⓐ **Méningoencéphalocèle temporale droite sur ancien traumatisme du rocher.**
A. TDM du rocher droit en coupe coronale. Flèches : large défect osseux du toit de l'oreille moyenne et d'une partie de la mastoïde ; astérisque : méningoencéphalocèle. **B.** IRM cérébrale en coupe coronale, séquence T2. Tête de flèche courte : liquide cérébrospinal en hypersignal ; tête de flèche longue : tissu cérébral en signal intermédiaire.

L'antibioprophylaxie n'a pas fait ses preuves dans la prévention des méningites dues aux fistules de LCS post-traumatiques et peut parfois sélectionner certains germes résistants. En revanche, la présence d'une infection concomitante à la fistule de LCS augmente significativement le risque de méningite.

Toute fistule cérébrospinale nécessite une vaccination antipneumococcique, une surveillance initiale de l'écoulement et de la fièvre afin de diagnostiquer précocement des signes de méningite et une restriction hydrique. En cas de persistance après 7 jours de traitement conservateur et médical, une fermeture chirurgicale de la BOM sera nécessaire, car au-delà de 7 jours, les chances d'arrêt spontané de l'écoulement cérébrospinal deviennent réduites et le risque de méningite augmente.

5. Cholestéatome post-traumatique

C Celui-ci est engendré par l'incrustation de débris épidermiques du MAE ou de la peau rétroauriculaire dans la mastoïde à travers les traits de fracture. L'épiderme peut aussi migrer du MAE vers l'oreille moyenne à travers une perforation tympanique traumatique. La survenue du cholestéatome est souvent tardive et nécessite un traitement chirurgical.

Encadré 17.1

Place de la télémédecine

B Si le patient se présente dans un centre d'accueil dépourvu de chirurgien ORL, il peut solliciter une télétransmission afin d'évaluer sa PFP. Avec l'aide du médecin contacté, seront notés la présence, le côté, le grade et la sévérité de la paralysie faciale, l'otorragie, l'otoliquorrhée ou le nystagmus spontané. Un cliché de l'examen otoscopique pourrait être envoyé au spécialiste contacté grâce à un otoscope connecté à une caméra. Cependant, la plupart des centres d'accueil ne sont pas pourvus de ces outils technologiques, qui manquent souvent de précision. En revanche, l'analyse à distance des images TDM et IRM télétransmises à l'ORL est beaucoup plus fréquente. Cependant, le télédiagnostic reste insuffisant car toutes les explorations audiovestibulaires nécessitent la présence physique du chirurgien ORL.

Points clés

- **A** Toute fracture du rocher doit conduire le clinicien à rechercher d'autres atteintes neurologiques centrales et à adapter sa prise en charge en particulier en présence d'un traumatisme craniofacial complexe. Les dommages corporels, notamment rachidiens ou orthopédiques, peuvent y être associés.
- Une paralysie faciale périphérique (PFP) doit être systématiquement recherchée et évaluée (timing et classification de House et Brackmann) devant toute fracture du rocher, surtout chez les patients initialement inconscients.
- Une PFP complète immédiate doit être notée dans le dossier et elle imposera une prise en charge chirurgicale rapide.
- Une surdité de perception dans le cadre d'une fracture du rocher doit faire suspecter une fistule périlymphatique qui peut nécessiter un geste chirurgical de comblement. La seconde hypothèse à avancer est la commotion labyrinthique pour laquelle les traitements à la phase aiguë sont limités.
- La persistance d'une surdité de transmission à distance d'une fracture du rocher doit faire suspecter une luxation ou fracture ossiculaire.

CHAPITRE 18

ITEMS 334, 335
Orientation diagnostique et conduite à tenir devant un traumatisme craniofacial : fracture des os propres du nez

I. Anatomie des os propres du nez
II. Origine et mécanisme des fractures des os propres du nez
III. Tableau clinique
IV. Bilan radiologique
V. Complications
VI. Prise en charge thérapeutique

Situations de départ

■ **155**. Rhinorrhée.
■ **172**. Traumatisme crânien.

Objectifs pédagogiques

ITEM 334 – Prise en charge immédiate pré-hospitalière et à l'arrivée à l'hôpital, évaluation des complications chez : (…) un traumatisé crânien ou cranio-encéphalique

Rang	Rubrique	Intitulé	Descriptif
B	Définition	Définition d'un traumatisé crânien léger, modéré et grave	En fonction du score de Glasgow
B	Éléments physiopathologiques	Connaître les principes physiopathologiques des lésions cérébrales traumatiques	Débit sanguin cérébral, pression de perfusion cérébrale, HTIC, lésions primaires et secondaires
A	Diagnostic positif	Savoir suspecter et diagnostiquer un traumatisme crânien	Clinique traumatologique, évaluation de l'état de conscience, traumatismes crâniens mineur/modéré/grave
A	Identifier une urgence	Identifier le traumatisé crânien grave	Savoir calculer le score de Glasgow, dépister de signes de localisation : motricité oculaire intrinsèque et extrinsèque, réponse motrice à la stimulation douloureuse

Connaissances

Rang	Rubrique	Intitulé	Descriptif
A	Identifier une urgence	Identifier le traumatisé crânien nécessitant une évaluation spécialisée	Notion de perte de connaissance, traitement associé, terrain, circonstances
A	Examens complémentaires	Savoir demander à bon escient l'examen d'imagerie pertinent devant un traumatisme crânien à la phase aiguë	Indications de la tomodensitométrie cérébrale
B	Contenu multimédia	Exemple TDM d'hématome extradural, sous-dural et de contusions cérébrales	
B	Prise en charge	Connaître les principes de prise en charge des traumatisés crâniens	Symptomatique, ACSOS, neurochirurgie

ITEM 335 – Orientation diagnostique et conduite à tenir devant un traumatisme maxillo-facial et oculaire

Rang	Rubrique	Intitulé
A	Identifier une urgence	Identifier les urgences vitales et fonctionnelles du traumatisé facial
A	Diagnostic positif	Connaître les éléments de l'interrogatoire et de l'examen clinique à réaliser dans le cadre d'un traumatisme facial
A	Examens complémentaires	Connaître les examens à réaliser en première intention dans le cadre d'un traumatisme facial en fonction des orientations diagnostiques
A	Identifier une urgence	Connaître les critères de gravité d'un traumatisme facial
B	Diagnostic positif	Connaître les déclarations obligatoires pour un patient victime d'une morsure animale*
B	Prise en charge	Connaître les principes thérapeutiques des plaies de la face (morsures incluses)*
A	Diagnostic positif	Connaître le traumatisme dentaire nécessitant une prise en charge urgente (i.e. luxation dentaire)*
B	Définition	Définition de la fracture de la mandibule*
A	Diagnostic positif	Connaître les signes cliniques présents dans les fractures de mandibule (pour l'ensemble des fractures, condyle inclus)*
B	Suivi et/ou pronostic	Connaître le risque d'ankylose articulaire après fracture du condyle*
A	Examens complémentaires	Connaître les examens à réaliser dans le cadre d'une fracture de mandibule*
B	Contenu multimédia	Scanner d'une fracture de mandibule (coupes ou reconstruction)*
B	Définition	Définition d'une fracture du zygoma*
B	Diagnostic positif	Connaître les signes cliniques présents dans les fractures du zygoma*
B	Suivi et/ou pronostic	Connaître les complications des fractures du zygoma*
B	Examens complémentaires	Connaître les examens à réaliser dans le cadre d'une fracture du zygoma*

Rang	Rubrique	Intitulé
B	Définition	Définition d'une fracture du plancher de l'orbite*
A	Diagnostic positif	Connaître les signes cliniques présents dans les fractures du plancher de l'orbite*
A	Identifier une urgence	Reconnaître les critères d'incarcération musculaire dans une fracture du plancher de l'orbite*
A	Examens complémentaires	Connaître les examens à réaliser en urgence dans le cadre d'une fracture du plancher de l'orbite*
B	Contenu multimédia	Scanner d'une fracture du plancher de l'orbite*
B	Prise en charge	Connaître les principes du traitement d'une fracture du plancher de l'orbite avec incarcération musculaire*
A	Diagnostic positif	Connaître les signes cliniques présents dans les fractures des os nasaux
B	Suivi et/ou pronostic	Connaître les critères de gravité d'une fracture des os nasaux (hématome de la cloison, épistaxis)
B	Définition	Définition des fractures de Le Fort*
B	Diagnostic positif	Connaître les signes cliniques communs et spécifiques des différents types des fractures de Le Fort*
B	Identifier une urgence	Connaître des risques fonctionnels et vitaux des fractures de Le Fort*
A	Identifier une urgence	Connaître les éléments cliniques d'une brèche cérébrospinale dans le cadre d'un traumatisme facial*
B	Examens complémentaires	Connaître les examens à réaliser dans le cadre d'une fracture de Le Fort*
A	Définition	Connaître les différents traumatismes crâniens de l'enfant*
A	Identifier une urgence	Traumatismes crâniens de l'enfant : évaluation de la gravité et des complications précoces*

I. Anatomie des os propres du nez

C Le nez est constitué d'un squelette dont la partie cartilagineuse est antérieure et celle osseuse postérieure. L'auvent osseux comprend trois parties : l'os nasal (ou os propre du nez), l'os frontal et le processus frontal de l'os maxillaire.

L'os nasal se divise en deux lames quadrangulaires de symétrie variable, situées de part et d'autre d'une ligne médiane nommée arête nasale. Ce sont ces lames qui sont atteintes dans les fractures des os propres du nez. Chacune de ces lames est articulée latéralement avec le processus frontal de l'os maxillaire et en haut avec l'os frontal.

II. Origine et mécanisme des fractures des os propres du nez

A Les fractures des os propres du nez sont les fractures les plus fréquentes de la face. Les hommes sont deux fois plus concernés que les femmes. Le pic d'incidence se situe entre la seconde et la troisième décennies.

Toujours liée à un traumatisme facial, la fracture des os propres du nez est liée à un traumatisme latéral ou antéropostérieur.

> On rappellera que tout traumatisme de la face est un traumatisme crânien et rachidien jusqu'à preuve du contraire. La prise en charge clinique et thérapeutique de ces fractures est donc conditionnée à l'urgence neurologique cérébrorachidienne.

On devra aussi distinguer au sein des traumatismes rapportés par le patient, les traumatismes « involontaires » liés à un accident domestique, de la voie publique, sportif ou professionnel, des traumatismes liés à une agression physique. Cette différence est essentielle car il existe un aspect médico-légal évident dans le cas de la seconde étiologie. On apportera une attention d'autant plus particulière aux femmes dont le traumatisme peut être le symptôme de violence plus globale.

III. Tableau clinique

L'examen clinique d'un patient présentant une fracture des os propres du nez doit toujours s'intégrer au sein de l'examen d'un traumatisme facial, crânien et rachidien. Dans ce contexte, la recherche d'autres fractures de la face associée (plancher d'orbite, arcade zygomatique, fracture mandibulaire, fracture de Le Fort) est importante, tout comme l'examen neurologique systématique (en particulier l'évaluation de l'état de conscience, de l'orientation temporo-spatiale, des troubles mnésiques de l'atteinte trigéminée et ophtalmique).

On recherchera de façon plus spécifique en cas de fracture des os propres du nez les points suivants.

A. Interrogatoire

- La date du traumatisme, essentielle pour organiser la prise en charge.
- Le contexte du traumatisme (rixe, accident sur le lieu de travail ou accident de la circulation).
- Description du mécanisme (choc direct latéral ou antéropostérieur).
- La sensation de craquement par le patient au moment du choc.
- La présence d'une perte de connaissance.
- L'intensité de la douleur.
- Le retentissement fonctionnel de la fracture :
  - existence d'une obstruction nasale ;
  - existence d'un écoulement chronique et d'une hyposmie/anosmie post-traumatique pouvant laisser suggérer la présence d'une rhinoliquorrhée associée et d'une fracture de la base du crâne (fracture de la lame criblée ou du toit de l'ethmoïde ou de la fosse nasale associée) ;
  - existence d'une épistaxis associée.
- Le retentissement personnel du trouble esthétique.

B. Examen clinique

- On recherchera :
  - la présence d'une douleur élective à la palpation ainsi que d'une mobilité dite en « touche de piano » ;
  - la présence d'une plaie cutanée ;
  - la présence d'une déformation esthétique (figure 18.1). Celle-ci devra être comparée à l'aspect esthétique du nez au préalable du traumatisme. On peut demander une photo d'identité ou une photo sur un smartphone. Il faut aussi noter que l'œdème post-traumatique rend parfois cet examen difficile et il ne faut pas hésiter à le réitérer à distance de quelques jours du traumatisme pour juger de reliefs faciaux fiables. On pourra alors caractériser le côté du nez dévié, s'il existe une lame osseuse verticalisée et/ou couchée, s'il existe une déformation de l'arête nasale (ensellure nasale caractéristique) ;
  - la présence d'un hématome du dorsum ou de toute la pyramide nasale voire d'une ecchymose en lunettes témoignant de la diffusion de l'hématome dans les espaces péri-orbitaires.
- La rhinoscopie antérieure recherchera :
  - une luxation de la cloison cartilagineuse ;
  - une plaie muqueuse ou un œdème post-traumatisme muqueux ;
  - la présence d'un hématome de cloison qui est une urgence chirurgicale et fonctionnelle ;
  - une épistaxis active et ses caractéristiques. S'il existe une épistaxis abondante et récurrente malgré le traitement adéquat le tout dans un contexte d'atteinte faciale associé à un hématome en lunette, l'étiologie de l'épistaxis à privilégier est l'atteinte d'une (des) artère(s) ethmoïdale(s) antérieure(s) dont la seule prise en charge est chirurgicale après échec des manœuvres de tamponnement (cf. ITEM 87 au chapitre 1).
- L'évaluation de l'obstruction nasale sera réalisée de façon objective à l'aide d'un miroir de Glatzel, en l'absence d'épistaxis.
- L'examen de la cavité buccale recherchera les éventuelles mobilités dentaires, une épistaxis postérieure active ou la présence de caillot rhinopharyngé qu'il faudra aspirer.
- L'examen de la face recherchera les fractures associées, en particulier les atteintes du plancher d'orbite (recherche d'un trouble de l'oculomotricité et d'une diplopie dans le regard supérieur), la possibilité de fracture de Le Fort (hématome en lunette, mouvement de tiroir antéropostérieur de l'étage moyen de la face).

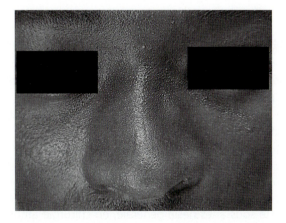

Fig. 18.1. Ⓐ **Facture du nez : le nez est dévié par l'enfoncement de l'os nasal gauche.**

IV. Bilan radiologique

Selon la recommandation de l'HAS de 2008, la radiographie des os propres du nez et celle des os de la face (l'incidence de Gosserez) ne sont pas indiquées en cas de traumatisme nasal. En cas d'incertitude diagnostique (œdème important), un réexamen clinique doit être effectué à 5 jours du traumatisme, éventuellement complété par une TDM du massif facial non injectée (fenêtre osseuse).

> Devant toute suspicion d'association à des fractures d'autres os de la face, la TDM faciale doit être envisagée. Devant une perte de connaissance initiale ou devant le moindre trouble de la conscience, la TDM cérébrale (fenêtre parenchymateuse) doit être envisagée en urgence.

V. Complications

B Les trois complications rencontrées sont :
- l'épistaxis dont l'abondance peut être variable. En cas de pertes sanguines importantes malgré le (les) méchage(s) adéquat(s) (antérieurs et ou postérieurs), il est parfois nécessaire de coaguler chirurgicalement les artères ethmoïdales ou de cliper, coaguler, emboliser les artères sphénopalatines (cf. ITEM 87 au chapitre 1) ;
- la rhinoliquorrhée, dont la suspicion clinique (écoulement de liquide clair « eau de roche » de type goutte à goutte lorsque le patient se penche vers l'avant ou lorsqu'il réalise une manœuvre de Valsalva) pourra être confirmée biologiquement (recherche de bêta-trace, de la protéine tau, de la β_2-transferrine selon les possibilités). En sa présence, le diagnostic de fracture des os propres du nez s'associe souvent aux fractures complexes de la face comme les fractures de Le Fort III en particulier, et imposera un scanner cérébral et du massif facial ;
- l'hématome de cloison qui devra être drainé en urgence au bloc opératoire devant le risque de nécrose septale et de surinfection. Généralement associé à un hématome vestibulaire de la lèvre supérieure, il se manifeste par une obstruction complète de la fosse nasale par décollement de la muqueuse septale homolatérale. Il est mou à la palpation : une simple ponction est en général insuffisante, l'hématome ayant tendance à se recollecter. Une mise à plat est nécessaire puis une contention par lame de Silastic et méchage doit être réalisée pour éviter une récidive précoce de l'hématome.

VI. Prise en charge thérapeutique

C La prise en charge d'une fracture des os propres du nez dépend de la séquelle esthétique induite et ressentie par le patient.
- en l'absence de séquelle ou de demande de la part du patient, aucune prise en charge chirurgicale n'est envisagée ;
- en présence d'une déviation esthétiquement préjudiciable pour le patient et si celui-ci est demandeur, la prise en charge chirurgicale dépendra du pronostic neurologique et rachidien. Le délai maximal opératoire est de 10 à 12 jours. Au-delà de cette période, le cal osseux s'est constitué et le déplacement des lames osseuses est plus difficile. Le geste chirurgical consiste sous anesthésie générale, en chirurgie ambulatoire, en une réduction orthopédique par manœuvre externe (voire interne en cas d'ensellure) puis contention externe par la mise en place d'une attelle plâtrée pour 10 jours et une contention interne

si besoin par mèche grasse pour 24 à 48 heures. Cette prise en charge peut être différée de quelques jours afin de mieux apprécier les reliefs osseux suite à l'introduction d'un traitement anti-inflammatoire contre l'œdème facial.

Au-delà des indications chirurgicales, le traitement devra associer :
- une prise en charge adaptée de la douleur ;
- une prise en charge de l'épistaxis éventuelle ;
- une prise en charge de l'œdème post-traumatique grâce à l'utilisation de corticoïdes (1 mg/kg sur 8 à 10 jours) ;
- une antibiothérapie en cas de plaie cutanée associée (fracture ouverte) ou si un méchage est nécessaire, à condition qu'il soit réalisé de façon antérieure à l'aide de mèches non résorbables pour une durée de plus de 48 heures. L'association d'amoxicilline et d'acide clavulanique sera alors initiée le temps du méchage et jusqu'à 5 jours de l'ablation de celui-ci.

À distance au moins d'un an du traumatisme, dans le cas d'une prise en charge chirurgicale initialement insuffisante (réduction incomplète) ou impossible (délai chirurgical dépassé), dans le cas où un cal osseux disgracieux se constitue, une rhinoplastie secondaire est possible. De même, une septoplastie pourra s'envisager en cas d'obstruction nasale sur luxation de cloison. Ces deux gestes peuvent être au besoin réalisés de façon concomitante.

Encadré 18.1

Place de la télémédecine

B La télémédecine sa place dans les premiers jours suivant le traumatisme sous réserve que l'œdème réactionnel soit limité. Le patient de chez lui ou hospitalisé dans un centre dépourvu d'activité ORL pourrait être examiné rapidement. Les complications pourraient être détectées efficacement afin de transférer au besoin le malade. Cependant l'application de la télémédecine dans cette pathologie reste limitée de par les contraintes techniques, cliniques et médico-légales, qui imposent de voir le malade. De plus, l'hématome de cloison, complication fréquente nécessitant une prise en charge en urgence, est difficile à diagnostiquer sans examen direct.

Points clés

- **A** L'examen clinique d'un patient présentant une fracture des os propres du nez :
  - recherche d'autres fractures de la face associée (plancher d'orbite, arcade zygomatique, fracture mandibulaire, fracture de Lefort) et l'examen neurologique est systématique (état de conscience, orientation temporo-spatiale, troubles mnésiques, atteinte trigéminée et ophtalmique) ;
  - évalue le retentissement de la fracture : obstruction nasale, hyposmie/anosmie, rhinoliquorrhée associée à une fracture de la lame criblée ou du toit de l'ethmoïde.
- La rhinoscopie antérieure recherche :
  - une luxation de la cloison cartilagineuse ;
  - une plaie ou un œdème post-traumatisme muqueux ;
  - un hématome de cloison, véritable urgence chirurgicale et fonctionnelle ;
  - une épistaxis.
- En cas d'incertitude diagnostique (œdème important), un réexamen clinique doit être effectué à 5 jours du traumatisme, éventuellement complété par une TDM du massif facial non injectée (fenêtre osseuse).

CHAPITRE 19

ITEMS 148, 150, 273, 359
Corps étrangers des voies aériennes supérieures et autres corps étrangers ORL

I. Corps étrangers de l'oreille
II. Corps étrangers du nez
III. Corps étrangers du pharynx et de l'œsophage
IV. Corps étrangers trachéobronchiques et laryngés

Situations de départ

- **142.** Corps étranger de l'oreille ou du nez.
- **149.** Ingestion ou inhalation d'un corps étranger.
- **325.** Prévention des accidents domestiques.

Objectifs pédagogiques

ITEM 359 – Détresse et insuffisance respiratoire aiguë du nourrisson, de l'enfant et de l'adulte

Rang	Rubrique	Intitulé	Descriptif
A	Définition	Définition de la détresse et de l'insuffisance respiratoire aiguë*	Détresse = définition clinique IRA = anomalies gazométriques (PaO_2, $PaCO_2$)
A	Définition	Critères de diagnostic, variations avec l'âge*	
B	Éléments physiopathologiques	Principes physiopathologiques de l'hypoxémie*	Anomalies ventilation/perfusion, effet shunt, trouble de la diffusion, diminution de la PAO_2
B	Éléments physiopathologiques	Anomalies de la pompe ventilatoire*	Atteinte médullaire, nerveuse périphérique, musculaire, compliance thoracopulmonaire, TVO
B	Éléments physiopathologiques	Éléments physiopathologiques du SDRA et causes principales, maladie des membranes hyalines du nouveau-né*	Lésions de la membrane alvéolocapillaire
A	Identifier une urgence	Reconnaître les signes de gravité cliniques et gazométriques*	Reconnaître et savoir recueillir les anomalies de la FR, une désaturation, une cyanose, des signes de tirage, un balancement, des signes en faveur d'une hypercapnie (sueurs, signes cardiovasculaires, encéphalopathie), bradypnée asphyxique. Connaître les critères gazométriques de gravité

ORL
© 2022, Elsevier Masson SAS. Tous droits réservés

Rang	Rubrique	Intitulé	Descriptif
A	Identifier une urgence	Savoir reconnaître les signes de détresse respiratoires suite à l'inhalation d'un corps étranger chez l'enfant et chez l'adulte, ou en cas d'épiglottite de l'enfant et de l'adulte	Corps étranger (syndrome de pénétration..., sémiologie selon l'âge)
A	Diagnostic positif	Savoir rechercher les éléments d'orientation clinique et anamnestique devant une insuffisance respiratoire aiguë chez l'adulte et l'enfant*	Décompensation de BPCO, OAP, EP, PNP, asthme, bronchiolites, pathologies des voies aériennes supérieures
A	Examens complémentaires	Connaître la stratégie d'investigations à visée étiologique pour les hypothèses fréquentes (décompensation de BPCO, OAP, EP, PNP, asthme, bronchiolites, pathologies des voies aériennes supérieures)*	Radiographie de thorax, bilan sanguin (dont GDS artériel), ECG, place raisonnée : biomarqueurs, échocardiographie, scanner thoracique
B	Examens complémentaires	Connaître l'indication des examens d'imagerie devant un corps étranger bronchique	Radiographie du thorax en inspiration/expiration en première intention, pas d'indication de scanner en première intention
B	Examens complémentaires	Connaître la stratégie d'exploration en imagerie et échographie devant une détresse respiratoire néonatale*	
B	Examens complémentaires	Connaître la stratégie d'exploration en imagerie devant une détresse respiratoire du nourrisson et de l'enfant*	
A	Contenu multimédia	Savoir reconnaître un OAP sur une radiographie du thorax*	Cardiomégalie, épanchement pleural souvent bilatéral et symétrique, redistribution vasculaire vers les sommets, signes d'atteinte interstitielle (lignes de Kerley B) ou alvéolaire (opacités alvéolaires bilatérales à prédominance périhilaire)
A	Contenu multimédia	Savoir reconnaître une pneumonie sur une radiographie du thorax*	
A	Étiologie	Connaître les étiologies à l'origine de la détresse respiratoire aiguë du nourrisson et de l'enfant	Corps étranger, bronchiolite, laryngite, épiglottite, asthme, malformation, pneumothorax, pneumomédiastin, insuffisance cardiaque aiguë, pleurésie, maladie neuromusculaire, laryngomalacie, paralysies, laryngées, sténoses sous-glottiques
A	Étiologie	Savoir reconnaître les causes les plus fréquentes chez l'adulte*	OAP, exacerbation de BPCO, crise d'asthme, pneumonie, embolie pulmonaire
A	Identifier une urgence	Connaître les premiers gestes chez l'enfant présentant une détresse respiratoire d'origine ORL*	Décrire les mesures à mettre en œuvre en urgence, dyspnée laryngée, épiglottite, bronchiolite : gestes (LVAS, position...) et manœuvres (Heimlich), mesures de surveillance immédiate, orientation du patient

Rang	Rubrique	Intitulé	Descriptif
A	Identifier une urgence	Connaître les premiers gestes chez l'adulte présentant une inhalation de corps étranger	Décrire les mesures à mettre en œuvre en urgence : gestes (LVAS, position...) et manœuvres (Heimlich), mesures de surveillance immédiate, orientation du patient
A	Prise en charge	Connaître les modalités d'oxygénation initiale*	Savoir prescrire une oxygénothérapie et utiliser les moyens d'administration suivants : lunettes, masque simple, masque haute concentration, ballon autoremplisseur avec valve unidirectionnelle, connaître les limites de ces méthodes
B	Prise en charge	Connaître les différents moyens de la prise en charge d'un patient en insuffisance respiratoire aiguë*	Connaître les grands principes des traitements symptomatiques : oxygène haut débit, PPC, VNI, ventilation invasive
A	Identifier une urgence	Savoir orienter en urgence un patient en détresse respiratoire aiguë pour un geste spécialisé	Connaître les indications urgentes de laryngoscopie, bronchoscopie, trachéotomie

ITEM 273 – Dysphagie

Rang	Rubrique	Intitulé	Descriptif
A	Définition	Définition de la dysphagie	Sensation d'obstacle à la progression du bol alimentaire
A	Définition	Connaître les deux types de dysphagie	Dysphagie oropharyngée vs dysphagie œsophagienne
A	Diagnostic positif	Connaître les éléments d'orientation à l'interrogatoire orientant vers une dysphagie lésionnelle ou non lésionnelle	
A	Examens complémentaires	Connaître l'examen complémentaire non biologique à effectuer en première intention devant une dysphagie*	FOGD
B	Examens complémentaires	Connaître les examens complémentaires non biologiques à effectuer en seconde intention devant une dysphagie*	TDM, échoendoscopie, TOGD, manométrie œsophagienne haute résolution
A	Étiologie	Connaître les principales étiologies de dysphagie lésionnelle (tumorale ou non tumorale) et non lésionnelle*	Carcinome épidermoïde et adénocarcinome de l'œsophage, sténose peptique ou caustique, troubles moteurs œsophagiens
B	Diagnostic positif	Connaître les principales étiologies d'une dysphagie d'origine pharyngolaryngée et en apprécier la gravité	
B	Contenu multimédia	Radiographie typique d'un corps étranger pharyngo-œsophagien	

Connaissances

ITEM 148 – Infections nasosinusiennes de l'adulte et de l'enfant

Rang	Rubrique	Intitulé	Descriptif
A	Définition	Connaître la définition des infections nasosinusiennes	Rhinopharyngite, sinusite, rhinite
A	Étiologie	Connaître les étiologies des infections nasosinusiennes aiguës*	Distinguer origine virale/bactérienne
A	Diagnostic positif	Savoir diagnostiquer une sinusite aiguë (examen clinique, démarche diagnostique)*	Sinusite maxillaire aiguë, formes selon la localisation sinusienne
A	Diagnostic positif	Savoir diagnostiquer une rhinopharyngite aiguë*	
A	Diagnostic positif	Savoir diagnostiquer une rhinite (examen clinique, démarche diagnostique)	Rhinite aiguë de l'adulte, rhinosinusite aiguë du jeune enfant, rhinite allergique
A	Diagnostic positif	Savoir diagnostiquer une ethmoïdite aiguë chez l'enfant et le nourrisson*	
A	Prise en charge	Connaître les principes de traitement des rhinites et des rhinopharyngites aiguës*	Savoir que le traitement antibiotique n'est pas recommandé en cas de rhinopharyngite aiguë
A	Prise en charge	Connaître les principes de traitement d'une sinusite de l'adulte*	
A	Prise en charge	Connaître les particularités de la prise en charge de l'ethmoïdite chez l'enfant et le nourrisson*	
B	Examens complémentaires	Indication des examens d'imagerie devant une infection nasosinusienne aiguë de l'adulte et de l'enfant*	Identifier les situations nécessitant la réalisation d'examens complémentaires (ethmoïdite de l'enfant ou du nourrisson)
B	Prise en charge	Connaître les indications aux prélèvements microbiologiques dans les infections nasosinusiennes*	
A	Contenu multimédia	Photographies d'un exemple typique d'ethmoïdite aiguë de l'enfant*	Ces images doivent être les plus classiques et communes des deux formes de sinusite extériorisée
A	Identifier une urgence	Savoir reconnaître les signes révélant une sinusite compliquée ou à risque de complication grave*	Complications oculo-orbitaires, cérébroméningées, ostéite, formes
B	Étiologie	Connaître les principales étiologies des sinusites chroniques*	Sinusite maxillaire d'origine dentaire, balle fongique, sinusite fongique

ITEM 150 – Otites infectieuses de l'adulte et de l'enfant

Rang	Rubrique	Intitulé	Descriptif
A	Définition	Connaître les définitions : otalgie, différents types d'otites	
B	Prévalence, épidémiologie	Connaître les principaux éléments de l'épidémiologie de l'OMA*	
B	Éléments physiopathologiques	Connaître les éléments de physiopathologie de l'OMA*	
A	Diagnostic positif	Savoir faire le diagnostic d'OMA (démarche diagnostique, examen clinique dont otoscopie)*	

ITEMS 148, 150, 273, 359 Corps étrangers des voies aériennes supérieures et autres corps étrangers ORL

Rang	Rubrique	Intitulé	Descriptif
B	Examens complémentaires	Indication des examens d'imagerie devant une otite infectieuse de l'adulte et de l'enfant*	OMA non compliquée = rien ; suspicion de complication = IRM ou, à défaut, TDM
A	Prise en charge	Connaître la stratégie initiale de la prise en charge de l'OMA : antibiothérapie, traitements associés*	
B	Suivi et/ou pronostic	Connaître les principales complications de l'OMA*	
A	Diagnostic positif	Savoir faire le diagnostic de l'otite externe et de l'otite séromuqueuse	
A	Prise en charge	Connaître la stratégie initiale de prise en charge de l'otite externe et de l'otite séromuqueuse	

A Les conséquences de la pénétration d'un corps étranger dans les cavités du domaine ORL sont bien différentes selon qu'il s'agit :
- des voies aériennes inférieures : risque vital par asphyxie ;
- des voies digestives : risque vital par perforation primaire ou secondaire avec médiastinite ;
- du nez et de l'oreille : risque vital inexistant, mais possibilité de problèmes diagnostiques et de complications si l'introduction est ignorée et le corps étranger oublié.

Les corps étrangers de l'oreille et des voies aériennes se rencontrent essentiellement chez l'enfant ; ceux de l'œsophage sont, au contraire, beaucoup plus fréquents chez l'adulte.

I. Corps étrangers de l'oreille

Fréquents chez l'enfant, de nature très diverse, ils restent volontiers méconnus, bien supportés, mais peuvent être responsables soit :
- d'une inflammation de l'oreille externe, surtout si le corps étranger est ancien, de nature végétale ;
- d'une blessure tympanique lors de l'introduction ou de manœuvres d'extraction inappropriées.

Le diagnostic otoscopique est aisé.

Devant des manifestations à type d'otalgies, d'hypoacousie de transmission d'installation récente, voire de bourdonnements, la distinction est facile avec un bouchon (épidermique ou cérumineux) ou une otite (externe ou moyenne) à l'aide d'une otoscopie.

B Le traitement relève du lavage d'oreille pour évacuer le corps étranger par les voies naturelles si on est sûrs de l'absence de perforation du tympan : atraumatique, indolore, il suffit dans la plupart des cas. Il doit être réservé aux corps étrangers suffisamment petits pour s'assurer à l'otoscopie que le tympan soit sain.

L'utilisation de micro-instruments mousses (crochets, micropinces) est du ressort du spécialiste : elle peut être utile notamment en cas de perforation tympanique préalable, mais nécessite un geste précis et une immobilité totale du sujet pour éviter tout traumatisme iatrogène.

L'exérèse sous anesthésie générale est réservée aux corps étrangers volumineux, enclavés, dont l'extraction par les voies naturelles est difficile et douloureuse.

La pile bouton est un corps étranger très dangereux, à extraire en urgence (risque de corrosion chimique).

II. Corps étrangers du nez

Ⓐ *Cette pathologie est essentiellement pédiatrique*, apanage du grand nourrisson ou du petit enfant.

Les *manifestations cliniques* ont pour caractère essentiel leur **unilatéralité** :
- obstruction nasale ;
- écoulement purulent, fétide, parfois hématique.

Il faut cependant penser à regarder la fosse nasale controlatérale pour s'assurer de l'absence de corps étranger controlatéral.

Le *diagnostic* est évident si l'introduction a lieu devant témoins, plus difficile en cas de corps étranger méconnu (chez l'enfant en particulier). Il doit être évoqué de principe en cas de suppuration tenace, fétide, unilatérale ou devant une cacosmie, voire une cellulite nasojugale. *On élimine* ainsi par un examen clinique précis et soigneux une sinusite ethmoïdomaxillaire, rhinogène ou non, en s'aidant si besoin d'un examen radiologique si on évoque un rhinolithe (amas calcifié autour d'un corps étranger ancien).

Ⓑ Le *traitement* est l'extraction par les voies naturelles en évitant de refouler le corps étranger vers le pharynx (avec risque de fausse route laryngotrachéale). L'ablation réalisable après rétraction de la muqueuse par vasoconstricteurs locaux, sur un sujet immobile coopérant, tête en flexion, à l'aide d'instruments mousses, nécessite parfois une anesthésie générale chez l'enfant pour éviter tout traumatisme local responsable d'hémorragies.

Ⓐ La pile bouton est un corps étranger très dangereux, à extraire en urgence (risque de corrosion chimique).

> **Points clés**
>
> Un corps étranger des fosses nasales doit être suspecté chez un enfant en présence d'une obstruction nasale et/ou d'une rhinorrhée purulente, fétide, unilatérale au long cours.

III. Corps étrangers du pharynx et de l'œsophage

Ⓐ Les corps étrangers pharyngés et œsophagiens sont surtout rencontrés chez l'adulte. Cependant, ils ne sont pas exceptionnels chez l'enfant (jouets, pièces de monnaie…). Leur nature et leur siège exacts ayant été précisés, ils sont extraits par les voies naturelles.

A. Corps étranger pharyngé

Un corps étranger pharyngé se manifeste par une simple gêne pharyngée d'apparition brutale, en règle au cours d'un repas, tenace, localisée, souvent latéralisée. Il s'agit le plus souvent d'une arête de poisson, d'un fragment d'os…

Un examen ORL attentif à l'abaisse-langue puis au miroir, ou à l'aide d'un nasofibroscope en laryngoscopie indirecte permet le repérage et l'ablation dans un grand nombre de cas. L'anesthésie générale peut être nécessaire, notamment chez le petit enfant, en cas de corps étranger hypopharyngé ou si le sujet n'est pas coopérant.

Exceptionnellement, un corps étranger volumineux de siège pharyngolaryngé entraîne une aphagie, associée ou non à une détresse respiratoire, imposant alors une extraction en urgence. Le premier réflexe doit être alors une tentative d'extraction au doigt.

B. Corps étranger œsophagien

Il se situe en règle générale dans l'œsophage cervical, en regard du sphincter supérieur de l'œsophage. Il se rencontre chez l'enfant, mais aussi chez l'adulte, souvent dans le cadre d'une pathologie psychiatrique ou neurologique ou chez le sujet âgé.

Dysphagie, hypersialorrhée, gêne cervicale basse sont les seuls signes d'appel en dehors de toute complication.

B Celle-ci doit cependant être recherchée systématiquement : douleur, empâtement, emphysème sous-cutané cervical, état fébrile.

L'examen radiographique simple sans opacification peut fournir de précieux renseignements (face, profil) (figure 19.1) :
- visualisation d'un corps étranger radio-opaque cervical ou déjà en aval, se projetant en arrière de la trachée de profil, en prérachidien ;
- épaississement des parties molles cervicomédiastinales ou mise en évidence d'un épanchement gazeux en cas de complication infectieuse ou de perforation.

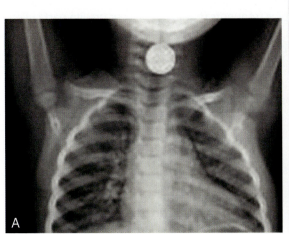
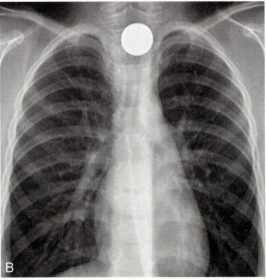

Fig. 19.1. **A** Radiographie standard du thorax, de face : corps étranger radio-opaque œsophagien.
A. Pile bouton suspectée, doubles contours à la radiographie. B. Pièce simple (pas de doubles contours).

A Le corps étranger œsophagien étant reconnu, son extraction par voie endoscopique s'impose sans retard. Elle s'effectue au mieux à l'aide de tubes rigides, sous anesthésie générale.

B Si le corps étranger œsophagien n'est que suspecté, un scanner cervicothoracique et/ou une endoscopie exploratrice sont néanmoins nécessaires, car un corps étranger méconnu expose à de redoutables complications (perforation avec médiastinite, pleurésie purulente, fistule œsobronchique, sténose œsophagienne).

A La pile bouton est un corps étranger très dangereux à extraire en urgence (risque de corrosion chimique). Lorsque le corps étranger suspecté est une pile bouton (interrogatoire des témoins ou aspect typique en doubles contours à la radiographie), l'extraction doit être réalisée en extrême urgence et s'accompagner d'un bilan lésionnel précis sur la muqueuse œsophagienne. Le risque est effectivement une perforation par nécrose de la muqueuse pouvant être responsable d'une médiastinite ou d'une hémorragie massive par lésion d'un axe vasculaire (tronc artériel brachiocéphalique ou aorte) engageant le pronostic vital.

B Les mesures de prévention auprès de la population générale ainsi que les professionnels de santé doivent être renforcées. Les fabricants sont aussi en cours d'innovation pour rendre les emballages plus sécurisés et certaines piles peuvent être enduites d'un produit amer freinant ainsi son ingestion.

IV. Corps étrangers trachéobronchiques et laryngés

Ⓐ Ils sont avant tout l'apanage du jeune enfant, dès l'âge de la préhension (5 mois). C'est un accident relativement fréquent, grave, soit du fait du siège du corps étranger (enclavement laryngé ou corps étranger mobile), soit parce qu'il est méconnu.

Chez l'adulte, le corps étranger des voies aériennes inférieures est rare. Certaines professions (couturières, tapissiers) y sont plus exposées.

Le siège du corps étranger (tableau 19.1) est :
- essentiellement bronchique : 75 % des cas, deux fois plus fréquent à droite en raison de la disposition anatomique (la bronche droite est plus verticale, presque dans l'axe de la trachée) ;
- parfois trachéal : 15 % des cas ;
- ou laryngé : 10 % des cas.

La nature du corps étranger est extrêmement variable : les corps étrangers végétaux (cacahuètes, haricots, noyaux de fruits) sont les plus fréquents (figure 19.2). Leur gravité particulière est liée à la multiplicité des fragments et à la réaction muqueuse bronchique diffuse, particulièrement intense et précoce, qu'ils peuvent entraîner.

Il faut distinguer le corps étranger laryngé et le corps étranger trachéobronchique, tant sur le plan sémiologique que sur celui de l'urgence.

Tableau 19.1. Ⓐ **Symptomatologie selon la localisation du corps étranger inhalé.**

Localisation	Dyspnée	Voix	Auscultation	Autres
Larynx	Inspiratoire	Dysphonie	Normale	Stridor, dysphagie, tirage, stase salivaire
Trachée	Positionnels	Normale	Clapet inspiratoire	Cornage, toux quinteuse
Bronche	Absente	Normale	*Wheezing*, abolition localisée du murmure vésiculaire	Absents

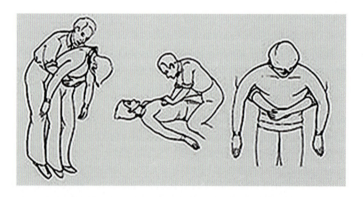

Fig. 19.2. Ⓐ **Manœuvre de Heimlich en cas de corps étrangers asphyxiant.**
La pression brutale de l'épigastre après une inspiration profonde permet de générer une hyperpression pulmonaire permettant l'expulsion du corps étranger trachéobronchique enclavé.

A. Corps étranger laryngé

Le corps étranger laryngé est particulier en raison de la gravité du tableau clinique et du risque de blocage dans la région glottique et sous-glottique (cricoïdienne), zones d'étroitesse anatomique.

Le tableau clinique est dramatique, réalisant soit :
- une asphyxie aiguë, immédiate, foudroyante ;
- une dyspnée laryngée majeure d'installation brutale avec tirage très intense, aphonie et cyanose importante.

Une extraction de toute urgence sous endoscopie, par les voies naturelles, s'impose.

L'extraction par voie endoscopique nécessite un centre spécialisé, une instrumentation complète, un opérateur entraîné et la collaboration étroite d'un anesthésiste-réanimateur. Seulement en cas d'asphyxie suraiguë avec mort imminente, la manœuvre de Heimlich peut être tentée : une pression brusque de la région épigastrique peut permettre l'expulsion par l'élévation diaphragmatique et l'hyperpression pulmonaire qu'elle entraîne (cf. figure 19.2).

Les diagnostics différentiels sont aisés :
- la laryngite striduleuse, accès de dyspnée laryngée brutal, passager, spontanément réduit, est différente d'un syndrome de pénétration. Elle survient en général la nuit ; la corticothérapie est efficace en quelques minutes ;
- l'épiglottite associe un syndrome fébrile intense, une dysphagie et une dyspnée progressive, aboutissant à une détresse respiratoire rapide ;
- une crise d'asthme : la dyspnée prédomine à l'expiration ;
- le corps étranger œsophagien : la présence d'un corps étranger dans la bouche œsophagienne peut provoquer une dyspnée par compression laryngotrachéale.

B. Corps étranger trachéobronchique

Les symptômes et l'évolution sont différents. Certes, la symptomatologie initiale est alarmante, très particulière, stéréotypée, quasi pathognomonique. Mais, bien souvent, l'épisode aigu inaugural a été méconnu ou oublié ; le diagnostic peut être difficile en fonction des données de l'anamnèse, de l'examen clinique et de la radiographie. Un corps étranger doit toujours être évoqué devant une symptomatologie bronchopulmonaire aiguë, récidivante, surtout si elle reste localisée à un même territoire (segment, lobe ou poumon entier).

1. Diagnostic

Le diagnostic repose sur la notion d'un *syndrome de pénétration*. Celui-ci se recherche à l'interrogatoire et se définit comme un accès de suffocation brutal, inopiné et spontanément résolutif survenant chez un enfant en bonne santé. Il est associé à des quintes de toux violentes, expulsives, angoissantes avec tirage et cornage. Il est en règle générale diurne. Ce syndrome très fugace (quelques minutes) est caractéristique de l'inhalation d'un corps étranger dans les voies aériennes inférieures.

2. Évolution

Après ce tableau aigu initial, deux éventualités sont possibles :
- le corps étranger reste mobile, se déplaçant dans la trachée et/ou d'une bronche à l'autre :
  - les signes fonctionnels persistent : épisodes de dyspnée trachéale intermittents, quintes de toux expulsives ou toux spasmodique ;

– l'auscultation pulmonaire est caractéristique si elle révèle le classique « bruit de drapeau » qui correspond au va-et-vient du corps étranger ;
– le risque d'un corps étranger mobile est double : aggravation brutale lors de la mobilisation de l'enfant ; mort subite en cas d'enclavement laryngé (région sous-glottique) ou trachéal (carène) ;
- le corps étranger est enclavé dans une bronche : on assiste à une accalmie fonctionnelle totale après le syndrome de pénétration ; l'importance et la précocité des signes physiques et radiographiques témoins d'un trouble de ventilation, la tolérance du corps étranger sont alors fonction de son volume, de sa forme et du calibre de la bronche obstruée (bronche principale : retentissement ventilatoire de tout un poumon) (figure 19.3).

L'examen clinique recherche :
- une diminution ou une abolition du murmure vésiculaire ;
- des râles bronchiques en foyer systématisé ;
- une matité.

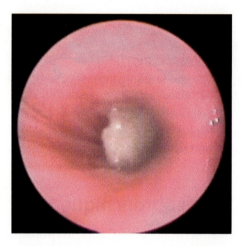

Fig. 19.3. Ⓐ **Aspect endoscopique (bronchoscopie rigide) d'une cacahuète enclavée dans la bronche principale droite.**

Ⓑ L'examen radiographique qui consiste en une radiographie de face en inspiration et en expiration afin de mettre en évidence des troubles de ventilation (figure 19.4) montre, selon les cas :
- un corps étranger radio-opaque ;
- une atélectasie ;
- un emphysème obstructif (le *trapping*) ;
- un déplacement médiastinal.

Tous ces signes sont très évocateurs ou caractéristiques. Parfois, l'examen radiographique classique est normal.

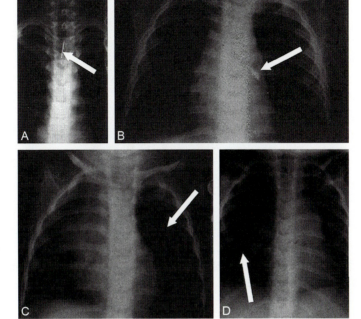

Fig. 19.4. B Aspects radiologiques possibles en cas de corps étranger bronchique de l'enfant.
A et B. Le corps étranger est ici radio-opaque dans la trachée (A) ou dans la bronche principale gauche (B).
C et D. Le corps étranger est responsable d'un emphysème obstructif (*trapping*) : à chaque inspiration, la bronche se dilate et laisse passer l'air, qui ne peut ressortir lors de l'expiration car la bronche se referme sur le corps étranger ; l'air emprisonné est responsable d'une distension thoracique avec hyperclarté du côté pathologique, élargissement des espaces intercostaux, abaissement du diaphragme et refoulement de la silhouette cardiaque du côté sain.

3. Complications

A Les complications précoces sont à type de bronchoalvéolite (surtout si le corps étranger est végétal) ou d'œdème réactionnel localisé.

Les complications tardives sont à type de bronchorrhée avec parfois des séquelles bronchiques définitives : sténose bronchique ou bronchectasies.

4. Traitement

> Toute notion ou toute suspicion de syndrome de pénétration impose un examen endoscopique.

L'endoscopie trachéobronchique pour extraction d'un corps étranger requiert :
- une anesthésie générale adaptée (immobilité parfaite, donc une collaboration étroite entre anesthésiste et opérateur) ;
- un matériel d'endoscopie rigide (figure 19.5) ou souple et une instrumentation d'extraction complète adaptée à tout âge, et la possibilité d'une trachéotomie immédiate.

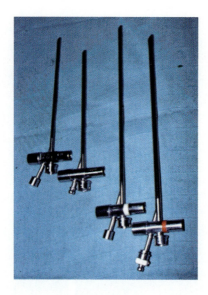

Fig. 19.5. Ⓐ Bronchoscopes rigides de différents calibres employés chez l'enfant pour l'extraction des corps étrangers trachéobronchiques.

Ⓑ Elle doit donc être réalisée au bloc opératoire. L'opérateur rompu aux techniques d'endoscopie peut ainsi repérer :
- le siège du corps étranger ;
- sa nature (végétale ou autre, acérée ou non) ;
- le nombre de corps étrangers.

Le corps étranger est désenclavé puis extrait avec prudence sous contrôle permanent de la vue. Un contrôle endoscopique est impératif immédiatement après l'extraction. Cette extraction est toujours difficile si elle est tardive ou répétée (corps étrangers multiples) du fait de l'inflammation réactionnelle et de la suppuration dues au corps étranger.

Le traitement médical après extraction combat :
- l'inflammation locale ou pharyngée par les corticoïdes ;
- la suppuration par antibiothérapie, soit systématique, fonction du type du corps étranger (végétal), soit guidée par le germe mis en évidence dans le prélèvement bronchique ;
- l'humidification par des aérosols ;
- une kinésithérapie complémentaire pour favoriser l'évacuation des fragments trop petits pour être extraits le cas échéant.

Les complications de l'extraction sont exceptionnelles :
- médiastinites ;
- pneumomédiastin : surtout par rupture alvéolaire liée à l'hyperpression endobronchique ou une plaie trachéobronchique secondaire à l'inflammation sur corps étranger alimentaire (cacahuète).

L'échec de l'extraction endoscopique est rarissime. Il impose alors le recours à la thoracotomie.

En l'absence d'ORL expérimenté sur place et devant une dyspnée majeure, une intubation visant à pousser le corps étranger dans une bronche principale peut permettre d'attendre l'arrivée de celui-ci ou le transfert dans une structure spécialisée en ventilant sur le poumon sain.

Ⓐ L'éducation des parents reste le meilleur traitement préventif de ce type d'accident : ne rien laisser à portée de main qui puisse pénétrer les voies aériennes, ne pas donner de cacahuètes à un nourrisson ou un enfant en bas âge (c'est le corps étranger le plus fréquent).

ITEMS 148, 150, 273, 359 Corps étrangers des voies aériennes supérieures et autres corps étrangers ORL

Points clés

- La notion d'un syndrome de pénétration impose :
  - une auscultation pulmonaire et une radiographie pulmonaire ;
  - une endoscopie laryngotrachéobronchique à la recherche d'un corps étranger qui est extrait par les voies naturelles.
- Tout syndrome bronchopulmonaire focalisé, inexpliqué, répétitif ou au long cours indique une endoscopie trachéobronchique, pour éliminer notamment un corps étranger des voies respiratoires.

II
Entraînements

CHAPITRE 20

Dossiers cliniques progressifs

Énoncés et questions

Dossier clinique 1

« Dépistage de la surdité néonatale »
Alexandre et Louis sont jumeaux. Ils sont nés à 38 SA, il y a 48 heures.

Question 1
Concernant le dépistage de la surdité, quelle(s) est (sont) la (les) proposition(s) exacte(s) ?
- **A** Le dépistage de la surdité est obligatoire.
- **B** Il doit se faire uniquement chez les enfants présentant des antécédents familiaux de surdité.
- **C** Il ne concerne pas les nouveau-nés pris en charge en réanimation.
- **D** Il doit se faire à l'âge de 1 an.
- **E** Il doit être réalisé sur une seule oreille.

Question 2
Louis a souffert d'un syndrome transfuseur-transfusé au cours de la grossesse et présentait à la naissance un score d'Apgar à 3. Il est actuellement pris en charge en réanimation, intubé, ventilé.
Quelle(s) est (sont) la (les) proposition(s) exacte(s) par rapport au risque de surdité ?
- **A** Louis présente moins de risque de surdité que son jumeau.
- **B** Louis va bénéficier d'un dépistage de la surdité et non Alexandre.
- **C** Alexandre est forcément normo-entendant.
- **D** La prématurité constitue un risque de surdité.
- **E** La réanimation néonatale constitue un risque de surdité.

Question 3
Identifiez des facteurs de risque de la surdité néonatale.
- **A** Traumatisme obstétrical.
- **B** Antécédents familiaux de surdité.
- **C** Infection rubéolique maternelle pendant la grossesse.
- **D** Infection au CMV maternelle pendant la grossesse.
- **E** Grossesse gémellaire.

Question 4
Quels tests peuvent être utilisés pour le dépistage de la surdité néonatale ?
- **A** Test aux jouets sonores.
- **B** Audiométrie tonale en champ libre.
- **C** Otoémissions acoustiques.
- **D** PEA automatisés.
- **E** Impédancemétrie.

Question 5
On note qu'Alexandre présente un test de dépistage négatif et Louis un test de dépistage positif. Que cela signifie-t-il ?
- **A** Louis est obligatoirement atteint de surdité.
- **B** Alexandre présente une audition normale.
- **C** Louis doit bénéficier d'un deuxième test.
- **D** Un PEA seuils doit être réalisé chez Alexandre.
- **E** Un PEA seuils doit être réalisé chez Louis.

Question 6
Le PEA seuils montre une disparition de l'onde V à 70 dB de manière bilatérale chez Louis. Que peut-on en déduire ?
- **A** Il présente un seuil auditif à 30 dB.
- **B** Il présente une surdité bilatérale légère.
- **C** Il est normo-entendant.
- **D** Il présente un seuil auditif à 70 dB.
- **E** Il présente une surdité bilatérale sévère.

Question 7
La surdité de Louis est confirmée par deux PEA seuils successifs.
Quelle prise en charge proposez-vous aux parents ?
- **A** Rééducation orthophonique.
- **B** Pose d'aérateurs transtympaniques.
- **C** Appareillage auditif bilatéral.
- **D** Paracentèse.
- **E** Guidance parentale.

Question 8
Louis a maintenant 2 ans, il bénéficie d'un appareillage auditif bilatéral par des contours d'oreille et d'une prise en charge orthophonique à raison de deux séances par semaine. L'enfant présente un retard de langage mais fait des progrès et le bilan orthophonique montre que le langage commence à s'instaurer. Le gain prothétique global est estimé à 40 dB.

Quel test permet d'apprécier le gain prothétique chez l'enfant au stade prélingual ?
A Impédancemétrie.
B Tympanométrie.
C Audiométrie tonale conditionnée au casque.
D Audiométrie vocale au casque.
E Audiométrie tonale conditionnée en champ libre.

Question 9
Les parents de Louis reviennent en consultation alors que celui-ci a 3 ans et demi. Il est rentré à l'école maternelle il y a 3 mois. Ses parents ont l'impression que sa surdité s'est aggravée puisque l'enfant ne progresse plus en termes de production langagière et semble se refermer sur lui-même. La maîtresse leur a fait part de problèmes d'adaptation. L'otoscopie que vous pratiquez est la suivante (figure 20.1).

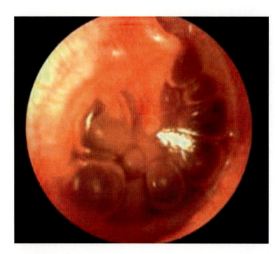

Fig. 20.1.

Décrivez l'otoscopie.
A Otite chronique.
B Otite séreuse.
C Cholestéatome.
D Otite moyenne aiguë.
E Perforation tympanique.

Question 10
Une impédancemétrie est réalisée chez Louis. Que va-t-elle montrer ?
A Pic de tympanogramme centré sur 0.
B Courbe plate.
C Tympanogramme en « tour Eiffel ».
D Aucune courbe.
E Pic décalé vers la droite.

Question 11
Vous réalisez une audiométrie tonale conditionnée au casque sans difficulté chez Louis, qui se laisse facilement tester. Que pouvez-vous attendre de ce test ?

A Surdité mixte.
B Conduction osseuse abaissée.
C Conduction osseuse normale.
D Conduction aérienne normale.
E Conduction aérienne abaissée.

Question 12
Il s'agit donc d'une otite séreuse bilatérale, qui vient majorer sa surdité congénitale.
Quels sont les facteurs favorisant l'otite séreuse ?
A Hypertrophie amygdalienne.
B Hypertrophie des végétations adénoïdes.
C Tabagisme des parents.
D Surdité congénitale.
E Luette bifide.

Question 13
Quel traitement proposez-vous chez cet enfant dont la surdité s'est, de ce fait, aggravée et qui présente une nette régression de ses acquisitions langagières ?
A Adénoïdectomie.
B Amygdalectomie.
C Tympanoplastie.
D Pose d'aérateurs transtympaniques.
E Arrêt de l'orthophonie.

Question 14
La pose des ATT l'a bien amélioré et Louis a repris un développement normal. Vous le suivez tous les 6 mois pendant 5 ans. Alors que Louis a maintenant 8 ans, le médecin des urgences vous appelle : il vient de faire une chute de cheval et présente une otorragie droite. L'otoscopie est difficile ; vous retrouvez des traces de sang dans le méat auditif externe et un hémotympan. La TDM du rocher droit met en évidence une fracture translabyrinthique droite.
Quels bilans pratiquez-vous en plus de la TDM ?
A Scintigraphie osseuse.
B IRM cérébrale.
C Audiométrie tonale.
D Audiométrie vocale.
E Gain prothétique en vocal.

Question 15
La surdité de Louis s'est aggravée suite au traumatisme crânien et il présente maintenant une surdité profonde bilatérale. Le gain prothétique avec des prothèses auditives conventionnelles est nul.
Quelle prise en charge faut-il lui proposer ?
A Orthophonie.
B Implantation cochléaire.
C Paracentèse.
D Tympanoplastie.
E Mastoïdectomie.

Dossier clinique 2

« Une dysphonie traînante »

Un patient de 52 ans, employé municipal, sans antécédent particulier, présente depuis 2 mois une dysphonie installée rapidement à la suite d'une rhinopharyngite selon lui. La dysphonie est constante, sans épisode d'amélioration ni d'aggravation. L'interrogatoire retrouve un tabagisme relativement modéré à 15 paquets-années arrêté depuis 5 ans ; le patient déclare ne boire qu'un ou deux verres de vin par semaine.
L'examen de la région cervicale est sans particularité, notamment ne retrouve pas d'adénopathie palpable. L'examen de la cavité buccale est également normal.

Question 1
Devant cette symptomatologie, quel est l'examen à demander avant tous les autres ?
A Examen des cordes vocales par fibroscopie ORL sous anesthésie générale.
B Panendoscopie.
C Scanner cervicofacial.
D Échographie thyroïdienne.
E Examen des cordes vocales au miroir ou par fibroscope ORL en consultation.

Question 2
Sur l'image ci-dessous (figure 20.2), indiquez les légendes exactes.
A « 1 » : Corde vocale droite.
B « 2 » : Pli vestibulaire.
C « 3 » : Phyltrum cordalis.
D « 4 » : Récessus piriforme.
E « 5 » : Margelle laryngée.

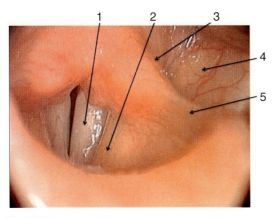

Fig. 20.2.

Question 3
Sur l'image ci-dessous (figure 20.3) qui représente une coupe frontale semi-schématique des cordes vocales, indiquez les légendes exactes.
A « 1 » : Épithélium.
B « 2 » : Espace de Reinke.
C « 3 » : Sulcus vocalis.
D « 4 » : Muscle cricoaryténoïdien.
E « 5 » : Ventricule laryngé.

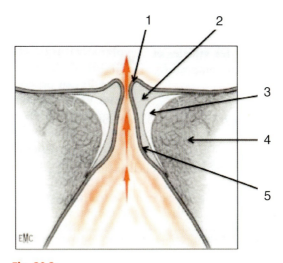

Fig. 20.3.
Source : Giovanni A, Sacre J, Robert D. Forçage vocal. EMC – Oto-rhino-laryngologie 2007 : 1-12 [Article 20-720-A-40]. Elsevier Masson SAS. Tous droits réservés

Question 4
Concernant l'innervation du larynx, quelle(s) est (sont) la (les) proposition(s) exacte(s) ?
A Le nerf laryngé externe est une branche de l'hypoglosse.
B Le nerf récurrent (laryngé inférieur) est une branche du nerf vague.
C L'innervation sensitive est assurée par le sympathique cervical pour la région sous-glottique.
D Le nerf laryngé supérieur est moteur pour le muscle vocalis.
E Le nerf récurrent (laryngé inférieur) naît à gauche sous la crosse de l'aorte.

Question 5
Le cliché ci-dessous (figure 20.4) concerne le patient décrit dans l'énoncé (laryngoscopie directe en phonation).

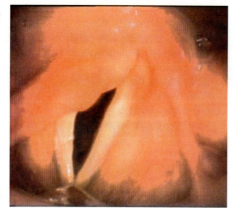

Arrière

Avant

Fig. 20.4.

Indiquez le diagnostic le plus probable.

Question 6
À la suite du diagnostic posé sur l'examen de la question 5, quel est le bilan qui doit être prescrit pour ce patient ?
A Électromyographie des muscles du cou.
B Bilan biologique avec sérologies HPV.
C Scanner cervical.
D Scanner thoracique.
E IRM de la base du crâne.

Question 7
Si ce bilan revient strictement normal, quels sont les diagnostics qu'il est possible d'éliminer en première analyse ?
A Tumeur pulmonaire.
B Adénopathie cervicale maligne envahissant le nerf.
C Tumeur de la corde vocale.
D Méningite carcinomateuse.
E Maladie de Lyme.

Question 8
Le scanner revient avec l'image suivante (figure 20.5).

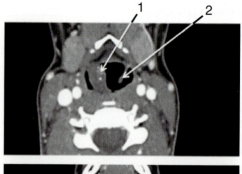
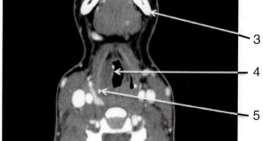

Fig. 20.5.

Quelles sont les légendes exactes ?
A « 1 » : Tuméfaction du pli vestibulaire droit.
B « 2 » : Margelle laryngée gauche.
C « 3 » : Mandibule.
D « 4 » : Partie basse du pli vestibulaire.
E « 5 » : Aryténoïde calcifié.

Question 9
Devant la lésion de la question 8, que proposez-vous ?

Question 10
Les biopsies réalisées reviennent avec le diagnostic de carcinome épidermoïde du larynx. Quel bilan proposez-vous, en plus du scanner cervicothoracique déjà disponible, avant de présenter le dossier en RCP (réunion de concertation pluridisciplinaire) ?
A Dosage des ACE.
B Scanner cérébral.
C Scintigraphie osseuse.
D Sérologie HPV.
E Fibroscopie œsophagienne.

Question 11
La tumeur du patient est classée cT3 en raison d'un envahissement de la loge HTE et de l'immobilité de l'hémilarynx droit.
Quels sont les principaux choix thérapeutiques qui seront discutés en RCP ?
A Radiothérapie et chimiothérapie concomitantes.
B Chimiothérapie exclusive.
C Radiothérapie exclusive.
D Chimiothérapie d'induction suivie de chirurgie ou de radiothérapie en fonction du résultat.
E Radiothérapie première puis chirurgie du reliquat tumoral éventuel.

Dossier clinique 3

« Surdité chez une jeune mère »
Vous recevez en consultation une patiente, Madame V., âgée de 27 ans, pour surdité. Elle vous rapporte des antécédents de surdité dans sa famille. Elle est gênée depuis quelques mois, fait répéter. Elle est jeune maman d'un enfant de 2 ans.
L'otoscopie est normale. Voici son test audiométrique (figure 20.6).

Question 1
Quels sont les résultats de cet examen ?
A Surdité de transmission bilatérale, prédominante à gauche.
B Surdité de transmission bilatérale, prédominante à droite.
C Surdité de perception droite.
D Surdité de perception gauche.
E Surdité mixte droite.

Question 2
Parmi les propositions suivantes, lesquelles peuvent être responsables d'une surdité de transmission unilatérale ?
A Otite moyenne aiguë.
B Otite séreuse.
C Cholestéatome.
D Maladie de Ménière.
E Neurinome de l'acoustique.

Question 3
Devant cette surdité de transmission, quel diagnostic évoquez-vous en priorité ?
A Une presbyacousie.
B Une otite chronique.
C Une otite séreuse.
D Une otospongiose.
E Une malformation de la chaîne ossiculaire.

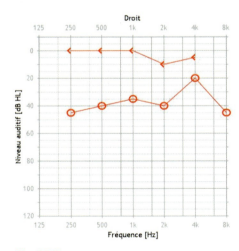
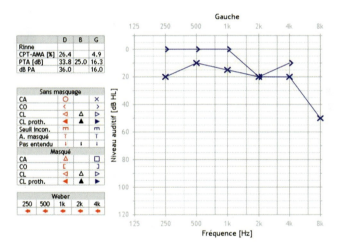

Fig. 20.6.

Question 4
En cas d'otospongiose droite, quels seront les résultats de la tympanométrie ? [Donnez tous les résultats possibles.]
A Tympanogramme plat à droite.
B Réflexe stapédien aboli à droite.
C Réflexe stapédien « on-off » à droite.
D Tympanogramme de type A à droite.
E Otoémissions acoustiques absentes à droite.

Question 5
Quel(s) examen(s) demander pour confirmer une otospongiose ?
A TDM cérébrale.
B TDM des rochers.
C IRM de la fosse postérieure, centrée sur les conduits auditifs internes.
D PEA précoces.
E Aucun.

Question 6
Quelle est la prise en charge d'une otospongiose ?
A Chirurgicale toujours, quel que soit le degré de perte auditive.
B Surveillance audiométrique possible, abstention thérapeutique.
C Appareillage audioprothétique, quel que soit le degré de perte auditive.
D Chirurgicale et/ou appareillage audioprothétique, en fonction de la perte auditive.
E Chirurgicale toujours si la perte auditive est supérieure à 30 dB.

Question 7
Au sujet de l'otospongiose, quelle(s) est (sont) la (les) proposition(s) exacte(s) ?
A Il s'agit d'une ostéodystrophie de la capsule otique.
B Elle touche principalement les hommes.
C Elle entraîne dans sa forme typique une ankylose de l'étrier dans la fenêtre ronde.
D Elle fait partie des causes de surdité de transmission à tympan anormal.
E Lorsqu'elle est suspectée, on doit réaliser une TDM des rochers et une IRM encéphalique centrée sur la fosse postérieure et les conduits auditifs internes.

Question 8
La patiente est opérée de son otospongiose et son audition se normalise à droite.
Quelques mois plus tard, la patiente est victime d'un accident de la circulation et présente une fracture du rocher gauche. L'examen acoumétrique est en faveur d'une surdité de transmission de l'oreille gauche.
Quelle(s) est (sont) la (les) proposition(s) exacte(s) ?
A Épreuve de Weber latéralisée à gauche.
B Épreuve de Weber latéralisée à droite.
C Rinne indifférent.
D Rinne gauche négatif.
E Rinne gauche positif.

Question 9
Elle présente en effet une surdité de transmission de l'oreille gauche confirmée en audiométrie tonale, dans les suites de cette fracture du rocher gauche. L'otoscopie est normale.
Quelle(s) est (sont) la (les) proposition(s) exacte(s) ?
A On doit remettre en question les résultats du scanner mettant en évidence cette fracture du rocher.
B Sa surdité de transmission est forcément due à son otospongiose, et non à la fracture du rocher.
C Il faut rechercher une atteinte de la chaîne ossiculaire.
D Une IRM est indispensable pour éliminer un neurinome de l'acoustique.
E Aucune de ces propositions n'est juste.

Question 10
Dans l'accident, son fils était également présent. Il a présenté une otorragie gauche, isolée, initiale, actuellement tarie. Vous le voyez à 10 jours de l'accident. Il est âgé maintenant de 4 ans. Voici son otoscopie (figure 20.7).

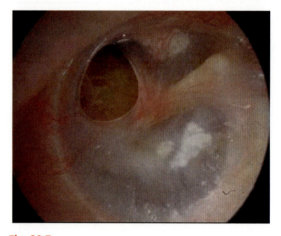

Fig. 20.7.

Quelle(s) est (sont) la (les) proposition(s) exacte(s) ?
A Il s'agit d'une perforation antéro-inférieure marginale.
B Il s'agit d'une perforation postéro-inférieure marginale.
C Il s'agit d'une perforation antéro-inférieure non marginale.
D Il s'agit d'une perforation postéro-inférieure non marginale.
E On constate des plaques de tympanosclérose associées à une perforation.

Question 11
Parmi les propositions suivantes, quelles sont les causes de perforations tympaniques ?
A Séquelles d'otites.
B Causes traumatiques : fracture du rocher.
C Causes iatrogènes : après mise en place d'aérateurs transtympaniques.
D Otite atélectasique.
E Otite externe.

Question 12
Cet enfant présente une surdité subjective du côté de cette perforation. Vous réalisez des otoémissions qui sont absentes à droite, présentes à gauche.
Quelle(s) est (sont) la (les) proposition(s) exacte(s) ?
A Les otoémissions servent à évaluer la fonctionnalité des cellules ciliées internes.
B Les otoémissions servent à évaluer la fonctionnalité des cellules ciliées externes.

C Les otoémissions font partie des tests subjectifs de l'audition.
D Les otoémissions font partie des tests objectifs de l'audition.
E Lorsque les otoémissions sont absentes, la perte auditive est toujours sévère.

Question 13
Quelle prise en charge proposez-vous pour cette perforation tympanique ?
A Éviction aquatique.
B Contre-indication aux traitements ototoxiques en goutte auriculaire dans cette oreille.
C Chirurgie de type tympanoplastie en urgence.
D Surveillance clinique et audiométrique.
E Chirurgie à discuter à distance si persistance de la perforation.

Question 14
Parmi les traitements suivants, quel(s) est (sont) celui (ceux) qui peu(ven)t être administré(s) par voie auriculaire, locale, devant cette perforation ?
A Oflocet® auriculaire (ofloxacine).
B Panotile® (néomycine, polymyxine B, fludrocortisone, lidocaïne).
C Polydexa® (néomycine, polymyxine B, dexaméthasone).
D Auricularum® (oxytétracycline, polymyxine B, dexaméthasone, nystatine).
E Aucun.

Dossier clinique 4

« Vertige et surdité »
Vous recevez aux urgences Monsieur R., 55 ans, pour vertiges. Il n'a pas d'antécédents particuliers. Il s'agit du premier épisode de ce type.
Vous retrouvez à l'examen un syndrome vestibulaire harmonieux droit, d'allure périphérique.

Question 1
Quel(s) élément(s) clinique(s) retrouvez-vous ?
A Nystagmus gauche, Romberg gauche.
B Nystagmus gauche, Romberg droit.
C Nystagmus provoqué par la manœuvre de Dix-Hallpike droite.
D Nystagmus augmenté par la fixation.
E Nystagmus multidirectionnel.

Question 2
Le patient présente un tableau de névrite vestibulaire droite.
Quels examens doivent être réalisés à ce stade ?
A Audiométrie tonale et vocale.
B Vidéonystagmographie avec épreuves caloriques.
C Otoémissions.
D Aucun : examen clinique suffisant pour affirmer le diagnostic.
E TDM cérébrale sans injection.

Question 3
Vous réalisez l'examen suivant (figure 20.8).
Quel est cet examen ?
A Impédancemétrie.
B Réflexe stapédien.
C Audiométrie supraliminaire.
D Épreuve calorique durant la vidéonystagmographie.
E Vidéonystagmographie.

Question 4
Vous traitez le patient par traitement symptomatique et kinésithérapie vestibulaire ; il est ensuite perdu de vue.
Il reconsulte 5 ans plus tard, pour surdité droite.
Quel diagnostic devez-vous évoquer ?
A Cholestéatome droit.
B Otospongiose droite.
C AVC cérébelleux.
D Neurinome de l'acoustique.
E Maladie de Ménière droite.

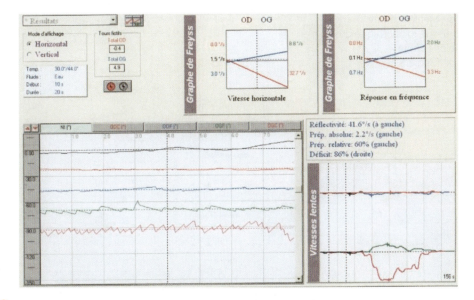

Fig. 20.8.

Question 5
Vous pensez à un neurinome de l'acoustique. Quels éléments vous ont orienté(e) vers ce diagnostic ?
A Âge du patient.
B Antécédent de vertige associé à une surdité unilatérale.
C Surdité de transmission unilatérale.
D Surdité de perception unilatérale.
E Aucune de ces propositions.

Question 6
Parmi les propositions suivantes, quelles sont les causes de surdité de perception unilatérale ?
A Presbyacousie.
B Otospongiose.
C Surdité brusque.
D Labyrinthite.
E Surdité ototoxique.

Question 7
Vous réalisez l'examen suivant (figure 20.9). Quelle(s) est (sont) la (les) proposition(s) exacte(s) ?
A Il s'agit de PEA tardifs.
B Il s'agit de PEA précoces.
C Cet examen sert à évaluer l'audition sur l'ensemble des fréquences.
D Cet examen sert à évaluer l'audition sur les fréquences aiguës.
E Il s'agit d'un examen subjectif de l'audition.

Question 8
Parmi les propositions suivantes, quel(s) est (sont) l'(les) examen(s) objectif(s) de l'audition ?
A Acoumétrie : test de Rinne.
B Audiométrie tonale.
C Audiométrie vocale.
D PEA précoces.
E Vidéonystagmographie.

Question 9
Voici l'audiogramme du patient (figure 20.10). Quels diagnostics devez-vous alors évoquer ?
A Neurinome de l'acoustique droit.
B Maladie de Ménière droite.
C Surdité brusque idiopathique droite.
D Otospongiose droite.
E Maladie de Ménière gauche.

Question 10
Si vous évoquez une surdité brusque, quelle est votre prise en charge dans les premiers jours ?
A Aucun.
B Prise en charge en urgence.
C Corticothérapie ; discuter la voie orale ou intraveineuse.
D Aucun caractère d'urgence.
E Prescription d'un appareillage audioprothétique unilatéral droit.

Question 11
Vous évoquez un neurinome de l'acoustique devant la surdité et les antécédents de vertige. Quels examens sont à discuter ?
A Audiométrie vocale.
B IRM encéphalique et centrée sur les conduits auditifs internes.
C TDM des rochers.

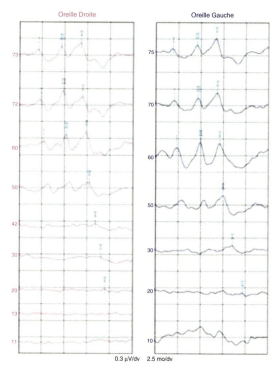

Fig. 20.9.

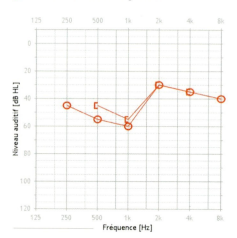
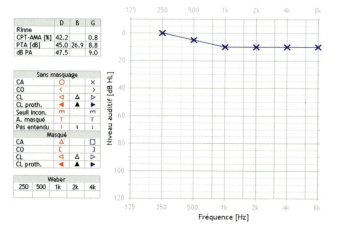

Fig. 20.10.

D PEA.
E Otoémissions.

Question 12
Vous réalisez une IRM qui confirme le neurinome de l'acoustique. Il s'agit d'un petit neurinome, de grade I, non menaçant pour le tronc cérébral.
Quelle prise en charge proposez-vous ? [Donnez toutes les propositions possibles.]
A Traitement chirurgical possible, à discuter.
B Traitement par radiothérapie possible, à discuter.
C Traitement chirurgical toujours.
D Surveillance clinique uniquement.
E Surveillance clinique, audiométrique et par imagerie.

Dossier clinique 5

« Il ne faut pas vieillir »
Madame W., 76 ans, aux antécédents d'intoxication tabagique et d'hypertension artérielle traitée par inhibiteur calcique, consulte pour une surdité évoluant depuis plusieurs années, devenue gênante.

Question 1
Le diagnostic de surdité de perception est suspecté devant un élément essentiel de l'examen clinique. Lequel ?
A Une gêne auditive prédominant en environnement bruyant.
B Un acouphène à type de sifflement associé à la surdité.
C Une otoscopie normale.
D Une épreuve de Weber latéralisée du côté sain (ou le moins sourd).
E Une épreuve de Rinne négative du côté sourd.

Question 2
Parmi les principales pathologies responsables d'une surdité de perception d'origine cochléaire, que peut-on évoquer ?
A Une labyrinthite.
B Une otospongiose.
C Un AVC cérébelleux.
D Un neurinome de l'acoustique.
E Une maladie de Ménière.

Question 3
Voici l'audiogramme de votre patiente (figure 20.11).

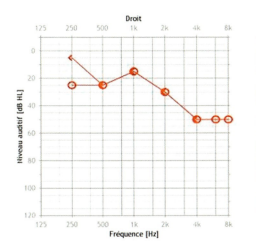
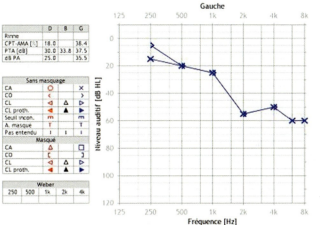

Audiogramme vocal

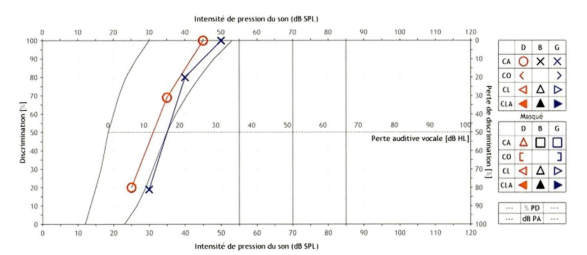

Fig. 20.11.

Quel(s) est (sont) le(s) diagnostic(s) à évoquer ?
A Un cholestéatome.
B Une otospongiose.
C Une presbyacousie.
D Une ototoxicité.
E Une maladie de Ménière.

Question 4
Devant cette surdité de perception bilatérale, quelle prise en charge pouvez-vous proposer ?
A Essai d'appareillage audioprothétique bilatéral.
B Rééducation orthophonique.
C Traitement par corticoïdes.
D Essai d'appareillage auditif unilatéral droit.
E Implantation cochléaire.

Question 5
Vous lui prescrivez un appareillage audioprothétique bilatéral, dont elle est tout à fait satisfaite.
Elle revient quelques mois plus tard avec son petit-fils âgé de 1 an et sa petite-fille âgée de 3 ans. La famille a des doutes concernant leur audition.
À 1 an, quel est le développement normal du langage ?
A Gazouillis.
B Redouble les syllabes.
C Premiers mots.
D Juxtaposition de deux mots.
E Utilise le « je ».

Question 6
Quels sont les moyens d'évaluer l'audition à 1 an ?
A Otoémissions acoustiques (OEA).
B Potentiels évoqués acoustiques (PEA).
C Audiométrie tonale classique.
D Audiométrie comportementale.
E Aucun.

Question 7
Vous réalisez des otoémissions acoustiques (OEA) provoquées, qui sont absentes des deux côtés.
Que pouvez-vous dire aux parents ?
A L'enfant présente une surdité sévère bilatérale.
B L'enfant présente une surdité modérée bilatérale.
C L'enfant présente possiblement une surdité, qu'il va falloir confirmer avec d'autres tests objectifs et une audiométrie comportementale.
D La cause la plus fréquente de surdité à cet âge est l'otite séromuqueuse.
E Il faut appareiller en urgence.

Question 8
Quel est le développement normal du langage chez un enfant de 3 ans ?
A Vocabulaire de dix mots.
B Vocabulaire de cinquante mots.
C Phrases simples.
D Utilise le « je ».
E Redouble les syllabes.

Question 9
Quels sont les signes d'appel d'une surdité chez l'enfant ?
A Retard scolaire banal si surdité légère ou moyenne à l'âge scolaire.
B Troubles de l'articulation à l'âge scolaire.
C Absence de réaction à la voix chez le nourrisson.
D Absence de développement du langage à l'âge préscolaire.
E Retard de développement du langage à l'âge préscolaire.

Question 10
Quels examens pouvez-vous réaliser pour la petite-fille de 3 ans pour évaluer son audition ?
A Audiométrie tonale et vocale classique.
B Audiométrie comportementale.
C OEA.
D PEA.
E TDM des rochers.

Question 11
Parmi les propositions suivantes, quelles sont les causes de surdité acquise ?
A Embryopathies, telles que les TORCH syndromes.
B Mutation de la connexine 26.
C Aplasie de l'oreille externe.
D Anoxie néonatale.
E Méningites.

Question 12
Concernant les surdités de l'enfant, quelle(s) est (sont) la (les) proposition(s) exacte(s) ?
A Les surdités (bilatérales sévères à profondes) acquises sont plus fréquentes que les surdités d'origine génétique.
B Les surdités (bilatérales sévères à profondes) d'origine génétique sont plus fréquentes que les surdités acquises.
C Les surdités acquises sont toutes postnatales.
D Les surdités acquises sont soit congénitales soit postnatales.
E Le syndrome d'Usher fait partie des surdités acquises.

Question 13
Finalement, la petite-fille de 3 ans présente une surdité modérée, bilatérale, de perception, confirmée par des tests objectifs et une audiométrie comportementale.
Quelle prise en charge devez-vous mettre en place ?
A Appareillage audioprothétique bilatéral.
B Implantation cochléaire.
C Prise en charge orthophonique.
D Langue des signes.
E Accompagnement parental.

Question 14
Vous revoyez quelques années plus tard Madame W. Elle présente une otalgie droite. Voici son otoscopie (figures 20.12 et 20.13).

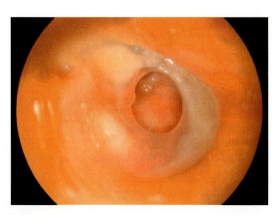

Fig. 20.12.

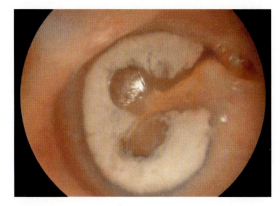

Fig. 20.13.

Quelle(s) est (sont) la (les) proposition(s) exacte(s) ?
A Perforation tympanique gauche avec otorrhée.
B Perforation tympanique droite avec otorrhée.
C Otoscopie normale gauche.
D Tympanosclérose gauche.
E Otite atelectasique gauche.

Dossier clinique 6

« Un cas de vertiges associés à une surdité »

Un patient de 65 ans vient en consultation pour des vertiges apparus progressivement il y a 1 mois. Il s'agit d'un patient en bonne santé, avec quelques problèmes rhumatologiques (arthrose) et une appendicectomie dans l'enfance. Ces vertiges sont quotidiens, rotatoires, et sont associés à des troubles de l'équilibre avec une tendance à la chute sur le côté gauche. Ils ne sont pas déclenchés par une position particulière, mais sont aggravés par la fermeture des yeux.
À l'examen clinique, vous retrouvez des tympans normaux. Il n'y a pas de syndrome méningé, pas de syndrome cérébelleux. L'examen des paires crâniennes autres que le VIII est normal. On retrouve un syndrome vestibulaire périphérique harmonieux gauche.

Question 1
Quel(s) signe(s) clinique(s) peut-on retrouver dans un syndrome vestibulaire périphérique harmonieux gauche ?
A Déviation à gauche au test de Fukuda.
B Déviation des index à droite.
C Danse des tendons.
D Marche en étoile à gauche.
E Hypermétrie.

Question 2
Comment est habituellement le nystagmus dans un syndrome vestibulaire périphérique gauche ?
A Horizonto-rotatoire.
B Vertico-rotatoire.
C Homolatéral à la déviation segmentaire.
D Controlatéral à la déviation segmentaire.
E Battant dans tous les sens.

Question 3
En reprenant l'interrogatoire, le patient vous signale l'apparition d'une hypoacousie depuis des mois, avec un acouphène persistant du côté gauche, mais « qui ne le gêne pas ». Vous réalisez une acoumétrie et retrouvez un test de Weber latéralisé du côté droit et un test de Rinne positif des deux côtés, le son du diapason placé devant l'oreille étant perçu plus longtemps que posé sur la mastoïde. Il vous demande si cela peut être lié tout simplement à l'âge.
Vers quel type de surdité oriente l'acoumétrie ?
A Surdité de transmission gauche.
B Surdité de transmission droite.
C Surdité de perception gauche.
D Surdité de perception droite.
E Absence de problème auditif.

Question 4
Que lui répondez-vous concernant la presbyacousie ?
A C'est la première cause de surdité après 70 ans.
B C'est la première cause à évoquer chez lui.
C Elle concerne souvent une seule oreille au début.
D Elle ne concerne jamais les deux oreilles.
E Elle concerne souvent les deux oreilles, de manière bien symétrique.

Question 5
Vous décidez de réaliser une audiométrie tonale et vocale (figures 20.14 et 20.15).
Que pouvez-vous dire de l'audiométrie tonale ?
A Surdité de perception modérée gauche.
B Surdité de transmission gauche.
C Surdité profonde de perception gauche.
D Surdité légère de perception droite.
E Surdité de transmission droite.

Audiométrie tonale droite

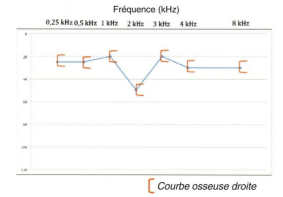

[Courbe osseuse droite

Audiométrie tonale gauche

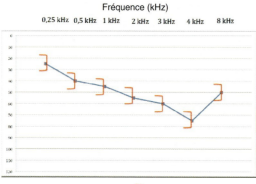

] Courbe osseuse gauche

Fig. 20.14.

Audiométrie vocale

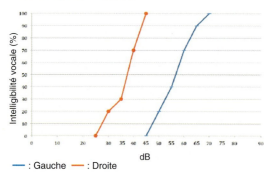

— : Gauche   — : Droite

Fig. 20.15.

Question 6
Comment caractérisez-vous l'audiométrie vocale ?
A Score maximal gauche à 70 dB.
B Seuil d'intelligibilité à gauche à 60 dB.
C Seuil d'intelligibilité à gauche à 55 dB.
D Seuil d'intelligibilité à droite à 40 dB.
E Score maximal droit à 45 dB.

Question 7
Quel(s) examen(s) complémentaire(s) pensez-vous demander dans ce contexte ?
A Aucun : la presbyacousie est un diagnostic clinique !
B Épreuves vestibulaires.
C Potentiels évoqués auditifs précoces.
D Scanner cérébral.
E IRM du crâne et des angles pontocérébelleux.

Question 8
Vous effectuez des épreuves vestibulaires qui révèlent une aréflexie calorique droite et une abolition des potentiels évoqués otolithiques myogéniques. Vous en déduisez que :
A La fonction vestibulaire est normale.
B Les épreuves vestibulaires sont concordantes avec la symptomatologie clinique.
C Les deux nerfs vestibulaires sont défaillants.
D Seul le nerf vestibulaire supérieur est défaillant.
E Seul le nerf vestibulaire inférieur est défaillant.

Question 9
Vous réalisez aussi des potentiels évoqués auditifs précoces. Vous ne retrouvez aucune onde parfaitement identifiable à gauche, le tracé étant dégradé, alors que le tracé est parfaitement identifiable à droite. Vous en déduisez que :
A Le nerf cochléaire gauche est absent congénitalement.
B La conduction nerveuse du nerf cochléaire gauche est défaillante.
C Le patient est totalement sourd à gauche.
D Le nerf cochléaire droit est fonctionnellement normal.
E Il existe une hypertension intracrânienne.

Question 10
Devant tous ces éléments, quel est le diagnostic le plus probable ?
A Maladie de Ménière.
B VPPB.
C Névrite vestibulaire gauche.
D Processus tumoral de l'angle pontocérébelleux gauche.
E Otospongiose gauche.

Question 11
Vous décidez d'en avoir le cœur net : vous demandez alors une IRM (figure 20.16).
Vous voyez une lésion de l'angle pontocérébelleux gauche : quelles en sont ici les caractéristiques ?
A Hyper-T1.
B Iso-T1.
C Prenant le produit de contraste.
D À angle de raccordement aigu avec le rocher.
E Sans signe de compression.

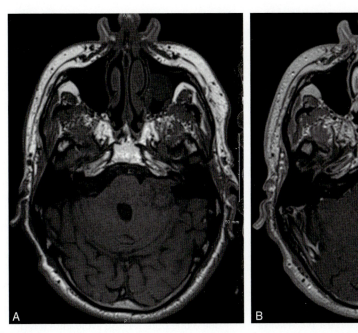

Fig. 20.16. IRM. Coupes axiales en séquence pondérée T1 sans injection de produit de contraste (a) et avec injection (b).

Question 12
Cette lésion est très évocatrice de neurinome de l'acoustique gauche. Quelles sont les caractéristiques de ce type de tumeur ?
A Tumeur développée aux dépens des fibres acoustiques.
B Tumeur mésenchymateuse maligne apparentée aux glioblastomes.
C Tumeur bénigne développée à partir du fourreau dural du méat acoustique interne.
D Tumeur de la gaine de Schwann du nerf vestibulaire.
E Tumeur bénigne pouvant engager le pronostic vital par hypertension intracrânienne.

Question 13
À quelle maladie génétique le neurinome de l'acoustique est-il associé dans 5 % des cas ?
A Maladie de Recklinghausen.
B Neurofibromatose de type 2.
C Néoplasie endocrinienne multiple.
D Otospongiose.
E Tous les cas sont sporadiques !

Question 14
Que pouvez-vous dire à ce patient sur l'évolution de cette tumeur ?
A Évolution habituellement rapide.
B La surdité a de fortes chances de s'aggraver.
C Bilatéralisation très fréquente.
D Une atteinte trigéminée peut survenir au cours de l'évolution.
E Une paralysie faciale peut survenir au cours de l'évolution.

Question 15
Le patient vous demande des explications sur les principes thérapeutiques. Que lui répondez-vous ?

A La chirurgie est préférée à la radiothérapie stéréotaxique du fait de la compression du névraxe.
B La surveillance n'est pas recommandée chez lui à cause de la compression du névraxe.
C La maladie est incurable, on ne peut que ralentir l'évolution.
D Une chimiothérapie à base de sels de platine est habituellement proposée.
E Une curiethérapie peut être envisagée.

Dossier clinique 7

« Une surdité d'aggravation progressive »
Une femme de 40 ans se plaint de mal comprendre son entourage. Elle est très gênée au téléphone, ce qui perturbe son travail de secrétaire. Elle a deux enfants, des garçons de 7 et 10 ans. Son audition s'est dégradée progressivement, avec une aggravation nette au cours de la deuxième grossesse. Elle n'a pas d'antécédents ORL particuliers. Dans sa famille, personne n'a présenté de surdité avant 70 ans.
À l'examen clinique, les tympans sont normaux. L'acoumétrie menée au diapason 250 Hz montre que le test de Weber est latéralisé à droite. Le test de Rinne est négatif des deux côtés, le son du diapason posé sur la mastoïde étant perçu plus fort que placé devant l'oreille.

Question 1
Quel(s) type(s) d'atteinte auditive vous semble compatible(s) avec ce tableau clinique ?
A Surdité de transmission unilatérale.
B Surdité mixte bilatérale.
C Surdité de perception bilatérale.
D Surdité de perception unilatérale.
E Surdité de transmission bilatérale.

Question 2
Lors du test de Weber, où peut-on placer le diapason ?
A Derrière l'oreille sourde sur la mastoïde.
B Derrière l'oreille entendant le mieux, sur la mastoïde.
C Sur la ligne médiane sur la pointe nasale.
D Sur la ligne médiane, en région frontale.
E Sur le vertex en position médiane.

Question 3
À propos de l'acoumétrie, quelle(s) est (sont) la (les) proposition(s) exacte(s) ?
A Dans le test de Rinne, le diapason se place uniquement derrière l'oreille sur la mastoïde.
B Dans le test de Rinne, le diapason se place uniquement devant le méat acoustique externe.
C Dans le test de Rinne, les conductions acoustiques de la voie osseuse et de la voie aérienne sont comparées.
D Dans le test de Rinne, lorsque la conduction aérienne est meilleure que la conduction osseuse, c'est que le système tympano ossiculaire est bien fonctionnel.
E Dans le test de Rinne, le diapason est placé sur la rotule.

Question 4
Voici l'audiométrie tonale et vocale de cette patiente (figure 20.17).

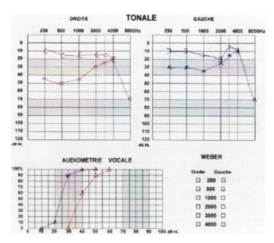

Fig. 20.17.

Quel type de surdité pouvez-vous confirmer d'après cet audiogramme ?
A Surdité de transmission légère bilatérale asymétrique prédominant à droite.
B Surdité mixte légère bilatérale, avec composante transmissionnelle prédominant à droite.
C Surdité neurosensorielle modérée bilatérale prédominant à droite.
D Surdité mixte sévère bilatérale, avec composante transmissionnelle prédominant à droite.
E Surdité mixte modérée bilatérale, avec composante transmissionnelle prédominant à droite.

Question 5
Quels examens électrophysiologiques et acoustiques vous semblent pertinents à effectuer chez cette patiente ?
A Tympanométrie.
B Étude du réflexe stapédien.
C Potentiels évoqués auditifs précoces (du tronc cérébral).
D Potentiels évoqués auditifs corticaux.
E Otoémissions acoustiques.

Question 6
Le tympanogramme est normal et le réflexe stapédien est absent des deux côtés chez cette patiente. Vous en déduisez que :
A La chaîne ossiculaire est bloquée, ce qui explique la composante transmisionnelle de la surdité.
B Il existe très probablement une myopathie expliquant l'absence de réflexe stapédien.
C Il existe inéluctablement une lésion nerveuse expliquant la composante perceptionnelle de la surdité.
D L'absence de réflexe stapédien est probablement due à une otite séreuse évoluant à bas bruit.
E Aucune indication pertinente ne peut être déduite.

Question 7
Devant ce tableau clinique, quel (s) élément(s) de l'interrogatoire vous semble(nt) important(s) pour orienter le diagnostic ?
A La gêne pour téléphoner.
B Le fait d'avoir deux enfants.
C L'aggravation de la surdité au décours de la deuxième grossesse.
D L'absence de cas familial de surdité avant 70 ans.
E L'absence d'antécédent ORL.

Question 8
Finalement, quel diagnostic ce tableau clinique vous évoque-t-il ?
A Cholestéatome congénital.
B Lyse de la longue apophyse de l'incus.
C Malformation labyrinthique.
D Presbyacousie d'expression précoce.
E Otospongiose bilatérale.

Question 9
Quel(s) examen(s) d'imagerie médicale demandez-vous pour confirmer votre diagnostic ?
A IRM sans injection de produit de contraste en séquence pondérée T2.
B TEP-scan au 18-FDG.
C Scanner des rochers avec injection de produits iodés en coupes parenchymateuses.
D Scanner des rochers sans injection de produit de contraste, en coupes fines et en fenêtrage osseux.
E Échographie transtympanique.

Question 10
Un scanner des rochers a été effectué. Ici, une coupe axiale transverse du rocher droit (figure 20.18).
Sur la coupe, quels éléments anatomiques pouvez-vous distinguer ?

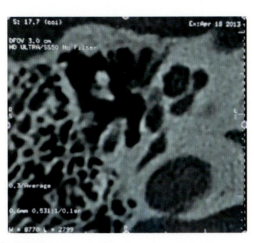

Fig. 20.18.

A La cochlée.
B Une partie des osselets.
C La cavité vestibulaire.
D Une partie des cellules de la mastoïde.
E Une hypodensité préplatinaire (en avant du vestibule).

Question 11
Ce scanner permet de confirmer le diagnostic d'otospongiose et d'éliminer d'autres anomalies.
Quelle(s) option(s) thérapeutique(s) proposez-vous à cette patiente ?
A La chirurgie stapédienne droite avec piston transplatinaire comme seule possibilité thérapeutique efficace.
B L'implantation cochléaire droite.
C Le port d'appareils auditifs externes bilatéraux.
D La chirurgie stapédienne bilatérale avec piston transplatinaire.
E Le choix entre une chirurgie stapédienne avec piston transplatinaire dans un premier temps du côté droit ou l'appareillage auditif externe.

Question 12
La patiente vous demande quels sont les risques de cette chirurgie ossiculaire spécifique de l'otospongiose. Quelles sont les réponses que vous pouvez lui apporter ?
A La possibilité d'un trouble du goût transitoire.
B La possibilité de vertiges postopératoires.
C La possibilité de cophose postopératoire, très rare.
D La possibilité de démence postopératoire.
E Aucun risque véritable n'est connu pour ce type d'intervention chirurgicale.

Question 13
La patiente ne veut prendre aucun risque chirurgical mais est inquiète car elle a lu sur un site internet que, sans opération, son otospongiose avait plus de chances de s'aggraver. Elle sollicite votre avis sur cette question. Quelle(s) est (sont) la (les) réponse(s) que vous lui donnez ?
A La chirurgie de l'otospongiose ralentit la dégradation neurosensorielle de l'audition.
B Les patients qui ne sont pas opérés d'otospongiose ont plus de risque d'évoluer vers une surdité profonde totale que les autres.
C L'utilisation d'aides auditives externes aggrave la surdité dans l'otospongiose.
D L'intervention chirurgicale a pour seul but de restaurer la mobilité ossiculaire.
E L'intervention chirurgicale n'a aucun effet bénéfique connu sur la composante neurosensorielle de la surdité.

Question 14
La patiente vous demande la cause de sa maladie. Que lui répondez-vous ?
A Il s'agit d'une maladie génétique autosomique récessive.
B Il s'agit d'une maladie génétique liée au chromosome X.
C Il s'agit d'une maladie génétique liée au chromosome Y.
D Il s'agit d'une maladie génétique autosomique dominante.
E Il s'agit d'une séquelle d'une infection virale de type rubéolique.

Question 15
La patiente vous demande si ses enfants ont un risque d'avoir la même maladie qu'elle. Que lui répondez-vous ?
A Il n'y a aucun risque pour eux car ce sont des garçons.
B Il est certain qu'ils déclareront un jour le même type de surdité que leur mère.
C Ils n'ont aucun risque s'ils ne sont pas infectés par un virus neurotrope.
D Ils n'ont aucun risque s'ils ne s'exposent pas à des bruits ou sons forts.
E Ils ont une chance sur deux d'avoir l'anomalie génétique de cette maladie.

Question 16
La patiente prend une pilule contraceptive progestative. Elle envisage de contacter son spécialiste gynécologue pour se faire placer un dispositif intra-utérin car une amie lui a dit que ce type de pilule contraceptive était susceptible d'aggraver sa surdité. Elle sollicite votre avis. Quelle(s) est (sont) votre (vos) réponse(s) ?
A Les pilules progestatives peuvent effectivement aggraver sa surdité.
B Les pilules progestatives seules ne peuvent pas aggraver sa surdité.
C Seuls les œstrogènes à très forte dose comme lors de la grossesse ont montré un effet aggravant de la surdité.
D Tous les types de pilule contraceptive sont interdits.
E Le stérilet peut également être envisagé.

Dossier clinique 8

« Une surdité unilatérale »
Madame X., 42 ans, vous est adressée en consultation par la médecine du travail devant la découverte d'une surdité unilatérale. L'interrogatoire ne retrouve pas d'antécédents personnels ni familiaux. Elle est mère de trois enfants en bonne santé.
Elle vous présente le test suivant (figure 20.19).

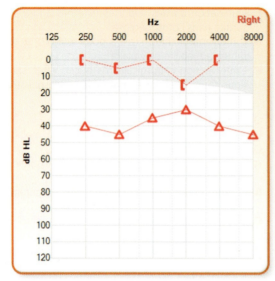
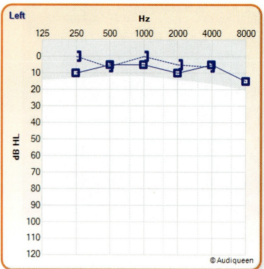

Date	Stimulus	Device R	Device L	dB HL PTA R	dB HL PTA Bi	dB HL PTA L	Tester	Notes
12/11/2014	Pulse			38		6		

Side	Measurement Type	Conduction	Stimulus	Index
Left	HTL	Air	Pulse	6
Left	HTL	Bone	Pulse	4
Right	HTL	Air	Pulse	38
Right	HTL	Bone	Pulse	5

Fig. 20.19.

Question 1
À la lecture de l'audiogramme, quelle(s) est (sont) la (les) proposition(s) exacte(s) ?
A L'audiogramme montre une surdité de transmission droite.
B L'audiogramme montre une surdité de transmission gauche.
C L'audiogramme montre une surdité mixte droite.
D L'audiogramme montre une surdité mixte gauche.
E L'audiogramme montre une surdité de perception droite.

Question 2
Concernant l'acoumétrie de cette patiente, quelle(s) est (sont) la (les) proposition(s) exacte(s) ?
A L'épreuve de Weber est latéralisée à droite.
B L'épreuve de Weber est latéralisée à gauche.
C L'épreuve de Weber est indifférente.
D L'épreuve de Rinne est négative à droite.
E L'épreuve de Rinne est négative à gauche.

Question 3
Concernant l'acoumétrie de cette patiente, quelle(s) est (sont) la (les) proposition(s) exacte(s) ?
A L'épreuve de Rinne est négative à droite.
B L'épreuve de Rinne est négative à gauche.
C L'épreuve de Rinne est positive ou nulle à droite.
D L'épreuve de Rinne est positive ou nulle à gauche.
E L'épreuve de Rinne est indifférente.

Question 4
Après recueil de l'anamnèse, quelle(s) est (sont) la (les) proposition(s) exacte(s) ?
A Le test est une audiométrie tonale.
B Devant le terrain et l'aspect audiométrique, le diagnostic d'otospongiose est certain.
C L'impédancemétrie avec recherche des réflexes stapédiens est un examen utile pour le diagnostic d'otospongiose.
D Une imagerie est indiquée d'emblée devant cette surdité unilatérale.
E Le bilan de surdité est complet et suffisant pour la prescription d'un appareillage auditif unilatéral en conduction aérienne.

Question 5
Quel(s) élément(s) de l'examen clinique permet(tent) d'orienter votre diagnostic ?
A L'otoscopie qui retrouve un tympan normal.
B L'acoumétrie qui retrouve un test de Weber latéralisé à droite.
C L'examen au miroir de Glatzel qui retrouve un flux nasal symétrique.
D La nasofibroscopie du plan glottique.
E Une vidéonystagmoscopie à la recherche d'un nystagmus spontané ou provoqué.

Question 6
Concernant l'otospongiose droite suspectée, quelle(s) est (sont) la (les) proposition(s) exacte(s) ?
A L'otoscopie retrouve un tympan normal.
B Un réflexe stapédien homolatéral aboli est habituel.
C On retrouve toujours des antécédents familiaux.
D L'existence d'une surdité de perception droite élimine le diagnostic.
E L'existence d'un signe de la fistule est habituelle.

Question 7
Concernant l'otospongiose droite suspectée, quelle(s) est (sont) la (les) proposition(s) exacte(s) ?
A Le traitement de la surdité peut être chirurgical.
B Le traitement de la surdité peut faire appel à une aide auditive en voie aérienne.
C Le traitement de la surdité peut faire appel à une aide auditive en voie osseuse.
D Le traitement chirurgical est contre-indiqué en cas de surdité unilatérale.
E Tout traitement nécessite un scanner des rochers préalable.

Question 8
L'otoscopie de Madame X. est la suivante (figure 20.20).
À quel diagnostic correspond l'otoscopie de l'oreille droite ?
A Otite séromuqueuse.
B Catarrhe tubaire.
C Cholestéatome.
D Ostéome du conduit.
E Rétraction tympanique.

Question 9
Quelques années plus tard Madame X., qui n'avait pas accepté votre suivi, vous est réadressée pour une otorrhée fétide de l'oreille droite (figure 20.21).
Quelle(s) est (sont) la (les) proposition(s) exacte(s) ?
A L'aspect otoscopique est celui d'un cholestéatome.
B Cette évolution aurait pu être prévenue par une prise en charge chirurgicale de greffe tympanique cartilagineuse.

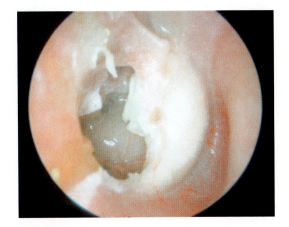

Fig. 20.21.

C Le développement d'un cholestéatome est sans rapport avec la poche de rétraction.
D L'aspect est celui d'une OMA droite perforée.
E Le traitement est l'antibiothérapie per os par amoxicilline en cas d'échec d'un traitement médical symptomatique de 48 heures.

Question 10
Quelle(s) est (sont) la (les) complication(s) de l'otite moyenne chronique cholestéatomateuse ?
A La dissémination hématogène à distance est la complication la plus fréquente.
B Une thrombophlébite peut se développer et affecter préférentiellement le sinus caverneux.
C Une paralysie faciale périphérique.
D Un abcès intraparenchymateux temporal ou cérébelleux est une complication redoutée.
E Aucune, l'évolution est indolente hormis l'otorrhée.

Question 11
Quelle complication illustrée par la flèche (figure 20.22) peut-on craindre ?
A Fistule cochléaire.
B Fistule labyrinthique.
C Destruction du toit du rocher.
D Lyse ossiculaire.
E Thrombophlébite du sinus latéral.

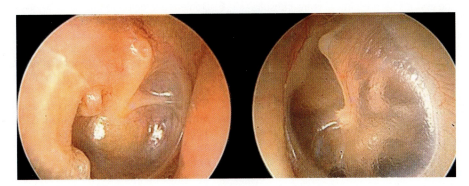

Fig. 20.20.

Dossiers cliniques progressifs

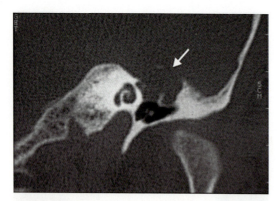

Fig. 20.22.

Question 12
Quelle complication illustrée par la tête de flèche (figure 20.23) pouvant entraîner une surdité de perception peut-on craindre ?
A Fistule cochléaire.
B Fistule labyrinthique.
C Destruction du toit du rocher.
D Lyse ossiculaire.
E Thrombophlébite du sinus latéral.

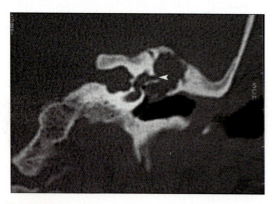

Fig. 20.23.

Dossier clinique 9

« Une tuméfaction sous-mandibulaire »
Un patient de 35 ans se présente à votre consultation pour une tuméfaction sous-mandibulaire droite, en dedans de l'angle de la mandibule. Il n'a aucun antécédent. Le plancher de la bouche est légèrement tuméfié à droite.

Question 1
Quels diagnostics peuvent être évoqués ?
A Parotidite droite.
B Abcès du plancher de la bouche d'origine dentaire.
C Submandibulite (sous-maxillite) droite.
D Adénopathie du secteur IV de la classification de Robbins.
E Kyste thyroïdien.

Question 2
Il s'agit d'une tuméfaction de la glande salivaire submandibulaire droite.
Devant une tuméfaction chronique de cette glande, que pouvez-vous évoquer ?
A Syndrome de Heerfordt.
B Adénome pléomorphe.
C Sialite chronique.
D Sialite microbienne.
E Fistule de la première fente.

Question 3
Cette tuméfaction est apparue brutalement. Le patient vous amène l'imagerie qu'il a déjà réalisée (figure 20.24). Quelle(s) est (sont) la (les) proposition(s) exacte(s) ?
A L'image « A » correspond à une TDM en coupe transversale.
B L'image « B » correspond à une IRM en coupe parasagittale.
C Il s'agit d'un examen avec injection de produit de contraste.
D L'image « A » correspond à une coupe passant par l'os hyoïde.
E Un examen par échographie aurait également pu être prescrit chez ce patient.

Question 4
Concernant les deux images d'examens tomodensitométriques « A » et « B » (figure 20.25), quelle(s) est (sont) la (les) proposition(s) exacte(s) ?
A « 1 » : Artère linguale.
B « 1 » : Lithiase salivaire droite.
C « 2 » : Muscles du voile du palais.
D « 3 » : Gouttière jugulocarotidienne.
E Au niveau de la gouttière jugulocarotidienne, on retrouve les artères carotides externe et interne, la veine jugulaire interne, le nerf facial.

Question 5
Vous évoquez une sialite lithiasique aiguë de la glande submandibulaire droite. Quels arguments sont en faveur de votre diagnostic ?
A La tuméfaction augmente au moment des repas.
B Écoulement purulent à l'orifice du canal de Sténon droit.
C La peau en regard de la tuméfaction est inflammatoire.
D Fièvre à 39 °C.
E Douleur à la palpation bimanuelle de la glande.

Question 6
Vous faites donc le diagnostic de sialite lithiasique aiguë suppurée de la glande submandibulaire droite. Cette sialite s'est compliquée d'un abcès d'environ 3 cm dans la glande.
Quel traitement pouvez-vous proposer à votre patient ?
A Antibiothérapie après prélèvement bactériologique à l'ostium du canal de Wharton.
B Antalgiques-antipyrétiques.
C Antispasmodiques.
D Extraction du calcul par sialendoscopie en urgence.
E Drainage de l'abcès sous-maxillaire droit.

Dossiers cliniques progressifs

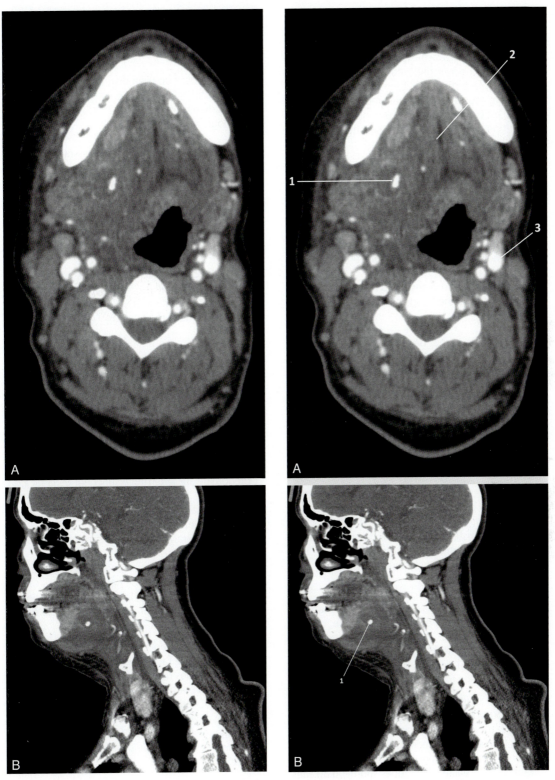

Fig. 20.24.   Fig. 20.25.

Question 7
Vous envisagez dans un premier temps une chirurgie de drainage par voie externe de cet abcès de la loge submandibulaire (sous-maxillaire) droite et du plancher de la bouche avec prélèvements bactériologiques et mise en place d'une antibiothérapie. La chirurgie doit se faire sous anesthésie générale.
Quelle(s) est (sont) la (les) proposition(s) exacte(s) ?
A Il faut prévenir l'anesthésiste du risque de difficultés d'intubation du fait de l'œdème du plancher de la bouche.
B Il faut prévenir l'anesthésiste du risque de difficultés d'intubation du fait de l'œdème sous-glottique.
C Vous rassurez le patient quant à sa sécrétion salivaire même en cas d'exérèse de la glande submandibulaire droite.
D Si vous pratiquez une ablation des deux glandes submandibulaires, le patient aura une sécheresse buccale totale.
E Une exérèse de la glande sublinguale est obligatoire dans le même temps chirurgical.

Question 8
Lors de la chirurgie, vous devez faire attention aux rapports anatomiques de la glande submandibulaire droite. Donnez les rapports anatomiques de la glande parmi les propositions suivantes.
A Nerf lingual droit.
B Artère faciale droite.
C Nerf vague droit.
D Ventre antérieur du muscle digastrique.
E Muscle thyrosternal.

Question 9
Le patient se sent beaucoup mieux en postopératoire. Toutefois, il se plaint de fuites de liquide au niveau du coin de sa lèvre à droite quand il boit. Lorsque vous l'examinez, il existe une asymétrie de la bouche avec une paralysie des muscles contrôlant la lèvre inférieure. La paupière se ferme normalement.
Que suspectez-vous ?
A Une atteinte du muscle grand zygomatique.
B Une atteinte du rameau marginal du nerf facial au niveau du bord inférieur de la mandibule.
C Une atteinte du XII.
D Une atteinte du nerf lingual.
E Une atteinte du tronc du nerf facial.

Question 10
Le patient récupère progressivement de sa paralysie. Il revient vous voir 2 ans plus tard avec une augmentation progressive du volume de ses glandes parotides. Il est très inquiet et suspecte une récidive. Qu'en pensez-vous ?
A Les sialites lithiasiques parotidiennes sont plus rares que les sialites lithiasiques submandibulaires.
B Une atteinte bilatérale des parotides est en faveur d'une récidive de l'atteinte lithiasique.
C Dans ce contexte de tuméfaction parotidienne bilatérale, vous lui proposez immédiatement une sialendoscopie.
D Dans ce contexte, un adénome pléomorphe parotidien bilatéral est le plus probable.
E L'atteinte des glandes submandibulaires par la tuberculose est plus fréquente que l'atteinte des glandes parotides.

Question 11
Vous lui proposez un bilan diagnostique devant cette sialose parotidienne bilatérale.
Quels examens proposez-vous ?
A Sérologie VIH.
B VS.
C Biopsie des glandes salivaires accessoires.
D Dosage de l'enzyme de conversion de l'angiotensine.
E Intradermoréaction à la tuberculine.

Question 12
Vous diagnostiquez une sialose parotidienne bilatérale, sans douleur, sans signe inflammatoire.
Que pouvez-vous suspecter et que devez-vous rechercher ?
A Une sarcoïdose.
B Une séropositivité VIH.
C Une hyperthyroïdie.
D Une maladie de Kimura.
E Un alcoolisme chronique.

Dossier clinique 10

« Une paralysie faciale à droite »
Vous recevez un patient de 75 ans en consultation pour une paralysie faciale.

Question 1
Quelle(s) est (sont) la (les) proposition(s) exacte(s) ?
A La paralysie faciale est centrale si le déficit moteur prédomine sur le territoire supérieur de la face.
B La paralysie faciale est périphérique lorsqu'il existe une dissociation entre les mouvements volontaires et les mouvements automatiques.
C En cas de paralysie faciale, la sensibilité de la cornée est abolie.
D La motricité faciale est essentiellement assurée par le nerf facial, VIIe paire de nerf crânien.
E Le nerf facial traverse la partie pétreuse de l'os sphénoïde dans un canal osseux inextensible.

Question 2
Parmi les signes suivants, lesquels peut-on rencontrer dans une paralysie faciale périphérique ?
A Effacement des rides du front.
B Ptose de la paupière supérieure.
C Signe de Charles Bell.
D Bouche déviée du côté paralysé aux mouvements volontaires.
E Hypoesthésie de tout le pavillon de l'oreille et de la région mastoïdienne.

Question 3
Votre patient présente une paralysie faciale périphérique à droite.
Qu'allez-vous rechercher à l'interrogatoire et à l'examen clinique afin de vous orienter vers l'étiologie de sa paralysie ?
A Une otorrhée à droite à la recherche d'une otite moyenne aiguë ou chronique.

B Des douleurs cervicales à la recherche d'une fracture cervicale au niveau de C2-C3.
C Un antécédent d'érythème évocateur d'une morsure de tique.
D Une rétinite pigmentaire à la recherche d'un syndrome de Heerfordt.
E Un antécédent de chirurgie de l'angle pontocérébelleux à droite.

Question 4
Vous faites un test de Schirmer et une gustométrie, qui sont normaux. Les réflexes stapédiens sont présents.
Que vous apportent ces nouveaux éléments ? Qu'en déduisez-vous sur la topographie de la lésion du nerf facial ?
A Le test de Schirmer permet de tester le déficit lacrymal.
B Le nerf facial assure l'innervation gustative des deux tiers antérieurs de chaque hémi-langue.
C Une diminution de la sécrétion salivaire est probable dans ce contexte.
D L'atteinte du nerf facial chez ce patient est située dans la première portion pétreuse du nerf.
E Les réflexes stapédiens testent le muscle du marteau.

Question 5
Vous interrogez et examinez votre patient avec sa paralysie faciale droite. Il vous apprend que cette paralysie est apparue progressivement. À votre consultation, cette paralysie est complète. Vous ne retrouvez aucun antécédent chez ce patient mais, en revanche, vous palpez une tuméfaction douloureuse immédiatement en arrière de la branche montante de la mandibule, soulevant le lobe de l'oreille à droite. Le pavillon de l'oreille n'est pas érythémateux ni décollé. L'examen otoscopique est sans particularité. L'examen de la cavité buccale et de l'oropharynx ne montre aucune anomalie. Le patient ne présente pas de trismus.
Quelle(s) est (sont) la (les) proposition(s) possible(s) ?
A Il s'agit d'une otite compliquée d'une mastoïdite.
B Il s'agit d'une parotidite droite.
C Il s'agit d'une tumeur développée aux dépens des muscles ptérygoïdiens.
D Il s'agit d'une tumeur développée aux dépens de la parotide.
E Il s'agit d'une lésion bénigne dans plus de 80 % des cas.

Question 6
Dans ce contexte, vous demandez un examen complémentaire rapide que voici (figure 20.26).
Quelle(s) est (sont) la (les) proposition(s) exacte(s) ?
A Il s'agit d'une TDM en coupe horizontale.
B Il s'agit d'une IRM en coupe transversale.
C Cet examen a été réalisé avec injection de produit de contraste.
D Il s'agit d'une coupe passant par C1.
E La tomodensitométrie est le meilleur examen pour visualiser la parotide.

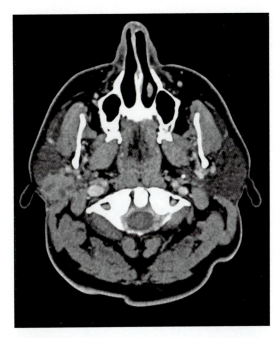

Fig. 20.26.

Question 7
Voici la tomodensitométrie effectuée en coupe horizontale avec injection de produit de contraste (figure 20.27).
Donnez les bonnes réponses parmi les propositions suivantes.

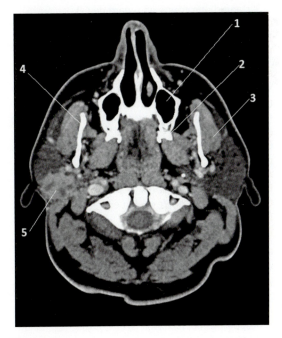

Fig. 20.27.

A « 1 » : Sinus ethmoïdal.
B « 2 » : Processus ptérygoïde.

C « 3 » : Muscle masséter.
D « 4 » : Mandibule.
E « 5 » : Tuméfaction de la parotide droite.

Question 8
Vous examinez les autres coupes de cette tomodensitométrie. Voici une des images (figure 20.28).

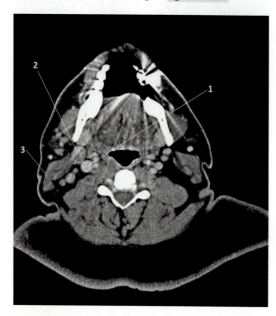

Fig. 20.28.

Quelle(s) est (sont) la (les) proposition(s) exacte(s) ?
A Il s'agit d'une coupe en regard de la mandibule.
B Il s'agit d'une coupe en regard de C8.
C « 1 » : Muscle stylohyoïdien.
D « 2 » : Une adénopathie suspecte dans ce contexte.
E « 3 » : Muscle scalène moyen.

Question 9
Vous concluez de cette tomodensitométrie qu'il existe une lésion suspecte de la parotide à droite avec une adénopathie suspecte. Dans ce contexte de paralysie faciale à droite associée, vous évoquez une lésion maligne.
Quels résultats d'examen anatomopathologique vous paraissent compatibles ?
A Cystadénolymphome papillaire.
B Adénocarcinome.
C Carcinome adénoïde kystique.
D Hémangiome.
E Lipome.

Question 10
Vous décidez d'opérer ce patient. Vous réalisez donc une chirurgie d'exérèse associée à un curage ganglionnaire cervical.
À propos de la loge parotidienne, quelle(s) est (sont) la (les) proposition(s) exacte(s) ?
A La parotide émet un prolongement pharyngien en rapport avec la région paratonsillaire.
B La veine jugulaire externe naît dans la parotide.
C Le conduit excréteur de la parotide, ou canal de Wharton, naît au bord antérieur de la glande.
D Le conduit excréteur de la parotide s'ouvre en regard de la première ou de la deuxième molaire supérieure.
E Le nerf facial est situé à la face postéro-médiale de la glande parotide.

Question 11
Le patient doit bénéficier par la suite d'une radiothérapie sur le lit tumoral et sur la zone cervicale.
Quelle(s) est (sont) la (les) proposition(s) exacte(s) ?
A Avant la radiothérapie, un bilan et un traitement dentaires doivent être réalisés.
B Des gouttières fluorées doivent être réalisées et portées par le patient 10 minutes par jour.
C Les gouttières fluorées doivent être portées toute la vie après la radiothérapie.
D La radiothérapie peut être à l'origine d'une hyposialie et d'une mucite.
E Une surveillance de la TSH est nécessaire après radiothérapie cervicale.

Question 12
Votre patient vient vous revoir 1 an après la fin de tous les traitements. Il ne se plaint plus de douleur. Il se plaint au moment des repas d'une rougeur de la peau en regard de la zone d'intervention avec une sensation de chaleur et une sudation à ce niveau.
Vous suspectez :
A Une récidive cancéreuse.
B Un syndrome de Frey.
C Une lithiase dans le canal de Sténon.
D Un syndrome de Melkerson-Rosenthal.
E Un abcès parotidien.

Dossier clinique 11

« Une masse sous-mandibulaire d'évolution progressive »
Une patiente de 80 ans, diabétique sous insuline, consulte pour une tuméfaction infra-mandibulaire latérale droite de 25 mm de diamètre. Elle a remarqué cette masse il y a plus de 6 mois, mais elle était plus petite et peu douloureuse.

Question 1
La topographie lésionnelle fait évoquer une tuméfaction de la loge submandibulaire. Quelles sont les propositions exactes concernant l'anatomie de cette région ?
A La glande parotide est contenue dans la loge.
B La glande salivaire sublinguale est située en arrière de la glande salivaire submandibulaire.
C La glande salivaire submandibulaire est l'élément glandulaire principal de la loge.
D La glande salivaire submandibulaire est située au-dessus du muscle digastrique du cou.
E Le pédicule facial artérioveineux est un rapport latéral de cette loge.

Question 2
Concernant les données de la palpation de la région submandibulaire, quelle(s) est (sont) la (les) proposition(s) exacte(s) ?
- **A** La région submandibulaire est située en avant de l'angle de la mandibule.
- **B** La région submandibulaire se projette sur la face latérale de la mandibule.
- **C** La région submandibulaire est en dessous de la branche horizontale de la mandibule.
- **D** La région submandibulaire est explorée par une palpation bidigitale sous-mandibulaire et pelvibuccale.
- **E** La région submandibulaire peut bénéficier d'une palpation bidigitale sous-mandibulaire et latérojugale.

Question 3
Concernant l'anatomie de la loge submandibulaire, quelle(s) est (sont) la (les) proposition(s) exacte(s) ?
- **A** Le nerf lingual, branche collatérale du nerf mandibulaire, transite dans la loge submandibulaire.
- **B** Le nerf hypoglosse, XIIe nerf crânien, chemine à la face profonde de la loge sus-mandibulaire.
- **C** Le ganglion nerveux submandibulaire est à la face supérieure de la glande salivaire submandibulaire.
- **D** Le conduit salivaire d'excrétion submandibulaire se draine dans la partie postérieure du plancher de la bouche.
- **E** La branche labio-mentonnière du nerf facial chemine à la face médiale de la mandibule.

Question 4
L'examen clinique découvre chez cette patiente diabétique une asymétrie de la lèvre inférieure droite au sourire, une tuméfaction de 25 mm de diamètre, dure, de la loge sous-mandibulaire, mais aussi des petites masses centimétriques dures des régions latéro-mandibulaires, sous-mentale et sous-digastrique.
Quelle(s) est (sont) la (les) proposition(s) exacte(s) ?
- **A** Vous évoquez une infection lithiasique probable de la glande salivaire submandibulaire.
- **B** Vous évoquez un abcès d'origine dentaire sur une racine incluse probable.
- **C** Une tumeur maligne de la glande salivaire submandibulaire est vraisemblable.
- **D** Vous recherchez une lésion cutanée suspecte cervicofaciale à l'origine de ces masses.
- **E** Vous pouvez évoquer une pathologie hématologique maligne chez cette patiente âgée.

Question 5
Quels sont les arguments cliniques qui peuvent être en faveur d'une tumeur maligne de la glande submandibulaire ?
- **A** Le caractère dur à la palpation.
- **B** La fluctuation de volume dans le temps.
- **C** L'atteinte de la branche labio-mentonnière du nerf facial.
- **D** Le caractère douloureux de la tuméfaction.
- **E** La présence d'adénopathies cervicales satellites.

Question 6
Lors de l'examen clinique de la cavité buccale et du carrefour aérodigestif, vous découvrez une déviation franche à la protraction linguale, du pus à l'orifice du canal submandibulaire et un bombement pelvibuccal droit.
Quelle(s) est (sont) la (les) proposition(s) exacte(s) ?
- **A** La pointe de la langue en protraction s'oriente vers la droite et fait évoquer une paralysie du nerf vague droit.
- **B** La pointe de la langue en protraction s'oriente vers la droite et fait évoquer une paralysie du nerf hypoglosse gauche.
- **C** La pointe de la langue en protraction s'oriente à droite et fait évoquer une paralysie du nerf hypoglosse droit.
- **D** Aucune paralysie n'est à craindre ; la masse tumorale peut expliquer la déviation linguale.
- **E** Le seul diagnostic à évoquer est une infection de la glande submandibulaire en raison du pus à l'orifice canalaire.

Question 7
Quels examens paracliniques pouvez-vous proposer ?
- **A** Échographie cervicale avec ponction cytologique écho-guidée de la tuméfaction submandibulaire.
- **B** NFS avec VS et glycémie en urgence.
- **C** TDM.
- **D** IRM.
- **E** Biopsie de la tuméfaction submandibulaire sous anesthésie locale à visée histopathologique.

Question 8
L'imagerie cervicale objective une zone de rétention submandibulaire de 40 mm de diamètre, avec en son sein une image hétérogène à contour mal limité de 25 mm. La patiente est apyrétique avec une glycémie à 2 g/l et une VS élevée.
Quelle(s) est (sont) la (les) proposition(s) exacte(s) ?
- **A** Le seul traitement chez cette patiente diabétique est une antibiothérapie probabiliste après prélèvement bactériologique à l'orifice canalaire.
- **B** Une ponction évacuatrice de la zone de rétention avec bactériologie s'impose rapidement.
- **C** Une cervicotomie sous-mandibulaire droite avec drainage de la rétention sous anesthésie générale est décidée en urgence.
- **D** L'analyse de l'état général, la recherche des comorbidités associées et des traitements en cours s'imposent avant tout geste chirurgical local.
- **E** Les caractéristiques de l'imagerie demandent formellement une analyse histopathologique.

Question 9
Si on évoque une tumeur maligne de la glande submandibulaire, quelles aires cervicales de drainage lymphatique doivent être explorées ?
- **A** Les aires cervicales lymphatiques sous-mentales.
- **B** Les aires cervicales lymphatiques sous-digastriques homolatérales.
- **C** Les aires cervicales lymphatiques supra-omo-hyoïdiennes homolatérales.

D Les aires cervicales lymphatiques sous-digastriques controlatérales.
E Les aires cervicales lymphatiques rétrojugulaires homolatérales.

Question 10
Si on évoque une tumeur maligne de la glande submandibulaire, quel bilan d'extension pouvez-vous proposer ?
A Une TDM cervicothoracique.
B Une IRM craniocervicale.
C Une scintigraphie au ^{18}FDG-TDM fusionnées (TEP-scanner).
D Une radiographie pulmonaire simple.
E Une scintigraphie osseuse.

Question 11
Le bilan d'extension est négatif ; les comorbidités de la patiente sont peu nombreuses en dehors du diabète. Une intervention chirurgicale est discutée. Quelle est-elle ?
A Une chirurgie sous anesthésie locale en raison de l'âge, avec biopsie de la glande submandibulaire.
B Une exérèse de la totalité de la glande submandibulaire sous anesthésie générale avec histopathologie extemporanée.
C L'exérèse de la glande doit être associée à un curage lymphatique cervical homolatéral des secteurs I, II et III, s'il s'agit d'une tumeur maligne.
D Une intervention chirurgicale n'est pas indiquée en raison de l'âge et du diabète.
E Une intervention chirurgicale n'est pas indiquée d'emblée et une surveillance clinique avec antibiothérapie est préférable. Un nouveau bilan pourrait être envisagé dans 1 mois.

Question 12
Lors de la chirurgie cervicale, l'examen histopathologique extemporané de la glande submandibulaire hésite entre adénocarcinome canalaire et carcinome adénoïde kystique. Que faire ?
A Il s'agit dans les deux cas de tumeurs à malignité atténuée. Le geste chirurgical doit se limiter à la glande salivaire.
B Il s'agit de tumeurs malignes au pronostic sévère.
C Le geste chirurgical doit être complet sur la loge submandibulaire et les aires lymphatiques cervicales homolatérales.
D Il faut interrompre le geste chirurgical en cours et attendre l'analyse histopathologique définitive du fait de l'incertitude.
E Il faut interrompre le geste chirurgical du fait de la gravité de l'histopathologie et du mauvais pronostic lésionnel.

Dossier clinique 12

« Douleur de l'hémiface droite »
Il s'agit d'un patient de 54 ans, originaire de Tunisie, présentant depuis plusieurs mois des douleurs hémifaciales. Il n'a pas d'antécédent particulier. Il travaille dans une usine de métallurgie.
Ses douleurs sont pluriquotidiennes, latéralisées à droite, au niveau de la lèvre supérieure, de l'aile narinaire et de la pommette, sous l'œil droit, sans baisse d'acuité visuelle ni trouble oculomoteur, mais avec une impression de poussière dans l'œil droit. La douleur survient brutalement et dure de longues minutes avant de diminuer. Il n'y a pas de facteur déclenchant mis en évidence à l'interrogatoire. En dehors des crises douloureuses, le patient présente une douleur lancinante continue de la même région.
Au moment de votre examen, le patient n'est pas en crise. L'examen clinique externe est rassurant. Il n'existe pas d'érythème ou d'œdème cutané ou ophtalmologique ; la palpation n'est pas douloureuse. L'examen neurologique est normal.

Question 1
Quelles sont vos hypothèses diagnostiques ?
A Sinusite maxillaire aiguë droite.
B Conjonctivite aiguë.
C Névralgie du trijumeau droite.
D Dacryocystite aiguë droite.
E Algie vasculaire de l'hémiface droite.

Question 2
Vous suspectez une névralgie essentielle du trijumeau droite.
Quels éléments vous font douter de ce diagnostic ?
A Fond douloureux permanent.
B Douleur brutale.
C Atteinte oculaire.
D Caractère unilatéral.
E Palpation non douloureuse.

Question 3
Quelles sont les caractéristiques sémiologiques typiques d'une névralgie du trijumeau ?
A Atteinte de plusieurs branches du nerf trijumeau.
B Présence d'une douleur en dehors des crises.
C Absence d'hypoesthésie intercurrente.
D Déclenchée à la palpation.
E Douleurs bilatérales.

Question 4
La névralgie du trijumeau ne paraît pas probable au vu de l'examen et vous pensez à une algie vasculaire de la face.
Quelle est la description typique ?
A Douleur rapidement forte, en 15 minutes.
B Douleur dans un territoire du nerf trijumeau.
C Douleur bilatérale.
D Phénomènes vasomoteurs associés.
E Examen neurologique normal en dehors de la crise.

Question 5
Aucune de ces étiologies n'est finalement retenue devant le tableau peu typique pour ces deux pathologies.
Quel(s) examen(s) de première intention réalisez-vous à visée diagnostique ?

A Électromyogramme.
B Nasofibroscopie.
C Scanner avec injection du massif facial.
D Échographie parotidienne.
E Fond d'œil.

Question 6
Vous avez, entre autres, réalisé un scanner du massif facial avec injection. Voici le résultat (figure 20.29). Quelle(s) est (sont) la (les) proposition(s) exacte(s) ?

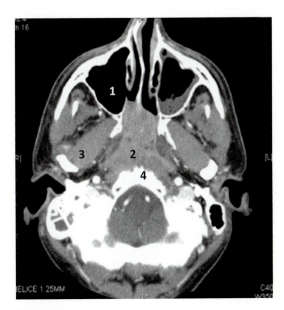

Fig. 20.29.

A Coupe coronale.
B « 1 » : Sinus sphénoïdal.
C « 2 » : Rhinopharynx.
D « 3 » : Ptérygoïdien médial.
E « 4 » : Clivus.

Question 7
Il existe une hypertrophie tissulaire du rhinopharynx. Quelles sont les étiologies possibles face à cette entité ?
A Végétations adénoïdes hypertrophiques.
B Cancer du rhinopharynx.
C Cancer de l'ethmoïde.
D Lymphome.
E Abcès du cavum.

Question 8
Au vu du scanner, vous suspectez une lésion tumorale du rhinopharynx.
Par argument de fréquence, quel est le type histopathologique de tumeur le plus probable ?
A Adénocarcinome.
B Carcinome épidermoïde.
C Carcinome adénoïde kystique.
D Neuroblastome.
E Carcinome indifférencié (de type nasopharyngé).

Question 9
Quel(s) examen(s) réalisez-vous afin de contribuer au diagnostic et préciser l'extension locale de la maladie ?
A Échographie ganglionnaire.
B Biopsie.
C IRM.
D Marqueur tumoral CA 19.9.
E Sérologie VIH.

Question 10
La biopsie confirme qu'il s'agit bien d'un carcinome indifférencié du nasopharynx.
Quel(s) examen(s) font partie du bilan d'extension ?
A Scanner cervico-thoracique injecté.
B Scanner cervico-thoracique non injecté.
C Scintigraphie au MIBI.
D TEP-scanner.
E Panendoscopie des voies aérodigestives supérieures.

Question 11
Le bilan d'extension est négatif.
Quelle va être la prise en charge thérapeutique ?
A Radiothérapie du rhinopharynx (avec chimiothérapie concomitante).
B Radiothérapie des aires ganglionnaires (avec chimiothérapie concomitante).
C Curiethérapie.
D Chimiothérapie seule.
E Rhinopharyngectomie élargie.

Question 12
Le patient a bénéficié d'une radiochimiothérapie.
Quels examens font partie de la surveillance dans les suites de ce traitement ?
A TDM injectée du massif facial et de la base du crâne.
B Nasofibroscopie.
C IRM injectée du massif facial et de la base du crâne.
D Scintigraphie au MIBI.
E Panendoscopie des voies aérodigestives supérieures.

Question 13
Le patient décrit au cours de la surveillance une hypoacousie bilatérale.
Quelles sont vos hypothèses diagnostiques, avant même d'avoir examiné le patient ?
A Toxicité des produits de chimiothérapie.
B Presbyacousie débutante.
C Otite séromuqueuse.
D Cholestéatome.
E Cancer de l'oreille moyenne.

Question 14
Vous suspectez une otite séromuqueuse.
Quels examens réalisez-vous pour confirmer votre hypothèse diagnostique et évaluer l'importance du retentissement auditif ?
A Scanner des rochers.
B Otoscopie.
C Acoumétrie.
D Audiométrie tonale.
E Potentiels évoqués auditifs.

Question 15
L'audiogramme réalisé montre ce résultat (une seule oreille représentée, audiogramme controlatéral semblable) (figure 20.30).

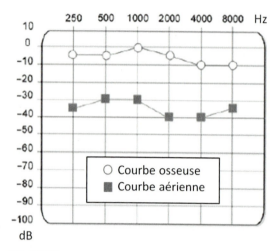

Fig. 20.30.

Quelle(s) est (sont) la (les) proposition(s) exacte(s) ?
A Surdité de perception.
B Surdité de transmission.
C Cophose.
D Compatible avec le diagnostic d'otite séromuqueuse.
E Infirme le diagnostic d'otite séromuqueuse.

Dossier clinique 13

« Un sacré mal de crâne »
Il s'agit d'une femme de 40 ans consultant pour céphalées chroniques. Elle est secrétaire médicale et a pour antécédent un asthme léger, documenté mais non traité. Elle vous décrit son travail comme stressant. Ses premières céphalées remontent à l'âge de 10 ans et survenaient une fois tous les 3 ou 4 mois de façon irrégulière mais, depuis 2 ans, elle présente des céphalées récurrentes, survenant au moins une fois par mois, parfois l'handicapant pendant 2 jours. Les douleurs concernent la région frontotemporale droite, sont pulsatiles et plus intenses lorsqu'elle est au travail et que ses collègues parlent à côté d'elle, à tel point qu'elle s'isole dans une pièce sombre pour se reposer, ce qui diminue ses céphalées. Elle vous décrit un flou visuel global survenant après qu'elle s'allonge pour faire passer sa crise, au moment où elle se relève. Parfois, elle prend un paracétamol, ce qui ne la soulage que partiellement.

Question 1
Quels diagnostics possibles évoquez-vous au vu de l'observation ?
A Céphalées de tension.
B Céphalées psychosomatiques.
C Migraine sans aura.
D Migraine avec aura.
E Sinusite maxillaire droite chronique.

Question 2
Quels éléments de l'observation vont vous orienter vers le diagnostic de migraine ?
A Âge.
B Photo-phonophobie.
C Absence de nausées/vomissement.
D Durée.
E Localisation.

Question 3
Quelles parties de votre examen clinique allez-vous approfondir afin d'étayer votre diagnostic de migraine, en éliminant d'éventuels diagnostics différentiels ?
A Examen ophtalmologique.
B Examen neurologique.
C Examen ORL.
D Examen cardiovasculaire.
E Examen abdominal.

Question 4
L'examen clinique est rassurant.
Quel examen complémentaire allez-vous demander pour confirmer l'origine migraineuse et éliminer des diagnostics différentiels ?
A Scanner cérébral.
B IRM cérébrale.
C Scanner des sinus.
D TEP-scanner.
E Aucun.

Question 5
Quelles sont les options thérapeutiques possibles ?
A Corticoïdes (voie générale).
B Anti-inflammatoires non stéroïdiens.
C Triptans.
D Bêtabloquants.
E Thermocoagulation du ganglion de Gasser.

Question 6
La patiente est ravie par les anti-inflammatoires non stéroïdiens que vous lui avez prescrits et en prend régulièrement à chaque crise, ce qui la soulage grandement.
À quels effets indésirables allez-vous faire attention au cours du suivi ?
A Ostéoporose.
B Lésions cutanéo-muqueuses.
C Épigastralgies.
D Hypertension artérielle.
E Troubles psychiatriques.

Question 7
La patiente revient quelques mois plus tard avec une céphalée présente depuis 4 jours. Elle a pris ses anti-inflammatoires non stéroïdiens comme vous le lui aviez conseillé, mais le traitement n'a pas le même effet qu'habituellement. De même, cet épisode est différent de ses crises habituelles, car la patiente décrit des douleurs rétro-orbitaires bilatérales, plus postérieures. Par ailleurs, elle se sent également

fébrile et la température que vous prenez lors de votre examen clinique est à 38,1 °C. Le reste de l'examen est normal.
Quels éléments vous inquiètent quant au diagnostic de migraine, chez cette patiente en particulier ?
A Durée.
B Absence d'aura accompagnatrice.
C Douleurs bilatérales.
D Douleur rétro-orbitaire.
E Fièvre.

Question 8
Vous avez demandé, entre autres, un scanner. Voici le résultat (figure 20.31).

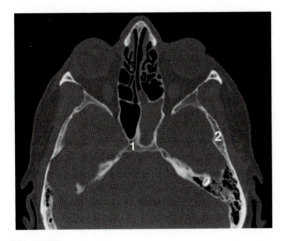

Fig. 20.31.

Quelle(s) est (sont) la (les) proposition(s) exacte(s) ?
A Sinusite maxillaire gauche.
B Sinusite ethmoïdale gauche.
C Sinusite sphénoïdale gauche.
D « 1 » : Os sphénoïde.
E « 2 » : Os sphénoïde.

Question 9
Quelle va être la prise en charge thérapeutique immédiate de cette sinusite sphénoïdale gauche aiguë non compliquée ?
A Débuter un traitement antibiotique à large spectre.
B Poursuivre la prise d'anti-inflammatoires à visée antalgique.
C Associer un traitement local (lavages de nez, vasoconstricteurs).
D Réaliser un drainage chirurgical du sphénoïde (sphénoïdotomie).
E Réaliser un prélèvement bactériologique et attendre avant de traiter.

Question 10
La patiente revient vous voir en urgence 2 jours plus tard. Elle est extrêmement douloureuse. Elle a bien pris son traitement antibiotique, mais n'a pas arrêté les anti-inflammatoires comme prescrit. Il y a clairement une altération de l'état général avec une asthénie très marquée, une odynophagie et une dyspnée plutôt inspiratoire. La température est à 38,7 °C. L'examen clinique retrouve un érythème et un œdème orbitaire bilatéral, avec un chémosis bilatéral, un œdème rétropharyngé à l'examen endobuccal, une ophtalmoplégie unilatérale gauche.
Quels examens demandez-vous immédiatement à visée diagnostique ?
A Nasofibroscopie.
B Scanner rhinosinusien et cérébral injecté.
C Scanner non injecté.
D Fond d'œil.
E Épreuve fonctionnelle respiratoire.

Question 11
Quelles sont vos hypothèses diagnostiques ?
A Kératite aiguë compliquée d'une endophtalmie.
B Sinusite sphénoïdale compliquée d'un abcès/cellulite cervicale.
C Uvéite compliquée d'une cellulite orbitaire.
D Sinusite sphénoïdale compliquée d'une thrombose veineuse.
E Sinusite sphénoïdale compliquée d'une décompensation asthmatique.

Question 12
Le scanner retrouve une sinusite sphénoïdale gauche, compliquée d'une thrombose du sinus caverneux gauche, associée à un œdème rétropharyngé descendant jusqu'au larynx, lui-même œdématié, ce qui réduit de plus de moitié le calibre de la filière respiratoire.
Quelle va être votre prise en charge thérapeutique ?
A Sécuriser les voies aériennes avant toute prise en charge.
B Sécuriser les voies aériennes après traitement étiologique.
C Revasculariser le sinus caverneux gauche (thrombectomie).
D Réaliser un drainage du sinus sphénoïde gauche (sphénoïdotomie).
E Arrêter les anti-inflammatoires non stéroïdiens.

Question 13
Vous avez réalisé une sphénoïdotomie gauche et poursuivi un traitement antibiotique secondairement adapté. La patiente est restée intubée pendant 3 jours avant d'être extubée.
Nous sommes au 4e jour après la chirurgie. Il persiste une douleur qui est moins intense qu'avant le traitement chirurgical. Cependant, elle présente depuis la chirurgie une épistaxis modérée sans déglobulisation, des céphalées matinales avec des nausées et des vomissements, ainsi que des troubles de déglutition avec des fausses routes aux liquides. Elle se plaint également d'une légère baisse de l'acuité visuelle, se surajoutant à la diplopie préexistante.
Quels arguments vous orientent vers une évolution défavorable ?
A Épistaxis.
B Céphalées.
C Troubles de déglutition.
D Baisse d'acuité visuelle.
E Douleur lancinante.

Question 14
Quel(s) examen(s) faites-vous dans la journée pour étayer votre hypothèse diagnostique et pour repérer d'éventuelles complications ?
A Examen ophtalmologique avec fond d'œil.
B IRM avec injection de gadolinium.
C Électromyogramme laryngé.
D Test de déglutition orthophonique.
E Rhino-manométrie.

Question 15
Vous avez demandé une IRM (figure 20.32).

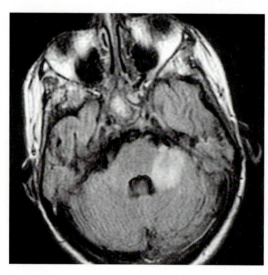

Fig. 20.32.

Au vu des résultats de cet examen et de l'observation précédemment décrite, quelle est votre principale hypothèse diagnostique ?
A Accident vasculaire cérébral ischémique.
B Hémorragie méningée.
C Thrombose du sinus pétreux supérieur gauche.
D Anévrysme pontocérébelleux rompu.
E Neurinome du nerf acoustique gauche.

Dossier clinique 14

« Une otalgie inhabituelle »

Il s'agit d'un patient de 50 ans, artisan, qui présente une otalgie gauche associée à des céphalées hémicrâniennes gauches depuis 4 jours. Dans ses antécédents, on note une hypertension artérielle traitée, un diabète de type 2, traité par metformine, Diamicron® et des règles hygiéno-diététiques, une chirurgie de l'oreille moyenne gauche dans l'enfance avec mastoïdectomie pour une otite chronique cholestéatomateuse, et un accident de la voie publique quand il avait 15 ans ayant eu pour conséquence une fracture du zygoma gauche qui n'avait pas été opérée. Il présente également un asthme qui nécessite une corticothérapie orale au long cours depuis 7 mois, que son médecin traitant a arrêté, lorsqu'il l'a vu au début de cet épisode.

L'interrogatoire retrouve une otalgie gauche brutale il y a 4 jours, avec une céphalée permanente survenue dès le lendemain, sans nausées ni vomissement. Il n'y a pas de photophobie ni de phonophobie. Il vous décrit des céphalées depuis quelques années, toujours du côté gauche, durant 2 jours et cédant grâce à des antalgiques simples, mais qui ne sont pas très fréquentes, à raison de trois ou quatre par an. Cependant, la crise actuelle est différente de ces crises : elle est plus intense et pulsatile.

Question 1
Quels éléments de l'observation ne sont pas en faveur d'une origine migraineuse pour cet épisode ?
A Antécédent de céphalées.
B Otalgie.
C Latéralisation du côté gauche.
D Caractère pulsatile.
E Durée de la céphalée actuelle.

Question 2
Que réalisez-vous lors de votre examen clinique pour parvenir au diagnostic ?
A Examen des tympans.
B Examen endobuccal.
C Prise des constantes (température, pression artérielle).
D Examen abdominal.
E Examen ophtalmologique.

Question 3
L'examen retrouve une fièvre à 38,1 °C, un tympan gauche érythémateux et bombant. Le patient est extrêmement douloureux et cote son EVA à 9/10. Quelle va être votre prise en charge thérapeutique de cette otite moyenne aiguë hyperalgique ?
A Antibiothérapie générale.
B Antibiothérapie locale.
C Antalgiques de différents paliers.
D Anti-inflammatoires non stéroïdiens.
E Paracentèse.

Question 4
Le patient revient en urgence 2 jours plus tard. Il a parfaitement pris la pristinamycine que vous lui aviez prescrite. La température est à 38,3 °C. La pression artérielle à 84/42 mm Hg. L'otalgie a disparu depuis la paracentèse que vous aviez faite il y a 2 jours. Cependant les céphalées se sont majorées et sont apparues des douleurs abdominales. Le tympan gauche est érythémateux, non bombant. L'examen abdominal est rassurant.
Que faites-vous dans un premier temps ?
A Vous récupérez les résultats bactériologiques de la paracentèse.
B Vous réalisez une nouvelle paracentèse.
C Vous réalisez un examen neurologique.
D Vous réalisez un scanner abdominal.
E Vous réalisez un scanner cérébral.

Question 5
À quoi peuvent être liées les douleurs abdominales de ce patient ?

A À l'otite moyenne aiguë.
B À un sepsis sévère.
C Au traitement antibiotique.
D Au diabète de type 2.
E À une insuffisance surrénale aiguë.

Question 6
Les résultats de la paracentèse sont en faveur d'un *Haemophilus influenzae*.
Lors de votre examen, vous trouvez que le patient est confus, fébrile, et qu'il existe une raideur douloureuse du rachis cervical.
Quelles sont vos hypothèses quant à ces éléments ?
A Mastoïdite.
B Empyème.
C Méningite.
D Spondylodiscite.
E Hémorragie méningée.

Question 7
Quels examens complémentaires allez-vous demander en urgence, sans qu'aucun ne retarde les autres ?
A Bilan biologique.
B Scanner du rachis cervical.
C IRM cérébrale avec injection.
D Ponction lombaire.
E Scanner cérébral.

Question 8
La ponction lombaire est en faveur d'une méningite infectieuse d'allure bactérienne.
Quels sont les éléments qui vous permettent d'affirmer cela ?
A Hyperglycorachie.
B Hypoglycorachie.
C Hyperprotéinorachie.
D Hypoprotéinorachie.
E Présence de leucocytes.

Question 9
Voici deux coupes au même niveau du scanner que vous avez fait réaliser (figure 20.33).

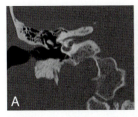 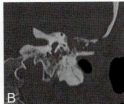

Fig. 20.33. Rocher droit (A) et rocher gauche (B).

Quelle(s) est (sont) la (les) proposition(s) exacte(s) ?
A Des signes radiologiques de méningite sont visibles.
B La méningite est secondaire à l'otite.
C Les images présentées sont des coupes axiales.
D Les images présentées sont des coupes coronales.
E Les images présentées sont des coupes sagittales.

Question 10
Vous avez brillamment vu la brèche ostéoméningée du rocher gauche de ce patient.
À quoi cette brèche peut-elle être liée ?
A Séquellaire d'une otite chronique de l'enfance.
B Secondaire à l'épisode d'otite actuel.
C Liée à l'inflammation méningée.
D Liée à la chirurgie qu'il a eu dans l'enfance.
E Liée à l'ostéopénie diabétique.

Question 11
Comment allez-vous traiter cette méningite dans un premier temps ?
A Antibiothérapie à dose standard.
B Antibiothérapie à dose méningée.
C Chirurgie (fermeture de brèche ostéoméningée).
D Antalgiques antipyrétiques.
E Antalgiques non antipyrétiques.

Question 12
L'évolution est favorable grâce à votre traitement initial.
Qu'allez-vous faire secondairement à ce patient, une fois le traitement de la méningite terminé ?
A Antibioprophylaxie chronique.
B Vaccination antipneumococcique.
C Chirurgie (fermeture de brèche ostéoméningée).
D Ponction lombaire de contrôle.
E Scanner de contrôle.

Question 13
Le patient a été opéré ; l'intervention a été un succès et sa brèche est maintenant fermée.
Trois ans plus tard, le patient revient vous voir pour des céphalées avec une douleur faciale intense depuis 2 mois, survenant par salves plusieurs fois par jour, une rhinorrhée gauche. La douleur est mobile, commençant par l'aile narinaire gauche et s'étendant autour de l'œil, touchant la tempe gauche, puis chauffant la joue, la partie antérieure de l'oreille gauche et la lèvre supérieure gauche. L'examen clinique est normal.
Quelle est votre hypothèse diagnostique ? Prescrivez-vous un examen complémentaire pour l'étayer ?
A Névralgie du trijumeau.
B Algie vasculaire de la face.
C Nouvel épisode de méningite.
D Vous prescrivez un examen complémentaire.
E Vous ne faites pas d'examen complémentaire.

Question 14
Le patient vous précise que, depuis plus d'un an, son diabète est difficile à équilibrer du fait de sa corticothérapie pour l'asthme et qu'il est souvent en hyperglycémie, mais que les endocrinologues sont en train d'essayer d'améliorer la situation. Il vous décrit que ses douleurs étaient initialement entrecoupées d'intervalles libres non douloureux mais que, depuis 15 jours, il existe une douleur continue avec des paresthésies du territoire du V2 gauche.
Quel(s) examen(s) réalisez-vous à la lumière de ces nouveaux éléments ?

A Nasofibroscopie.
B Électromyogramme.
C Scanner de la face.
D Fond d'œil.
E Aucun examen n'est nécessaire.

Question 15
Le patient a fait son scanner (figure 20.34).

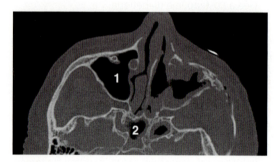

Fig. 20.34.

Quelle(s) est (sont) la (les) proposition(s) exacte(s) ?
A Atteinte osseuse séquellaire de la fracture du zygoma à 15 ans.
B Atteinte osseuse liée à l'ostéopénie diabétique.
C Atteinte osseuse liée à une sinusite compliquée.
D « 1 » : Sinus maxillaire.
E « 2 » : Sinus sphénoïde.

Dossier clinique 15

« Algie de la face »
Vous voyez en consultation un homme de 24 ans, sans emploi, qui se plaint de céphalées. Il n'a pas d'antécédents hormis un tabagisme actif à 4 paquets-années.

Question 1
Concernant les céphalées primaires, quelle (s) est (sont) la (les) proposition(s) exacte(s) ?
A Elles ne sont jamais associées à une lésion vasculaire.
B Elles s'accompagnent d'aura dans 50 % des cas.
C Les algies vasculaires de la face en font partie.
D Les névralgies essentielles du trijumeau en font partie.
E Elles sont parfois révélées par des infections sinusiennes.

Question 2
Votre patient se plaint de douleurs intermittentes très intenses au niveau de la face et cédant spontanément au bout de quelques dizaines de minutes. Elles sont localisées systématiquement du côté droit.
Parmi les propositions suivantes, quelle(s) étiologie(s) peu(ven)t être responsable(s) d'algies faciales unilatérales récidivantes ?
A Sinusite sphénoïdale unilatérale.
B Conflit neuromusculaire au niveau du conduit auditif interne.
C Dysfonction de l'appareil manducateur.
D Kyste simple isolé du bas-fond du sinus maxillaire.
E Granulome apical de la dent 25.

Question 3
Votre interrogatoire vous apprend que ces douleurs sont initialement temporales droites, puis s'étendent en quelques minutes en péri-orbitaire droit lors des crises. Il existe un larmoiement et une obstruction nasale homolatéraux concomitants.
Concernant les algies vasculaires de la face, quelle (s) est (sont) la (les) proposition(s) exacte(s) ?
A Le nombre de crises entre dans les critères diagnostiques.
B Ce sont des douleurs unilatérales intenses provoquées par la stimulation d'une zone gâchette.
C La céphalée s'accompagne généralement de douleur et de larmoiement homolatéraux.
D La fréquence des crises est généralement hebdomadaire.
E Le tabagisme actif est un facteur aggravant.

Question 4
Vous suspectez à juste titre une algie vasculaire de la face du côté droit.
Parmi les propositions suivantes, quelle(s) est (sont) celle(s) qui se rapporte(nt) à l'évolution habituelle de cette pathologie ?
A Examen clinique normal entre les crises.
B Crises pluriquotidiennes souvent à horaire fixe.
C Systématisation progressive au territoire sensitif de la branche V1.
D Durée des périodes de crises de 2 à 8 semaines suivie de longues périodes de rémission.
E Épistaxis récidivante suite à la congestion nasale.

Question 5
Quels sont les moyens thérapeutiques à proposer en phase aiguë de l'algie vasculaire de la face ?

Question 6
Quelle est la voie d'administration préférentielle des triptans pour le traitement de la crise ?

Question 7
Votre patient présente donc trois crises par jour, survenant à heure fixe depuis 5 semaines. Le traitement instauré de la crise est efficace.
Quelle(s) autre(s) mesure(s) spécifique(s) à cette pathologie avez-vous prise(s) avec votre patient ?
A Bilan hépatique avant prescription de triptans.
B Électrocardiogramme avant prescription de triptans.
C Arrêt du tabac.
D Arrêt de la consommation d'alcool.
E Prescription d'un antidépresseur.

Question 8
Vous perdez de vue votre patient pendant une vingtaine d'années.
Il vient vous revoir à l'âge de 50 ans, à nouveau pour céphalées faciales droites évoluant depuis plusieurs mois. Conformément à vos recommandations, il ne

consomme plus de tabac ni d'alcool. Les douleurs, toujours péri-orbitaires droites, sont moins intenses que précédemment et il existe un fond douloureux permanent. L'obstruction nasale droite est majorée et permanente, associée à quelques épisodes de saignement spontanément résolutifs. Le patient présente une diplopie dans le regard latéral.
Quelle(s) est (sont) votre (vos) hypothèse(s) diagnostique(s) ?
A Évolution des algies vasculaires de la face sous un mode chronique.
B Fibrome nasopharyngien.
C Tumeur de la fosse nasale droite.
D Hypertrophie des végétations adénoïdes à droite.
E Tumeur du cavum.

Question 9
L'examen endonasal retrouve une masse bourgeonnante et légèrement hémorragique de la fosse nasale droite semblant provenir de sa partie supérieure et obstruant partiellement le couloir aérien du même côté. La palpation cervicale est sans particularités.
Quel bilan complémentaire prescrivez-vous ?
A TDM injectée du massif facial.
B EEG.
C IRM injectée du massif facial.
D Test de Hess-Lancaster.
E Bilan hépatique.

Question 10
L'examen anatomopathologique d'une biopsie réalisée en consultation retrouve un adénocarcinome. Quel élément non mentionné du mode de vie aurait pu vous orienter vers cette pathologie ?

Question 11
À propos du traitement de l'adénocarcinome de l'ethmoïde, quelle(s) est (sont) la (les) proposition(s) exacte(s) ?
A Le traitement est préférentiellement chirurgical.
B C'est une tumeur très chimiosensible.
C Le cas échéant, une demande de reconnaissance en pathologie professionnelle peut être effectuée.
D La chirurgie est contre-indiquée en cas d'extension à l'apex orbitaire et au sinus caverneux.
E La radiothérapie peut être utilisée en complément d'un geste chirurgical.

Dossier clinique 16

« Une asymétrie du visage »
Vous recevez en consultation à votre cabinet Monsieur D., 69 ans, qui consulte pour l'apparition d'une déformation de son visage.

Question 1
Voici une photographie du patient à qui vous demandez de fermer les yeux (figure 20.35).

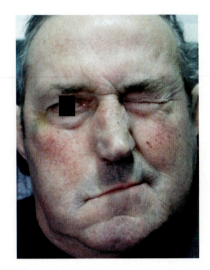

Fig. 20.35.

Quels sont les éléments sémiologiques que vous pouvez relever ?
A Chute de la commissure labiale droite.
B Spasme du muscle zygomatique gauche.
C Signe de Charles Bell droit.
D Effacement du sillon nasogénien gauche.
E Effacement du sillon nasogénien droit.

Question 2
Que vous évoque cette présentation clinique ?
A Paralysie faciale centrale gauche.
B Paralysie faciale centrale droite.
C Paralysie faciale périphérique gauche.
D Paralysie faciale périphérique droite.
E Spasme de l'hémiface gauche.

Question 3
Il s'agit d'une paralysie faciale droite périphérique. Quels éléments de l'interrogatoire vous orienteraient vers une origine tumorale ?
A Antécédent de tumeur maligne métastatique.
B Installation progressive de la paralysie faciale.
C Altération de l'état général.
D Installation brutale de la paralysie faciale.
E Association à d'autres déficits neurologiques.

Question 4
Ce patient vous explique qu'il n'a pas d'antécédent néoplasique. Sa paralysie faciale est apparue brutalement au réveil ce matin. Il ne se plaint de rien d'autre. L'examen neurologique complet est sans particularité par ailleurs. Voici l'aspect de son tympan droit (figure 20.36).

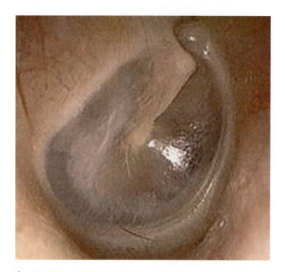

Fig. 20.36.

Quel(s) diagnostic(s) pouvez-vous éliminer grâce à l'otoscopie ?
A Otite moyenne aiguë droite.
B Paralysie faciale *a frigore* droite.
C Neurinome du nerf facial dans l'angle pontocérébelleux droit.
D Cholestéatome droit.
E Métastase du conduit auditif interne droit.

Question 5
L'otoscopie vous a permis d'éliminer le cholestéatome droit et l'otite moyenne aiguë droite comme étiologie. Devant cette paralysie faciale périphérique droite isolée d'apparition brutale en dehors de tout contexte néoplasique, quel diagnostic évoquez-vous par ordre de fréquence ?
A Tumeur maligne du rocher droit.
B Paralysie faciale *a frigore*.
C Neurinome du nerf facial droit dans l'angle pontocérébelleux.
D Neurinome du nerf facial droit dans sa première portion.
E Métastase du conduit auditif interne droit.

Question 6
Le diagnostic le plus probable est celui d'une paralysie faciale *a frigore* droite. Quels éléments vous permettent de conforter cette hypothèse diagnostique ?
A Réalisation systématique d'une IRM des rochers et angles pontocérébelleux d'emblée.
B Réalisation systématique d'une TDM des rochers d'emblée.
C Présence d'une paralysie faciale incomplète.
D Récupération rapide de la paralysie faciale.
E Atteinte des trois portions du nerf facial sur les tests de localisation.

Question 7
Quel (s) test(s) paraclinique(s) parmi les suivants permet(tent) de localiser l'atteinte nerveuse le long des trois portions du nerf facial ?

A Recherche du réflexe stapédien.
B Électrogustométrie.
C Test de Schirmer.
D Électroneuronographie.
E Test de Weber.

Question 8
Les résultats des tests de localisation vous confirment une atteinte du nerf dans ses trois portions. Vous posez donc le diagnostic de paralysie faciale *a frigore*. Aucun examen complémentaire n'est nécessaire en première intention. Vous prescrivez au patient une rééducation faciale par un kinésithérapeute, une corticothérapie à forte dose, un traitement antiviral et des mesures de protection oculaire.
Quelles sont les complications potentielles de cette corticothérapie ?
A Hypertension artérielle.
B Rétention hydrosodée.
C Hyperkaliémie.
D Somnolence.
E Déséquilibre d'un diabète préexistant.

Question 9
Le patient revient vous voir au bout de 2 mois avec une récupération quasi complète de sa paralysie faciale. Néanmoins, il vous explique que depuis 2 semaines sont apparus une hypoacousie droite et des vertiges rotatoires. Vous réalisez ensuite un examen neurologique et vestibulaire qui retrouve : une déviation segmentaire droite à l'épreuve des index, une marche en étoile déviée à droite et un nystagmus horizonto-rotatoire gauche. L'épreuve doigt-nez ne retrouve pas de dysmétrie.
Quel syndrome évoquez-vous ?
A Syndrome cérébelleux statique.
B Syndrome vestibulaire central.
C Syndrome vestibulaire périphérique.
D Syndrome alterne du tronc cérébral.
E Syndrome cérébelleux dynamique.

Question 10
Devant l'hypoacousie décrite par le patient, vous complétez l'examen clinique.
Parmi les examens suivants, lequel (s) peu(ven)t vous aider à déterminer le type de sa surdité ?
A Examen tomodensitométrique des rochers.
B Audiométrie tonale.
C IRM des conduits auditifs internes.
D Épreuve de Weber.
E Épreuve de Rinne.

Question 11
Vous avez réalisé parmi d'autres examens une épreuve de Weber au diapason devant l'hypoacousie droite relatée par le patient. Il vous dit que le son est mieux perçu à gauche.
Quelle(s) conclusion(s) en tirez-vous ?
A Cela vous oriente vers une surdité de perception droite.
B Cela vous oriente vers une surdité de perception gauche.

C Cela vous oriente vers une surdité de transmission droite.
D Cela vous oriente vers une surdité de transmission gauche.
E Cela n'est pas suffisant pour vous apporter une orientation sur la nature et le côté de sa surdité.

Question 12
Voici l'audiométrie tonale de l'oreille droite de ce patient (figure 20.37).

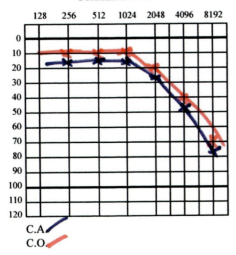

Fig. 20.37.

De quel type de surdité souffre-t-il ?
A Surdité de perception sur les fréquences aiguës.
B Surdité mixte.
C Surdité de transmission sur les fréquences graves.
D Surdité de transmission sur toutes les fréquences.
E Surdité de perception sur les fréquences graves.

Question 13
Voici les résultats de l'audiométrie vocale du patient (figure 20.38).

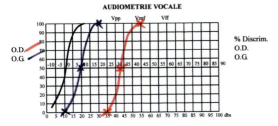

Fig. 20.38.

Quelle est la perte auditive moyenne de son oreille droite ?
A 20 dB.
B 30 dB.
C 40 dB.
D 50 dB.
E 60 dB.

Question 14
Le patient présente donc une paralysie faciale droite résiduelle, une surdité de perception droite et un syndrome vestibulaire droit.
Vous suspectez une tumeur de l'angle pontocérébelleux ou du conduit auditif interne droit. Comment pouvez-vous le confirmer ?
A Scanner des rochers sans injections en coupes osseuses.
B Scanner des rochers et des angles pontocérébelleux avec injection.
C IRM des conduits auditifs internes avec injection de gadolinium, avec séquences T1 et T2.
D IRM des rochers en séquences de diffusion.
E Aucun examen d'imagerie ne permettra de confirmer la présence d'une tumeur de l'angle pontocérebelleux, seule l'exploration chirurgicale peut en faire la preuve.

Dossier clinique 17

« Vertiges brefs chez un adulte »
Madame X. T., âgée de 60 ans, se plaint de vertiges depuis 2 mois. Il s'agit de vertiges rotatoires brefs déclenchés lorsqu'elle range ses paniers sur une étagère haute. Elle se plaint également de vertiges en tournant dans le lit. Dans ses antécédents, on note une chirurgie d'otospongiose de l'oreille gauche.

Question 1
Quel diagnostic évoquez-vous ?

Question 2
Quel examen clinique permet d'affirmer le diagnostic ?

Question 3
Quelle structure anatomique est le plus souvent concernée dans ce type de vertige ?

Question 4
Dans sa forme typique et isolée, quel(s) examen(s) complémentaire(s) doit-on réaliser ?
A IRM avec injection.
B Épreuves caloriques.
C Potentiels évoqués otolithiques.
D Verticale visuelle subjective.
E Aucun.

Question 5
Comment traite-t-on le vertige positionnel paroxystique bénin ?
A Repos au lit.
B Manœuvres de repositionnement.
C Bétahistine.
D Collier en mousse.
E Benzodiazépines.

Question 6
La vidéonystagmoscopie met en évidence un nystagmus spontané droit horizonto-rotatoire de degré I. La manœuvre de Fukuda montre une déviation vers la gauche de 70°. Que suggèrent ces deux signes ?

Question 7
En cas de déficit vestibulaire gauche, quelle(s) est (sont) la (les) proposition(s) exacte(s) ?
A L'épreuve calorique montre une hyporéflexie gauche.
B Les potentiels otolithiques peuvent être absents.
C La verticale visuelle subjective est déviée à droite.
D Le test d'impulsion de la tête couplé à la vidéo (VHIT) montre des saccades de rattrapage à droite.
E La manœuvre de secouage de la tête déclenche des saccades à droite.

Question 8
Un déficit vestibulaire gauche s'est progressivement installé chez la patiente et l'audiométrie montre une surdité de perception bilatérale prédominante à gauche. Quel diagnostic doit-on éliminer devant ce tableau ?

Dossier clinique 18

« Vertiges récurrents »
Monsieur T. Z., âgé de 45 ans, souffre de vertiges depuis six ans. Il s'agit de vertiges rotatoires intenses accompagnés de nausées et parfois des vomissements. Le patient décrit une impression d'oreille gauche bouchée et des bourdonnements de l'oreille gauche lors des crises. Chaque crise dure 30 à 60 minutes. Les crises surviennent environ une fois par semaine.

Question 1
Quel diagnostic évoquez-vous ?

Question 2
Quel(s) examen(s) paraclinique(s) permettent de mettre en évidence un hydrops ?
A Électrocochléographie.
B Épreuves vestibulaires rotatoires.
C Potentiels évoqués otolithiques.
D Déphasage des produits de distorsion acoustique.
E Épreuves vestibulaires caloriques.

Question 3
Quel est le mécanisme physiopathologique de cette maladie ?

Question 4
Quelle(s) est (sont) la (les) caractéristique(s) de l'atteinte auditive dans la maladie de Ménière ?
A Surdité de transmission.
B Prédominante sur les fréquences graves.
C Surdité fluctuante.
D Atteinte neurosensorielle.
E Encoche de Carhart.

Question 5
Quel(s) est (sont) le (les) traitement(s) usuel(s) de la maladie de Ménière ?
A Diurétiques.
B Corticoïdes.
C Bétahistine.
D Flunarizine.
E Méthotrexate.

Question 6
Après quelques années, les crises de vertige disparaissent. Le patient se plaint d'une instabilité notamment lors des mouvements rapides de la tête et quand il est fatigué ou stressé.
À l'examen, le test d'Halmagyi est positif. Quel est le réflexe exploré par ce test ?

Question 7
Le test d'Halmagyi :
A Est réalisé à l'aide d'un vibrateur mastoïdien.
B Est réalisé sous lunettes de Frenzel.
C Nécessite la coopération du patient.
D Évalue la poursuite oculaire.
E Signe une atteinte vestibulaire périphérique en cas de positivité.

Question 8
Quel est le moyen thérapeutique le plus important pour la prise en charge d'un déficit vestibulaire stable au décours de la phase aiguë ?

Dossier clinique 19

« Un adulte ronfleur »
Un homme de 50 ans, hypertendu, tabagique actif à 30 paquets-années, conducteur de bus, consulte à la demande de son épouse pour un ronflement gênant socialement et un sommeil très agité. Il a été opéré des amygdales dans l'enfance. Il pèse 95 kg pour 172 cm et n'a aucune activité sportive. Il déclare s'essouffler rapidement à l'effort.

Question 1
Chez ce patient ronfleur et présentant une profession à risque, vous voulez dépister un syndrome d'apnées obstructives du sommeil (SAOS).
Parmi les symptômes nocturnes suivants, lequel (lesquels) doi(ven)t vous faire suspecter un SAOS ?
A Apnée décrite par le patient.
B Sommeil agité.
C Difficulté d'endormissement.
D Bruxisme.
E Réveil en sursaut.

Question 2
Parmi les symptômes diurnes suivants, lequel (lesquels) peu(ven)t être rattaché(s) à un SAOS ?
A Asthénie matinale.
B Céphalées matinales.
C Endormissement diurne à l'emporte-pièce.
D Impuissance sexuelle.
E Dépression.

Question 3
Vous évaluez le terrain de ce patient.
Parmi ces propositions, laquelle (lesquelles) doi(ven)t être prise(s) en compte pour le SAOS ?
A Obésité.
B Homme jeune.
C Rétrusion mandibulaire.
D Tabagisme.
E Alcool.

Question 4
Ce patient est hypertendu et souffre cliniquement d'un SAOS avec une somnolence évaluée à 18 sur l'échelle d'Epworth.
Quelles comorbidités susceptibles d'aggraver un SAOS allez-vous rechercher ?
A Coronaropathie.
B BPCO.
C Syndrome métabolique.
D Migraine.
E Adénome de la prostate.

Question 5
Vous examinez votre patient.
Parmi les signes suivants, lequel (lesquels) est (sont) en faveur d'un SAOS ?
A Angle cervico-mentonnier affaissé.
B Prognathisme.
C Articulé dentaire de classe II.
D Macroglossie.
E Hypertrophie amygdalienne.

Question 6
Vous suspectez un SAOS.
Quel(s) examen(s) de première intention allez-vous prescrire pour établir le diagnostic en pratique quotidienne ?
A Polygraphie ventilatoire ambulatoire.
B Polysomnographie.
C Oxymétrie.
D Manométrie étagée.
E Fibroscopie.

Question 7
Vous allez réaliser une polygraphie ventilatoire ambulatoire.
Parmi les éléments suivants, lesquels sont renseignés par cet examen ?
A Saturation en oxygène.
B Stade de sommeil.
C Apnées.
D Hypopnées.
E Microéveils.

Question 8
Parmi les éléments suivants, lesquels constituent des seuils pour considérer qu'il s'agit d'un SAOS grave ?
A IAH (index apnées-hypopnées) > 20.
B IAH > 30.
C IAH > 40.
D Index de somnolence d'Epworth > 11.
E Index de somnolence d'Epworth > 15.

Question 9
Votre patient présente un SAOS grave. La polygraphie ventilatoire montre un index d'apnées-hypopnées à 41, une SaO_{2min} à 78 %.
Quels examens allez-vous pratiquer pour tenter de localiser le site obstructif ?
A Fibroscopie ORL.
B Scanner cervicofacial.
C IRM cervicofaciale.
D Téléradiographie de profil.
E Endoscopie sous sommeil induit.

Question 10
À la lumière des résultats de la polygraphie ventilatoire, sur quels éléments cliniques pouvez-vous être amené(e) à demander une polysomnographie en laboratoire chez ce patient ?
A Professionnel de la route.
B Somnolence très excessive.
C Mouvements jambiers nocturnes.
D Ronflement très intense.
E Hypertrophie majeure des amygdales.

Question 11
Une ventilation à pression positive continue nocturne est mise en place.
Quelle(s) est (sont) la (les) proposition(s) exacte(s) ?
A Nécessité d'une alimentation électrique.
B Prescription par un médecin.
C Fait appel à un prestataire de services.
D Nécessité de l'oxygène.
E Ne ventile que pendant l'inspiration.

Question 12
Malgré une ventilation à pression positive nocturne bien adaptée, le patient ne supporte pas le traitement.
Quelle alternative à la pression positive continue allez-vous lui proposer ?
A Chirurgie du voile du palais.
B Chirurgie des amygdales.
C Chirurgie de la base de langue.
D Stimulation du nerf grand hypoglosse.
E Orthèse dentaire.

Question 13
Vous prescrivez une orthèse dentaire.
Quelle(s) est (sont) la (les) proposition(s) exacte(s) ?
A Acheter une orthèse dentaire industrielle chez le pharmacien.
B Pose d'une orthèse dentaire sur mesure par un chirurgien-dentiste.
C Réaliser un scanner du massif facial avant la réalisation de l'orthèse.
D Effectuer une radiographie panoramique dentaire.
E Effectuer une polygraphie ventilatoire de contrôle après mise en place de l'orthèse.

Question 14
L'orthèse dentaire a été réalisée.
Six mois plus tard, le patient vous revoit avec une demande d'un traitement radical et efficace. Que pouvez-vous lui proposer ?
A Chirurgie bariatrique.
B Chirurgie du voile du palais.
C Chirurgie d'avancée des maxillaires.
D Trachéotomie.
E Chirurgie de reperméation nasale.

Question 15
Votre patient a été traité efficacement.
Quels sont les éléments de votre surveillance à long terme ?
A Réapparition du ronflement.
B Réapparition de la somnolence.

C Réalisation d'une polygraphie ventilatoire tous les 6 mois.
D Réalisation d'une polygraphie ventilatoire annuelle.
E Réalisation d'une polygraphie ventilatoire si réapparition des symptômes.

Dossier clinique 20

« Un cas de presbyacousie »

Monsieur DUP., 68 ans, vous est adressé en consultation ORL pour gêne auditive surtout dans les endroits bruyants. Cette gêne fut progressive et évolue depuis au moins 5 ans, sans facteur déclenchant. Selon ses dires, les deux oreilles sont également atteintes. L'otoscopie est la suivante (figure 20.39).

Question 1
L'examen otoscopique droit et gauche objective :
A Tympans normaux.
B Marteau anormalement visible.
C Otite externe bilatérale.
D Triangle lumineux de Politzer droit et gauche.
E Poches de rétractions tympaniques étendues de la pars flaccida.

Question 2
Quel(s) diagnostic(s) vous évoquent les symptômes du patient ?
A Neurinome de l'acoustique (schwannome vestibulaire).
B Otite chronique.
C Presbyacousie.
D Surdité brusque.
E Traumatisme sonore aigu.

Question 3
Vous suspectez fortement une presbyacousie.
Quelle(s) est (sont) la (les) question(s) que vous devriez poser au patient pour compléter l'interrogatoire ?
A Antécédents de chirurgie otologique ?
B Antécédents médicaux et prise médicamenteuse ?
C Otorrhée ?
D Présence ou pas d'acouphènes ?
E Présence ou pas de vertiges ou de troubles de l'équilibre ?

Question 4
Le patient n'a aucun antécédent chirurgical otologique. Il a un asthme modéré traité au besoin par sprays bronchodilatateurs et n'a pas d'autre antécédent médical. Par ailleurs, il vous fait part d'acouphènes bilatéraux, intermittents, modérés, aigus, à type de sifflements.
Quel(s) examen(s) faut-il réaliser lors de la consultation devant cette surdité avec acouphènes ?
A Audiométrie tonale.
B Audiométrie vocale.
C Fibroscopie nasopharyngée.
D Potentiels évoqués auditifs.
E Tympanométrie (impédancemétrie).

Question 5
Vous réalisez tout d'abord une audiométrie tonale à Monsieur DUP. Vous obtenez le tracé suivant (figure 20.40).

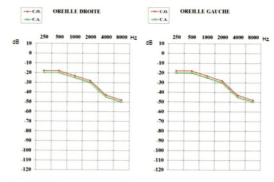

Fig. 20.40. CA : conduction aérienne ; CO : conduction osseuse.

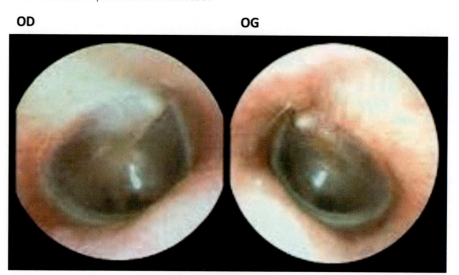

Fig. 20.39.

Quelle(s) est (sont) la (les) proposition(s) exacte(s) ?
A Audiogramme subnormal.
B Surdité mixte bilatérale.
C Surdité de perception bilatérale prédominant sur les fréquences aiguës.
D Surdité de perception bilatérale prédominant sur les fréquences moyennes.
E Surdité de transmission bilatérale.

Question 6
Vous réalisez une acoumétrie avec les tests de Weber et de Rinne.
Quelle(s) est (sont) la (les) proposition(s) exacte(s) ?
A Le Rinne est positif des deux côtés.
B Le Rinne est positif à droite, négatif à gauche car la surdité est légèrement plus importante à droite.
C Le Weber est centré car la différence interaurale de l'audition est minime.
D Le Rinne est réalisé en appliquant le diapason sur la rotule.
E Un Rinne positif des deux côtés et un Weber latéralisé à droite sont attendus.

Question 7
Il s'agit d'une surdité de perception bilatérale et symétrique, prédominant sur les fréquences aiguës. Vous pratiquez une audiométrie vocale dont le résultat est le suivant (dB = décibels) (figure 20.41).

Le tracé est identique pour les deux oreilles.
En sachant que le seuil de discrimination est celui à partir duquel le patient répète la moitié des mots correctement, quelle (s) est (sont) la (les) proposition(s) exacte(s) ?
A L'audiogramme vocal est concordant avec l'audiogramme tonal.
B L'audiogramme vocal est normal.
C L'intelligibilité des mots est très dégradée.
D Le seuil de discrimination est de 50 dB.
E Le seuil de discrimination est de 40 dB.

Question 8
Parmi les propositions suivantes, laquelle (lesquelles) devriez-vous proposer au patient pour sa presbyacousie ?
A Appareillage auditif bilatéral.
B Appareillage auditif unilatéral.
C Éviction des traumatismes sonores.
D Implantation cochléaire.
E Rééducation orthophonique si lecture labiale non développée.

Question 9
Si, avec le même aspect otoscopique et les mêmes tracés audiométriques — surdité de perception bilatérale et symétrique prédominant sur les fréquences aiguës —, le patient avait 40 ans, quel(s) serai(en)t le(s) diagnostic(s) possible(s) ?
A Maladie de Ménière.
B Otite externe nécrosante.
C Ototoxicité.
D Traumatisme sonore chronique.
E Tumeur de l'angle pontocérébelleux.

Question 10
Le patient revient vous voir 18 mois plus tard car il se plaint d'une nette dégradation auditive droite. Il signale également des vertiges subintrants aux changements de position et rapporte une instabilité qui a duré plusieurs jours pendant les fêtes de Noël précédentes.
Voici son nouvel audiogramme (figure 20.42).

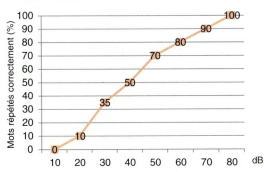
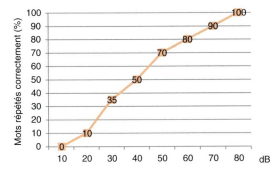

Fig. 20.41.

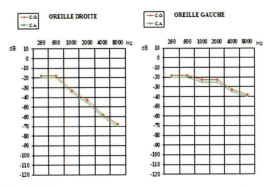

Fig. 20.42.

Quel(s) examen(s) prescrivez-vous ?
A Écho-doppler des troncs supra-aortiques.
B IRM cérébrale.
C IRM des conduits auditifs internes.
D Scanner cérébral.
E Scanner des rochers.

Question 11
Vous êtes intrigué par son instabilité. À l'examen clinique, vous constatez un Fukuda dévié à droite, une marche aveugle déviée à droite et une épreuve de Romberg déviée à droite. L'examen oculaire sans lunettes n'objective aucun nystagmus.
Quelle(s) est (sont) la (les) proposition(s) exacte(s) ?
A Syndrome vestibulaire harmonieux droit.
B Syndrome vestibulaire harmonieux gauche.
C Signes d'atteinte centrale.
D La suppression de la fixation visuelle est indispensable pour l'analyse du nystagmus.
E Il n'y a pas de signe neurologique focal, donc il n'y a pas à s'inquiéter.

Question 12
Vous avez objectivé un syndrome vestibulaire harmonieux déficitaire droit. Comment le quantifier ?

Question 13
Vous avez réalisé la VNG et voici le résumé de l'examen (figure 20.43).
Le déficit calorique est-il conforme au syndrome harmonieux droit ? [Répondez par oui ou par non.]

Question 14
Vous avez obtenu une IRM assez rapidement. L'IRM montre cette image en coupe axiale, séquence T1 avec gadolinium (figure 20.44).
Quel est votre diagnostic ?
A Cholestéatome.
B Kyste arachnoïdien.
C Labyrinthite.
D Neurinome de l'acoustique.
E Otite chronique.

Question 15
Vous avez diagnostiqué un schwannome vestibulaire (neurinome de l'acoustique) droit allant au fond du conduit, stade II, et touchant le cervelet et le tronc cérébral. Il s'agit d'une tumeur bénigne d'évolution en général lente. Le patient, après longue discussion, souhaite observer une période de surveillance et réaliser une nouvelle IRM 6 mois plus tard.
Quels sont les risques fonctionnels à évoquer au patient ?
A Survenue d'une paralysie faciale centrale.
B Évolution de la surdité droite sur un mode mixte (perceptif et de transmission).
C Surdité brusque.
D Cophose.
E Acouphènes.

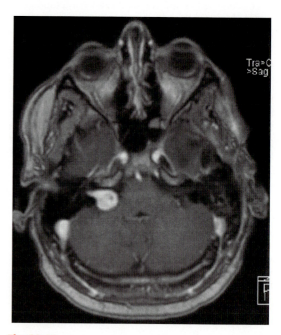

Fig. 20.44.

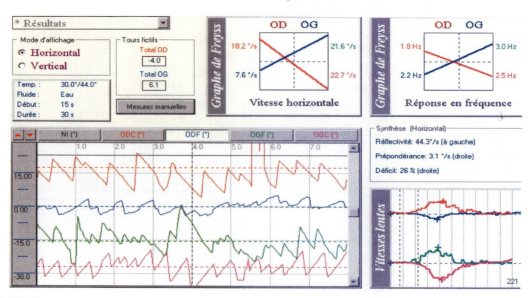

Fig. 20.43.

Dossier clinique 21

« Une rhinorrhée chronique »
Un patient de 50 ans consulte pour une obstruction nasale bilatérale évoluant depuis plusieurs années sur un mode perannuel, avec un jetage postérieur et une hyposmie. Il décrit également des épisodes de respiration sifflante et de toux irritative survenant surtout à l'effort et le soir. Il a présenté deux épisodes de sinusite aiguë l'année dernière nécessitant un traitement antibiotique. Ses antécédents sont marqués par un tabagisme évalué à 15 paquets-années, une allergie aux acariens, une hypercholestérolémie, une fragilité dentaire nécessitant des soins réguliers. Il a bénéficié d'une désensibilisation pour les acariens il y a plus de 20 ans. Il ne prend pas de traitement de fond.
L'examen endoscopique des cavités nasales retrouve des polypes issus des méats moyens de chaque côté.

Question 1
Quelle pathologie suspectez-vous ?
A Sinusite chronique d'origine dentaire.
B Polypose naso-sinusienne.
C Tumeur des sinus.
D Balle fongique intrasinusienne.
E Rhinite allergique.

Question 2
Concernant les signes respiratoires, quel diagnostic évoquez-vous ?

Question 3
Concernant les signes respiratoires, que réalisez-vous comme examen(s) pour confirmer votre suspicion ?
A Radiographie de thorax.
B Gaz du sang.
C Scanner thoracique sans et avec injection de produit de contraste iodé.
D Épreuves fonctionnelles respiratoires.
E Test à la métacholine.

Question 4
Le patient présente donc une polypose naso-sinusienne et votre bilan respiratoire permet de mettre en évidence un asthme.
Quel élément doit être recherché à l'interrogatoire afin de pouvoir dire s'il s'agit d'un syndrome de Fernand Widal ?

Question 5
Vous instaurez un traitement de fond par corticothérapie nasale associée à des lavages de nez et n'avez pas de nouvelle du patient pendant 6 mois.
Il reconsulte alors pour une rhinorrhée purulente bilatérale avec une sensation de pesanteur faciale évoluant depuis 48 heures. Il existe une fièvre à 38 °C. L'examen endoscopique retrouve des cavités nasales congestives avec un œdème polypoïde des deux méats moyens et présence de pus. Vous concluez à une poussée de réchauffement de sa polypose naso-sinusienne.
Quel(s) est (sont) le(s) germe(s) le(s) plus fréquemment en cause ?
A *Pseudomonas aeruginosa*.
B Staphylocoques.
C *Haemophilus influenzae*.
D *Escherichia coli*.
E Méningocoque.

Question 6
Quel(s) examen(s) complémentaire (s) demandez-vous ?
A Radiographie des sinus.
B Scanner des sinus sans et avec injection de produit de contraste.
C Prélèvement nasal.
D Prélèvement sanguin avec NFS et CRP.
E Aucune proposition n'est exacte.

Question 7
Quel traitement instaurez-vous ?
A Traitement symptomatique seul.
B Antibiothérapie orale.
C Vasoconstricteurs nasaux pendant 15 jours.
D Drainage chirurgical des sinus sous anesthésie générale.
E Poursuite du traitement de fond.

Question 8
Malgré un traitement bien conduit, le patient reconsulte 3 jours plus tard pour une absence d'amélioration des symptômes avec une persistance de la fièvre et l'apparition de douleurs rétro-orbitaires à prédominance droite, insomniantes, irradiant au vertex.
Quel diagnostic est le plus probable ?
A Sinusite maxillaire droite bloquée.
B Sinusite sphénoïdale droite bloquée.
C Sinusite frontale droite bloquée.
D Méningite.
E Ethmoïdite aiguë droite de forme collectée.

Question 9
Quel(s) autre(s) argument(s) serai(en)t en faveur d'une sinusite sphénoïdale bloquée non compliquée ?
A Céphalées occipitales.
B Raideur de nuque.
C Troubles oculomoteurs.
D Écoulement purulent sur la paroi pharyngée postérieure.
E Arrêt de la rhinorrhée antérieure purulente.

Question 10
Cliniquement, le diagnostic de sinusite sphénoïdale bloquée non compliquée est le plus probable. Quels examens demandez-vous ?
A IRM des sinus et cérébrale avec injection de gadolinium.
B Scanner des sinus et cérébral avec injection de produit de contraste iodé.
C Bilan de coagulation.
D Ponction lombaire.
E Consultation ophtalmologique.

Question 11
Quel est votre traitement ?
A Élargissement du spectre de l'antibiothérapie per os.

B Antibiothérapie intraveineuse.
C Corticothérapie intraveineuse.
D Traitement antalgique intraveineux de palier 3 d'emblée.
E Drainage chirurgical en urgence.

Question 12
Quelle(s) est (sont) la (les) complication(s) possible(s) ?
A Abcès cérébral.
B Empyème sous-dural.
C Thrombophlébite du sinus caverneux.
D Thrombophlébite du sinus latéral.
E Méningite.

Dossier clinique 22

« Une rhinopharyngite compliquée »
Vous recevez en consultation au service d'accueil des urgences un jeune garçon de 3 ans accompagné de sa maman pour fièvre évoluant depuis 24 heures. Il semble d'emblée respirer uniquement par la bouche.

Question 1
Quels signes cliniques sont en accord avec une rhinopharyngite non compliquée ?
A Adénopathies cervicales bilatérales inflammatoires et sensibles.
B Rhinorrhée antérieure mucopurulente unilatérale.
C Rhinorrhée postérieure.
D Fièvre supérieure à 38,5 °C.
E Otalgie associée.

Question 2
Le diagnostic de rhinopharyngite aiguë non compliquée est confirmé.
Quel est votre traitement ?
A Hospitalisation.
B Désobstruction rhinopharyngée au sérum physiologique.
C Antalgique, antipyrétique type paracétamol.
D Antalgique, antipyrétique type anti-inflammatoire non stéroïdien.
E Vasoconstricteurs nasaux.

Question 3
Quels conseils donnez-vous à sa mère ?
A Aucun conseil à donner, c'est une affection virale bénigne.
B Éviction des collectivités (crèche, garderie).
C Maintenir une bonne hydratation.
D Donner des antibiotiques si persistance de la fièvre au-delà de 48 heures.
E Reconsulter si persistance de la fièvre au-delà de 48 heures.

Question 4
Le patient revient 3 jours plus tard, toujours accompagné par sa maman. La fièvre ne cédait pas, alors elle lui a donné de l'ibuprofène en plus du traitement prescrit. Le nez ne coule plus mais l'enfant a toujours de la fièvre, il est très affaibli et vous trouvez son œil gauche un peu « gonflé ».
Quels éléments de l'énoncé doivent vous faire suspecter une complication ?
A Persistance de la fièvre.
B Disparition de la rhinorrhée.
C Prise d'anti-inflammatoire non stéroïdien.
D Altération de l'état général.
E Exophtalmie et/ou œdème palpébral.

Question 5
Quel(s) diagnostic(s) devez-vous suspecter ?
A Une sinusite maxillaire aiguë.
B Une sinusite frontale aiguë.
C Une méningite virale et/ou bactérienne.
D Une ethmoïdite aiguë.
E Une dacryocystite aiguë.

Question 6
Quel(s) examen(s) complémentaire demandez-vous ?
A TDM rhinosinusienne et cérébrale sans injection.
B NFS-plaquettes.
C Dosage de procalcitonine.
D Prélèvement nasal (écouvillonnage des fosses nasales).
E Bilan de coagulation (TP, TCA, plaquettes).

Question 7
Vous réalisez l'examen ci-dessous (figure 20.45).

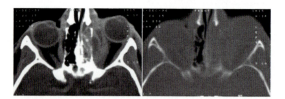

Fig. 20.45.

Quelle(s) est (sont) la (les) proposition(s) exacte(s) ?
A C'est une IRM en séquence T1 (cliché de gauche) et T2 (cliché de droite).
B Sur le cliché de gauche, l'examen comporte une injection de produit de contraste.
C Les deux images se situent dans un plan coronal.
D On visualise un abcès extrapériosté, intraorbitaire, du côté gauche.
E L'ethmoïde droit a un aspect normal.

Question 8
Vous concluez à une ethmoïdite aiguë gauche collectée du fait de la présence d'un abcès sous-périosté intraorbitaire.
Un examen ophtalmologique est demandé. Que va-t-il rechercher ?
A Une ophtalmoplégie droite.
B Une disparition du réflexe photomoteur.
C Une baisse de l'acuité visuelle.
D Un scotome central du côté gauche.
E Une anesthésie cornéenne gauche.

Question 9
Quel(s) est (sont) le(s) micro-organisme(s) habituellement en cause dans cette pathologie ?
A Streptococcus pneumoniae.
B Aspergillus niger.
C Haemophilus influenzae.
D Un rhinovirus.
E Pseudomonas aeruginosa.

Question 10
Quel traitement prescrivez-vous ?
A Amoxicilline per os.
B Amoxicilline IV.
C Antibiothérapie IV à large spectre associant céphalosporine de troisième génération, fosfomycine et métronidazole.
D Paracétamol IV à la dose de 80 mg/kg par jour.
E Drainage chirurgical de l'abcès.

Question 11
Quel document administratif est indispensable à la prise en charge chirurgicale ?

Dossier clinique 23

« Douleurs infraorbitaires gauches »

Monsieur D., 30 ans, consulte son généraliste pour des douleurs infraorbitaires gauches accompagnées d'une rhinorrhée et d'une fièvre depuis 5 jours. Il avait déjà consulté 2 jours auparavant aux urgences pour des céphalées intenses. Une imagerie avait été alors réalisée. Il est tabagique (5 paquets-années). On note comme antécédents : une sinusite sphénoïdale (côté non précisé) et une pneumopathie bactérienne sans plus de précision.
Vous disposez du scanner suivant (figures 20.46 et 20.47).

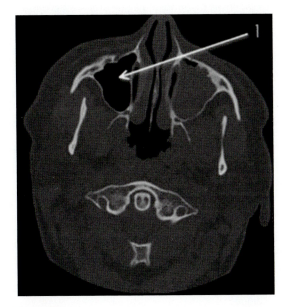

Fig. 20.46.

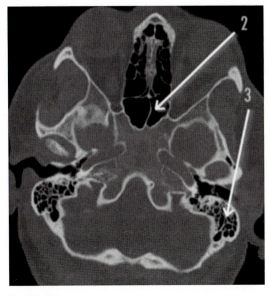

Fig. 20.47.

Question 1
À quelles structures anatomiques correspondent les chiffres rapportés sur le scanner ?
A « 1 » : Sinus maxillaire droit.
B « 1 » : Cellules ethmoïdales droites.
C « 2 » : Sinus sphénoïdal gauche.
D « 2 » : Ethmoïde gauche.
E « 3 » : Sinus caverneux gauche.

Question 2
Quel est votre diagnostic ?
A Rhinosinusite.
B Sinusite frontale aiguë gauche.
C Sinusite maxillaire aiguë gauche.
D Sinusite ethmoïdale aiguë gauche.
E Sinusite sphénoïdale aiguë gauche.

Question 3
Quels sont les critères majeurs permettant de poser ce diagnostic clinique de sinusite maxillaire aiguë gauche ?
A Douleur unilatérale gauche pulsatile augmentée à l'antéflexion.
B Persistance de douleurs sinusiennes infraorbitaire malgré un traitement symptomatique depuis 24 heures.
C Persistance de la fièvre au-delà du 3ᵉ jour d'évolution.
D Obstruction nasale, éternuements, gêne pharyngée persistant depuis plus de 10 jours.
E La persistance d'une rhinorrhée purulente abondante.

Question 4
Quelle(s) est (sont) la (les) complication(s) possible(s) de cette pathologie ?
A Méningite à pneumocoque.
B Méningite à méningocoque.
C Abcès cérébral.
D Cellulite faciale.
E Empyème sous-dural.

Question 5
Vous avez diagnostiqué une sinusite aiguë maxillaire gauche non compliquée.
Quel(s) examen(s) complémentaire(s) réalisez-vous ?
A Un nouveau scanner des sinus.
B Une radiographie des sinus.
C Un orthopantomogramme.
D Un prélèvement bactériologique au niveau de l'orifice narinaire gauche.
E Aucune proposition n'est exacte.

Question 6
Quel est votre traitement antibiotique de première intention ?
A Amoxicilline-acide clavulanique 1 g trois fois par jour pendant 7 à 10 jours.
B Amoxicilline 1 g trois fois par jour pendant 7 à 10 jours.
C Céfuroxime-axétil pendant 5 jours.
D Pristinamycine pendant 4 jours.
E Ofloxacine pendant 5 jours.

Question 7
En cas d'allergie aux bêtalactamines, quelle(s) est (sont) l'(les) antibiothérapie(s) recommandée(s) ?
A Pristinamycine pendant 4 jours.
B Télithromycine pendant 5 jours.
C Ciprofloxacine pendant 10 jours.
D Céfuroxime-axétil pendant 5 jours.
E Cefpodoxime-proxetil pendant 5 jours.

Question 8
Quel(s) autre(s) traitement(s) prescrivez-vous ?
A Paracétamol 1 g toutes les 6 heures.
B Méthylprednisolone en cure courte à 1 mg/kg par jour.
C Ibuprofène 400 mg trois fois par jour.
D Lavage des cavités nasales.
E Vasoconstricteurs nasaux.

Question 9
Cet épisode évolue favorablement sous traitement.
Le patient reconsulte 2 mois plus tard pour une symptomatologie similaire. Que doit faire évoquer la répétition des symptômes ?

Question 10
Les douleurs durent en fait depuis 5 jours et se sont intensifiées progressivement jusqu'à être devenues insomniantes. La température est à 39 °C.
Vous suspectez une sinusite maxillaire bloquée. Quel bilan réalisez-vous ?
A TDM rhinosinusienne sans injection.
B IRM des sinus.
C NFS-plaquettes.
D Prélèvement bactériologique du vestibule narinaire gauche avec un écouvillon.
E Bilan de coagulation.

Question 11
Parmi les éléments suivants, quels sont ceux qui vont s'intégrer dans votre prise en charge ?
A Hospitalisation.
B Antibiothérapie IV.
C Corticothérapie IV.
D Drainage chirurgical.
E Administration d'antalgiques de palier 3.

Dossier clinique 24

« Le nez qui coule (1) »
Le petit Charles, âgé de 5 ans, consulte son médecin traitant accompagné de sa mère pour une fébricule à 38 °C avec une rhinorrhée antérieure mucopurulente et une asthénie.
L'examen clinique retrouve un pharynx érythémateux sans angine, des adénopathies cervicales bilatérales, et l'otoscopie est normale. La rhinoscopie antérieure retrouve une muqueuse congestive et des sécrétions mucopurulentes.

Question 1
Quel est le diagnostic ?
A Une rhinopharyngite aiguë.
B Une laryngite aiguë.
C Une ethmoïdite aiguë.
D Un adénophlegmon.
E Un phlegmon amygdalien.

Question 2
Le diagnostic de rhinopharyngite aiguë est retenu.
Quels sont les éléments de votre prise en charge thérapeutique ?
A Lavages de fosses nasales au sérum physiologique.
B Antibiotiques.
C Antipyrétiques.
D Corticoïdes par voie orale.
E Vasoconstricteurs par voie nasale.

Question 3
Charles consulte aux urgences 3 jours plus tard avec un œdème palpébral supéro-interne de l'œil droit et une hyperthermie à 39 °C.
Le diagnostic d'ethmoïdite aiguë droite est évoqué.
Concernant l'ethmoïdite aiguë, quelle(s) est (sont) la (les) proposition(s) exacte(s) ?
A Le pneumocoque fait partie des principaux germes responsables.
B L'ethmoïdite aiguë est fréquemment virale.
C Le staphylocoque fait partie des principaux germes responsables.
D Le streptocoque fait partie des principaux germes responsables.
E L'*Haemophilus* fait partie des principaux germes responsables.

Question 4
Concernant l'histoire clinique de l'ethmoïdite aiguë, quelle(s) est (sont) la (les) proposition(s) exacte(s) ?
A Elle fait régulièrement suite à une dacryocystite aiguë.
B Elle est plus fréquente chez l'enfant que chez l'adulte.
C La cellulite palpébrale associée est quasi constante.
D Elle fait fréquemment suite à une rhinopharyngite aiguë.
E Les complications sont surtout respiratoires.

Question 5
Concernant l'anatomie de l'ethmoïde, quelle(s) est (sont) la (les) proposition(s) exacte(s) ?
A Il est le premier sinus à se développer chez l'enfant.
B Il s'agit d'un sinus pair.
C L'ethmoïde antérieur se draine dans le méat moyen.
D Son rapport latéral se fait avec le sinus caverneux.
E Il est composé de plusieurs cellules.

Question 6
Quels sont les signes de gravité d'une ethmoïdite aiguë ?
A Un ophtalmoplégie.
B Un chémosis.
C Une baisse d'acuité visuelle.
D Une hyperesthésie cornéenne.
E Une mydriase aréflexique.

Question 7
Face à ce tableau clinique d'œdème palpébral douloureux unilatéral et fébrile évocateur d'ethmoïdite aiguë, quels sont les diagnostics différentiels à éliminer ?
A Dacryocystite aiguë.
B Staphylococcie maligne de la face.
C Fracture du plancher de l'orbite.
D Érysipèle faciale.
E Conjonctivite aiguë allergique.

Question 8
Un scanner des sinus est effectué (figure 20.48).

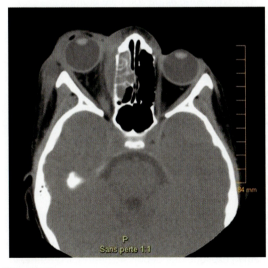

Fig. 20.48.

À propos de cette image de TDM, quelle(s) est (sont) la (les) proposition(s) exacte(s) ?
A Il s'agit d'une coupe coronale.
B Il y a une exophtalmie gauche.
C Il y a comblement ethmoïdal gauche.
D Il y a un abcès sous-périosté droit.
E Le sinus sphénoïdal est visualisé.

Question 9
Concernant le diagnostic radiologique d'ethmoïdite aiguë, quelle(s) est (sont) la (les) proposition(s) exacte(s) ?
A Le diagnostic radiologique d'ethmoïdite aiguë collectée correspond au constat d'un abcès orbitaire sous-périosté.
B La distinction entre l'ethmoïdite aiguë œdémateuse et collectée est simple avec une TDM sinusienne injectée.
C Un scanner sinusien sans injection de produit de contraste est à prescrire devant une suspicion d'ethmoïdite aiguë collectée.
D Un cliché radiologique de Blondeau suffit en l'absence de critères de gravité.
E Le scanner doit rechercher une thrombophlébite du sinus latéral par contiguïté.

Question 10
Un volumineux abcès sous-périosté droit est décelé. Que proposez-vous ?
A Hospitalisation en urgence.
B Prise en charge chirurgicale en urgence pour drainage de l'abcès.
C Traitement antibiotique par voie intraveineuse.
D Corticothérapie par voie intraveineuse.
E Lavages de fosses nasales.

Question 11
Une prise en charge au bloc opératoire est réalisée sous anesthésie générale, permettant de drainer l'abcès et de réaliser des prélèvements bactériologiques. Le lendemain de l'intervention, Charles présente toujours un œdème palpébral droit associé à des céphalées très intenses et une diplopie. L'examen retrouve une exophtalmie avec une ophtalmoplégie douloureuse droite.
Quelle étiologie redouter devant ce tableau clinique ?
A Une pansinusite.
B Une méningite.
C Une récidive de l'abcès sous-périosté.
D Une thrombophlébite du sinus caverneux.
E Un abcès cérébral.

Question 12
Concernant le sinus caverneux, quelle(s) est (sont) la (les) proposition(s) exacte(s) ?
A Il se draine dans les sinus pétreux.
B Il contient l'artère carotide interne.
C Il contient la IIIe paire crânienne.
D Il contient la IVe paire crânienne.
E Il contient la troisième branche de la Ve paire crânienne.

Dossier clinique 25

« Le nez qui coule (2) »

Oscar, 5 ans, est amené aux urgences par ses parents car il présente depuis 4 jours une fièvre qui oscille entre 38,5 °C et 39,5 °C. Ce matin, sa mère a paniqué car sa température a été contrôlée à 40,9 °C malgré

un traitement par Doliprane® toutes les 6 heures depuis l'apparition du syndrome fébrile et ceci sans amélioration.
À l'interrogatoire, la maman signale qu'il a présenté une violente douleur à l'oreille droite il y a 6 jours, sans fièvre. Elle a consulté dès le lendemain son pédiatre, qui a mis en évidence à l'examen clinique des tympans congestifs associés à un encombrement de mucosités claires au niveau des fosses nasales. Aucun antibiotique n'a été prescrit ; il a bénéficié d'un traitement symptomatique par désobstruction rhinopharyngée, Pivalone® 1 % et paracétamol.

Question 1
Selon vous, quel diagnostic le pédiatre d'Oscar a-t-il posé ?
A Otite moyenne aiguë.
B Ethmoïdite.
C Rhinopharyngite non compliquée.
D Rhinosinusite.
E Angine.

Question 2
Quels sont les principaux agents pathogènes des rhinopharyngites chez l'enfant ?
A Les virus.
B Les bacilles Gram-négatifs.
C Les bacilles Gram-positifs.
D Les filaments mycéliens.
E Les germes anaérobies.

Question 3
Concernant la rhinopharyngite de l'enfant, quelle(s) est (sont) la (les) proposition(s) exacte(s) ?
A C'est une pathologie grave.
B L'évolution n'est favorable qu'après un traitement antibiotique bien conduit.
C Elle est la première cause de consultation en pédiatrie.
D Elle est considérée comme une pathologie d'adaptation à un écosystème donné.
E L'évolution est spontanément favorable en 7 à 10 jours.

Question 4
De façon générale, concernant les complications des rhinopharyngites, quelle(s) est (sont) la (les) proposition(s) exacte(s) ?
A La fièvre est une complication des rhinopharyngites quand elle survient dans les 7 à 10 jours d'évolution.
B La rhinopharyngite peut se compliquer d'otite moyenne aiguë.
C La bronchiolite est une complication de la rhinopharyngite chez l'enfant.
D La laryngite striduleuse peut être une complication de la rhinopharyngite chez l'enfant.
E Le caractère purulent de la rhinorrhée est un facteur de risque de complications (dans les délais normaux d'évolution).

Question 5
La maman d'Oscar vous signale qu'il fait des rhinopharyngites à répétition depuis l'âge d'un an (son entrée en crèche) et qu'il traîne un rhume perpétuel.
Quels conseils lui donnez-vous pour diminuer leur fréquence.
A Éviction du tabagisme passif.
B Recherche et correction d'une carence martiale.
C Désinfection rhinopharyngée quotidienne, bonne hygiène nasale.
D Traitement d'un éventuel reflux pharyngolaryngé.
E Recherche d'une hypertrophie adénoïdienne suivie de son traitement chirurgical si nécessaire.

Question 6
Quelles sont les particularités nosologiques et cliniques de la rhinopharyngite chronique et récidivante ?
A Inflammation congestive de la sphère rhinopharyngée 5 semaines d'affilée et au moins 6 fois par an.
B Signes généraux marqués par une asthénie au moment des épisodes aigus.
C Fièvre élevée, troubles digestifs au moment des épisodes aiguës.
D Adénopathies cervicales bilatérales.
E Au moins une complication classique des rhinopharyngites par an.

Question 7
L'examen otoscopique d'Oscar, ce matin-là aux urgences, révèle un tympan droit bombé, tendu, rouge, inflammatoire. Le tympan gauche est congestif et inflammatoire.
Quel est votre diagnostic ?
A Otite séromuqueuse droite.
B Otite moyenne aiguë collectée droite.
C Otite moyenne aiguë perforée droite.
D Otite externe droite.
E Otite moyenne aiguë collectée gauche.

Question 8
Quels sont les deux agents pathogènes le plus souvent en cause dans les otites moyennes aiguës collectées ou perforées ?
A *Haemophilus influenzae*.
B Rhinovirus.
C Pneumocoque.
D *Moraxella catarrhalis*.
E Staphylocoque doré.

Question 9
Outre son otite moyenne aiguë, Oscar présente une conjonctive oculaire rouge de façon bilatérale, diffuse et qui prédomine dans le cul-de-sac inférieur. Sa maman explique que depuis 48 heures, il présente les yeux rouges avec des sécrétions mucopurulentes et un aspect collé des paupières le matin au réveil. Oscar ne présente pas de douleur oculaire, juste une gêne.
Quel est votre diagnostic ?
A Kératoconjonctivite bilatérale.
B Uvéite bilatérale.
C Sclérite.
D Conjonctivite bactérienne.
E Conjonctivite virale.

Question 10
Quel est le germe probablement cause de l'OMA collectée et la conjonctivite d'Oscar ?
A *Haemophilus influenzae*.
B Staphylocoque doré.
C Pneumocoque.
D Adénovirus.
E Streptocoque bêta-hémolytique du groupe A.

Question 11
Concernant la conjonctivite bactérienne, quelle(s) est (sont) la (les) proposition(s) exacte(s) ?
A Le diagnostic est évident, vous ne demandez pas de consultation ophtalmologique.
B Les lavages oculaires doivent être fréquents.
C L'acuité visuelle doit être évaluée.
D Un traitement par collyre antibiotique à large spectre doit être instauré.
E La consultation ophtalmologique est recommandée devant un œil rouge.

Question 12
Vous poursuivez votre examen clinique et mettez en évidence une angine érythémato-pultacée avec à l'examen clinique quelques ganglions cervicaux bilatéraux douloureux, sans toux associée.
Quelle est votre conduite à tenir ?
A Vous réalisez un TDR.
B Vous faites un prélèvement à l'écouvillon et mise en culture.
C Aucun examen n'est à réaliser.
D Vous faites prélever un bilan sanguin.
E Vous faites un scanner cervicofaciale.

Question 13
Quels sont les critères de Mac Isaac à retenir pour poser l'indication d'un TDR ?
A Une température > 38 °C.
B La présence d'une otite séromuqueuse.
C La présence de ganglions cervicaux douloureux.
D La présence d'une toux.
E Le sexe masculin.

Question 14
Le TDR est négatif. Quelle est votre conduite à tenir ?
A C'est un examen fiable, ne rien faire.
B Un prélèvement à l'écouvillon et une mise en culture.
C Un bilan sanguin standard.
D Une sérologie EBV.
E Vous renouvelez le TDR.

Question 15
La culture du prélèvement est négative. Quelle est votre attitude thérapeutique ?
A Vous faites un traitement symptomatique.
B Vous débutez une antibiothérapie par amoxicilline-acide clavulanique pendant 7 jours.
C Vous débutez une antibiothérapie par macrolides pendant 10 jours.
D Vous proposez la réalisation d'une paracentèse pour analyse bactériologique.
E Vous proposez une surveillance à 48 heures.

Dossier clinique 26

« Une amygdale ulcérée »
Madame F., 22 ans, se présente aux urgences pour une altération de l'état général de survenue brutale depuis 48 heures. Elle signale des douleurs au niveau de l'oropharynx droit associées à une otalgie homolatérale.

Question 1
Que comprend votre examen clinique initial ?
A Un interrogatoire.
B Une otoscopie unilatérale droite.
C Un ECG.
D Un examen de la cavité buccale.
E Une palpation des aires ganglionnaires.

Question 2
L'examen de la cavité buccale met en évidence une amygdale droite très abîmée, ulcérée avec des dépôts blanchâtres et grisâtres. L'haleine est fétide et la langue est inflammatoire.
Quel est le diagnostic le plus fréquent à évoquer ?

Question 3
Comment faites-vous le diagnostic ?
A TDR.
B Score de Mac Isaac.
C Prélèvement appuyé à l'écouvillon au niveau des loges amygdaliennes et mise en culture.
D Sérologie EBV.
E Le diagnostic est clinique.

Question 4
Quel(s) est (sont) le(s) germe(s) en cause de cette infection ?
A Staphylocoque doré.
B Streptocoque β-hémolytique du groupe A (SGA).
C *Arcanobacterium haemolyticum*.
D *Treponema vincenti*.
E *Fusobacterium nucleatum*.

Question 5
Quels autres éléments cliniques recherchez-vous ?
A Consommation d'alcool.
B Consommation de tabac.
C Des vésicules autour des lèvres.
D Un rash scarlatiniforme.
E Défaut de soins dentaires.

Question 6
Quelle est votre attitude thérapeutique ?
A Abstention.
B Amoxicilline-acide clavulanique pendant 8 à 10 jours.
C Traitement symptomatique.
D AINS.
E Corticothérapie.

Question 7
Si Madame F. s'était présentée au bout d'une semaine d'évolution avec le tableau actuel mais associé à un torticolis et une fièvre importante, quelle aurait été votre suspicion diagnostique ?

A Syndrome de Lemierre.
B Cancer de l'amygdale.
C Spondylodiscite cervicale.
D Chancre syphilitique.
E Zona pharyngien.

Question 8
Quels examens vous permettent de vous orienter vers le diagnostic précédent ?
A Échographie cervicale-doppler pulsé.
B IRM.
C TDM cervicale et thoracique.
D PET-TDM.
E Scintigraphie osseuse.

Question 9
Quel est l'examen à réaliser en urgence devant une angine ulcéreuse ?

Question 10
Le bilan sanguin réalisé chez Madame F. révèle :
- polynucléaires neutrophiles < 400/mm^3, ou 0,4 G/l ;
- GR : 11,5 G/dl ;
- plaquettes : 120 G/l, soit 120 000/μl.

Quel est votre diagnostic ?
A Agranulocytose.
B Pancytopénie.
C Thrombopénie.
D Numération sanguine normale pour l'âge.
E Anémie.

Question 11
Madame F. vous précise qu'elle est sous Néo-Mercazole® depuis 15 jours suite à une hyperthyroïdie symptomatique.
Quelle est votre conduite à tenir ?
A Hospitalisation en urgence.
B Arrêt immédiat du Néo-Mercazole®.
C Isolement du patient.
D Antibiothérapie d'urgence à large spectre en IV, après prélèvements systématiques.
E Traitement ambulatoire par clindamycine.

Question 12
Quelles sont les recommandations lors de la prescription première des antithyroïdiens de synthèse ?
A NFS tous les 8 à 10 jours lors des deux premiers mois de traitement.
B NFS lors de la reprise du Néo-Mercazole® après un temps d'arrêt.
C Bilan hépatique (transaminases, phosphatases alcalines) au début et à 4 semaines de traitement.
D Réévaluation hormonale après 3 à 4 mois.
E Dosage des anticorps anti-cytoplasme des polynucléaires neutrophiles.

Question 13
L'évolution de la patiente est favorable au bout de quelques jours.
Quel traitement symptomatique proposez-vous dans le cadre de son hyperthyroïdie ?
A Abstention thérapeutique.
B Repos et arrêt de travail.
C Sédatifs.
D AINS.
E Bêtabloquants.

Question 14
Quel traitement spécifique peut-on proposer à Madame F. pour le traitement de son hyperthyroïdie ?
A Reprise du Néo-Mercazole®.
B Traitement chirurgical (thyroïdectomie totale) après préparation au Lugol 15 jours au maximum.
C Iode radioactif 131.
D Propylthiouracile.
E Traitement chirurgical en urgence sans préparation.

Question 15
Quelles sont les étiologies des hyperthyroïdies ?
A Maladie de Basedow.
B Nodules toxiques.
C Maladie d'Hashimoto.
D Hyperthyroïdie secondaire à la prescription d'iode.
E Thyroïdite subaiguë de De Quervain (après 3 mois d'évolution).

Dossier clinique 27

« Une otite moyenne aiguë compliquée »
Une patiente de 10 ans vient consulter, accompagnée par sa mère, pour douleurs d'oreille droite depuis 24 heures dans un contexte de rhinopharyngite. À l'interrogatoire, vous ne notez pas d'antécédent particulier. Elle vous décrit des douleurs intenses mal calmées par les antalgiques de palier 1. À l'examen clinique, vous retrouvez l'aspect otoscopique suivant (figure 20.49) et une fièvre à 38,8 °C.

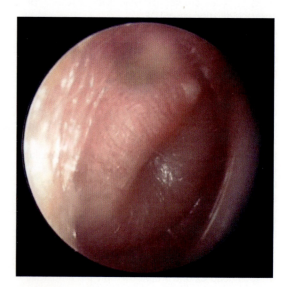

Fig. 20.49.

Question 1
Quel est votre diagnostic ?

Question 2
Concernant les otites moyennes aiguës en général, quelle(s) est (sont) la (les) proposition(s) exacte(s) ?
A La cause déclenchante la plus fréquente des otites moyennes aiguës est une infection virale du rhinopharynx.
B Une infection bactérienne est impliquée dans le processus inflammatoire de l'oreille moyenne dans 60 à 70 % des cas d'otite moyenne aiguë.
C *Streptococcus pneumoniae* est une des bactéries fréquemment en cause dans les otites moyennes aiguës purulentes de l'enfant de plus de 3 mois.
D La vaccination antipneumococcique a permis de réduire la survenue des otites moyennes aiguës de l'enfant.
E La vaccination antipneumococcique a entraîné une émergence des otites moyennes aiguës à *Haemophilus influenzae*.

Question 3
Concernant la prise en charge de la patiente, quelle(s) est (sont) la (les) proposition(s) exacte(s) ?
A Une désinfection rhinopharyngée est contre-indiquée.
B Un traitement antibiotique est indiqué.
C Le traitement antibiotique ne diminue pas le risque de survenue d'une complication.
D Le traitement antibiotique de référence est l'association amoxicilline-acide clavulanique.
E Une paracentèse est indiquée.

Question 4
Vous revoyez la patiente à 48 heures. Elle est toujours fébrile et présente un décollement du pavillon de l'oreille droite malgré la prescription d'une antibiothérapie bien conduite.
Quelle est la complication probable que présente votre patiente ?

Question 5
Concernant la prise en charge de cette complication, quelle(s) est (sont) la (les) proposition(s) exacte(s) ?
A Aucune imagerie n'est nécessaire devant ce tableau clinique typique.
B Un scanner cérébral et des rochers avec injection de produit de contraste serait utile.
C Une prise en charge ambulatoire avec majoration du traitement antibiotique est indiquée.
D Une prise en chirurgicale est à envisager.
E Il s'agit de la complication la plus fréquente de l'otite moyenne aiguë.

Question 6
Quelles informations tirez-vous de cette imagerie réalisée à la patiente (figure 20.50) ?
A Il s'agit un scanner avec injection de produit de contraste.
B Un comblement mastoïdien droit est présent.
C Aucune complication vasculaire n'est visualisée.
D Une sinusite sphénoïdale est visualisée.
E Un empyème cérébral est présent.

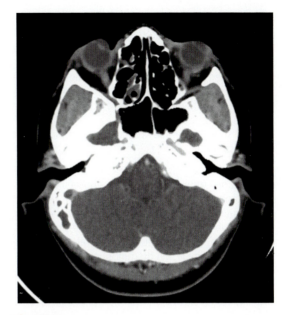

Fig. 20.50.

Question 7
Quel(s) traitement(s) préconisez-vous ?
A Une paracentèse.
B Une thrombolyse.
C Une antibiothérapie.
D Une chirurgie de drainage mastoïdien.
E Une surveillance sans traitement associé.

Question 8
Vous revoyez la patiente 1 mois après sa prise en charge initiale. L'otoscopie est la suivante (figure 20.51).

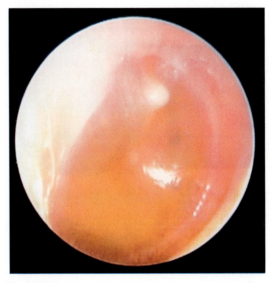

Fig. 20.51.

Quelle(s) est (sont) la (les) proposition(s) exacte(s) ?
A Il s'agit d'une otite séromuqueuse.
B Il s'agit d'une complication fréquente après otite moyenne aiguë.
C La mise en place d'aérateurs transtympaniques est indiquée d'emblée.
D Une surdité de perception est fréquemment associée à cet aspect otoscopique.
E Une surveillance de l'aspect otoscopique est nécessaire.

Question 9
À propos de l'otite séromuqueuse, quelle(s) est (sont) la (les) proposition(s) exacte(s) ?
A Il s'agit d'une pathologie fréquente chez l'enfant.
B Elle est le plus souvent révélée par une otorrhée.
C Une otite séromuqueuse unilatérale doit faire rechercher une lésion du rhinopharynx.
D Elle est un facteur favorisant la survenue d'une otite moyenne aiguë.
E Le tympanogramme d'une otite séromuqueuse met en évidence un pic dévié vers les pressions négatives.

Dossier clinique 28

« Une otalgie unilatérale »
Jean est âgé de 18 mois. Il n'a pas d'antécédents médico-chirurgicaux notables. Ses vaccins sont à jour, notamment le Prévenar 13®. Ses parents viennent vous voir en consultation car, depuis 24 heures, il présente le tableau suivant : fièvre à 38,5 °C, caractère grognon, vomissements ; il se touche fréquemment l'oreille droite.
L'otoscopie montre l'aspect suivant (figure 20.52).

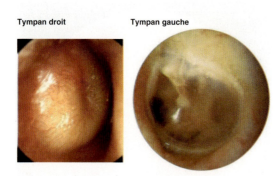

Fig. 20.52.

Question 1
Quel est votre diagnostic ?
A OSM (otite séromuqueuse) droite.
B OMA (otite moyenne aiguë) congestive droite.
C OMA droite purulente.
D Cholestéatome congénital droit.
E OMA bilatérale.

Question 2
Parmi les signes suivants, lesquels rencontre-t-on dans les OMA du nourrisson ?
A Vomissements.
B Irritabilité.
C Fièvre inexpliquée.
D Trouble de la conscience.
E Troubles du sommeil.

Question 3
Quelles sont les deux bactéries le plus souvent impliquées dans cette pathologie ?
A *Streptococcus pneumoniae*.
B *Staphylococcus aureus*.
C *Klebsiella pneumoniae*.
D *Haemophilus influenzae* non encapsulé.
E *Fusobacterium necrophorum*.

Question 4
Quel(s) traitement(s) instaurez-vous parmi les suivants ?
A Paracétamol 1 dose/poids 4 fois par jour si fièvre ou douleurs : quantité suffisante pour 7 jours.
B Corticoïdes per os (exemple : bétaméthasone 10 gouttes/kg par jour) durant 6 jours.
C Triméthoprime-sulfaméthoxazole 2 cuillères-mesures par jour durant 8 à 10 jours.
D Amoxicilline 80 à 90 mg/kg par jour en deux à trois prises durant 8 à 10 jours.
E Oméprazole 1 mg/kg par jour per os durant 1 mois.

Question 5
Le traitement a été bien pris par Jean et les symptômes se sont initialement améliorés, avec notamment disparition de la fièvre pendant 5 jours. Cependant, 48 heures après la fin du traitement, Jean redevient fébrile, grognon, se touche souvent l'oreille droite et son tympan droit reste bombant et opaque.
Quelle(s) est (sont) la (les) proposition(s) exacte(s) ?
A Il s'agit d'une récidive d'otite moyenne aiguë.
B La prescription de l'association amoxicilline-acide clavulanique durant 8 à 10 jours est indiquée.
C La prescription de ceftriaxone intramusculaire à la dose de 100 mg/kg par jour en une prise quotidienne durant 3 jours est indiquée.
D Une paracentèse avec prélèvement bactériologique est utile pour documenter bactériologiquement l'infection.
E L'épanchement liquidien de l'oreille moyenne disparaît normalement en moins d'une semaine après guérison d'une OMA purulente.

Question 6
Concernant le vaccin conjugué 13-valent contre le pneumocoque, quelle(s) est (sont) la (les) proposition(s) exacte(s) ?
A La vaccination systématique par ce vaccin est recommandée chez l'enfant.
B Il s'agit d'un vaccin vivant atténué.
C Ce vaccin n'est d'aucune utilité dans les OMA.
D Ce vaccin a permis de diminuer sensiblement l'incidence globale des OMA à pneumocoque.

E Ce vaccin a diminué l'incidence des OMA dites « complexes ».

Question 7
Au cours d'un épisode d'OMA traité par antibiothérapie orale adaptée, alors que Jean est âgé de 30 mois, ses parents constatent, outre la persistance de la fièvre, l'apparition d'une tuméfaction rétroauriculaire comblant le sillon rétroauriculaire et soulevant le pavillon de l'oreille.
Quelle(s) est (sont) la (les) proposition(s) exacte(s) ?
A Il s'agit d'une adénite rétroauriculaire.
B Il s'agit d'une mastoïdite aiguë extériorisée.
C Cette pathologie peut compliquer une OMA congestive.
D Elle survient souvent au cours d'un premier épisode d'OMA.
E À l'otoscopie peuvent être observés une chute de la paroi postérieure du conduit auditif externe et, plus rarement, de petits granulomes situés à la partie postéro-supérieure du tympan (aspect en « pis de vache »).

Question 8
Concernant la complication d'OMA présentée par Jean, quelle(s) est (sont) la (les) proposition(s) exacte(s) ?
A L'hospitalisation de Jean est nécessaire.
B *Haemophilus influenzae* est un germe fréquemment impliqué dans cette complication.
C Cette pathologie nécessite une antibiothérapie intraveineuse probabiliste à large spectre.
D Les prélèvements bactériologiques sont inutiles puisque l'on connaît les germes habituellement impliqués dans ce type de complications et que, par ailleurs, Jean étant déjà sous antibiothérapie avant l'apparition de la tuméfaction rétroauriculaire, il est très peu probable que ces prélèvements soient positifs (infection décapitée).
E La chirurgie de drainage avec mastoïdectomie est toujours nécessaire pour assurer la guérison de cette complication.

Question 9
Concernant les complications des OMA, quelle(s) est (sont) la (les) proposition(s) exacte(s) ?
A La paralysie faciale est, lorsqu'elle survient, le plus souvent irréversible.
B La labyrinthite est une infection du labyrinthe, ensemble complexe de cellules aériennes du rocher.
C Les méningites sur OMA peuvent entraîner des surdités de perception et il faut donc régulièrement surveiller l'audition par des audiométries pendant au moins 1 an après ce type de complications.
D Les arthrites temporomandibulaires peuvent compliquer les OMA et sont à risque d'ankylose de l'articulation temporomandibulaire.
E Du fait de la fréquence et de la sévérité de certaines complications des OMA purulentes, en particulier la méningite, l'antibiothérapie doit être systématique au cours de cette infection quel que soit l'âge de l'enfant.

Question 10
Les parents de Jean reviennent vous voir en consultation alors que celui-ci est âgé de 3 ans et 2 mois. Depuis plusieurs mois, ils ont constaté chez lui un petit retard de langage, une déformation des mots, un caractère irritable, des ronflements nocturnes, une respiration buccale exclusive durant le sommeil et de fréquents épisodes de rhinopharyngites et d'OMA. Deux otoscopies effectuées à 4 mois de distance ont montré l'aspect suivant (figure 20.53).

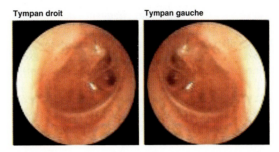

Fig. 20.53.

Quelle(s) est (sont) la (les) proposition(s) exacte(s) ?
A Les tympans sont bombants.
B On distingue, en avant des deux manches du marteau, des bulles de gaz signant un épanchement liquidien rétrotympanique bilatéral.
C La présence d'un triangle lumineux en bas et en avant des deux manches du marteau signe la normalité du tympan en otoscopie.
D Il s'agit d'une OMA purulente bilatérale.
E Il s'agit d'une OSM bilatérale.

Question 11
Concernant l'affection chronique présentée par Jean, quelle(s) est (sont) la (les) proposition(s) exacte(s) ?
A Elle est rare chez l'enfant.
B Elle est liée à la maladie d'adaptation.
C Elle est toujours bilatérale.
D Elle est favorisée par un portage bactérien chronique sous la forme de biofilms au niveau de l'oreille moyenne et des végétations.
E Elle évolue le plus souvent vers la guérison spontanée à long terme.

Question 12
Quel(s) examen(s) complémentaire(s) prescrivez-vous chez Jean devant ce tableau ?
A Scanner des oreilles.
B Audiométrie.
C Tympanogramme.
D Bilan sanguin à la recherche d'un déficit immunitaire.
E Paracentèse avec prélèvement bactériologique.

Question 13
L'audiométrie comportementale montre la même courbe sur chaque oreille en audiométrie tonale à oreilles séparées (figure 20.54).

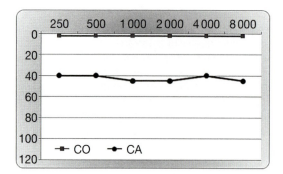

Fig. 20.54. Axe des abscisses : fréquence du son stimulant en Hz ; axe des ordonnées : intensité du son stimulant en dB ; CO : courbe osseuse. CA : courbe aérienne.

Concernant cet audiogramme, quelle(s) est (sont) la (les) proposition(s) exacte(s) ?
A L'audiométrie tonale avec stimulation sonore par des sons purs doit être dans la mesure du possible complétée par une audiométrie vocale utilisant des listes de mots.
B La courbe audiométrique de Jean montre une surdité mixte de perception et de transmission avec des seuils de conduction aérienne d'environ 40 dB.
C Cette courbe montre une surdité de transmission d'environ 40 dB sur toutes les fréquences testées.
D La CA (courbe ou conduction aérienne) est obtenue en utilisant un vibrateur mastoïdien.
E Ce type d'audiométries constitue un examen objectif de l'audition.

Question 14
Concernant le traitement de l'affection présentée par Jean, quelle(s) est (sont) la (les) proposition(s) exacte(s) ?
A Un traitement initial par antibiotiques et corticoïdes pendant 10 jours est systématiquement prescrit.
B Une pose d'aérateurs transtympaniques (ATT) associée à une adénoïdectomie est indiquée.
C La pose d'ATT est systématique dans les OSM.
D L'adénoïdectomie est justifiée du fait des symptômes rhinopharyngés présentés par Jean (ronflements, respiration bouche ouverte durant le sommeil, rhinopharyngites itératives).
E Un bilan orthophonique éventuellement complété par des séances de rééducation peut être utile chez Jean.

Question 15
Concernant les complications des OSM, quelle(s) est (sont) la (les) proposition(s) exacte(s) ?
A L'OSM est souvent intriquée avec des OMA.
B L'OSM peut évoluer vers une poche de rétraction tympanique elle-même à risque de cholestéatome.
C Les labyrinthites avec surdités de perception définitives par diffusion de médiateurs inflammatoires depuis l'oreille moyenne vers l'oreille interne constituent une complication fréquente de l'OSM.
D L'OSM entraîne fréquemment des surdités sévères.
E Les surdités liées aux OSM peuvent entraîner des retards de langage, des troubles du comportement et des difficultés scolaires.

Dossier clinique 29

« Une dyspnée laryngée »
Un homme de 45 ans se présente directement aux urgences pour une gêne respiratoire d'aggravation rapidement progressive.

Question 1
Quelles sont les caractéristiques cliniques de la dyspnée qui vous oriente vers une origine laryngée ?
A Inspiratoire.
B Expiratoire.
C Aux deux temps respiratoires.
D Associée à une dysphonie.
E Associée à un stridor.

Question 2
Sur quels critères cliniques allez-vous juger de la gravité de la dyspnée ?
A Intensité du cornage.
B Fréquence respiratoire.
C Disparition du tirage sus-sternal présent initialement.
D Oxymétrie.
D Apparition de troubles de la conscience.
E Sueurs.

Question 3
Une fois identifiée l'origine laryngée, quel(s) est (sont) l'(les) élément(s) de traitement non spécialisé que vous devez mettre en route ?
A Oxygénothérapie.
B Corticothérapie IV 4 mg/kg.
C Aérosols d'adrénaline.
D Allonger le patient pour le rassurer.
E Aérosols de sérum physiologique.

Question 4
La dyspnée est modérée, le patient est interrogeable. Quel(s) est (sont) l'(les) élément(s) de l'interrogatoire qui va (vont) orienter le diagnostic étiologique de cette dyspnée vers une origine tumorale ?
A Évolution progressive en moins de 48 heures.
B Évolution progressive en plus d'un mois.
C Notion de tabagisme actif ancien.
D Antécédent de cancer pulmonaire.
E Associée à une aphonie.

Question 5
Quelle(s) est (sont) la (les) caractéristique(s) clinique(s) (signes fonctionnels et/ou physiques) des tumeurs glottiques ?
A Une dyspnée laryngée est au premier plan.
B Une dysphonie est le mode révélateur.
C Une dysphagie signe une atteinte tumorale étendue.
D La faible lymphophilie des tumeurs localisées du plan glottique.
E Aucune proposition n'est exacte.

Question 6
La dyspnée est modérée, le patient est interrogeable. Quel(s) est (sont) l'(les) élément(s) de l'interrogatoire qui vont orienter le diagnostic étiologique vers une épiglottite ?

A Évolution progressive en moins de 48 heures.
B Évolution progressive en plus d'un mois.
C Présence d'une adénopathie cervicale.
D Présence d'une hypersialorrhée.
E Association à une aphonie.

Question 7
Si le bilan clinique (endoscopie laryngée avec un nasofibroscope) initial est en faveur d'une tumeur maligne laryngée, quel est le type histologique le plus probable ? [Deux mots.]

Question 8
Si le bilan clinique (endoscopie laryngée avec un nasofibroscope) initial est très en faveur d'une épiglottite laryngée, quel est le germe le plus souvent responsable ?

Question 9
En cas de tumeur maligne du larynx, quel(s) est (sont) l'(les) examen(s) indispensable(s) à programmer ?
A TDM cervicale et thoracique avec injection.
B Scintigraphie FDG-TEP/TDM.
C Échographie abdominale.
D Scintigraphie osseuse.
E IRM cérébrale.

Question 10
En cas de suspicion d'épiglottite, quelle sera votre conduite thérapeutique à mettre en place en urgence ?
A Hospitaliser le patient dans le service d'ORL.
B Débuter une antibiothérapie à large spectre.
C Demander une TDM si l'état respiratoire du patient le permet.
D Hospitaliser le patient en médecine infectieuse.
E Prévoir une endoscopie sous anesthésie générale.

Question 11
Le patient commence à présenter des signes de gravité de la dyspnée en quelques heures. Que décidez-vous ?
A Prévenir le bloc d'urgence dans le but de faire une trachéotomie.
B Essayer d'intuber le patient dans son lit.
C Débuter une antibiothérapie et une corticothérapie à forte dose.
D Réaliser au lit du malade une coniotomie.
E Aucune proposition n'est exacte.

Question 12
En quoi consiste une panendoscopie ?
A Elle comprend une fibroscopie du larynx, de l'hypopharynx et de l'œsophage.
B C'est un examen morphologique et dynamique du larynx.
C Elle comprend une laryngoscopie, une hypopharyngocopie, une trachéoscopie, une œsophagoscopie, directes, aux tubes rigides, sous anesthésie générale.
D C'est uniquement un examen morphologique du larynx.
E Elle comprend une laryngoscopie, une hypopharyngocopie et une cavoscopie aux tubes rigides sous anesthésie générale.

Dossier clinique 30

« Adénopathies et cancer »
Un homme de 40 ans vous consulte après la découverte d'une masse sous-mandibulaire droite découverte il y a 2 mois ayant augmenté récemment de volume. Il n'a pas d'antécédents médicaux en dehors d'un tabagisme actif à 25 paquets-années.

Question 1
Quels sont les diagnostics possibles ?
A Adénopathie cervicale.
B Kyste du tractus thyréoglosse.
C Hypertrophie de la glande submandibulaire.
D Bulbe carotidien.
E Infection à *Actinomyces*.

Question 2
Que recherchez-vous à l'interrogatoire pour vos hypothèses étiologiques ?
A Fièvre.
B Céphalées.
C Douleurs du rachis cervical.
D Dysphagie ou odynophagie.
E Bradypnée inspiratoire.

Question 3
La masse est mobile, non pulsatile, non inflammatoire et l'examen ORL sans particularité. Vous palpez une autre petite masse jugulocarotidienne moyenne.
Quel bilan demandez-vous dans un premier temps ?
A NFS.
B Radiographie du thorax.
C TEP-scanner.
D Sérologie VIH.
E Sérologie syphilis.

Question 4
Les sérologies sont négatives. Vous avez demandé un scanner cervico-thoracique qui confirme la présence de trois adénopathies cervicales dans les territoires IIa et III, la plus volumineuse mesurant 26 mm de grand axe.
Que proposez-vous ?
A Surveillance avec contrôle dans 2 mois.
B Panendoscopie ORL.
C Cervicotomie exploratrice.
D IRM cervicale.
E Prélèvement ganglionnaire total ou partiel sous anesthésie locale.

Question 5
La panendoscopie ORL est sans particularité. Vous décidez de réaliser une cervicotomie dans le même temps opératoire. Que proposez-vous ?
A Ablation de l'ensemble des ganglions cervicaux droits (curage cervical) en un temps pour éviter la dissémination tumorale puis analyse.
B Prélèvement d'un ganglion mis dans le formaldéhyde pour analyse.
C Prélèvement d'un ganglion mis dans une compresse imbibée de sérum physiologique pour analyse.
D Demande d'examen extemporané.

E La panendoscopie ORL étant négative, la cervicotomie exploratrice est remplacée par une cytoponction à l'aiguille fine.

Question 6
À l'examen extemporané, le prélèvement ganglionnaire est métastasé par du carcinome épidermoïde infiltrant peu différencié. Que proposez-vous ?
A Reprise chirurgicale par curage dans un deuxième temps après avis RCP.
B Curage cervical unilatéral droit d'emblée.
C Curage cervical bilatéral d'emblée.
D Biospie de l'amygdale droite.
E Multiples biopsies de l'oropharynx.

Question 7
N'ayant pas retrouvé de masse tumorale primitive, quel examen demandez-vous ?
A TEP-scanner.
B Fibroscopie bronchique.
C Fibroscopie gastrique.
D IRM cervicale avec exploration en particulier de la cavité buccale et de l'oropharynx.
E Échographie abdominale.

Question 8
Quelques mois plus tard, le patient que vous avez traité vous ramène sa mère de 70 ans pour une masse sous-angulo-mandibulaire gauche augmentant progressivement de volume. À l'examen clinique, la masse est ferme, peu mobile, non inflammatoire et non douloureuse. L'état général est conservé.
Que faut-il réaliser en priorité ?
A Recherche de paralysie ou parésie du nerf facial gauche.
B Auscultation de la carotide gauche.
C Examen du cuir chevelu.
D Examen de la cavité buccale.
E Audiogramme.

Question 9
Quelles sont vos hypothèses diagnostiques principales ?
A Exostose de la mastoïde.
B Adénopathie inflammatoire.
C Tumeur parotidienne.
D Engorgement de la glande parotide sur colique salivaire.
E Adénopathie métastatique.

Question 10
Pensant à une adénopathie plutôt qu'à une masse parotidienne, quel examen complémentaire demandez-vous ?
A Échographie cervicale.
B IRM cervicale.
C TEP-scanner.
D Scanner cervicothoracique.
E NFS.

Question 11
Le scanner met en évidence une adénopathie d'allure métastatique. Quel primitif recherchez-vous en priorité à cet âge, chez cette patiente non tabagique ?

Question 12
L'examen du cuir chevelu et celui de la face sont sans particularité. Quel examen complémentaire peut préciser le diagnostic sans imposer une anesthésie générale ?

Question 13
La cytoponction n'est pas informative. Vous proposez une exploration chirurgicale. Quels nerfs peuvent être blessés dans cette exploration ?
A Nerf facial.
B Nerf acoustique.
C Nerf glossopharyngien.
D Nerf accessoire.
E Nerf hypoglosse.

Question 14
Votre prélèvement suspecte à l'examen extemporané un lymphome. Comment continuez-vous la prise en charge ?
A Curage cervical homolatéral.
B Curage cervical bilatéral.
C Pas de geste chirurgical cervical complémentaire.
D Recherche de HPV sur frottis de l'oropharynx.
E Scanner abdominopelvien.

Question 15
Si la masse initiale avait été infectieuse, quelles origines aurait-on pu suspecter ?
A Parotide.
B Cutanée.
C Otologique.
D Dentaire.
E Oropharyngée.

Dossier clinique 31

« Une masse cervicale »
Une femme arrive à votre consultation pour son adolescent âgé de 15 ans. Il présente selon elle un kyste au niveau du cou depuis plusieurs années. Elle s'inquiète beaucoup depuis qu'elle a vu un reportage à la télévision, prétendant un risque de cancer. Elle souhaite votre avis.

Question 1
Que pouvez-vous rechercher à l'interrogatoire de l'enfant et de sa mère ?
A Le poids habituel.
B Un antécédent de radiothérapie dans l'enfance.
C Une infection virale récente.
D Un antécédent de tuberculose.
E La présence de sueurs nocturnes.

Question 2
Que recherchez-vous spécifiquement à l'examen clinique du patient ?
A Recherche de la consistance de la masse.
B Recherche de l'état cutané en regard.
C Une hépatosplénomégalie.
D Un souffle cardiaque.
E Un contact lombaire.

Question 3
Au final, vous apprenez que cette masse est présente depuis 5 ans et que sa taille évolue lentement. Elle n'est pas douloureuse et est située sur la ligne médiane du cou en regard de l'os hyoïde. Elle est de consistance souple, mobile à la déglutition. Il n'existe pas d'autre masse palpable. La peau n'est pas érythémateuse en regard.
Quel est votre diagnostic ?
A Une adénopathie métastatique.
B Un kyste dermoïde.
C Un kyste thyroïdien.
D Un kyste du tractus thyréoglosse.
E Un lymphangiome kystique.

Question 4
Il s'agit d'un kyste du tractus thyréoglosse. Quelle(s) prise(s) en charge thérapeutique(s) proposez-vous ?
A Un traitement anti-inflammatoire.
B Un traitement antibiotique.
C Un traitement par sclérothérapie.
D Un traitement chirurgical.
E Un traitement par ponction.

Question 5
Vous décidez de l'opérer. Que devez-vous prescrire avant la prise en charge ?
A Des LDH.
B Une radiographie du rachis face et profil.
C Une échographie thyroïdienne.
D Une IRM avec injection de produit de contraste.
E Une IDR.

Question 6
La mère accepte de faire opérer son fils. Par la même occasion, elle vous montre elle aussi son cou qui présente une voussure au niveau jugulocarotidien droit. Vous apprenez que cette patiente âgée de 45 ans est fumeuse depuis de nombreuses années. Elle est sous anticoagulant pour un épisode d'embolie pulmonaire récent. Elle a remarqué cette masse depuis 2 mois. Elle mesure 3 cm, est plus ou moins douloureuse, unique et peu mobile.
Quelle(s) est (sont) votre (vos) hypothèse(s) diagnostique(s) ?
A Une adénopathie métastatique.
B Un adénophlegmon.
C Un kyste amygdaloïde.
D Un neurinome du X.
E Un kyste dermoïde.

Question 7
Vous examinez cliniquement la patiente et vous retrouvez une lésion antérieure du plancher buccal de 3 cm, végétante, douloureuse et saignant au contact. Vous évoquez fortement un cancer du plancher buccal. Vous apprenez aussi qu'elle a perdu 5 kg sur les deux derniers mois.
Quel(s) examen(s) proposez-vous à la patiente ?
A Un bilan nutritionnel.
B Une biopsie de la lésion en consultation.
C Un scanner cervicothoracique non injecté.
D Une panendoscopie.
E Un scanner cérébral.

Question 8
Vous réalisez une panendoscopie.
Quelle(s) est (sont) la (les) proposition(s) exacte(s) ?
A Cet examen est réalisé sous anesthésie locale.
B Cet examen est réalisé en consultation au fauteuil.
C Elle ne permet pas de voir le plan glottique.
D Elle permet la réalisation de biopsies.
E Elle permet la réalisation d'un schéma des lésions.

Question 9
Vous réalisez une TDM cervicothoracique injectée. Voici une des coupes scannographiques obtenues (figure 20.55).

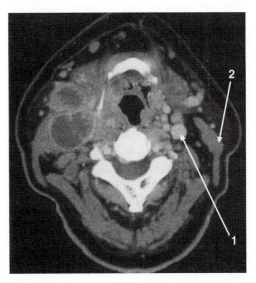

Fig. 20.55.

Quelle est la structure repérée par la flèche « 1 » sur le scanner ?
A La carotide.
B L'artère thyroïdienne.
C La veine jugulaire.
D La veine faciale.
E Le nerf vague.

Question 10
Quelle est la structure repérée par la flèche « 2 » sur le scanner ?
A Le muscle sternothyroïdien.
B Le muscle sternohyoïdien.
C Le muscle sternocléidomastoïdien.
D Le muscle digastrique.
E Le muscle stapédien.

Question 11
Le diagnostic de carcinome épidermoïde est confirmé lors de la biopsie. Le dossier de la patiente doit être présenté en réunion de concertation pluridisciplinaire. Une décision thérapeutique est prise. Comment appelle-t-on le schéma thérapeutique proposé au patient ?

Question 12
La patiente est opérée rapidement une fois le diagnostic établi. La lésion endobuccale est réséquée et vous réalisez un curage ganglionnaire cervical bilatéral. Cependant, la masse ganglionnaire droite est adhérente et elle envahit la veine jugulaire droite. Vous devez réaliser un curage radical emportant le nerf accessoire, la veine jugulaire et une partie du sternocléidomastoïdien. À gauche, la veine jugulaire est conservée au cours de la chirurgie.
Quel(s) conséquence(s) clinique(s) envisagez-vous pour la patiente ?
A Une dysphonie.
B Des troubles de la déglutition.
C Un déficit de la protraction linguale.
D Une hypertension intracrânienne.
E Un déficit musculaire de l'épaule.

Question 13
Si vous recevez en consultation un patient de 30 ans qui possède un chat et un lapin récemment récupéré, quel(s) diagnostic(s) pouvez-vous évoquer devant une masse jugulocarotidienne d'apparition subaiguë associée à une periadénite et des poussées récurrentes ?
A Une lymphogranulomatose bénigne d'inoculation.
B Une tularémie.
C Un adénophlegmon.
D Un lymphome.
E Une primo-infection à VIH.

Question 14
Après bilan sérologique chez ce patient, vous faites le diagnostic d'une lymphogranulomatose bénigne d'inoculation, ou maladie des griffes du chat.
Quel(s) germe(s) est (sont) responsable(s) ?
A *Francisella tularensis*.
B *Treponema pallidum*.
C *Brucella melitensis*.
D *Bartonella henselae*.
E *Borrelia burgdorferi*.

Question 15
Quel(s) prise(s) en charge pouvez-vous proposer au patient ?
A Une surveillance.
B Un traitement antiviral.
C Un traitement antibiotique.
D Un traitement antiparasitaire.
E Un traitement chirurgical.

Dossier clinique 32

« Une tuméfaction sous-mandibulaire »
Vous recevez à votre consultation un patient de 40 ans sans antécédent. Il est fébrile à 38,5 °C depuis 48 heures malgré la prise de paracétamol et présente une tuméfaction sous-mandibulaire gauche de 3 cm, localement inflammatoire.

Question 1
Quels diagnostics peuvent être évoqués ?
A Phlegmon péri-amygdalien gauche.
B Pathologie de la glande submandibulaire gauche.
C Adénopathie cervicale aiguë.
D Pathologie de la glande parotide gauche.
E Abcès d'origine dentaire aux dépens des dents du secteur 3.

Question 2
À l'interrogatoire du patient, vous apprenez que depuis plusieurs mois, il remarque un gonflement à l'endroit de la tuméfaction : « Ça survient au moment des repas ; c'est parfois douloureux ». L'évolution est spontanément favorable, aidée par des massages de la tuméfaction qui déclenchent une impression de flot de salive dans la bouche. La salive peut être mêlée de « petits cailloux blancs ».
Vers quelle étiologie cette information vous oriente-t-elle ?
A Sialose de la glande submandibulaire gauche.
B Sialite virale de la glande submandibulaire gauche.
C Sialite lithiasique de la glande submandibulaire gauche.
D Tumeur bénigne de la glande submandibulaire gauche.
E Tumeur maligne de la glande submandibulaire gauche.

Question 3
Vous vous orientez donc vers une sialite lithiasique suppurée de la glande submandibulaire gauche.
Quelle(s) est (sont) la (les) proposition(s) exacte(s) ?
A Du pus à l'orifice du conduit submandibulaire gauche conforte votre hypothèse diagnostique.
B La palpation d'une masse linéaire pierreuse sur le trajet du conduit submandibulaire conforte votre hypothèse diagnostique.
C Une paralysie du nerf lingual conforte votre hypothèse diagnostique.
D Une adhérence de la masse à la mandibule conforte votre hypothèse diagnostique.
E Une paralysie du rameau mentonnier du nerf facial conforte votre hypothèse diagnostique.

Question 4
Quelle(s) est (sont) la (les) proposition(s) exacte(s) concernant le traitement de cette sialite lithiasique suppurée ?
A Il repose sur l'extraction en urgence de la lithiase salivaire.
B Il repose sur l'antibiothérapie active sur les bactéries de la flore orale.
C Il est mis en place après la réalisation d'une échographie pour confirmer le diagnostic.
D Il repose sur l'hydratation importante.
E La sialendoscopie peut permettre l'extraction de la lithiase à distance de l'infection.

Question 5
L'évolution est favorable et vous ne revoyez plus votre patient pendant plusieurs années.
Sept ans plus tard, il revient vous voir pour une tuméfaction située en avant d'oreille droite, soulevant le lobule de l'auricule et évoluant depuis 3 mois.
Quelle(s) est (sont) la (les) proposition(s) exacte(s) ?

A Il s'agit d'une pathologie de la glande submandibulaire droite.
B Il s'agit d'une pathologie de la glande parotide droite.
C Il s'agit probablement d'une sialite lithiasique.
D Il s'agit probablement d'une sialose.
E Il s'agit probablement d'une tumeur.

Question 6
Quels arguments sont en faveur d'une tumeur maligne ?
A Masse de plus de 2 cm.
B Paralysie faciale périphérique homolatérale.
C Adénopathie cervicale homolatérale.
D Adhérence au plan profond.
E Anesthésie du lobule de l'auricule.

Question 7
À l'examen, il s'agit d'une masse de 3 cm, adhérente aux plans profonds, avec une souffrance cutanée en regard. Quelle(s) est (sont) la (les) proposition(s) exacte(s) à propos des tumeurs des glandes salivaires principales ?
A La majorité des tumeurs de la glande parotide sont bénignes.
B La majorité des tumeurs de la glande submandibulaire sont bénignes.
C Une tumeur de la glande parotide peut entraîner une voussure oropharyngée isolée.
D Une biopsie chirurgicale est indiquée dans les tumeurs parotidiennes.
E Les tumeurs sont le plus souvent bilatérales.

Question 8
Pour compléter l'examen de cette masse de 3 cm, adhérente aux plans profonds, avec une souffrance cutanée en regard, quel(s) examen(s) d'imagerie demandez-vous à ce stade ?
A Échographie cervicale.
B TDM cervicale.
C TDM thoracique.
D IRM parotide et cervicale.
E TEP-scanner.

Question 9
Vous suspectez une tumeur de la glande parotide droite. Quels sont les deux types histologiques principaux rencontrés dans cette localisation ?
A Cystadénolymphome, ou tumeur de Warthin (bénin).
B Carcinome adénoïde kystique (malin).
C Adénome pléomorphe (bénin).
D Carcinomes muco-épidermoïdes (malin).
E Lipome (bénin).

Question 10
Vous suspectez une tumeur maligne de la glande parotide droite.
Quels sont les principes du traitement ?
A Il repose sur la chirurgie.
B Il repose sur la chimiothérapie.
C Le nerf facial doit être préservé même en cas de tumeur maligne.
D L'IRM peut suffire pour affirmer la nature maligne d'une lésion.
E Une confirmation histologique est toujours nécessaire pour affirmer la malignité d'une lésion.

Dossier clinique 33

Une enfant de 7 ans, en bon état général, à jour de ses vaccinations, vous est adressée en consultation. Elle présente depuis la veille une odynophagie et une hyperthermie à 39 °C. Les parents vous disent qu'il s'agit du cinquième épisode en un an. À l'examen, vous retrouvez des adénopathies cervicales de petite taille, bilatérales et symétriques, mobiles. L'otoscopie est normale. L'examen endobuccal est le suivant (figure 20.56).

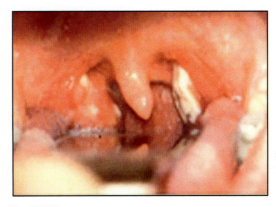

Fig. 20.56.

Question 1
Comment interprétez-vous l'examen pharyngé ?
A Il s'agit d'une angine érythémateuse.
B Il s'agit d'une angine vésiculeuse.
C Il s'agit d'une angine érythémato-pultacée.
D Il s'agit d'une angine ulcéro-nécrotique.
E Il existe une déviation du pilier antérieur de l'amygdale droite.

Question 2
Quels examens complémentaires allez-vous demander ?
A Un bilan sanguin avec NFS et CRP.
B Un test de diagnostic rapide (TDR).
C Une sérologie VIH.
D Un scanner cervicothoracique.
E Aucun examen complémentaire.

Question 3
À propos du test de diagnostic rapide, quelle (s) est (sont) la (les) proposition(s) exacte(s) ?
A Il s'agit d'un test spécifique du streptocoque bêta-hémolytique du groupe A.
B Il s'agit d'un test diagnostiquant toutes les angines bactériennes.
C Il s'agit d'un test à réaliser devant toute angine érythémateuse ou érythémato-pultacée de l'enfant de 3 à 15 ans.
D Il s'agit d'un test à réaliser devant toute angine érythémateuse ou érythémato-pultacée, quel que soit l'âge.
E Sa négativité exclut une angine d'origine bactérienne.

Question 4
Chez cette enfant, en cas de négativité du TDR :
A L'infection est alors probablement d'origine virale.
B Une NFS est à demander obligatoirement à la recherche d'un syndrome mononucléosique.
C Un prélèvement pharyngé avec mise en culture est à réaliser.
D Une agranulocytose est à craindre devant cet aspect amygdalien.
E Il n'y a pas d'autre examen à demander pour l'instant.

Question 5
Sachant que le reste de l'examen général de l'enfant est normal, quelle(s) proposition(s) s'applique(nt) au traitement de cette patiente ?
A Si le test de diagnostic rapide (TDR) est disponible et positif : amoxicilline pendant 6 jours (50 mg/kg/j).
B Si le TDR est négatif, un traitement uniquement symptomatique par paracétamol est recommandé.
C Des anti-inflammatoires non stéroïdiens à visée antalgique et antipyrétique sont recommandés.
D Un traitement par bain de bouche est recommandé.
E En cas d'allergie aux pénicillines et de TDR positif, un traitement par céphalosporine orale est possible.

Question 6
Concernant l'évolution de cette angine, quelle(s) est (sont) la (les) proposition(s) exacte(s) ?
A L'évolution spontanément favorable en 3 à 4 jours est la règle.
B En cas de TDR positif, un rhumatisme articulaire aigu est possible et justifie la mise en place d'une antibiothérapie.
C Un syndrome de Lemierre est à redouter devant l'aspect amygdalien et le contexte.
D En cas de TDR positif, le phlegmon péri-amygdalien est la complication la plus fréquente.
E Une glomérulonéphrite est à redouter en cas de TDR négatif.

Question 7
Quels antibiotiques sont utilisables pour le traitement d'une angine streptococcique ?
A Pénicillines.
B Aminosides.
C Céphalosporines orales.
D Sulfamides.
E Macrolides.

Question 8
Deux jours plus tard, les parents vous rappellent : l'enfant présente une fièvre à 40,5 °C, une aphagie, un teint grisâtre et l'air abattu. Malgré l'existence d'une diminution de l'ouverture buccale (ou trismus), vous parvenez à examiner le fond de sa gorge (figure 20.57).
Quelle complication est ici la plus probable ?
A Un abcès rétropharyngé.
B Un phlegmon péri-amygdalien.
C Un abcès rétrostylien.
D Un syndrome de Lemierre.

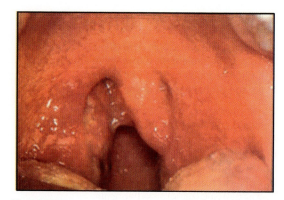

Fig. 20.57.

Question 9
Parmi les propositions suivantes, la ou lesquelles peuvent-elles s'appliquer à la prise en charge du phlegmon péri-amygdalien présenté par votre patiente ?
A Un traitement antibiotique par voie intraveineuse, en hospitalisation, avec réhydratation et antalgiques est à instaurer.
B Une ponction du phlegmon péri-amygdalien est possible.
C Un drainage chirurgical du phlegmon péri-amygdalien est possible.
D Une prise en charge ambulatoire, au domicile, avec modification de l'antibiothérapie est possible.
E Une abstention thérapeutique est possible.

Question 10
À propos des complications locorégionales des angines streptococciques, quelle(s) est (sont) la (les) proposition(s) exacte(s) ?
A Un bombement du pilier postérieur est évocateur d'un abcès préstylien.
B Les abcès profonds du cou sont plus fréquents chez l'enfant en raison de la régression des ganglions rétro- et latéropharyngés au cours la croissance.
C L'apparition d'un torticolis fébrile, d'une hypersialorrhée et d'une gêne respiratoire peut évoquer un abcès rétropharyngé chez le petit enfant.
D L'amygdalectomie secondaire après un épisode de phlegmon amygdalien traité par antibiothérapie est systématique.
E Une médiastinite est une complication à redouter en cas d'abcès rétropharyngé ou rétrostylien.

Question 11
L'évolution de l'épisode précédent a été favorable. Vous revoyez l'enfant en consultation 8 mois plus tard. Elle a présenté un nouvel épisode d'angine, traité de manière symptomatique par ses parents, qui n'ont pas consulté de médecin. Deux semaines après ce nouvel épisode d'angine, elle se plaint d'une douleur vive au genou gauche. À l'examen, l'articulation est tuméfiée, rouge, chaude, douloureuse.
À propos de cet épisode, quelle(s) est (sont) la (les) proposition(s) exacte(s) ?

A Il peut s'agir d'une monoarthrite purulente.
B Il peut s'agir d'un rhumatisme articulaire aigu.
C Cet épisode n'a probablement aucun lien avec les épisodes d'angine.
D Il peut s'agir d'une complication liée à une angine virale.
E Des séquelles fonctionnelles locales sont à redouter.

Question 12
Vous faites le diagnostic de rhumatisme articulaire aigu.
Quelles sont les autres atteintes à craindre à ce stade ?
A Une valvulopathie aortique ou mitrale.
B Un érythème scarlatiniforme.
C Une glomérulonéphrite aiguë post-streptococcique.
D Une thrombophlébite cérébrale.
E Une insuffisance cardiaque sur myocardite.

Dossier clinique 34

Monsieur V., 57 ans, consulte pour une gêne à la déglutition d'aggravation progressive sur 2 mois.

Question 1
Quels signes de gravité recherchez-vous à l'interrogatoire ?
A Une perte de poids > 10 % en 6 mois.
B L'association à un pyrosis.
C Un antécédent de radiothérapie cervicale.
D Un antécédent de pneumopathie.
E L'association à une dysphonie.

Question 2
Quels antécédents à l'interrogatoire doivent vous orienter vers un cancer des VADS ?
A Tabagisme chronique.
B Alimentation végétarienne.
C Régurgitations alimentaires nocturnes.
D Médicaments anxiolytiques.
E Abus d'alcool.

Question 3
La déglutition est devenue de plus en plus difficile et douloureuse avec des épisodes de toux fréquents pendant les repas. Certains aliments semblent rester bloqués au niveau cervical. Le patient se plaint également d'une douleur à l'oreille gauche, dont le tympan est normal.
Quels sont les symptômes présentés par ce patient ?
A Dysphagie.
B Odynophagie.
C Fausses routes.
D Otalgie réflexe.
E Satiété précoce.

Question 4
L'interrogatoire vous apprend que ce patient présente une intoxication tabagique à hauteur de 50 PA. Comment pratiquez-vous l'examen physique de ce patient en consultation ?
A Palpation cervicale.
B Nasofibroscopie.
C Examen de la cavité orale.
D Panendoscopie ORL.
E Radio-cinéma de la déglutition.

Question 5
Quel(s) diagnostic(s) sont à envisager en priorité chez ce patient ?
A Cancer du sinus piriforme.
B Cancer de l'œsophage.
C Diverticule de Zencker.
D Achalasie du sphincter supérieur de l'œsophage.
E Corps étranger œsophagien.

Question 6
Une nasofibroscopie du carrefour pharyngolaryngé est réalisée (figure 20.58).

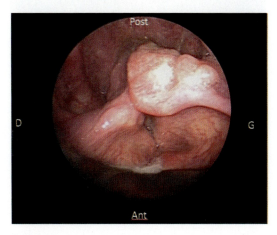

Fig. 20.58.

Quel diagnostic envisagez-vous ?
A Cancer de l'hypopharynx.
B Cancer de l'œsophage.
C Diverticule de Zencker.
D Achalasie du sphincter supérieur de l'œsophage.
E Corps étranger œsophagien.

Question 7
Quel examen permettra de l'affirmer avec certitude ?
A Un TEP-scanner.
B Une biopsie réalisée pendant une panendoscopie.
C Une TDM cervicothoracique avec injection.
D Un TOGD.
E Une IRM cervicale avec injection.

Question 8
La palpation cervicale est par ailleurs strictement normale.
Quelle est l'étiologie la plus vraisemblable de la dysphonie présentée par ce patient ?
A Immobilité de la corde vocale gauche par envahissement tumoral.
B Paralysie de la corde vocale gauche par atteinte du X gauche.
C Trouble de la sensibilité laryngée.
D Atteinte du XII gauche.
E Trouble de la sensibilité de l'hypopharynx.

Question 9
Quels autres examens demandez-vous pour le bilan de cette lésion ?
A Une TDM cervicothoracique avec injection.
B Un TOGD.
C Une fibroscopie œsophagienne.
D Une manométrie œsophagienne.
E Une IRM abdominale.

Question 10
L'examen suivant est laissé à votre interprétation (figure 20.59).

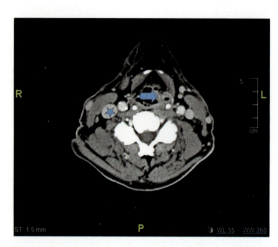

Fig. 20.59.

Quelle(s) est (sont) la (les) proposition(s) exacte(s) ?
A Il s'agit d'une TDM cervicale en coupe axiale avec injection.
B Il s'agit d'une TDM cervicale en coupe coronale sans injection.
C Il s'agit d'une IRM cervicale avec injection.
D Il s'agit d'un TEP-scanner cervical.
E Il s'agit d'une TDM cervicale en coupe sagittale avec injection.

Question 11
Concernant cet examen radiologique, quelle(s) est (sont) la (les) proposition(s) exacte(s) ?
A La flèche indique une tumeur de l'oropharynx.
B L'étoile est située sur l'artère carotide commune.
C La veine jugulaire droite est située en profondeur du muscle sternocléidomastoïdien droit.
D La flèche indique une tumeur du sinus piriforme gauche.
E L'artère carotide interne donne des branches dans la région cervicale.

Question 12
Parmi ces traitements, lesquels vous semblent indispensables à ce stade en dehors du traitement du cancer ?
A Des compléments alimentaires.
B Des antibiotiques.
C Des antimycotiques.
D Des antalgiques.
E Des inhibiteurs de la pompe à protons.

Dossier clinique 35

Question 1
Un patient de 50 ans est admis aux urgences pour traumatisme crânien après chute de ski.
Que devez-vous réaliser en premier lieu en tant que médecin urgentiste ?
A Évaluer l'état de conscience et l'orientation temporo-spatiale.
B Examen neurologique.
C Mesurer les constantes vitales.
D Perfuser le patient.
E Rechercher des foyers de fracture : crâniens, faciaux, rachidiens, et d'autres dommages corporels.

Question 2
Le patient est conscient et stable sur le plan hémodynamique. L'examen neurologique et la TDM cérébrale sont normaux. En tant qu'interne ORL, vous êtes sollicité(e) pour l'examiner devant une suspicion de fracture de rocher droit, suite à la découverte d'une ecchymose rétroauriculaire droite.
Que recherchez-vous à l'examen ?
A Nystagmus spontané.
B Otorragie.
C Otorrhée cérébrospinale.
D Paralysie faciale périphérique.
E Vertige positionnel paroxystique bénin en réalisant la manœuvre de Dix et Hallpike.

Question 3
À l'otoscopie, et après avoir réussi à aspirer un caillot de sang du méat acoustique externe, vous constatez une perforation tympanique droite.
Quelle est alors votre conduite à tenir ?
A Conseiller au patient d'éviter toute entrée d'eau dans l'oreille droite.
B Mettre une mèche dans le méat acoustique externe.
C Prescrire des antibiotiques par voie générale à visée prophylactique.
D Prévoir une tympanoplastie.
E Surveillance clinique et audiométrique.

Question 4
Deux jours après le traumatisme crânien, le patient développe une paralysie faciale droite qui s'aggrave progressivement. Il n'arrive plus à fermer complètement son œil droit.
Quelle est alors votre conduite à tenir ?
A Décompression chirurgicale.
B Graduer la paralysie faciale selon l'échelle de House et Brackmann.
C Prescrire des anti-inflammatoires non stéroïdiens.
D Prescrire des antiviraux.
E Revoir le scanner crânien initial en fenêtres osseuses et, si insuffisant, demander un scanner des rochers en coupes fines.

Question 5
Vous faites réaliser au patient une audiométrie un mois après le traumatisme et retrouvez une surdité de transmission exclusive de 50 dB à droite, alors que la perforation tympanique est petite et n'explique probablement pas à elle seule cette surdité.
Quelles anomalies au scanner des rochers pourraient expliquer cette surdité importante ?
A Commotion labyrinthique.
B Fistule périlymphatique.
C Fracture ossiculaire.
D Luxation ossiculaire.
E Pneumolabyrinthe.

Dossier clinique 36

Une jeune femme de 35 ans consulte aux urgences pour la survenue de malaise avec nausées et vomissements favorisés par les mobilisations. Elle a pour unique traitement une pilule estroprogestative. Ses antécédents familiaux sont un infarctus du myocarde chez son père et un cancer du sein chez sa mère.

Question 1
Quand vous lui demandez de décrire ses symptômes, elle vous dit qu'elle a un « vertige ».
Pour confirmer le symptôme vertige, à quelle question doit-elle répondre par l'affirmative ?
A Avez-vous l'impression de « tomber dans les pommes » ?
B Avez-vous l'impression de tourner sur vous-même ?
C Avez-vous une sensation de flou visuel ?
D Avez-vous des palpitations ?
E Avez-vous perdu connaissance ?

Question 2
Elle vous rapporte avoir la sensation que la pièce tourne autour d'elle.
Quels éléments vont vous permettre d'orienter le diagnostic ?
A Existence d'une hypoacousie.
B Existence d'une otalgie.
C Répétition d'épisodes brefs.
D Existence de nausées et vomissements.
E Antécédent d'un vertige similaire il y a quelques mois.

Question 3
Elle a déjà présenté un vertige de ce genre il y a quelques mois. Elle décrit un vertige déclenché par les changements de position, qui dure quelques secondes avec de violentes nausées.
À quels signes cliniques vous attendez-vous ?
A Déviation segmentaire du côté de l'oreille atteinte.
B Nystagmus spontané vertico-rotatoire.
C Apparition d'un nystagmus crescendo-decrescendo après la mise en position allongée.
D Vertige reproductible lors de la mise en position allongée.
E Acouphènes annonciateurs du vertige.

Question 4
Face à cette présentation clinique, quels pourraient être les signes en faveur d'une atteinte centrale ?
A Nystagmus spontané vertical inférieur.
B Nystagmus majoré à la fixation.
C Nystagmus changeant de direction en fonction de la position du patient.
D Nystagmus de secousse rapide vers le côté de la déviation segmentaire.
E Nystagmus horizonto-rotatoire.

Question 5
À la recherche d'une origine centrale au vertige, quel élément de l'examen clinique est en faveur d'un AVC ?
A Présence d'une déviation segmentaire de plus de 45°.
B Présence d'un désalignement vertical des globes oculaires.
C Existence de saccade de rattrapage lors du mouvement rapide de la tête.
D Nystagmus inhibé à la fixation.
E Aucun, rien n'est plus performant que l'IRM cérébrale.

Question 6
Devant la répétition d'épisodes similaires, vous auriez pu évoquer une maladie de Ménière, sur quels critères ?
A Survenue d'au moins deux épisodes de vertiges.
B Vertiges de quelques heures.
C Association à une otalgie.
D Association à une surdité de perception sur les basses fréquences.
E Céphalées pulsatiles unilatérales en fin de crise.

Question 7
Vous écartez un déficit vestibulaire unilatéral aigu idiopathique (névrite) devant :
A L'existence de vertiges pouvant durer plusieurs jours.
B L'absence de syndrome vestibulaire.
C L'absence de saccade oculaire de rattrapage au test de Halmagyi.
D La présence d'une surdité de perception homolatérale.
E L'existence de squames dans la pars flaccida tympanique.

Question 8
En présence d'une otoscopie anormale, quels diagnostics évoquez-vous ?
A Face à une otite moyenne aiguë, une labyrinthite.
B Face à une perforation tympanique barotraumatique, une fracture du rocher.
C Face à un hémotympan, une fracture du rocher.
D Face à la présence de squames et une otorrhée, un cholestéatome.
E Face à une hyperhémie barotraumatique du tympan, une fistule périlymphatique.

Question 9
Chez une personne âgée, se plaignant d'un trouble de l'équilibre, quelles pathologies recherchez-vous en première intention ?
A hypotension orthostatique.
B interaction médicamenteuse.
C VPPB.
D presbyvestibulie.
E hypovitaminose D.

Question 10
Quelles sont les ressources fonctionnelles mises en jeu lors de la marche ?
A Vision périphérique.
B Compensation vestibulaire.
C Capteur somesthésiques des genoux et hanches.
D Réflexe vestibulo-spinal.
E Système otolithique.

Dossier clinique 37

Un patient de 75 ans, diabétique, sous antivitamine K (Previscan®, fluindione) pour cardiopathie ischémique, vient aux urgences pour épistaxis depuis 30 minutes. Il évalue les pertes sanguines à un demi-verre environ. L'examen met en évidence une épistaxis gauche, le patient crache quelques caillots. Il a une pression artérielle à 120/70 mmHg.

Question 1
Quel est (sont) le(s) premier(s) traitement(s) à proposer ?
A Méchage avec une sonde double ballonnet.
B Compression digitale des ailes du nez pendant 10 minutes.
C Mouchage/aspiration des caillots.
D Administration de vitamine K par voie intraveineuse.
D Cautérisation de la tache vasculaire.

Question 2
Quelle aurait été votre conduite à tenir si le premier bilan avait montré une hémoglobine à 8,4 g/dl, les plaquettes à 140 G/l, un INR à 6,5 et une élévation de la troponine ?
A Arrêt des AVK.
B Administration de 10 mg de vitamine K seule par voie orale.
C Administration de 10 mg de vitamine K par voie orale associée à des CCP.
D Transfusion de culots globulaires.
E Transfusion de plaquettes.

Question 3
Cela fait maintenant 2 heures que le patient saigne. Vous avez pratiqué deux méchages antérieurs adaptés, mais rien n'y fait, un saignement persiste par la bouche. Votre examen à l'abaisse-langue objective clairement une épistaxis postérieure. Les premiers résultats de laboratoire montrent une hémoglobine à 10 g/dl, un INR à 2,5. L'ECG et la troponine sont normaux.

Quelle attitude allez-vous cette fois-ci adopter ?
A Méchage par tampon hémostatique.
B Méchage avec une sonde double ballonnet.
C Injection de vitamine K par voie intraveineuse.
D Ligature de l'artère sphénopalatine.
E Cautérisation de la tache vasculaire.

Question 4
La tache vasculaire est la réunion :
A De plusieurs artères du système carotidien externe exclusivement.
B Du système carotidien interne via des branches de l'artère faciale et externe via des branches de l'artère sphénopalatine et des artères ethmoïdales.
C Du système carotidien externe via des branches de l'artère faciale et de l'artère sphénopalatine et interne via des branches des artères ethmoïdales.
D De branches des artères maxillaire interne et faciale.
E De branches des artères ophtalmique et sphénopalatine.

Question 5
Votre patient est maintenant méché depuis 2 jours avec une sonde double ballonnet. À chaque fois que vous dégonflez les ballons, vous constatez une récidive du saignement toujours du même côté, à gauche.
Quelle(s) option(s) thérapeutique(s) va (vont) devoir être discutée(s) ?
A Ligature de l'artère maxillaire interne par voie endonasale.
B Ligature de l'artère sphénopalatine par voie endonasale.
C Ligature des artères ethmoïdales antérieure et postérieure.
D Embolisation de l'artère sphénopalatine.
E Embolisation des artères ethmoïdales.

Réponses

Dossier clinique 1
ITEMS 89, 118, 150.

Question 1
Réponse : A.
Commentaire :
A : *Vrai*. Le dépistage néonatal de la surdité est obligatoire et doit donc être systématique.
B : *Faux*. Il s'agit d'un facteur parmi d'autres.
C : *Faux*. Au contraire, la réanimation néonatale constitue un facteur de risque de surdité.
D : *Faux*. Il doit être fait en période néonatale.
E : *Faux*. Le dépistage doit être réalisé des deux côtés.

Question 2
Réponse : D, E.
Commentaire :
- A : *Faux*. La réanimation néonatale constitue un risque de surdité.
- B : *Faux*. Le dépistage concerne tous les nouveau-nés.
- D : *Vrai*. La prématurité constitue un risque élevé de surdité.
- E : *Vrai*. La réanimation néonatale constitue un risque élevé de surdité.

Question 3
Réponse : A, B, C, D.
Commentaire :
- E : *Faux*. La gémellarité ne constitue pas à elle seule un risque de surdité néonatale.

Question 4
Réponse : C, D.
Commentaire :
- B : *Faux*. Test nécessitant un conditionnement de l'enfant et pouvant être réalisé à partir de l'âge de 3 mois.
- C : *Vrai*. Les otoémissions et les PEA automatisés sont les deux tests pouvant être utilisés pour réaliser le dépistage de la surdité néonatale.
- E : *Faux*. L'impédancemétrie ne constitue pas un examen de mesure de l'audition ; cet examen évalue la compliance du système tympano-ossiculaire.

Question 5
Réponse : B, C, E.
Commentaire :
- A : *Faux*. On ne peut pas conclure sur un unique test positif.
- B : *Vrai*. Il présente une audition considérée comme normale à la naissance.
- C : *Vrai*. Le test de dépistage doit toujours être contrôlé deux fois.
- E : *Vrai*. Compte tenu de ces antécédents, un PEA seuils doit être réalisé.

Question 6
Réponse : D, E.
Commentaire :
- D : *Vrai*. Sur les PEA seuils, le seuil auditif est déterminé par l'intensité sonore où l'on observe une disparition de l'onde V.
- E : *Vrai*. Entre 70 et 90 dB, il s'agit d'une surdité sévère.

Question 7
Réponse : A, C, E.
Commentaire :
- A : *Vrai*. Elle est indispensable en complément de l'appareillage auditif bilatéral.
- B : *Faux*. La pose d'aérateurs transtympaniques (ATT) est proposée pour le traitement d'otite séreuse/séromuqueuse ou d'otites moyennes aiguës à répétition.
- C : *Vrai*. Il doit être prescrit dès que le diagnostic de surdité est posé.
- E : *Vrai*. Les parents doivent être guidés, écoutés, soutenus dans cette épreuve, auprès de structures spécialisées.

Question 8
Réponse : E.
Commentaire :
- E : *Vrai*. Le gain prothétique est estimé par une audiométrie tonale (stade prélingual) en champ libre.

Question 9
Réponse : A, B.
Commentaire :
- A : *Vrai*. L'otite séreuse est une otite chronique.
- B : *Vrai*. On observe des bulles rétrotympaniques.

Question 10
Réponse : B.
Commentaire :
- A : *Faux*. Il s'agit d'un tympanogramme normal.
- B : *Vrai*. En présence d'un épanchement rétrotympanique.
- C : *Faux*. Peut être observé en cas de rupture de chaîne ossiculaire.

Question 11
Réponse : A, B, E.
Commentaire :
- A : *Vrai*. Louis présente une surdité congénitale qui correspond à une surdité de perception sévère bilatérale, à laquelle s'ajoute un facteur transmissionnel lié à l'otite. Il s'agit donc d'une surdité mixte.
- B : *Vrai*. Sa conduction osseuse est forcément abaissée du fait de sa surdité congénitale.

Question 12
Réponse : B, C, E.
Commentaire :
- B : *Vrai*. L'hypertrophie des végétations adénoïdes présente au niveau du rhinopharynx entraîne une obstruction tubaire.
- C : *Vrai*. L'environnement tabagique est un facteur de risque d'otites à répétition.
- E : *Vrai*. La luette bifide est un facteur de risque endogène d'otites à répétition.

Question 13
Réponse : A, D.
Commentaire :
- A : *Vrai*. La réalisation d'une adénoïdectomie est généralement associée à la pose d'ATT en l'absence de contre-indications locales.
- D : *Vrai*. La pose des ATT doit se faire sans attendre compte tenu des antécédents de l'enfant.
- E : *Faux*. L'orthophonie doit être poursuivie.

Question 14
Réponse : B, C, D, E.

Commentaire :
B : *Vrai*. L'IRM doit être réalisée assez rapidement compte tenu des risques d'ossification cochléaire post-traumatique qui pourrait, dans ce contexte de surdité congénitale, compromettre une éventuelle implantation cochléaire.
C, D, E : *Vrai*. Un bilan audiométrique complet est indispensable pour dépister une aggravation de sa surdité liée au traumatisme.

Question 15
Réponse : A, B.
Commentaire :
A : *Vrai*. L'orthophonie doit être poursuivie, d'autant plus que l'enfant va bénéficier de la pose d'un implant cochléaire.
B : *Vrai*. L'implantation cochléaire doit être réalisée rapidement dans ce contexte post-traumatique, où les risques d'ossification cochléaire sont importants.

Grille d'évaluation

	Réponses	Points	PMZ	SMZ	Autoévaluation
1	A	15	A	B, C, E	
2	D, E	15		A, B, C	
3	A, B, C, D	15	B, C, D		
4	C, D	30	C, D		
5	B, C, E	30	C, E	D	
6	D, E	30	D, E	A, B, C	
7	A, C, E	30	A, C, E	D	
8	E	15		A, B	
9	A, B	15	B	C, E	
10	B	15			
11	A, B, E	30		C, D	
12	B, C, E	15			
13	A, D	15	D	B, C	
14	B, C, D, E	15			
15	A, B	15	A, B		
	Total	300			

Commentaire global
- En cas de positivité du test de dépistage de la surdité néonatale, celui-ci doit être contrôlé et, en cas de test de nouveau positif, des PEA seuils doivent être pratiqués.
- Bien connaître l'acoumétrie des différents types de surdité.
- Bien connaître les principaux facteurs de risque de la surdité néonatale.
- L'implant cochléaire s'adresse aux surdités sévères à profondes bilatérales dont l'appareillage auditif conventionnel par des prothèses surpuissantes ne permet pas à l'enfant de rentrer dans la communication orale.
- Un appareillage auditif conventionnel bilatéral doit toujours être tenté avant de proposer une implantation cochléaire.
- Surveiller régulièrement les enfants atteints de surdité congénitale, au cours de la croissance, pour dépister les éventuelles aggravations de la surdité.
- Surveiller régulièrement les enfants dépistés CMV+ à la naissance car ils peuvent présenter secondairement une surdité évolutive.

Pièges à éviter
- Il faut toujours tenir compte des observations et des craintes rapportées par les parents, et ne pas hésiter à refaire les tests de mesure de l'audition chez l'enfant.
- Ne pas annoncer une surdité aux parents tant que l'ensemble des tests n'a pas été réalisé.

Points clés
- Sur les PEA seuils, le seuil auditif est déterminé par l'intensité sonore où l'on observe une disparition de l'onde V.
- Les tests de dépistage de la surdité néonatale sont les otoémissions acoustiques et les PEA automatisés.
- Une audiométrie conditionnée peut être pratiquée, selon l'expertise du testeur et l'enfant, à partir de 3 mois.

Dossier clinique 2
ITEMS 88, 298.

Question 1
Réponse : E.
Commentaire :
D : *Faux*. L'échographie thyroïdienne n'est pas un élément de débrouillage dans le cadre d'une dysphonie.
E : *Vrai*. Toute dysphonie traînante doit faire l'objet d'un examen ORL avec vérification des cordes vocales.

Question 2
Réponse : A, B, D, E.

Question 3
Réponse : A, B.

Question 4
Réponse : B, E.

Question 5
Réponse : Paralysie de la corde vocale droite en adduction. [Accepté aussi : Paralysie en fermeture ; paralysie peut être remplacée par immobilité.]
Commentaire : L'aspect de la margelle laryngée correspond à la ptose dans le larynx de la margelle laryngée qui a perdu sa tonicité.

Question 6
Réponse : C, D, E.
Commentaire :
A : *Faux*. Examen difficile à obtenir rapidement et ne donnant pas les renseignements utiles au début de la démarche diagnostique.
D : *Vrai*. À la recherche d'un cancer du médiastin ou du poumon gauche mais aussi de l'apex du poumon droit.
E : *Vrai*. Certaines lésions de la base du crâne peuvent échapper à un scanner cervicothoracique.

Question 7
Réponse : A, B.
Commentaire :
A, B : *Vrai*. Une tumeur susceptible d'entraîner une paralysie du nerf récurrent n'est pas microscopique et se voit généralement sur un scanner.
C : *Faux*. Il est exceptionnel qu'une lésion de la corde vocale ne soit vue ni par la fibroscopie ni par le scanner. De ce fait, sauf situation particulière, la laryngoscopie sous anesthésie générale n'est pas indiquée en première intention.
D : *Faux*. Le diagnostic peut être porté malgré une imagerie normale par une ponction lombaire.

Question 8
Réponse : A, B, C, D.

Question 9
Réponse : Une endoscopie laryngée. [Accepté aussi : Laryngoscopie en suspension, Examen du larynx sous anesthésie générale, Panendoscopie. Pas acceptable : Fibroscopie laryngotrachéale (non-sens) ou bronchique ou PET-TDM.]
Commentaire : Le seul examen susceptible de fournir une certitude histologique est la laryngoscopie sous anesthésie générale — en dehors de certains centres très spécialisés où une fibroscopie ORL avec biopsie est réalisable.

Question 10
Réponse : E.
Commentaire :
A : *Faux*. Il n'existe pas de marqueur biologique des tumeurs du larynx.
B, C : *Faux*. Ne fait pas partie des recommandations.
D : *Faux*. Non disponible.
E : *Vrai*. Fréquence des doubles localisations synchrones et métachrones.

Question 11
Réponse : A, D.
Commentaire :
B : *Faux*. La chimiothérapie exclusive n'est pas une option recommandée dans les cancers avancés du larynx.

Grille d'évaluation

	Réponses	Points	PMZ	SMZ	Autoévaluation
1	E	25	E		
2	A, B, D, E	25			
3	A, B	25			
4	B, E	25			
5	Paralysie de la corde vocale droite en adduction/en fermeture	40			
6	C, D, E	25	C, D		
7	A, B	25		C, E	
8	A, B, C, D	25	A		

	Réponses	Points	PMZ	SMZ	Autoévaluation
9	Endoscopie laryngée / Laryngoscopie en suspension / Examen du larynx sous anesthésie générale / Panendoscopie	35			
10	E	25		A	
11	A, D	25		B, E	
	Total	300			

Dossier clinique 3

Question 1
Réponse : B.

Question 2
Réponse : A, B, C.
Commentaire :
C : *Vrai*. Peut donner une surdité de transmission.
E : *Faux*. Donne une surdité de perception.

Question 3
Réponse : D.
Commentaire :
A : *Faux*. Surdité de perception, âge avancé.
B : *Faux*. Notion d'otorrhée, contexte évocateur, anomalies otoscopiques.
C : *Faux*. Diagnostic otoscopique.
E : *Faux*. Donne une surdité de transmission mais, par argument de fréquence, on doit évoquer une otospongiose, d'autant qu'il existe une encoche de Carhart.

Question 4
Réponse : B, C, D.
Commentaire :
A : *Faux*. Le tympanogramme n'est pas modifié en cas d'otospongiose.
B : *Vrai*. Aux stades avancés, abolition du réflexe stapédien lors d'une otospongiose.
C : *Vrai*. Au stade débutant, quasi pathognomonique de l'otospongiose.
D : *Vrai*. Tympanogramme de type A = tympanogramme normal.
E : *Faux*. Les OEA ne font pas partie de la tympanométrie.

Question 5
Réponse : B.
Commentaire :
B : *Vrai*. Visualisation des foyers otospongieux de la capsule otique sous forme d'hypodensités.

Question 6
Réponse : B, D.
Commentaire :
A : *Faux*. La chirurgie peut être proposée, mais un appareillage auditif peut également se discuter.
B : *Vrai*. Si la perte est légère, on peut se contenter d'une surveillance et d'une prise en charge si aggravation de la perte et gêne auditive.
C, E : *Faux*. Alternative entre chirurgie et appareillage toujours à discuter.

Question 7
Réponse : A.
Commentaire :
B : *Faux*. Femmes 2 fois plus touchées que les hommes.
C : *Faux*. Ankylose de l'étrier dans la fenêtre ovale.
D : *Faux*. Surdité de transmission à tympan normal.
E : *Faux*. Lorsqu'elle est suspectée, on doit réaliser une TDM des rochers, mais pas d'IRM.

Question 8
Réponse : A, D.
Commentaire :
A : *Vrai*. Lors d'une épreuve de Weber, le son est latéralisé dans l'oreille sourde en cas de surdité de transmission, dans l'oreille controlatérale en cas de surdité de perception.
C : *Faux*. Le Rinne indifférent n'existe pas ; on parle de Rinne acoumétrique positif ou négatif.
D : *Vrai*. Un Rinne négatif est en faveur d'une surdité de transmission.
E : *Faux*. Un Rinne positif est en faveur d'une audition normale ou d'une surdité de perception.

Question 9
Réponse : C.
Commentaire :
A : *Faux*. Les fractures du rocher peuvent donner des surdités de transmission par hémotympan, atteinte du système tympano-ossiculaire.
B : *Faux*. Possible atteinte de la chaîne ossiculaire post-traumatique, indépendante de son antécédent d'otospongiose.
C : *Vrai*. Toute surdité de transmission à tympan normal doit faire rechercher une atteinte de la chaîne ossiculaire.
D : *Faux*. Le neurinome donne une surdité de perception et non de transmission.

Question 10
Réponse : C, E.
Commentaire :
- A : *Faux*. L'annulus est respecté, donc la perforation est non marginale.
- B : *Faux*. La perforation est antéro-inférieure, car en avant du manche du marteau (antérieure) et inférieure.
- E : *Vrai*. En avant et en arrière, on retrouve des plaques blanchâtres ; il s'agit d'image typique de tympanosclérose.

Question 11
Réponse : A, B, C.
Commentaire :
- E : *Faux*. L'otite externe ne concerne pas le tympan.

Question 12
Réponse : B, D.
Commentaire :
- E : *Faux* :
  - OEA présentes : absence de perte auditive de plus de 30 dB (en dehors des neuropathies) ;
  - OEA absentes : possible hypoacousie de plus de 30 dB, mais ne donne pas d'informations sur la profondeur de la surdité.

Question 13
Réponse : A, B, D, E.
Commentaire :
- A : *Vrai*. Toujours une éviction aquatique devant une perforation pour éviter une surinfection.
- B : *Vrai*. Toujours contre-indication aux traitements ototoxiques locaux en cas de perforation.
- C : *Faux*. Jamais de tympanoplastie en urgence, car possibilité de cicatrisation spontanée.

Question 14
Réponse : A.
Commentaire :
- A : *Vrai*. Seul traitement local possible en cas de tympan ouvert.

Grille d'évaluation

	Réponses	Points	PMZ	SMZ	Autoévaluation
1	B	30			
2	A, B, C	20			
3	D	20			
4	B, C, D	20			
5	B	30			
6	B, D	20			
7	A	20			
8	A, D	20			
9	C	20			
10	C, E	20			
11	A, B, C	20			
12	B, D	20			
13	A, B, D, E	20			
14	A	20			
	Total	300			

Dossier clinique 4

Question 1
Réponse : B.
Commentaire :
- A : *Faux*. Harmonieux : nystagmus côté opposé aux déviations.
- B : *Vrai*. Les manœuvres segmentaires dévient vers le côté déficitaire.
- D : *Faux*. Le nystagmus d'origine périphérique est classiquement inhibé par la fixation.

Question 2
Réponse : A, B.

Commentaire :
- A : *Vrai*. Devant tout vertige (sauf VPPB) une évaluation audiométrique est indispensable.
- B : *Vrai*. Indispensable pour confirmer le déficit vestibulaire.

Question 3
Réponse : D.
Commentaire :
- E : *Faux*. Il s'agit uniquement de l'épreuve calorique, qui n'est qu'une partie de la VNG.

Question 4
Réponse : D.
Commentaire :

D : *Vrai*. Devant toute surdité de perception unilatérale, à évoquer.

Question 5
Réponse : B, D.
Commentaire :
A : *Faux*. L'âge n'est pas un facteur.
B : *Vrai*. Toute surdité unilatérale de perception doit le faire évoquer, mais peut également se manifester par des vertiges.
C : *Faux*. Surdité de perception dans un neurinome, et non de transmission.
D : *Vrai*. Devant toute surdité de perception unilatérale, à évoquer.

Question 6
Réponse : C, D.
Commentaire :
A : *Faux*. Atteinte bilatérale.
B : *Faux*. Surdité de transmission.
C : *Vrai*. Définition de la surdité brusque : surdité de perception, unilatérale, d'installation rapide, idiopathique.
E : *Faux*. Généralement bilatérale.

Question 7
Réponse : B, D.
Commentaire :
A : *Faux*. PEA précoces, les seuls utilisés en audiométrie classique.
E : *Faux*. Examen objectif.

Question 8
Réponse : D.
Commentaire :
A : *Faux*. L'acoumétrie fait partie des examens subjectifs.
B, C : *Faux*. L'audiométrie fait partie des examens subjectifs.
E : *Faux*. Examen permettant une évaluation de la fonction vestibulaire.

Question 9
Réponse : A, B, C.
Commentaire :
A : *Vrai*. Toute surdité de perception unilatérale doit le faire évoquer.
B : *Vrai*. La triade vertige-acouphènes-surdité n'est pas toujours complète d'emblée. Le patient a présenté un vertige et présente actuellement une surdité unilatérale prédominante sur les fréquences graves.
C : *Vrai*. Le patient peut avoir présenté une névrite droite et une surdité droite brusque.
D : *Faux*. L'otospongiose donne une surdité de transmission.
E : *Faux*. Car, par convention, l'oreille droite est représentée sur la gauche, l'oreille gauche sur la droite. La surdité ici est une surdité droite.

Question 10
Réponse : B, C.
Commentaire :
B : *Vrai*. La surdité brusque est une urgence fonctionnelle.
E : *Faux*. L'évolution peut se faire vers une récupération complète ; la place de l'appareillage ne se discutera qu'en cas de persistance à distance de la surdité.

Question 11
Réponse : A, B, D.
Commentaire :
A : *Vrai*. Souvent l'audiométrie vocale est plus altérée que l'audiométrie tonale dans le cas des neurinomes, en faveur de l'atteinte rétrocochléaire.
B : *Vrai*. Seul moyen d'affirmer le diagnostic de neurinome.
D : *Vrai*. Permet d'apporter des éléments vers une atteinte endocochléaire *versus* rétrocochléaire.
E : *Faux*. N'apportent pas d'éléments supplémentaires et sont absentes au-delà de 30 dB de surdité.

Question 12
Réponse : A, B, E.
Commentaire :
A : *Vrai*. Toujours discuter une surveillance clinique, audiométrique et par imagerie ; possibilité de traitement chirurgical ou par radiothérapie.
B : *Vrai*. Seul moyen d'affirmer le diagnostic de neurinome.
D : *Faux*. La surveillance clinique seule ne suffit pas.

Grille d'évaluation

	Réponses	Points	PMZ	SMZ	Autoévaluation
1	B	25		D	
2	A, B	25			
3	D	25			
4	D	25			
5	B, D	25			
6	C, D	25			
7	B, D	25			
8	D	25			
9	A, B, C.	25			

	Réponses	Points	PMZ	SMZ	Autoévaluation
10	B, C.	25			
11	A, B, D	25			
12	A, B, E	25			
	Total	300			

Dossier clinique 5
ITEMS 89, 122.

Question 1
Réponse : D.

Question 2
Réponse : A, E.
Commentaire :
B : *Faux*. Surdité de transmission.
C : *Faux*. Rien à voir.
D : *Faux*. Surdité de perception, oui, mais rétrocochléaire.

Question 3
Réponse : C, D.
Commentaire :
B : *Faux*. Surdité de transmission.
C, D : *Vrai*. À évoquer devant une surdité de perception bilatérale prédominante sur les fréquences aiguës.

Question 4
Réponse : A, B.
Commentaire :
B : *Vrai*. Travail notamment de la lecture labiale.
C : *Faux*. Indiqué dans les surdités brusques précocement, mais aucun intérêt pour les presbyacousies.
E : *Faux*. Réservé aux surdités profondes bilatérales en cas d'échec d'appareillage conventionnel.

Question 5
Réponse : C.
Commentaire :
A : *Faux*. À 3 mois.
B : *Faux*. À 9 mois.
C : *Vrai*. Vers 1 an.
D : *Faux*. Vers 18 mois.
E : *Faux*. Vers 3 ans.

Question 6
Réponse : A, B, D.
Commentaire :
A : *Vrai*. À tout âge.
B : *Vrai*. À tout âge.
C : *Faux*. À partir de 5 ans, parfois même dès 3 ans.

Question 7
Réponse : C, D.
Commentaire :
A : *Faux*. Les OEA quand elles sont présentes permettent de dire que l'enfant n'a pas de surdité moyenne à profonde ; l'inverse n'est pas vrai.

Question 8
Réponse : C, D.
Commentaire :
A : *Faux*. Cinquante mots vers 18 mois.
E : *Faux*. Redouble les syllabes vers 10 mois.

Question 9
Réponse : A, B, C, D, E.
Commentaire :
D : *Vrai*. L'absence ou le retard de développement du langage doivent faire évoquer une surdité chez l'enfant.

Question 10
Réponse : B, C, D.
Commentaire :
A : *Faux*. Pas à 3 ans.
B : *Vrai*. Possible dès la naissance.
E : *Faux*. Pas pour confirmer la surdité ; fait parfois partie du bilan étiologique.

Question 11
Réponse : A, D, E.
Commentaire :
B : *Faux*. Fait partie des causes génétiques.
C : *Faux*. Causes génétiques, non acquises.

Question 12
Réponse : B, D.
Commentaire :
A : *Faux*. Les surdités génétiques sont plus fréquentes que les surdités acquises (en cas de surdité profonde bilatérale), hors otite séromuqueuse.
E : *Faux*. Fait partie des surdités d'origine génétique.

Question 13
Réponse : A, C, E.
Commentaire :
B : *Faux*. Réservé aux surdités sévères ou profondes avec échec de l'appareillage auditif.
C : *Vrai*. Toujours : acquisition et correction du langage.
E : *Vrai*. Toujours.

Question 14
Réponse : B, D.

Grille d'évaluation

	Réponses	Points	PMZ	SMZ	Autoévaluation
1	D	20			
2	A, E	30			
3	C, D	20			
4	A, B	20			
5	C	20			
6	A, B, D	20			
7	C, D	20			
8	C, D	20			
9	A, B, C, D, E	30			
10	B, C, D	20			
11	A, D, E	20			
12	B, D	20			
13	A, C, E	20			
14	B, D	20			
	Total	300			

Dossier clinique 6

ITEMS 89, 103.

Question 1
Réponse : A, D.
Commentaire :
A, D : *Vrai*. Par définition.
C : *Faux*. Distracteur.

Question 2
Réponse : A, D.
Commentaire :
A, D : *Vrai*. Par définition.

Question 3
Réponse : C.
Commentaire :
C : *Vrai*. Par définition.

Question 4
Réponse : A, E.
Commentaire :
D : *Faux*. Au contraire, une asymétrie auditive doit faire suspecter une cause tumorale ou neurologique.

Question 5
Réponse : A, D.
Commentaire :
A : *Vrai*. Seuil moyen à 52,5 dB.
B, E : *Faux*. Les courbes osseuse et aérienne étant collées.
D : *Vrai*. Seuil moyen à 27,5 dB.

Question 6
Réponse : A, B, D, E.
Commentaire :
A : *Vrai*. Par définition.
B : *Vrai*. Seuil auditif ou l'intelligibilité atteint 50 % au moins.

Question 7
Réponse : B, C, E.
Commentaire :
A : *Faux*. Toute asymétrie auditive doit faire pousser les investigations.
E : *Vrai*. Ici examen clé permettant de vérifier l'intégrité des voies nerveuses acoustiques.

Question 8
Réponse : B, C.
Commentaire :
A : *Faux*. Une aréflexie et une abolition de signes électrophysiologiques ne sont jamais normales.
C : *Vrai*. Puisque le nerf supérieur est testé ici par l'épreuve calorique et l'inférieur par les potentiels otolithiques myogéniques.

Question 9
Réponse : B.
Commentaire :
A : *Faux*. Le patient entend à gauche, sa surdité n'étant que modérée. Il y a forcément un nerf.
C : *Faux*. Le patient n'a qu'une surdité modérée. Ne pas confondre PEA et audiométrie.
E : *Faux*. Distracteur.

Question 10
Réponse : D.
Commentaire :
D : *Vrai*. Atteinte à la fois auditive et vestibulaire unilatérale avec PEA altérés, sans autre signe neurologique.

Question 11
Réponse : B, C, D.
Commentaire :
D : *Vrai*. Permet le diagnostic différentiel avec le méningiome.
E : *Faux*. Le quatrième ventricule est déformé.

Question 12
Réponse : D, E.
Commentaire :
E : *Vrai*. Comme toute tumeur intracrânienne.

Question 13
Réponse : B.
Commentaire :
B : *Vrai*. Souvent bilatérale.

Question 14
Réponse : B, D, E.
Commentaire :
C : *Faux*. Exceptionnelle, sauf en cas de neurofibromatose de type 2.
D, E : *Vrai*. Nerf de voisinage pouvant être envahi ou comprimé.

Question 15
Réponse : A, B.
Commentaire :
C : *Faux*. Ignorance inacceptable.
D : *Faux*. Proposée dans les carcinomes épidermoïdes essentiellement.
E : *Faux*. Proposée dans les carcinomes épidermoïdes essentiellement. Jamais appliquée en intracrânien.

Grille d'évaluation

	Réponses	Points	PMZ	SMZ	Autoévaluation
1	A, D	10			
2	A, D	10		B	
3	C	10		B	
4	A, E	10		D	
5	A, D	20			
6	A, B, D, E	10			
7	B, C, E	30		A	
8	B, C	30		A	
9	B	30			
10	D	30			
11	B, C, D	20			
12	D, E	20			
13	B	20			
14	B, D, E	30			
15	A, B	20		C, D, E	
	Total	300			

Commentaire global

- Le neurinome de l'acoustique, ou schwannome vestibulaire, est le plus souvent une tumeur bénigne d'évolution lente paucisymptomatique. Mais sa localisation peut engendrer des troubles graves, par compression du névraxe essentiellement.
- Le diagnostic doit être évoqué devant toute atteinte asymétrique de l'audition, de type neurosensoriel, sans explication évidente.
- Il faut se rappeler que l'atteinte des PEA est électivement comprise, du moins au début, entre les ondes I et III, du fait du siège de la tumeur dans l'angle pontocérébelleux entre la cochlée (génératrice de l'onde I) et les premiers relais auditifs des noyaux cochléaires dans le tronc cérébral (générateurs de l'onde III), avec comme conséquence un allongement de la latence de l'onde III, c'est-à-dire d'un allongement de l'intervalle I-III.
- Comme c'est une tumeur du nerf vestibulaire, l'atteinte de l'équilibre est quasi constante au moins sur les explorations complémentaires.
- L'IRM est indispensable de nos jours, quel que soit le résultat des PEA.
- La prise en charge est essentiellement conservatrice et observationnelle. Les petites tumeurs non compressives et non évolutives ne sont habituellement pas traitées.
- Pour les petites tumeurs évolutives, le choix du traitement doit être proposé entre radiochirurgie et chirurgie classique. Pour les grosses tumeurs compressives, seule la chirurgie est à proposer.

Dossier clinique 7
ITEM 89.

Question 1
Réponse : B, E.
Commentaire :
- A : *Faux*. Le Rinne négatif des deux côtés implique une atteinte de transmission des deux côtés.
- B : *Vrai*. Il y a une atteinte de transmission des deux côtés mais on ne peut pas déduire de l'acoumétrie l'atteinte de perception éventuelle.
- C, D : *Faux*. Il ne peut pas exister de surdité de perception avec Rinne négatif.
- E : *Vrai*. Il y a une atteinte de transmission des deux côtés car le Rinne est négatif des deux côtés.

Question 2
Réponse : D, E.
Commentaire :
- D, E : *Vrai*. Le test de Weber consiste à placer le diapason sur le crâne en position médiane, par définition.

Question 3
Réponse : C, D.
Commentaire :
- D : *Vrai*. Le diapason est mieux perçu grâce à l'amplification acoustique naturelle du système tympano-ossiculaire.

Question 4
Réponse : B.
Commentaire :
- B : *Vrai*. Par définition.

Question 5
Réponse : A, B.
Commentaire :
- A : *Vrai*. Devant une surdité de transmission, la membrane tympanique et le cavum tympani peuvent être altérés : le tympanogramme vérifie leur intégrité.
- B : *Vrai*. Devant une surdité de transmission, la chaîne ossiculaire peut être altérée. Le réflexe stapédien permet de vérifier l'absence de blocage ossiculaire.
- C : *Faux*. Testent les voies auditives neurologiques : aucun intérêt dans les surdités de transmission.
- D : *Faux*. Teste le cortex auditif : aucun intérêt dans les surdités de transmission.
- E : *Faux*. Testent l'organe de Corti (cellules ciliées externes) : aucun intérêt dans les surdités de transmission.

Question 6
Réponse : A.
Commentaire :
- A : *Vrai*. Si le tympanogramme est normal dans une surdité de transmission, alors c'est que la chaîne ossiculaire est bloquée.
- B : *Faux*. La myopathie est heureusement très rare et s'exprime par d'autres signes associés à l'atteinte auditive. Ce diagnostic n'est donc pas très probable.
- C : *Faux*. L'audiogramme montre une courbe osseuse quasi normale ; il n'y a pas de surdité de perception.
- D : *Faux*. Impossible avec un tympanogramme normal.

Question 7
Réponse : C, E.
Commentaire :
- A : *Faux*. Retrouvée dans tous les types de surdité.
- B : *Faux*. Aucun rapport : distracteur.
- C : *Vrai*. Très évocateur d'otospongiose.
- D : *Faux*. Non spécifique.
- E : *Vrai*. Permet d'éliminer une séquelle d'otite qui aurait bloqué la chaîne ossiculaire.

Question 8
Réponse : E.
Commentaire :
- A : *Faux*. Exceptionnel.
- B : *Faux*. Pas de notion de traumatisme, pas d'antécédent d'otite.
- C : *Faux*. Possible mais très rare.
- D : *Faux*. La presbyacousie s'exprime par une surdité de perception.
- E : *Vrai*. Diagnostic de loin le plus probable devant une surdité de transmission à tympan normal sans antécédent d'otite et aggravée par la grossesse.

Question 9
Réponse : D.
- A : *Faux*. Aucune utilité dans les surdités de transmission.
- B : *Faux*. Aucun rapport ici : distracteur.
- C : *Faux*. Jamais de scanner injecté dans la surdité de transmission : inutile et prise de risque de réaction au produit de contraste inadmissible.
- D : *Vrai*. Permet de voir les foyers osseux anormaux labyrinthiques et de vérifier l'absence de malformation labyrinthique ou d'autres causes très rares.
- E : *Faux*. Jamais effectuée en clinique : distracteur.

Question 10
Réponse : A, B, C, D, E.
Commentaire :
- A, B, C, D : *Vrai*. Anatomie classique des éléments de base de l'oreille à connaître.

Question 11
Réponse : A, B, C, D, E.
Commentaire :
- A, B, C, D : *Vrai*. Anatomie classique des éléments de base de l'oreille à connaître.
- E : *Vrai*. Réponse très sélective.

Question 12
Réponse : A, B, C.
Commentaire :
- A, B, C : *Vrai*. Risque classique que le patient doit connaître.
- E : *Faux*. Information fausse pénalisante sur le plan médico-légal.

Question 13
Réponse : D, E.
Commentaire :
A, B, C : *Faux*. Information fausse pénalisante sur le plan médico-légal.

Question 14
Réponse : D.
Commentaire :
D : *Vrai*. Par définition.

Question 15
Réponse : E.
Commentaire :
E : *Vrai*. Par définition.

Question 16
Réponse : B, C, E.
Commentaire :
D : *Faux*. Ne pas pénaliser pour rien la patiente déjà handicapée par sa surdité !

Grille d'évaluation

	Réponses	Points	PMZ	SMZ	Autoévaluation
1	B, E	5		A, C, D	
2	D, E	5			
3	C, D	10			
4	B	20			
5	A, B	20			
6	A	20		C	
7	C, E	10			
8	E	30			
9	D	30		B, C, E	
10	A, B, C, D, E	20			
11	A, B, C, D, E	30			
12	A, B, C	10		E	
13	D, E	20		A, B, C	
14	D	30			
15	E	20			
16	B, C, E	20		A, D	
	Total	300			

Commentaire global
- L'otospongiose est génétiquement transmise sur le mode autosomique dominant.
- Certains facteurs sont aggravants du défaut de renouvellement osseux, tels que les œstrogènes, expliquant la prépondérance féminine malgré la transmission autosomique. Mais il faut des doses massives d'œstrogènes pour accélérer l'otospongiose. Il n'y a aucune preuve que la pilule contraceptive œstrogénée soit néfaste.
- Le diagnostic est évoqué devant une surdité de transmission à tympan normal.
- Le scanner est de nos jours indispensable :
  - pour confirmer la présence de foyer otospongieux ;
  - pour éliminer une autre cause (méningocèle, blocage malléaire attical, malformation labyrinthique) ;
  - pour établir un état des lieux avant une éventuelle chirurgie : une déminéralisation trop étendue autour du labyrinthe interdira la chirurgie.
- L'appareillage auditif et très efficace dans l'otospongiose et doit être proposé au même titre que la chirurgie.
- La chirurgie n'a jamais ralenti l'évolution de la maladie.

Dossier clinique 8
ITEM 89.

Question 1
Réponse : A.
Commentaire :
A : *Vrai*. Écart entre la voie osseuse et la voie aérienne.
B : *Faux*. Normal.
C, E : *Faux*. Voie osseuse normale.
D : *Faux*. Normal.

Dossiers cliniques progressifs

Question 2
Réponse : A, D.
Commentaire :
A, D : *Vrai*. Surdité de transmission droite.

Question 3
Réponse : A, D.
Commentaire :
A : *Vrai*. Surdité de transmission droite.
D : *Vrai*. Audition normale.

Question 4
Réponse : A, C.
Commentaire :
B : *Faux*. Le plus probable, mais pas certain.
D : *Faux*. Examen ORL otoscopique d'abord.
E : *Faux*. Audiométrie vocale nécessaire.

Question 5
Réponse : A, B.

Question 6
Réponse : A, B.
Commentaire :
C : *Faux*. Origine multifactorielle.
D : *Faux*. Otospongiose cochléaire.

Question 7
Réponse : A, B, C.
Commentaire :
D : *Faux*. Si oreille unique.
E : *Faux*. Conseillé mais obligatoire seulement avant chirurgie.

Question 8
Réponse : E.

Question 9
Réponse : A, B.
Commentaire :
A : *Vrai*. Perforation + squames épidermiques + coulée inflammatoire du CAE.
B : *Vrai*. Le renfort cartilagineux limite la rétraction.
C : *Faux*. Physiopathologie souvent retenue.

Question 10
Réponse : B, C, D.

Question 11
Réponse : C.
Commentaire :
A : *Faux*. Cochlée intacte.
B : *Faux*. Labyrinthe non visible.
C : *Vrai*. Lyse osseuse en regard de l'opacité.

Question 12
Réponse : B.
Commentaire :
A : *Faux*. Cochlée non visible.
B : *Vrai*. Canal latéral ouvert avec lyse osseuse en regard de l'opacité.

Grille d'évaluation

	Réponses	Points	PMZ	SMZ	Autoévaluation
1	C	25			
2	A, D	25			
3	A, D	25			
4	A, C	25			
5	A, B	25			
6	A, B	25			
7	A, B, C	25			
8	E	25			
9	A, B	25			
10	B, C, D	25			
11	C	25			
12	B	25			
	Total	300			

Dossier clinique 9
ITEM 90.

Question 1
Réponse : B, C.
Commentaire :
A : *Faux*. Il ne s'agit pas de la localisation de la parotide.
D : *Faux*. Le secteur IV correspond au secteur sus-claviculaire.
E : *Faux*. La thyroïde est moulée sur l'axe trachéal. Les lésions thyroïdiennes ou kystes du tractus thyréoglosse sont médians.

Question 2
Réponse : B, C.
Commentaire :
A : *Faux*. Syndrome de Heerfordt : parotidomégalie bilatérale + uvéite + paralysie faciale.
D : *Faux*. Sialite à l'origine d'une inflammation aiguë de la glande.
E : *Faux*. Tuméfaction en regard de la parotide.

Question 3
Réponse : A, C, E.
B : *Faux*. TDM.
C : *Vrai*. Rehaussement des vaisseaux jugulocarotidiens.
D : *Faux*. Coupe passant par la mandibule.
E : *Vrai*. L'échographie est un examen intéressant pour étudier les glandes submandibulaires.

Question 4
Réponse : B, D.
Commentaire :
C : *Faux*. Muscles du plancher de la bouche.
E : *Faux*. On retrouve les artères carotides externe et interne, la veine jugulaire interne, le nerf pneumogastrique (X).

Question 5
Réponse : A, C, D, E.
Commentaire :
B : *Faux*. Canal de Wharton (ou conduit submandibulaire).

Question 6
Réponse : A, B, C, E.
Commentaire :
D : *Faux*. Du fait de l'abcès, la chirurgie par voie endoscopique n'est pas indiquée.

Question 7
Réponse : A, C.
Commentaire :
B : *Faux*. Il n'y a pas de raison qu'un abcès submandibulaire entraîne un œdème sous-glottique.
D : *Faux*. Il persiste les glandes salivaires accessoires et les parotides.

Question 8
Réponse : A, B, D.
Commentaire :
C : *Faux*. Dans la loge jugulocarotidienne.
E : *Faux*. Muscle tendu entre le cartilage thyroïde et le sternum.

Question 9
Réponse : B.
Commentaire :
A : *Faux*. Le muscle attire la lèvre supérieure vers le haut et l'extérieur.
C : *Faux*. Nerf moteur de la langue.
D : *Faux*. Sensibilité des deux tiers antérieurs de la langue.
E : *Faux*. Paralysie faciale totale.

Question 10
Réponse : A.
Commentaire :
E : *Faux*. C'est l'inverse.

Question 11
Réponse : A, B, C, D, E.
Commentaire :
C : *Vrai*. Recherche du syndrome de Gougerot-Sjögren.
E : *Vrai*. Pour éliminer une pathologie tuberculeuse débutante.

Question 12
Réponse : A, B, D, E.
Commentaire :
C : *Faux*. Une hypothyroïdie.

Grille d'évaluation

	Réponses	Points	PMZ	SMZ	Autoévaluation
1	B, C	40		A, E	
2	B, C	30			
3	A, C, E	15		D	
4	B, D	20			
5	A, C, D, E	20	A		
6	A, B, C, E	20			
7	A, C	20			
8	A, B, D	20			

	Réponses	Points	PMZ	SMZ	Autoévaluation
9	B	15		C	
10	A	40			
11	A, B, C, D, E	30			
12	A, B, D, E	30			
	Total	300			

Commentaire global
- La maladie lithiasique des glandes salivaires touche préférentiellement la glande submandibulaire.
- La symptomatologie est rythmée par les repas.
- L'échographie est l'examen de choix dans un premier temps pour mettre en évidence le calcul.
- En cas d'évolution de la symptomatologie avec apparition de fièvre, d'une inflammation cutanée, d'un écoulement purulent à l'ostium du Wharton, il faut suspecter un abcès de la loge sous-mandibulaire.

Dossier clinique 10
ITEMS 90, 101.

Question 1
Réponse : D.
Commentaire :
A : *Faux*. Car prédomine sur le territoire inférieur.
B : *Faux*. Dissociation automatico-volontaire lors de la paralysie faciale centrale.
C : *Faux*. Sensibilité cornéenne assurée par le V.
E : *Faux*. La partie pétreuse de l'os temporal.

Question 2
Réponse : A, C.
Commentaire :
B : *Faux*. Pas de paralysie de l'élévateur de la paupière supérieure. Troubles de l'occlusion de l'œil.
C : *Vrai*. L'œil se porte en dehors et en haut lors de l'occlusion palpébrale.
D : *Faux*. Déviée du côté sain.
E : *Faux*. Hypoesthésie de la conque (zone de Ramsay-Hunt).

Question 3
Réponse : A, C, E.
Commentaire :
B : *Faux*. Le nerf facial émerge bien au-dessus de C2-C3.
D : *Faux*. Le syndrome de Heerfordt se caractérise par une uvéite antérieure bilatérale avec parotidite bilatérale et paralysie faciale.

Question 4
Réponse : A, B.
Commentaire :
C : *Faux*. Le déficit est en aval des fibres provenant du noyau salivaire.
D : *Faux*. L'atteinte est située au niveau du foramen stylomastoïdien ou en aval car les différents tests sont normaux.
E : *Faux*. Ils testent le muscle de l'étrier.

Question 5
Réponse : D.
Commentaire :
A : *Faux*. L'otoscopie est normale.
B : *Faux*. La paralysie faciale d'apparition progressive est évocatrice d'une lésion maligne.
C : *Faux*. Le patient ne présente pas le tableau clinique typique et surtout ne présente pas de trismus.
E : *Faux*. La paralysie faciale fait plutôt évoquer une pathologie maligne d'emblée.

Question 6
Réponse : A, C, D.
Commentaire :
C : *Vrai*. Les vaisseaux sont rehaussés par le produit de contraste.
D : *Vrai*. C1 et la dent de C2 sont visibles en arrière.
E : *Faux*. L'IRM est un meilleur examen que la TDM pour visualiser la parotide et permet d'aider au diagnostic préopératoire.

Question 7
Réponse : B, C, D, E.
Commentaire :
A : *Faux*. Sinus maxillaire.
D : *Vrai*. Branche montante de la mandibule.

Question 8
Réponse : A, D.

Question 9
Réponse : B, C.
Commentaire :
A : *Faux*. Tumeur bénigne.
D : *Faux*. Tumeur bénigne ; aspect TDM de la lésion et de l'adénopathie peu favorables.
E : *Faux*. Lésion bénigne, sous-cutanée.

Question 10
Réponse : A, B, D.
Commentaire :
C : *Faux*. Canal de Sténon (ou conduit parotidien).
E : *Faux*. Le nerf facial chemine dans la glande parotide.

Question 11
Réponse : A, B, C, D, E.

Question 12
Réponse : B.
Commentaire :

D : *Faux*. Paralysies faciales à répétition, œdème de la face et langue scrotale.

Grille d'évaluation

	Réponses	Points	PMZ	SMZ	Autoévaluation
1	D	35			
2	A, C	35			
3	A, C, E	35			
4	A, B	35			
5	D	20			
6	A, C, D	20			
7	B, C, D, E	20			
8	A, D	20			
9	B, C	20			
10	A, B, D	20			
11	A, B, C, D, E	20			
12	B	20			
	Total	300			

Commentaire global
- La paralysie faciale périphérique touche la partie haute et la partie basse de la face.
- Les tumeurs malignes de la parotide sont relativement rares.
- Mais une paralysie faciale d'apparition progressive associée à une tuméfaction parotidienne doit faire évoquer une pathologie maligne.
- L'IRM associée à la cytoponction parotidienne peut aider le diagnostic préopératoire.
- Mais le diagnostic de certitude ne peut être établi que lors de l'examen anatomopathologique de la pièce opératoire.

Dossier clinique 11
ITEMS 90, 220.

Question 1
Réponse : C, D, E.
Commentaire :
C : *Vrai*. La glande salivaire submandibulaire est située dans une loge musculoconjonctive de part et d'autre du muscle mylohyoïdien au-dessus du muscle digastrique.

Question 2
Réponse : A, C, D.
Commentaire :
D : *Vrai*. La glande salivaire submandibulaire est à la face inférieure et médiale de la branche horizontale de la mandibule, ce qui explique l'importance clinique de la palpation bidigitale sur la face externe cervicale et la face pelvienne endobuccale.

Question 3
Réponse : A, B, C.
Commentaire :
C : *Vrai*. Trois éléments nerveux sont à considérer dans la loge submandibulaire : le nerf lingual sensitif, branche du nerf mandibulaire, troisième branche du nerf trijumeau ; le nerf hypoglosse, moteur de la langue (XIIe nerf crânien) ; le ganglion nerveux submandibulaire à la face supérieure de la glande, acheminant l'innervation sécrétoire.

Question 4
Réponse : C, D, E.
Commentaire :
A : *Faux*. L'aspect dur de la glande n'est pas en faveur d'une infection.
C : *Vrai*. La pathologie rétentionnelle de la glande salivaire submandibulaire est le plus souvent en cause (bouchon muqueux, lithiase…). Mais la pathologie tumorale notamment maligne doit dans tous les cas être évoquée devant une « grosse » glande salivaire pierreuse !

Question 5
Réponse : A, C, D.
Commentaire :
C : *Vrai*. L'atteinte nerveuse déficitaire sensitive ou motrice doit toujours faire évoquer une pathologie maligne.

Question 6
Réponse : C.

Commentaire :
C : *Vrai.* L'hémi-langue paralysée rapidement hypotrophique puis atrophique explique que la protraction linguale « montre » par sa pointe déviée le côté déficitaire.
E : *Faux.* Les paralysies du XII et de la branche labiomentonnière du VII sont en faveur d'une lésion tumorale.

Question 7
Réponse : A, C, D.
Commentaire :
C : *Vrai.* La stratégie « maximaliste » d'imagerie est actuellement remise en cause pour des raisons économiques… L'échographie associée éventuellement à une ponction cytologique écho-guidée peut être couplée à une tomodensitométrie ou une IRM.

Question 8
Réponse : D, E.
Commentaire :
A : *Faux.* Les infections des glandes salivaires, notamment submandibulaire, ne sont pas rares chez les patients diabétiques, au mauvais état dentaire en général ; une pathologie tumorale maligne peut parfois s'associer à une surinfection rétentionnelle.

Question 9
Réponse : A, B, C.
Commentaire :
A : *Vrai.* Les adénocarcinomes de la glande submandibulaire ne sont pas très lymphophiles… et la multiplication des adénopathies satellites doit faire évoquer plutôt une hémopathie ; néanmoins, toute pathologie maligne peut avoir une diffusion lymphatique et les aires en cause pour la glande salivaire submandibulaire sont préférentiellement les aires I, II et III.

Question 10
Réponse : A, B.
Commentaire :
A : *Vrai.* La TDM reste l'imagerie d'extension de référence de la pathologie maligne cervicofaciale.

Question 11
Réponse : B, C.
Commentaire :
B : *Vrai.* L'exérèse complète de la glande salivaire préservant si possible les éléments nerveux de la loge et l'analyse des secteurs lymphatiques de I à III ont une importance histopathologique thérapeutique pour une radiothérapie postopératoire éventuelle mais aussi pronostique.

Question 12
Réponse : B, C.
Commentaire :
C : *Vrai.* L'adénocarcinome différencié et le carcinome adénoïde kystique sont deux tumeurs de haute malignité, peu radiosensibles, pour lesquelles le geste chirurgical doit être particulièrement complet.

Grille d'évaluation

	Réponses	Points	PMZ	SMZ	Autoévaluation
1	C, D, E	30	C		
2	A, C, D	30	D		
3	A, B, C	30		D	
4	C, D, E	30	C		
5	A, C, D	20			
6	C	20			
7	A, C, D	20			
8	D, E	30			
9	A, B, C.	20			
10	A, B	20			
11	B, C	20			
12	B, C	30			
	Total	300			

Dossiers cliniques progressifs

Commentaire global

- L'exploration clinique de la loge submandibulaire demande une palpation bidigitale cervicale sous-mandibulaire et pelvibuccale le long du canal salivaire excréteur.
- L'échographie cervicale est l'imagerie de première intention, analysant lithiase, rétention voire processus intraglandulaire tumoral mais aussi les adénopathies cervicales satellites. Elle peut être associée à une ponction cytologique écho-guidée.
- La TDM avec injection de produit de contraste est l'imagerie de référence : elle permet l'exploration de la pathologie abcédée et/ou tumorale, les aires lymphatiques cervicales, et elle peut être facilement associée à une exploration thoracique si une lésion maligne est évoquée.
- L'IRM cervicale distingue processus inflammatoire et processus tumoral, tout en caractérisant la tumeur bénigne ou maligne.
- Contrairement à la glande parotide, les tumeurs de la glande submandibulaire sont le plus souvent malignes et parfois associées à des phénomènes rétentionnels. Un bilan d'extension locorégional et général est donc important, de même que l'analyse des comorbidités du patient pour lequel un geste chirurgical carcinologique va être souhaitable.

Dossier clinique 12

ITEMS 89, 99, 150, 298.

Question 1
Réponse : C, E.
Commentaire :
A : *Faux*. Pas de signe rhinologique.
B : *Faux*. L'œil est calme.
C : *Vrai*. Présentation compatible (territoire V2).
D : *Faux*. Pas de symptomatologie inflammatoire.
E : *Vrai*. Présentation compatible (homme, douleur hémifaciale).

Question 2
Réponse : A, C, E.
Commentaire :
A : *Vrai*. Typique des névralgies secondaires.
B : *Faux*. Relativement typique d'une névralgie du trijumeau, même essentielle.
C : *Vrai*. L'atteinte oculaire témoigne d'une atteinte de plusieurs branches (V1 en plus du V2).
D : *Faux*. Assez typique de la névralgie essentielle, qui est exceptionnellement bilatérale.
E : *Vrai*. Pas de *trigger zone*.

Question 3
Réponse : C, D.
Commentaire :
A : *Faux*. Souvent une seule branche, rarement deux, jamais trois.
B : *Faux*. Intervalle libre assez typique.
C : *Vrai*. Pas de trouble sensitif intercurrent.
D : *Vrai*. *Trigger zone*.
E : *Faux*. Exceptionnellement bilatérale.

Question 4
Réponse : A, D, E.
Commentaire :
A : *Vrai*. Description typique.
B : *Faux*. Justement, ne correspond pas à un territoire nerveux.
C : *Faux*. Unilatéral, toujours du même côté.
D : *Vrai*. Typiquement associés.
E : *Vrai*. Pas d'atteinte neurologique.

Question 5
Réponse : B, C.
Commentaire :
A : *Faux*. Non indiqué en première intention.
B : *Vrai*. Indispensable dans ce tableau clinique.
C : *Vrai*. Imagerie indispensable devant un tableau atypique.
D : *Faux*. Aucun intérêt en première intention.
E : *Faux*. Aucun intérêt.

Question 6
Réponse : C, D, E.
Commentaire :
A : *Faux*. Coupe axiale.
B : *Faux*. Sinus maxillaire.
C, D, E : *Vrai*. Anatomie.

Question 7
Réponse : B, D.
Commentaire :
A : *Faux*. Terrain non compatible.
B : *Vrai*. Typique.
C : *Faux*. Localisation différente, terrain différent.
D : *Vrai*. Possible.
E : *Faux*. Imagerie totalement différente, histoire de la maladie également.

Question 8
Réponse : E.
Commentaire :
B : *Faux*. Possible mais moins fréquent.
E : *Vrai*. De loin le plus fréquent.

Question 9
Réponse : B, C.
Commentaire :
A : *Faux*. Non indiquée, scanner et bilan d'extension régional et à distance.
B : *Vrai*. Indispensable pour la preuve histologique.
C : *Vrai*. Indispensable pour évaluer morphologiquement le rhinopharynx et l'extension locale de la lésion.
D, E : *Faux*. Hors sujet.

Question 10
Réponse : A, D.
Commentaire :
A : *Vrai*. Extension régionale, thoracique.
B : *Faux*. L'absence d'injection ne permet pas de voir d'éventuelles métastases.

C : *Faux*. Non indiquée dans cette pathologie.
D : *Vrai*. Extension à distance.
E : *Faux*. Non indiquée, étiologie non liée à l'alcoolo-tabagisme.

Question 11
Réponse : A, B.
Commentaire :
A, B : *Vrai*. Traitement de référence.
C : *Faux*. Non indiqué.
D : *Faux*. Manque la radiothérapie.
E : *Faux*. Pas en première intention, uniquement pour le reliquat post-thérapeutique.

Question 12
Réponse : A, B, C.
Commentaire :
A : *Vrai*. Dépistage d'une atteinte osseuse, complication de la radiothérapie (radionécrose).
B : *Vrai*. Surveillance clinique de la muqueuse du rhinopharynx.
C : *Vrai*. Analyse précise des tissus mous du rhinopharynx.
D : *Faux*. Non indiquée dans cette pathologie.
E : *Faux*. Non indiquée (étiologie différente des autres cancers des VADS).

Question 13
Réponse : A, B, C.
Commentaire :
A : *Vrai*. Possible, dans le contexte.
B : *Vrai*. Possible, au vu de l'âge et du métier exercé dans un environnement bruyant.
C : *Vrai*. Fréquente après irradiation du nasopharynx.
D : *Faux*. Rarement bilatéral, hors contexte.
E : *Faux*. Hors contexte.

Question 14
Réponse : B, C, D.
Commentaire :
A : *Faux*. Le diagnostic est clinique.
B : *Vrai*. Indispensable.
C : *Vrai*. Très utile pour confirmer le diagnostic avant l'audiométrie.
D : *Vrai*. Seul examen pour évaluer le retentissement auditif.
E : *Faux*. Hors sujet.

Question 15
Réponse : B, D.

Grille d'évaluation

	Réponses	Points	PMZ	SMZ	Autoévaluation
1	C, E	15		A	
2	A, C, E	30			
3	C, D	15			
4	A, D, E	15			
5	B, C	30			
6	C, D, E	30			
7	B, D	15	B	E	
8	E	15	E		
9	B, C	15	B		
10	A, D	30	D		
11	A, B	15	A, B		
12	A, B, C	15			
13	A, B, C	15			
14	B, C, D	15		A	
15	B, D	30	B		
	Total	300			

Dossiers cliniques progressifs

Commentaire global

- Toujours avoir un bilan exhaustif avant de poser un diagnostic de névralgie essentielle du trijumeau.
- L'anatomie c'est facile et ça peut rapporter beaucoup de points…
- L'UCNT du cavum est le type de tumeur le plus fréquent ; c'est l'étiologie phare à évoquer devant un épaississement du cavum chez un Maghrébin de 50 ans.
- Sans connaître parfaitement la surveillance, les examens en faisant partie sont nécessaires à connaître.
- Surdité de transmission = problème dans la transmission du son, donc différence entre courbes aérienne et osseuse.

Pièges à éviter

- Névralgie du trijumeau essentielle toujours systématisée au territoire d'une seule branche, très rarement deux, et jamais trois, et pas de douleur intercurrente.
- Étiologie différente entre cancer du cavum et autres cancers des VADS ; la panendoscopie n'est pas nécessaire dans le bilan d'un cancer du cavum.
- Le diagnostic d'OSM est clinique.

Points clés

- La névralgie du trijumeau essentielle touche le territoire d'une seule branche et il n'y a pas de douleur entre les crises.
- Les algies vasculaires de la face ne sont pas systématisées en un territoire nerveux et s'associent à des phénomènes vasomoteurs.
- Un bilan étiologique complet, notamment une imagerie injectée et une fibroscopie du cavum, doit être réalisé avant de poser un diagnostic de névralgie essentielle.
- Les cancers du cavum ont une étiologie différente des autres cancers des VADS et ne comportent pas les facteurs de risque alcool/tabac. Le type histologique est différent, les cancers du cavum étant des UCNT (indifférenciés), tandis que les cancers des VADS sont le plus fréquemment des carcinomes épidermoïdes.
- Le traitement d'un UCNT du cavum comprend en première intention une irradiation locale et des aires ganglionnaires, même lorsqu'il est N0.
- Le diagnostic d'OSM est clinique ; il en résulte une surdité de transmission.

Dossier clinique 13

ITEMS 81, 99, 100, 148, 330.

Question 1
Réponse : A, C.
Commentaire :
A : *Vrai*. Possible, au vu de l'interrogatoire.
B : *Faux*. Non décrites.
C : *Vrai*. Pas d'aura décrite dans l'observation.
D : *Faux*. L'aura survient avant la céphalée.
E : *Faux*. Localisation et fréquence différentes des douleurs, souvent non douloureuse.

Question 2
Réponse : B, D, E.
Commentaire :
A : *Faux*. N'oriente pas vers le diagnostic.
B : *Vrai*. Critère diagnostique.
C : *Faux*. Nausées et vomissements possibles dans la migraine.
D : *Vrai*. Durée de 4 à 72 heures.
E : *Vrai*. Souvent unilatérale, majoritairement frontotemporale.

Question 3
Réponse : A, B, C.
Commentaire :
A : *Vrai*. Recherche un trouble de réfraction, type hypermétropie, qui peut donner des céphalées.
B : *Vrai*. Éliminer une atteinte neurologique en recherchant un déficit focal.
C : *Vrai*. Éliminer une sinusite notamment.
D : *Faux*. Pas d'antécédent, pas de signe vasculaire inquiétant à l'interrogatoire.
E : *Faux*. Hors contexte.

Question 4
Réponse : E.
Commentaire :
A : *Vrai*. L'anamnèse est typique ; aucun examen complémentaire n'est nécessaire au diagnostic différentiel.

Question 5
Réponse : B, C.
Commentaire :
A : *Faux*. Non indiqués.
B : *Vrai*. Traitement de la crise.
C : *Vrai*. Traitement de la crise en cas d'inefficacité des autres antalgiques.
D : *Faux*. Traitement préventif de la migraine mais, dans ce cas précis, la patiente est asthmatique… : l'asthme est une contre-indication au traitement bêtabloquant.
E : *Faux*. Indiqué dans les névralgies du trijumeau résistantes au traitement médical.

Question 6
Réponse : B, C, D.
Commentaire :
A : *Faux*. Conséquence de l'hypercorticisme iatrogène des corticoïdes.
B : *Vrai*. Réactions cutanéo-muqueuses imposant l'arrêt du traitement.
C : *Vrai*. Fréquentes, parfois symptômes d'un ulcère iatrogène.
D : *Vrai*. Effet pharmacodynamique.
E : *Faux*. Plutôt pour les corticoïdes.

Question 7
Réponse : A, C, D, E.
Commentaire :
- A : *Vrai*. Un des critères de migraine sans aura est la durée de 4 à 72 heures.
- B : *Faux*. La patiente n'a jamais eu d'auras.
- C : *Vrai*. Les migraines peuvent donner des céphalées bilatérales, mais cette crise bilatérale est différente des crises habituelles de la patiente.
- D : *Vrai*. Une migraine peut donner des douleurs rétro-orbitaires, cependant les crises habituelles de la patiente ne sont pas rétro-orbitaires.
- E : *Vrai*. Le contexte fébrile remet évidemment en cause le diagnostic de migraine pour cet épisode.

Question 8
Réponse : C, D, E.
Commentaire :
- A : *Faux*. Le sinus maxillaire n'est pas visible sur cette coupe.
- B : *Faux*. L'ethmoïde est antérieur au sphénoïde.
- C : *Vrai*. Opacité complète du sinus sphénoïde gauche.
- D : *Vrai*. Clivus.
- E : *Vrai*. Grande aile.

Question 9
Réponse : A, C.
Commentaire :
- A : *Vrai*. L'indication est évidente.
- B : *Faux*. Contre-indication formelle des AINS.
- C : *Vrai*. Le traitement local permettra d'améliorer plus rapidement les symptômes.
- D : *Faux*. Non indiqué en première intention.
- E : *Faux*. Pas pour une sinusite simple telle que celle-ci.

Question 10
Réponse : A, B.
Commentaire :
- A : *Vrai*. Évaluer l'ostium sphénoïdal, confirmer la sinusite, évaluer le bombement rétropharyngé et la filière respiratoire.
- B : *Vrai*. Indispensable, l'injection va permettre de chercher une complication vasculaire ou un abcès.
- C : *Faux*. Pas d'intérêt sans injection.
- D : *Faux*. Doit être fait pour repérer une HTIC, mais n'est pas diagnostique.
- E : *Faux*. Pas en urgence…, pas dans ce contexte.

Question 11
Réponse : B, D.
Commentaire :
- A : *Faux*. Aucun signe de kératite ni d'endophtalmie.
- B : *Vrai*. Contexte, bombement rétropharyngé, ophtalmoplégie.
- C : *Faux*. Cellulite orbitaire oui, mais aucune information concernant une uvéite.
- D : *Vrai*. Contexte, œdème orbitaire, chémosis et ophtalmoplégie.
- E : *Faux*. Sinusite sphénoïdale oui, mais pas de décompensation d'asthme (dyspnée laryngée/inspiratoire).

Question 12
Réponse : A, D, E.
Commentaire :
- A : *Vrai*. Le risque vital immédiat est l'arrêt respiratoire obstructif. Sécuriser les voies aériennes est l'urgence absolue (intubation/trachéotomie).
- B : *Faux*. Le traitement étiologique sera fait dans la foulée.
- C : *Faux*. Thrombose septique qui s'améliore sous antibiotique et anticoagulants en première intention.
- D : *Vrai*. Sinusite sphénoïdale aiguë compliquée, donc drainage chirurgical en urgence.
- E : *Vrai*. Indispensable… au cas où vous ne l'ayez pas remarqué.

Question 13
Réponse : B, C, D.
Commentaire :
- A : *Faux*. Fréquent après chirurgie endonasale.
- B : *Vrai*. Céphalées matinales avec vomissement = signe d'HTIC.
- C : *Vrai*. Évolution neurologique défavorable.
- D : *Vrai*. Évolution neurologique défavorable, signe d'HTIC.
- E : *Faux*. Diminution progressive de la douleur.

Question 14
Réponse : A, B.
Commentaire :
- A : *Vrai*. Explorer la baisse d'acuité visuelle, recherche l'œdème de la papille au fond d'œil (signe d'HTIC).
- B : *Vrai*. Imagerie indispensable en cas d'aggravation neurologique.
- C : *Faux*. Non indiqué en première intention dans ce contexte.
- D : *Faux*. Ne va pas permettre d'établir un diagnostic ni de repérer des complications.
- E : *Faux*. Hors contexte.

Question 15
Réponse : C.
Commentaire :
- A : *Faux*. Pas d'antécédent vasculaire, pas le contexte.
- B : *Faux*. Pas de traumatisme ni d'antécédent vasculaire.
- C : *Vrai*. Extension de la thrombose du sinus caverneux, avec réaction corticale (hypersignal).
- D : *Faux*. Hors contexte.
- E : *Faux*. Hors contexte, évolution lente.

Grille d'évaluation

	Réponses	Points	PMZ	SMZ	Autoévaluation
1	A, C	15		D	
2	B, D, E	15			
3	A, B, C	15			
4	E	15	E		
5	B, C	30			
6	B, C, D	15			
7	A, C, D, E	15	E		
8	C, D, E	30	C	A, B	
9	A, C	30	A	B	
10	A, B	15	B		
11	B, D	15			
12	A, D, E	30	A, E		
13	B, C, D	15			
14	A, B	15			
15	C	30			
	Total	300			

Commentaire global

- La classification de l'*International Headache Society* (2004) est très claire pour les migraines avec ou sans aura concernant les critères diagnostiques de migraine.
- Les céphalées secondaires ont globalement souvent une origine neurologique, ophtalmologique, dentaire ou ORL.
- Attention à ne pas méconnaître une céphalée secondaire chez une patiente migraineuse.
- Une complication fréquente d'une sinusite sphénoïdale est la thrombose du sinus caverneux qui se situe juste en arrière et en latéral.
- L'évolution peut être défavorable malgré un traitement bien conduit, comme l'extension d'une thrombose.
- L'apparition d'une baisse d'acuité visuelle dans un contexte thrombotique associé à des céphalées doit faire absolument suspecter une HTIC et on doit pratiquer un examen du fond d'œil.

Pièges à éviter

- L'aura est une manifestation qui survient *avant* la céphalée.
- Toujours faire attention au contexte et aux antécédents qui peuvent contre-indiquer certains traitements (allergie, asthme, AVK, etc.).
- On ne peut pas conclure à une crise migraineuse quand la céphalée n'est pas habituelle et/ou que l'examen clinique est anormal.

Points clés

- L'examen clinique doit être parfaitement normal pour affirmer une migraine, mais aucun examen complémentaire n'est nécessaire au diagnostic.
- Une sinusite aiguë simple nécessite un traitement antibiotique par voie générale (orale en première intention) et un traitement local.
- Une sinusite compliquée (abcès, thrombose, etc.) nécessite une antibiothérapie et un drainage chirurgical.
- L'œdème papillaire visible au fond d'œil est un signe d'HTIC facile à mettre en évidence ; cet examen est indispensable en cas de baisse d'acuité visuelle.

Dossier clinique 14

ITEMS 99, 100, 150, 151, 157, 177, 245, 247, 269.

Question 1
Réponse : B, E.
Commentaire :
A : *Faux*. La répétition des épisodes permet de diagnostiquer les migraines.
B : *Vrai*. Signe focal, excluant pour le moment le diagnostic de migraine.
C : *Faux*. Les migraines sont le plus souvent unilatérales.
D : *Faux*. Le caractère pulsatile est souvent typique des céphalées migraineuses.
E : *Vrai*. Durée de plus de 3 jours, excluant selon les critères 2004 de l'*International Headache Society* le diagnostic de migraine.

Question 2
Réponse : A, B, C.
Commentaire :
A : *Vrai*. Les tympans doivent impérativement être vus lors d'une otalgie.
B : *Vrai*. Une pathologie buccale ou pharyngée peut donner une otalgie réflexe.
C : *Vrai*. Rechercher une fièvre pour une pathologie infectieuse, une crise hypertensive pour une pathologie neurologique.
D : *Faux*. Hors contexte.
E : *Faux*. Les douleurs ophtalmologiques donnent rarement une otalgie.

Question 3
Réponse : A, C, E.
Commentaire :
A : *Vrai*. Traitement de référence.
B : *Faux*. Inutile car otite fermée. Un traitement local pourra être mis en place après la paracentèse.
C : *Vrai*. Traitement symptomatique.
D : *Faux*. Interdits lors d'une infection en cours.
E : *Vrai*. Patient diabétique, douloureux ; à visée antalgique et bactériologique.

Question 4
Réponse : A, C.
Commentaire :
A : *Vrai*. Évidemment, car évolution générale défavorable.
B : *Faux*. Inutile, une première a été faite, résultat disponible (2 jours) et tympan non bombant.
C : *Vrai*. Indispensable devant une céphalée fébrile.
D : *Faux*. L'examen abdominal étant rassurant, le scanner n'est pas nécessaire dans un premier temps.
E : *Faux*. Attendre d'avoir fait l'examen neurologique pour décider d'un scanner.

Question 5
Réponse : C, D, E.
Commentaire :
A : *Faux*. Une otite ne donne pas de douleur abdominale chez l'adulte.
B : *Faux*. Il n'y a pas de douleur abdominale lors d'un sepsis sévère extradigestif.
C : *Vrai*. Effet secondaire de la pristinamycine.
D : *Vrai*. Cétoacidose, gastroparésie.
E : *Vrai*. Fièvre, hypotension artérielle (84/42 mm Hg pour un patient douloureux…), examen abdominal normal chez un patient en rupture de traitement corticoïde au long cours.

Question 6
Réponse : B, C.
Commentaire :
A : *Faux*. La mastoïdite se diagnostique par un décollement et une rougeur rétroauriculaire.
B : *Vrai*. Confusion fébrile, syndrome infectieux avec otite moyenne aiguë chez un diabétique.
C : *Vrai*. À évoquer absolument devant une confusion fébrile avec raideur de nuque.
D : *Faux*. Ne rendrait pas le patient confus.
E : *Faux*. Pas d'hypertension, syndrome septique.

Question 7
Réponse : A, D, E.
Commentaire :
A : *Vrai*. Inflammation biologique à évaluer, glycémie à comparer au liquide cérébrospinal.
B, C : *Faux*. Pas à réaliser en urgence.
D : *Vrai*. Confusion fébrile, suspicion de méningite donc ponction lombaire impérative.
E : *Vrai*. Confusion fébrile, à faire.

Question 8
Réponse : B, C, E.
Commentaire :
A : *Faux*. C'est le contraire (cf. B).
B : *Vrai*. Consommation de glucose par les bactéries.
C : *Vrai*. Souvent > 1 g/l.
D : *Faux*. C'est le contraire (cf. C).
E : *Vrai*. Jamais de leucocytes en l'absence d'infection.

Question 9
Réponse : B, D.
Commentaire :
A : *Faux*. En fenêtre osseuse, aucun signe n'est visible. Le scanner est souvent normal ; l'IRM peut montrer un hypersignal méningé.
B : *Vrai*. Il existe sur ce scanner une brèche ostéoméningée gauche ; le patient ayant une otite moyenne aiguë gauche à *Haemophilus influenzae*…, le lien peut être fait.
C, E : *Faux*. (Cf. D).
D : *Vrai*. On voit le toit du rocher qui est horizontal, le CAE également.

Question 10
Réponse : A, D.
Commentaire :
A : *Vrai*. Le patient a été opéré pour un cholestéatome ayant pu éroder le toit du rocher.
B, C : *Faux*. En 6 jours, une lyse osseuse est plus qu'improbable.
D : *Vrai*. Iatrogénie probable.
E : *Faux*. L'ostéopénie du diabète est responsable de fracture lors de traumatismes, mais pas de perte osseuse de ce type.

Question 11
Réponse : B, E.
Commentaire :
A : *Faux*. Trop peu…
B : *Vrai*. Indispensable pour passer la barrière hématoencéphalique.
C : *Faux*. Pas dans l'urgence et le contexte septique.
D : *Faux*. Idéalement non, pour pouvoir surveiller la température.
E : *Vrai*. (Cf. D).

Question 12
Réponse : B, C.
Commentaire :
A : *Faux*. Non indiquée.
B : *Vrai*. Indispensable, car brèche ostéoméningée.
C : *Vrai*. Indispensable pour éviter un nouvel épisode.
D : *Faux*. Non indiquée, sauf en cas d'évolution défavorable.
E : *Faux*. Non indiqué (la brèche sera toujours là…).

Question 13
Réponse : B, E.
Commentaire :
A : *Faux*. Douleur en dehors d'un territoire trigéminé.
B : *Vrai*. Description typique, avec symptômes vasomoteurs (rhinorrhée unilatérale).
C : *Faux*. Apyrétique, examen clinique normal.
D : *Faux*. (Cf. E).
E : *Vrai*. Aucun examen complémentaire n'est nécessaire tant la description est typique.

Question 14
Réponse : A, C.
Commentaire :
A : *Vrai*. On sort du cadre de l'algie vasculaire de la face typique. La rhinorrhée doit être explorée ; on recherche une sinusite maxillaire gauche.
B : *Faux*. Non indiqué dans le contexte.
C : *Vrai*. Bilan étiologique nécessaire, car tableau atypique.
D : *Faux*. Non indiqué, pas de symptôme oculaire ou visuel récent.
E : *Faux*. Symptômes atypiques, donc examens complémentaires nécessaires.

Question 15
Réponse : C, D, E.
Commentaire :
A : *Faux*. La séquelle serait une lyse/« cicatrice » franche, focale.
B : *Faux*. L'ostéopénie diabétique donne une déminéralisation globale mais pas cet aspect.
C : *Vrai*. Sinusite maxillaire gauche ; aspect d'ostéomyélite typique.
D, E : *Vrai*. Anatomie.

Grille d'évaluation

	Réponses	Points	PMZ	SMZ	Autoévaluation
1	B, E	15			
2	A, B, C	15	C		
3	A, C, E	30	A	D	
4	A, C	15	C		
5	C, D, E	15			
6	B, C	30	C		
7	A, D, E	15	D		
8	B, C, E	15	E		
9	B, D	15			
10	A, D	15			
11	B, E	30			
12	B, C	15	B		
13	B, E	30			
14	A, C	15			
15	C, D, E	30			
	Total	300			

Commentaire global
- Toujours examiner les tympans lors d'une otalgie mais également toute la sphère ORL.
- Insuffisance surrénalienne aiguë : douleur abdominale avec hypotension artérielle, fièvre, dans un contexte d'arrêt brutal de corticoïdes oraux.
- Douleur abdominale chez un diabétique : gastroparésie, cétoacidose.
- Toute infection proche du cortex/de la méninge : suspecter un empyème.
- Une inflammation aiguë ne lyse pas l'os.
- Une brèche ostéoméningée se ferme en dehors d'une phase infectieuse aiguë.
- Critères cliniques précis pour les algies vasculaires de la face, mais bilan étiologique nécessaire dès que la clinique est atypique.

Pièges à éviter

- Pas d'antibiothérapie locale sur une OMA fermée.
- Pas d'AINS sur un processus infectieux en cours.
- Hémorragie méningée : céphalée brutale non fébrile.
- Attention aux effets secondaires des traitements : iatrogénie de la chirurgie, douleurs abdominales secondaires aux antibiotiques.

Points clés

- Critères diagnostiques de migraine résumés dans la classification 2004 de l'*International Headache Society*.
- Paracentèse si otite moyenne aiguë hyperalgique ou pour examen bactériologique.
- Vaccination indispensable en cas de brèche ostéoméningée.
- Pas de ponction lombaire ni de scanner de contrôle après une méningite avec évolution favorable.
- Une méningite bactérienne à la ponction lombaire donne une hyperprotéinorachie, une hypoglycorachie avec des leucocytes, dont la présence est pathologique dans le LCS.

Dossier clinique 15

ITEMS 99, 298.

Question 1
Réponse : A, C.
Commentaire :
A : *Vrai*. Définition d'une céphalée primaire : jamais associée à une lésion.
B : *Faux*. Seules les migraines peuvent s'accompagner d'aura, dans environ un tiers des cas.
C : *Vrai*. Céphalées primaires : migraines, céphalées de tension, algies vasculaires de la face.
D : *Faux*. Les névralgies sont classées à part.
E : *Faux*. Définition d'une céphalée primaire : jamais associée à une lésion.

Question 2
Réponse : A, C, E.
Commentaire :
A : *Vrai*. Le sphénoïde fait partie de l'étage moyen de la face. Une sphénoïdite peut donc se manifester par des douleurs rétro-orbitaires unilatérales.
B : *Faux*. Les nerfs présents dans le conduit auditif interne (VII et VIII) ne sont pas responsables de symptômes douloureux.
C : *Vrai*. Responsable d'otalgies plus ou moins étendues à la région temporale.
D : *Faux*. Indolore et non symptomatique.
E : *Vrai*. Dent en relation étroite avec le sinus maxillaire gauche. Un granulome peut provoquer des douleurs chroniques de la face ainsi qu'une sinusite maxillaire homolatérale.

Question 3
Réponse : A, C, E.
Commentaire :
A : *Vrai*. Deux à trois crises par jour en moyenne, tous les jours pendant 2 à 8 semaines suivies de périodes de rémission longues.
B : *Faux*. Les zones gâchettes se retrouvent dans les névralgies du trijumeau.
C : *Vrai*. Phénomènes vasosécrétoires homolatéraux dans le territoire du nerf trijumeau.
D : *Faux*. Quotidiennes lors des périodes symptomatiques.

Question 4
Réponse : A, B, D.
Commentaire :
A, B : *Vrai*. Ce sont deux des critères diagnostiques.
C : *Faux*. Les douleurs ne sont jamais systématisées à une branche du nerf trijumeau.
D : *Vrai*. Les crises sont dites récurrentes.

Question 5
Réponse : Triptans, oxygénothérapie. [Également accepté : oxygène.]

Question 6
Réponse : Sous-cutanée.

Question 7
Réponse : B, C, D.
Commentaire :
B : *Vrai*. Les triptans sont responsables de vasoconstriction, un bilan cardiaque minimal est donc recommandé avant leur mise en place.
C : *Vrai*. Tabac = facteur aggravant.
D : *Vrai*. Alcool = facteur aggravant.

Question 8
Réponse : C, E.
Commentaire :
A : *Faux*. L'examen intercrise est toujours normal. La forme chronique se caractérise par l'absence de rémission pendant plus d'un mois sur une durée d'une année.
B : *Faux*. Tumeur de l'adolescent.
C : *Vrai*. Toute obstruction nasale unilatérale chronique associée à des épistaxis homolatérales doit faire évoquer une tumeur des fosses nasales.
D : *Faux*. L'hypertrophie des végétations adénoïdes est une manifestation de l'enfant, associée à une obstruction nasale bilatérale sans épistaxis.
E : *Vrai*. Peut être responsable d'obstruction nasale avec épistaxis. Les douleurs peuvent être liées à une extension à la base du crâne.

Question 9
Réponse : A, C, D.
Commentaire :
C : *Vrai*. Permet de juger de l'extension osseuse.
D : *Vrai*. Évaluation objective d'un déficit oculomoteur.
E : *Faux*. N'est pas recommandé dans le bilan d'extension d'une tumeur des fosses nasales.

Question 10
Réponse : Profession du bois. [Également accepté : métier, travail, emploi.]

Question 11
Réponse : A, C, D, E.
Commentaire :

C : *Vrai*. Maladie professionnelle des travailleurs du bois (tableau n° 47 des maladies professionnelles).

Grille d'évaluation

	Réponses	Points	PMZ	SMZ	Autoévaluation
1	A, C	25	A		
2	A, C, E	25		B	
3	A, C, E	25			
4	A, B, D	25	A	C	
5	Triptans, oxygénothérapie / oxygène	35			
6	Sous-cutanée	35			
7	B, C, D	25			
8	C, E	25			
9	A, C, D	25	A		
10	Profession / métier / travail / emploi du bois	30			
11	A, C, D, E	25			
	Total	300			

Commentaire global
- L'algie vasculaire de la face peut s'accompagner lors des crises d'un véritable syndrome de Claude Bernard-Horner (ptosis, myosis et énophtalmie), qui disparaît avec la crise.
- Le traitement de la crise combine oxygénothérapie au masque 6 litres/min (à avoir au domicile) avec une injection de triptan en sous-cutané.
- Le traitement de fond (vérapamyl, méthylsergide, indométacine ou corticoïdes en cure courte) est instauré en cas de traitement de la crise insuffisant ou de crises trop rapprochées.
- Dans certains cas, l'algie vasculaire de la face peut bénéficier d'une ALD.

Pièges à éviter
- Ne pas confondre algie vasculaire de la face (céphalée primaire) et névralgie du trijumeau (névralgie) qui est systématisée à une voire deux branches de ce nerf et responsables de douleurs à type de décharges électriques plus ou moins déclenchées par la stimulation d'une zone gâchette.

Points clés
- L'examen clinique d'une algie vasculaire de la face est normal entre les crises.
- L'alcool et le tabac en sont des facteurs aggravants.
- Toute obstruction nasale chronique unilatérale associée à des épistaxis doit faire suspecter une tumeur des fosses nasales.

Dossier clinique 16
ITEMS 89, 101.

Question 1
Réponse : A, C, E.

Question 2
Réponse : D.

Question 3
Réponse : A, B, C, E.
Commentaire :
B : *Vrai*. Elle exclut de diagnostic de paralysie faciale *a frigore*.
D : *Faux*. Plutôt en faveur d'une paralysie faciale *a frigore*.

Question 4
Réponse : A, D.
Commentaire :
A : *Vrai* [diagnostic éliminé]. On aurait retrouvé une rougeur du tympan ou une collection rétrotympanique.
D : *Vrai* [diagnostic éliminé]. Diagnostic purement otoscopique.

Question 5
Réponse : B.
Commentaire :
A, E : *Faux*. La paralysie faciale aurait été plus progressive.
C, D : *Faux*. Beaucoup moins fréquent.

Question 6
Réponse : D, E.
Commentaire :
A, B : *Faux*. Pas d'imagerie devant un tableau typique.

Question 7
Réponse : A, B, C.
Commentaire :
D : *Faux*. Pas de valeur localisatrice.

Question 8
Réponse : A, B, E.
Commentaire :
C : *Faux*. Plutôt hypokaliémie.
D : *Faux*. Plutôt insomniant.

Question 9
Réponse : C.
Commentaire :
C : *Vrai*. Toutes les déviations segmentaires se font dans le même sens et le nystagmus est caractéristique.

Question 10
Réponse : B, D, E.

Question 11
Réponse : A.

Question 12
Réponse : A.

Question 13
Réponse : B.
Commentaire :
B : *Vrai*. Se lit là où la courbe rouge coupe la graduation horizontale du milieu de grille.

Question 14
Réponse : C.
Commentaire :
A, B : *Faux*. Ne montre pas les processus occupant l'angle pontocérébelleux.
D : *Faux*. La séquence n'est pas adaptée.

Grille d'évaluation

	Réponses	Points	PMZ	SMZ	Autoévaluation
1	A, C, E	20			
2	D	20	D		
3	A, B, C, E	20			
4	A, D	20			
5	B	20			
6	D, E	20			
7	A, B, C	20			
8	A, B, E	20			
9	C	30			
10	B, D, E	30			
11	A	20			
12	A	20			
13	B	20			
14	C	20			
	Total	300			

Commentaire global
- Il faut savoir distinguer une paralysie faciale périphérique qui atteint toute une hémiface d'une paralysie d'origine centrale qui n'atteint que l'hémiface inférieure controlatérale à l'atteinte neurologique.
- Les causes d'une paralysie faciale périphérique doivent être parfaitement connues, permettant au clinicien de guider son examen clinique.
- L'examen du pavillon de l'oreille et l'otoscopie sont les premiers examens à réaliser devant toute paralysie faciale périphérique.
- Devant toute hypoacousie associée à une paralysie faciale périphérique, une audiométrie tonale, une épreuve de Weber et une audiométrie vocale doivent être réalisées.
- En cas d'audiométrie perturbée, le diagnostic de tumeur de l'angle pontocérébelleux doit être systématiquement évoqué.

- En cas de suspicion de tumeur de l'angle pontocérébelleux, l'IRM est le premier examen d'imagerie à demander.

Dossier clinique 17
ITEM 103.

Question 1
Réponse : Vertige positionnel paroxystique bénin.

Question 2
Réponse : Manœuvre de Dix-Hallpike.

Question 3
Réponse : Le canal semicirculaire postérieur.

Question 4
Réponse : E.
Commentaire :
E : *Vrai*. Aucun examen n'est nécessaire devant un VPPB typique.

Question 5
Réponse : B.
Commentaire :
E : *Faux*. Peut être utilisé dans les grands vertiges aigus mais aggrave les troubles de l'équilibre chronique.

Question 6
Réponse : Un déficit vestibulaire gauche. [Également accepté : Hyporéflexie vestibulaire gauche, Aréflexie vestibulaire gauche ; côté gauche indispensable.]

Question 7
Réponse : A, B, E.
Commentaire :
C : *Faux*. La verticale visuelle subjective est déviée du côté du déficit.
D : *Faux*. Saccades de rattrapage sont observées du côté du déficit, ici à gauche.

Question 8
Réponse : Un schwannome vestibulaire. [Également accepté : Neurinome de l'acoustique].

Grille d'évaluation

	Réponses	Points	PMZ	SMZ	Autoévaluation
1	Vertige positionnel paroxystique bénin	45			
2	Manœuvre de Dix-Hallpike	30			
3	Le canal semicirculaire postérieur	15			
4	E	30		A, B, C, D	
5	B	45	B	E	
6	Déficit vestibulaire gauche / Hyporéflexie ou aréflexie vestibulaire gauche	45			
7		45			
8	Schwannome vestibulaire / Neurinome de l'acoustique	45			
	Total	300			

Commentaire global
- Les vertiges positionnels paroxystiques bénins (VPPB) surviennent typiquement chez une femme entre 30 et 60 ans et sont favorisés par la chirurgie de l'oreille.
- Les vertiges en levant la tête et en tournant dans le lit sont très typiques.

Pièges à éviter
- Une surdité de perception qui s'installe de manière unilatérale et progressive doit faire penser à un schwannome vestibulaire même dans un contexte d'autre maladie otologique (otite chronique, otospongiose, etc.).

Points clés
- Le VPPB du canal semicirculaire postérieur représente près de 35 % de l'ensemble des vertiges des adultes.
- Ils sont traités par les manœuvres de repositionnement ou libératoire de Sémont-Toupet ou d'Epley.
- Tous les vertiges paroxystiques positionnels ne sont pas bénins. Certaines atteintes vasculaires thalamiques peuvent donner des tableaux très proches et trompeurs. Les atypies dans la sémiologie des VPPB doivent être recherchées (nystagmus multidirectionnel, vertical ou oblique, absence d'habituation lors des manœuvres, anomalies de l'oculomotricité associées) et conduisent à une IRM en urgence.

- Tout déficit cochléovestibulaire unilatéral doit faire penser à une pathologie rétrocochléaire, notamment le schwannome vestibulaire.

Dossier clinique 18
ITEM 130.

Question 1
Réponse : Maladie de Ménière gauche. [Également accepté : Hydrops endolymphatique gauche.]

Question 2
Réponse : A, D.

Question 3
Réponse : Hydrops endolymphatique. [Également accepté : Élévation de la pression d'endolymphe.]

Question 4
Réponse : B, C, D.
Commentaire :
A : *Faux*. Observée dans l'otite chronique ou l'otospongiose.
E : *Faux*. Perte neurosensorielle sélective à 2 000 Hz observée dans l'otospongiose.

Question 5
Réponse : A, B, C.
Commentaire :
D : *Faux*. Traitement de migraine vestibulaire.
E : *Faux*. Traitement des atteintes auto-immunes de l'oreille interne.

Question 6
Réponse : Le réflexe vestibulo-oculaire.

Question 7
Réponse : C, E.
Commentaire :
A : *Faux*. Ne nécessite aucun instrument.
B : *Faux*. Nécessite au contraire la fixation visuelle.
D : *Faux*. Évalue le réflexe vestibulo-oculaire à des vitesses au-delà de la poursuite.

Question 8
Réponse : La kinésithérapie vestibulaire. [Également accepté : La rééducation vestibulaire, Exercices vestibulaires.]

Grille d'évaluation

	Réponses	Points	PMZ	SMZ	Autoévaluation
1	Maladie de Ménière gauche / Hydrops endolymphatique gauche	45			
2	A, D	30		B, C, E	
3	Hydrops endolymphatique / Élévation de la pression d'endolymphe	30			
4	B, C, D	45		A, E	
5	A, B, C	30		D, E	
6	Réflexe vestibulo-oculaire	45			
7	C, E	45	E	A, B, D	
8	Kinésithérapie vestibulaire / Rééducation vestibulaire / Exercices vestibulaires	45			
	Total	300			

Commentaire global
- Après plusieurs années, la maladie de Ménière vieillit : les vertiges disparaissent, laissant place à un déficit labyrinthique permanent ; la fluctuation auditive laisse place à une surdité de perception définitive.

Pièges à éviter
- L'atteinte unilatérale lors de cette maladie doit toujours faire prescrire une IRM à la recherche d'une schwannome vestibulaire.

- La maladie de Ménière est souvent associée à des migraines. La distinction entre les migraines vestibulaires et la maladie de Ménière dans ses formes incomplètes est parfois difficile.
- La maladie de Ménière peut également être associée à des vertiges positionnels paroxystiques bénins.

Points clés
- Le diagnostic de la maladie de Ménière repose sur la triade symptomatique : vertiges, surdité, acouphènes concomitants. Le côté de la maladie est déterminé par le côté des symptômes auditifs.

- Les examens qui permettent d'objectiver l'hydrops sont l'électrocochléographie, la tympanométrie à large bande et l'étude du déphasage des produits de distorsion acoustique. L'IRM 3 tesla dans certains centres spécialisés peut permettre de visualiser l'hydrops.
- Le traitement de la maladie de Ménière repose sur le respect de règles hygiéno-diététiques (régime peu salé et sport), les agents osmotiques (glycérol, mannitol), les diurétiques, l'inhibiteur d'anhydrase carbonique (acétazolamide) et les corticoïdes en cure courte. La destruction labyrinthique ou la section du nerf vestibulaire est proposée dans les cas unilatéraux et rebelles.

Dossier clinique 19
ITEM 110.

Question 1
Réponse : A, B, E.
Commentaire :
A : *Vrai*. Cependant difficile à évaluer lorsque le patient dort seul.
B : *Vrai*. Dû à l'absence de sommeil lent profond.
C : *Faux*. SAOS : endormissement très rapide.
D : *Faux*. Pathologie du sommeil souvent associée à un SAOS.
E : *Vrai*. Lié aux apnées prolongées.

Question 2
Réponse : A, B, D, E.
Commentaire :
A : *Vrai*. Dû au sommeil peu réparateur avec absence de sommeil lent, profond, réparateur.
B : *Vrai*. En rapport avec les poussées hypertensives nocturnes.
C : *Faux*. Narcolepsie : autre pathologie du sommeil.
D : *Vrai*. Disparition des érections nocturnes.
E : *Vrai*. Réactionnelle à la perte de la qualité de vie.

Question 3
Réponse : A, C, E.
Commentaire :
A : *Vrai*. Aggrave toujours un SAOS.
B : *Faux*. Le plus souvent homme de la cinquantaine.
C : *Vrai*. Souvent à l'origine de l'obstruction de la voie aérienne supérieure.
D : *Faux*. N'est pas cause directe de SAOS.
E : *Vrai*. Aggrave le SAOS en approfondissant le sommeil.

Question 4
Réponse : A, B, C, E.
Commentaire :
A : *Vrai*. Le SAOS peut être à l'origine de la coronaropathie ou l'aggraver.
B : *Vrai*. Le SAOS aggrave une BPCO avec un syndrome de recouvrement.
C : *Vrai*. Le SAOS fait partie du syndrome.
D : *Faux*. Céphalées matinales. Migraine : non.
E : *Vrai*. Le SAOS aggrave la polyurie d'un adénome de la prostate.

Question 5
Réponse : A, C, D, E.
Commentaire :
A : *Vrai*. Lié à une hypertrophie et une chute de la langue.
B : *Faux*. Le SAOS est souvent associé au rétrognathisme entraînant un recul de la langue.
C : *Vrai*. Signe d'un recul de la mâchoire inférieure.
D : *Vrai*. Souvent cause de l'obstruction de la voie aérienne supérieure.
E : *Vrai*. Si grade III ou IV débordant largement de leur loge.

Question 6
Réponse : A.
Commentaire :
A : *Vrai*. Examen de base à pratiquer en première ligne (recommandations professionnelles).
B : *Faux*. Nécessite un EEG (examen plus complexe).
C : *Faux*. N'évalue pas le flux respiratoire.
D : *Faux*. Jamais utilisé en pratique clinique.
E : *Faux*. Ne permet pas le diagnostic d'apnée.

Question 7
Réponse : A, C, D.
Commentaire :
A : *Vrai*. Évalue le retentissement de l'apnée sur l'oxygénation sanguine.
B : *Faux*. Ne sont déterminés que par une polysomnographie avec EEG.
C : *Vrai*. Arrêt respiratoire complet de plus de 10 secondes.
D : *Vrai*. Diminution du débit aérien nasal et buccal de plus de 50 % et de plus de 10 secondes.
E : *Faux*. Ne sont déterminés que par une polysomnographie avec EEG.

Question 8
Réponse : B, D.
Commentaire :
B : *Vrai*. Seuil reconnu par la Caisse primaire d'assurance maladie pour la gravité d'un SAOS.
C : *Faux*. Évaluation clinique devant être confirmée si nécessaire par l'index de microéveils sur polysomnographie.

Question 9
Réponse : A, D, E.
Commentaire :
A : *Vrai*. Indispensable pour évaluer la voie aérienne supérieure des fosses nasales au larynx.
B : *Faux*. Uniquement sur point d'appel spécifique.
C : *Faux*. Uniquement sur point d'appel spécifique.
D : *Vrai*. Pour analyse céphalométrique à la recherche d'une rétrusion des maxillaires.
E : *Vrai*. Pour se rapprocher des conditions physiopathologiques du sommeil.

Question 10
Réponse : A, B, C.

Commentaire :
A : *Vrai*. Professionnels de la route.
B : *Vrai*. Hypersomnolence avec indice d'Epworth à 18 → rechercher une pathologie du sommeil associée.
C : *Vrai*. Sommeil très agité : EMG à la recherche de mouvements périodiques des membres ; polysomnographie pour recherche de troubles du sommeil associés.
D : *Faux*. Ne conditionne pas l'utilisation d'une polysomnographie.
E : *Faux*. Ne conditionne pas l'utilisation d'une polysomnographie.

Question 11
Réponse : A, B, C.
Commentaire :
A : *Vrai*. Parfois problématique.
B : *Vrai*. Prescription par le médecin sur formulaire de demande d'entente préalable par la CPAM.
C : *Vrai*. Libre choix du prestataire par le médecin.
D : *Faux*. Ventilation à l'air ambiant.
E : *Faux*. Ventilation permanente à pression fixe ou variable autopilotée.

Question 12
Réponse : E.
Commentaire : Dans un SAOS sévère, l'orthèse dentaire est recommandée en deuxième intention en cas d'échec d'une ventilation à pression positive continue.

Question 13
Réponse : B, D, E.
Commentaire :
A : *Faux*. Mauvaise observance à long terme.
B : *Vrai*. Préconisée par les recommandations professionnelles.
C : *Faux*. Inutile.
D : *Vrai*. Indispensable pour l'évaluation dentaire avant réalisation d'une orthèse.
E : *Vrai*. Obligatoire pour vérifier l'efficacité de l'orthèse.

Question 14
Réponse : C, D.
Commentaire :
A : *Faux*. Obésité insuffisante (IMC = 32).
B : *Faux*. Uniquement si SAOS modéré (IAH < 30).
C : *Vrai*. Chirurgie la plus efficace.
D : *Vrai*. Très efficace mais difficile à mettre en place en pratique quotidienne.
E : *Faux*. Inutile pour corriger un SAOS.

Question 15
Réponse : A, B, E.
Commentaire : La surveillance est essentiellement clinique, avec la réalisation d'une polygraphie ventilatoire en cas de réapparition de la symptomatologie.

Grille d'évaluation

	Réponses	Points	PMZ	SMZ	Autoévaluation
1	A, B, E	30			
2	A, B, D, E	30			
3	A, C, E	15	A		
4	A, B, C, E	45	A, B, C		
5	A, C, D, E	15			
6	A	30	A	D	
7	A, C, D	45		B	
8	B, D	30	B		
9	A, D, E	15	A		
10	A, B, C	15	A		
11	A, B, C	30		D	
12	E	15	E		
13	B, D, E	15			
14	C, D	15			
15	A, B, E	30			
	Total	300			

Commentaire global
- Ne jamais oublier qu'il s'agit d'une pathologie située au carrefour de nombreuses spécialités.
- Penser au SAOS et à sa prise en charge dans les autres dossiers cliniques de cardiologie, pneumologie, nutrition, etc. Ce dossier pourrait être utilisé en nutrition (obésité) ou pneumologie (BPCO).

Pièges à éviter
- Ne pas savoir diagnostiquer un SAOS sévère.
- Ne pas connaître les recommandations de traitement d'un SAOS.
- Méconnaitre un SAOS sévère chez un professionnel à risque qui nécessite obligatoirement une polysomnographie avec EEG.

Points clés
- Somnolence et index d'apnées conditionnent la gravité du SAOS.
- Le diagnostic de certitude du SAOS repose sur les explorations du sommeil (polygraphie ventilatoire et polysomnographie).
- La recherche de pathologies intriquées ou de troubles du sommeil associés doit être systématique.
- Le traitement de référence du SAOS est la ventilation à pression positive. Orthèse dentaire et traitements chirurgicaux constituent des traitements alternatifs.

Dossier clinique 20
ITEMS 89, 101, 103, 109, 131, 150.

Question 1
Réponse : A, D.
Commentaire :
B : *Faux*. Marteau en bonne position.
C : *Faux*. Aucun signe inflammatoire ni infectieux.
D : *Vrai*. Sa situation dépend de l'angle incident de la lumière.
E : *Faux*. Aucun signe d'otite chronique.

Question 2
Réponse : C.
Commentaire :
A : *Faux*. Le neurinome de l'acoustique provoque une surdité unilatérale.
B : *Faux*. Faux car les tympans sont normaux.
C : *Vrai*. C'est le diagnostic à évoquer en premier vu l'âge du patient, l'évolution progressive, la bilatéralité et l'absence de facteur déclenchant.
D : *Faux*. La surdité brusque est d'installation très rapide et atteint une seule oreille.
E : *Faux*. Le traumatisme sonore aigu est d'installation très rapide.

Question 3
Réponse : A, B, D, E.
Commentaire :
A : *Vrai*. Certaines chirurgies d'oreille peuvent ne pas forcément altérer l'aspect du tympan : aérateur transtympanique, platinotomie, etc.
B : *Vrai*. Notamment les facteurs dysmétaboliques/vasculaires et les médicaments ototoxiques.
C : *Faux*. Car les tympans sont normaux et la surdité bilatérale. En plus, l'otorrhée provient de l'oreille moyenne ou externe.
D : *Vrai*. Les acouphènes peuvent accompagner la surdité chez le sujet âgé (déficit neurosensoriel).
E : *Vrai*. Les vertiges et/ou troubles de l'équilibre peuvent accompagner la surdité chez le sujet âgé (déficit neurosensoriel).

Question 4
Réponse : A, B.
Commentaire :
A : *Vrai*. Recherche des seuils auditifs.
B : *Vrai*. Discrimination vocale (intelligibilité des mots).
C : *Faux*. Non justifiée devant une surdité de l'oreille interne.
D : *Faux*. Indiqués uniquement si doute sur les seuils auditifs et seront réalisés dans un deuxième temps.
E : *Faux*. Mesure la compliance tympanique. Non justifiée devant une surdité de l'oreille interne.

Question 5
Réponse : C.
Commentaire :
A : *Faux*. Anormal car surdité sur les fréquences aiguës.
B : *Faux*. Car surdité de perception pure.
C : *Vrai*. Atteinte principalement sur les aigus : 4 000 et 8 000 Hz.
D : *Faux*. Les fréquences moyennes (1 000 et 2 000 Hz) sont beaucoup moins atteintes.
E : *Faux*. Aucun contingent transmissionnel car pas de différence entre la CA et la CO.

Question 6
Réponse : A, C.
Commentaire :
A : *Vrai*. CA ≥ CO dans les surdités de perception.
B : *Faux*. Car surdité de perception pure.
C : *Vrai*. Les seuils auditifs droit et gauche sont comparables.
D : *Faux*. Sur la mastoïde.
E : *Faux*. Weber centré.

Question 7
Réponse : A, E.
Commentaire :
A : *Vrai*. Car les fréquences moyennes (conversationnelles) sont relativement conservées chez le patient.
B : *Faux*. Car le seuil de discrimination est de 30 dB en cas d'audition normale.
C : *Faux*. Car elle n'est que légèrement dégradée par rapport à la normale.
D : *Faux*. Car la courbe montre un seuil à 40 dB.
E : *Vrai*. Car la courbe montre un seuil à 40 dB.

Question 8
Réponse : A, C, E.
Commentaire :
A : *Vrai*. Le plus précocement possible afin de prévenir les effets de la sénescence nerveuse.
B : *Faux*. Car les deux oreilles sont également atteintes et doivent être stimulées toutes les deux.
C : *Vrai*. Car pourrait causer une agression aux cellules ciliées externes et aggraver l'hypoacousie sur les aigus.
D : *Faux*. Car il ne s'agit pas de surdité profonde bilatérale et la discrimination vocale est relativement conservée.
E : *Vrai*. Si la lecture labiale n'est pas développée par le patient. L'orthophonie aide aussi à l'éducation auditive et le travail cognitif sur les suppléances mentales.

Question 9
Réponse : C, D.
Commentaire :
A : *Faux*. Car la maladie de Ménière entraîne une surdité prédominant sur les fréquences graves et est le plus souvent unilatérale.
B : *Faux*. Car l'otite externe nécrosante est unilatérale et est accompagnée d'anomalies au niveau du conduit auditif externe.
C, D : *Vrai*. Par agression des cellules ciliées externes, le plus souvent bilatérale.
E : *Faux*. Car ces tumeurs sont unilatérales sauf dans des pathologies génétiques, auquel cas la surdité, bien que bilatérale, reste asymétrique.

Question 10
Réponse : C.
Commentaire :
A : *Faux*. Car n'apporte rien au diagnostic d'une surdité asymétrique.
B : *Faux*. Car les coupes doivent être centrées aux conduits auditifs internes et angles pontocérébelleux.
C : *Vrai*. À la recherche d'un neurinome de l'acoustique principalement.
D : *Faux*. Car peut souvent passer à côté d'un neurinome de l'acoustique.
E : *Faux*. Car le scanner des rochers est en fenêtre osseuse.

Question 11
Réponse : A, D.
Commentaire :
C : *Faux*. Aucun élément ne permet de le suspecter.
D : *Vrai*. Un bon examen clinique nécessite une bonne technique rigoureuse.
E : *Faux*. Le patient, lui, est inquiet !

Question 12
Réponse : Examen VNG avec test calorique.

Question 13
Réponse : Oui.

Question 14
Réponse : C.
Commentaire :
A : *Faux*. Car le cholestéatome est formé de squames de kératine et ne prend pas le contraste.
B : *Faux*. Car le kyste arachnoïdien est rempli de liquide cérébrospinal et ne prend pas le contraste.
C : *Vrai*. Car la labyrinthite implique l'oreille interne et non pas le conduit auditif interne.
D : *Faux*. Neurinome de l'acoustique occupant le conduit auditif interne droit et débordant dans l'angle pontocérébelleux.
E : *Faux*. Car l'otite chronique implique l'oreille moyenne et la mastoïde.

Question 15
Réponse : C, D, E.
Commentaire :
A : *Faux*. Paralysie faciale périphérique et, si survient, doit faire évoquer un neurinome du VII et non du cochléovestibulaire.
B : *Faux*. Pas de problème transmissionnel d'oreille moyenne.
C : *Vrai*. Environ 40 % de risque dans l'histoire naturelle du schwannome vestibulaire.
D : *Vrai*. Compte tenu de l'extension de la tumeur dans un conduit auditif interne osseux incompressible.
E : *Vrai*. Surdité et acouphènes font souvent bon ménage.

Grille d'évaluation

	Réponses	Points	PMZ	SMZ	Autoévaluation
1	A, D	25		C, E	
2	C	25			
3	A, B, D, E	25			
4	A, B	25			
5	C	25			
6	A, C	25			
7	A, E	25			
8	A, C, E	15			

Dossiers cliniques progressifs

	Réponses	Points	PMZ	SMZ	Autoévaluation
9	C, D	25			
10	C	15			
11	A, D	15	D	C	
12	Examen VNG avec test calorique	20			
13	Oui	15			
14	C	10			
15	C, D, E	10		B	
	Total	300			

Commentaire global

- Devant toute surdité de perception unilatérale ou asymétrique inexpliquée (par exemple, absence de traumatisme sonore impulsionnel), une exploration complémentaire est requise et doit faire demander un IRM de la fosse cérébrale postérieure à la recherche d'un processus tumoral rétrocochléaire.
- La presbyacousie requiert une exploration audiologique attentive avec audiométrie tonale et vocale, afin d'identifier les confusions phonémiques et d'estimer la capacité de compréhension globale du message sonore par le patient.
- L'appareillage auditif bilatéral est proposé dès lors que la surdité dépasse les 35 dB de perte moyenne et que la gêne vocale devient significative.
- En cas d'évolution vers une surdité sévère à profonde bilatérale, l'implant cochléaire est indiqué.

Pièges à éviter

- Se méfier des troubles cognitifs associés à la presbyacousie chez la personne âgée.
- En cas de signes vestibulaires associés, ne pas hésiter à pousser les explorations complémentaires audiovestibulaires afin de ne pas passer à côté d'un diagnostic différentiel.
- Le manque d'accompagnement dans la démarche d'appareillage auditif expose à son échec ou, tout simplement, à l'absence d'équipement audioprothétique.
- Une prise en charge orthophonique avec apprentissage de la lecture labiale et éducation auditive doit être proposée d'autant plus que le patient est âgé et présente des baisses des capacités cognitives.

Dossier clinique 21

ITEM 148.

Question 1
Réponse : B.
Commentaire :
A : *Faux*. Symptomatologie bilatérale, absence de cacosmie.
B : *Vrai*. Obstruction nasale bilatérale et hyposmie, présence de polypes dans les fosses nasales, suspicion d'hyperréactivité bronchique.
C : *Faux*. Absence de douleur, d'épistaxis.
E : *Faux*. Présence de polypes dans les fosses nasales.

Question 2
Réponse : Hyperréactivité bronchique. [Également accepté : Asthme d'effort, Équivalent mineur d'asthme.]

Question 3
Réponse : A, D, E.
Commentaire :
A : *Vrai*. Examen de première intension.
B : *Faux*. Il n'y a pas de signe d'hypoxie, de détresse respiratoire.
C : *Faux*. Aucun intérêt en cas de suspicion d'asthme.
D : *Vrai*. Indispensable, à demander pour mettre en évidence l'hyperréactivité bronchique.
E : *Vrai*. Cet examen est à demander en cas de suspicion d'asthme.

Question 4
Réponse : Intolérance à l'aspirine.

Question 5
Réponse : B, C.
Commentaire :
A, D : *Faux*. Germe isolé en cas de sinusite chronique.

Question 6
Réponse : E.
Commentaire :
E : *Vrai*. Le diagnostic est clinique.

Question 7
Réponse : B, E.
Commentaire :
A : *Faux*. Car évolution depuis plus de 48 heures.
C : *Faux*. Prescription ne devant pas dépasser 5 jours.
E : *Vrai*. Pas en période de surinfection.

Question 8
Réponse : B.
Commentaire :
B : *Vrai*. Les céphalées du vertex doivent faire évoquer une pathologie sphénoïdale.

Dossiers cliniques progressifs

Question 9
Réponse : A, D.
Commentaire :
C : *Faux*. Oui si compliquée (thrombophlébite du sinus caverneux).
D : *Vrai*. Non spécifique, peut être également constaté lors dune rhinopharyngite…

Question 10
Réponse : B, C.
Commentaire :
B : *Vrai*. Indispensable avant toute chirurgie rhinosinusienne. L'injection est demandée pour éliminer une thrombophlébite du sinus caverneux.
C : *Vrai*. Dans le cadre d'un bilan préopératoire.
E : *Faux*. Non nécessaire en l'absence de complication.

Question 11
Réponse : B, C, E.
Commentaire :
E : *Vrai*. C'est le traitement de référence en cas de sinusite sphénoïdale bloquée compliquée ou non.

Question 12
Réponse : A, B, C, D, E.

Grille d'évaluation

	Réponses	Points	PMZ	SMZ	Autoévaluation
1	B	30			
2	Hyperréactivité bronchique / Asthme d'effort / Équivalent mineur d'asthme	15			
3	A, D, E	30	D, E		
4	Intolérance à l'aspirine	15			
5	B, C	30			
6	E	30			
7	B, E	30			
8	B	30			
9	A, D	15			
10	B, C	30	B		
11	B, C, E	30	E		
12	A, B, C, D, E	15			
	Total	300			

Commentaire global
- Les signes cliniques d'une polypose nasosinusienne sont l'obstruction nasale bilatérale associée à une hyposmie ou une anosmie et une rhinorrhée claire bilatérale.
- Il faut systématiquement rechercher une hyperréactivité bronchique associée et une intolérance à l'aspirine.
- Il faut déconseiller aux patients de prendre des anti-inflammatoires non stéroïdiens.
- Le traitement de première intention repose sur le traitement local (lavages de nez et corticoïdes locaux).
- Il peut y avoir surinfection de tous les sinus. La sinusite sphénoïdale est rare. Elle se caractérise par des céphalées du vertex, temporales et/ou occipitales.
- En cas de sinusite sphénoïdale bloquée, même non compliquée, le traitement repose sur une antibiothérapie et la chirurgie avec un élargissement de l'ostium naturel du sinus par voie endonasale endoscopique.

Dossier clinique 22
ITEM 148.

Question 1
Réponse : A, C.
Commentaire :
B : *Faux*. En cas de rhinopharyngite la rhinorrhée est bilatérale.
D : *Faux*. Fièvre rarement supérieure à 38,5 °C.
E : *Faux*. Absence de complication.

Question 2
Réponse : B, C.
Commentaire :
D : *Faux*. Risque de diffusion de l'infection. À éviter.
E : *Faux*. Ils sont contre-indiqués avant l'âge de 12 ans.

Question 3
Réponse : B, C, E.
Commentaire :
B, E : *Vrai*. Éviter la propagation et une contamination des autres enfants.

D : *Faux*. La prescription d'antibiotique nécessite que l'enfant soit réexaminé pour éliminer une complication et, en fonction, prescrire une antibiothérapie.

Question 4
Réponse : A, C, D, E.
Commentaire :
C : *Vrai*. Même si les données de la littérature restent contradictoires en termes d'augmentation des complications en cas de pathologie infectieuse virale et/ou bactérienne, il est déconseillé de donner des AINS dans un contexte infectieux. Le paracétamol doit être l'antalgique/antipyrétique à privilégier.
E : *Vrai*. Doit faire suspecter une complication sinusienne et/ou ophtalmologique.

Question 5
Réponse : C, D, E.
Commentaire :
C : *Vrai*. Même s'il n'est pas précisé s'il existe ou pas des signes méningés.
D : *Vrai*. Du fait d'une exophtalmie et/ou d'un œdème palpébral.

Question 6
Réponse : B, C, E.
Commentaire :
A : *Faux*. Une injection doit être pratiquée.
C : *Vrai*. Sensibilité supérieure au celle du dosage de la *C-Reactive Protein* (CRP) chez l'enfant.
D : *Faux*. Aucun intérêt.
E : *Vrai*. Dans le cadre du bilan préopératoire.

Question 7
Réponse : B, D, E.
Commentaire :
A : *Faux*. Il s'agit d'une TDM rhinosinusienne avec injection.
B : *Vrai*. Les vaisseaux cérébraux sont visibles, ce qui ne serait pas le cas s'il n'y avait pas eu d'injection.

Question 8
Réponse : B, C, E.
Commentaire :
A : *Faux*. Une ophtalmoplégie gauche.

Question 9
Réponse : A, C.
Commentaire :
A, C : *Vrai*. Il s'agit d'une pathologie bactérienne dont le pneumocoque est l'un des deux germes le plus fréquemment impliqués, l'*Haemophilus* étant le deuxième.

Question 10
Réponse : C, E.
Commentaire :
C : *Vrai*. C'est le traitement antibiotique de référence.
E : *Vrai*. En présence d'un abcès sous-périosté intraorbitaire, le traitement chirurgical doit être réalisé en utilisant, généralement, une voie externe, orbitaire interne.

Question 11
Réponse : Autorisation parentale (pour anesthésier et opérer).

Grille d'évaluation

	Réponses	Points	PMZ	SMZ	Autoévaluation
1	A, C	15			
2	B, C	30			
3	B, C, E	30			
4	A, C, D, E	30			
5	C, D, E	30	C, D		
6	B, C, E	30			
7	B, D, E	30			
8	B, C, E	30			
9	A, C	30			
10	C, E	30			
11	Autorisation parentale	15			
	Total	300			

Commentaire global
- L'ethmoïdite aiguë de l'enfant est une pathologie rare.
- Elle fait partie des complications des rhinopharyngites de l'enfant (et de l'adulte).
- Les signes cliniques ophtalmologiques sont parfois frustes et peuvent se limiter à un simple œdème inflammatoire de la paupière supérieure du côté atteint.

Dossiers cliniques progressifs

- Au moindre doute, une TDM injectée rhinosinusienne et cérébrale doit être réalisée.
- Il existe très souvent une dissociation clinicoradiologique. Un volumineux abcès sous-périosté intraorbitaire peut être présent alors que, cliniquement, il n'existe que très peu de signes ophtalmologiques.
- Un examen ophtalmologique doit être réalisé systématiquement pour dépister une souffrance du nerf optique (étiré au niveau de la fente orbitaire) par l'abcès.
- Le traitement repose à la fois sur une antibiothérapie adaptée et un drainage chirurgical.

Dossier clinique 23
ITEMS 148, 323.

Question 1
Réponse : A, C.
Commentaire :
E : *Faux*. Il s'agit des cellules mastoïdiennes droites.

Question 2
Réponse : C.

Question 3
Réponse : A, E.
Commentaire :
B : *Faux*. Les signes doivent persister pendant au moins 48 heures.
C, D : *Faux*. Critères mineurs.
E : *Vrai*. Ce signe a d'autant plus de valeur qu'il devient unilatéral.

Question 4
Réponse : A, C, D, E.
Commentaire :
A, C, D, E : *Vrai*. Du fait d'un drainage veineux de la muqueuse du sinus maxillaire vers les veines dure-mériennes.
B : *Faux*. Le méningocoque n'est pas un germe à l'origine d'une sinusite maxillaire.

Question 5
Réponse : E.

Commentaire :
E : *Vrai*. Le diagnostic est clinique et la TDM permet d'éliminer une complication potentielle, bien qu'elle ne soit pas injectée.

Question 6
Réponse : B.
Commentaire :
A : *Faux*. Utilisé dans les trois cas suivants : échec de traitement par amoxicilline ; sinusite d'origine dentaire ; sinusite frontale, ethmoïdale, sphénoïdale.
C : *Faux*. En cas d'allergie à la pénicilline.
D : *Faux*. En cas d'allergie à la pénicilline/bêtalactamines.
E : *Faux*. Les fluoroquinolones ne sont pas recommandées.

Question 7
Réponse : A, B.
Commentaire :
C : *Faux*. Les fluoroquinolones ne sont pas recommandées.
D, E : *Faux*. Les céphalosporines sont des bêtalactamines, avec risque d'allergies croisées avec la pénicilline.

Question 8
Réponse : A, D, E.
Commentaire :
B : *Faux*. Uniquement dans les sinusites hyperalgiques.
C : *Faux*. Pourrait favoriser la diffusion de l'infection.
E : *Vrai*. Durée maximale de traitement : 5 jours.

Question 9
Réponse : Origine dentaire.

Question 10
Réponse : A, C, E.
Commentaire :
C, E : *Vrai*. Dans le cadre d'un bilan préopératoire.

Question 11
Réponse : A, B, C, D.
Commentaire :
E : *Faux*. Pas d'emblée. Le drainage du sinus va permettre l'antalgie.

Grille d'évaluation

	Réponses	Points	PMZ	SMZ	Autoévaluation
1	A, C	30			
2	C	30			
3	A, E	30			
4	A, C, D, E	15			
5	E	30			
6	B	30			
7	A, B	30			
8	A, D, E	30			
9	Origine dentaire	15			
10	A, C, E	30			

	Réponses	Points	PMZ	SMZ	Autoévaluation
11	A, B, C, D	30			
	Total	300			

Commentaire global
- En présence d'une sinusite maxillaire unilatérale récidivante, une origine dentaire doit être suspectée.
- L'examen dentaire, notamment des dents dites « sinusiennes », doit être soigneux. Si besoin, ne pas hésiter à recourir à une consultation auprès d'un dentiste.
- En présence d'une cacosmie (« mauvaise odeur dans le nez »), l'origine dentaire doit être suspectée.
- Outre l'examen clinique, la réalisation d'une TDM rhinosinusienne sans injection est indispensable : elle permet parfois de révéler des signes qui peuvent orienter vers une origine mycotique (microcalcifications, corps étranger de densité métallique).
- La chirurgie ne doit pas être réalisée en première intention. Elle consiste à réaliser une méatotomie moyenne par voie endonasale sous guidage endoscopique.
- Si une origine dentaire est confirmée, les soins de la ou des dents impliquées doit être réalisée en plus du drainage sinusien chirurgical.

Dossier clinique 24
ITEM 148.

Question 1
Réponse : A.
Commentaire :
A : *Vrai*. Tableau clinique typique.

Question 2
Réponse : A, C.
Commentaire :
A : *Vrai*. Soins locaux indispensables.
B : *Faux*. Pas d'indication d'antibiothérapie.
C : *Vrai*. Traitement oral symptomatique.
E : *Faux*. Inadaptés devant l'âge du patient.

Question 3
Réponse : A, C, D, E.
Commentaire :
B : *Faux*. Les germes sont classiquement : pneumocoques, staphylocoques, streptocoques et Haemophilus.

Question 4
Réponse : B, C, D.
Commentaire :
A : *Faux*. Suites d'une rhinopharyngite aiguë.
E : *Faux*. Complications orbitaires et neuroméningées.

Question 5
Réponse : A, B, C, E.
Commentaire :
D : *Faux*. Rapport postérieur.

Question 6
Réponse : A, C, E.
Commentaire :
B : *Faux*. Tableau clinique typique.
D : *Faux*. Anesthésie cornéenne.

Question 7
Réponse : A, B, D.
Commentaire :
A : *Vrai*. Œdème inflammatoire orbitopalpébral avec écoulement purulent local.
C : *Faux*. Pas de fièvre.
E : *Faux*. Pathologie bilatérale, avec inflammation voire suppuration conjonctivale et sans fièvre.

Question 8
Réponse : D, E.
Commentaire :
A : *Faux*. Coupe axiale.
B : *Faux*. Exophtalmie droite.
C : *Faux*. Comblement ethmoïdal droit.
D : *Vrai*. Opacité convexe régulière refoulant modérément le muscle droit médial.
E : *Vrai*. Cavité sinusienne postérieure bien aérée.

Question 9
Réponse : A, B.
Commentaire :
C : *Faux*. L'injection de produit de contraste est nécessaire.
D : *Faux*. Aucune place pour les clichés de Blondeau.
E : *Faux*. Thrombophlébite du sinus caverneux par contiguïté.

Question 10
Réponse : A, B, C, E.
Commentaire :
B : *Vrai*. Indiscutable si l'abcès est volumineux.
E : *Vrai*. Soins locaux indispensables.

Question 11
Réponse : D.
Commentaire :
D : *Vrai*. Tableau clinique d'ophtalmoplégie douloureuse avec céphalées intenses.

Question 12
Réponse : A, B, C, D.
Commentaire :
D : *Vrai*. Nerfs oculomoteurs III, IV et VI aussi.
E : *Faux*. V1 et V2, mais pas V3.

Dossiers cliniques progressifs

Grille d'évaluation

	Réponses	Points	PMZ	SMZ	Autoévaluation
1	A	25			
2	A, C	25			
3	A, C, D, E	25			
4	B, C, D	25			
5	A, B, C, E	25			
6	A, C, E	25			
7	A, B, D	25			
8	D, E	25			
9	A, B	25			
10	A, B, C, E	25			
11	D	25			
12	A, B, C, D	25			
	Total	300			

Point clés

- Rhinopharyngite aiguë : fréquente et banale, elle ne justifie qu'un traitement symptomatique.
- Ethmoïdite aiguë :
  - sinusite rare mais à risque de complications orbitaires et neuroméningées graves du fait des rapports anatomiques particuliers de ce sinus ;
  - antibiothérapie en urgence en première intention, parentérale, en milieu hospitalier ;
  - drainage chirurgical en situation de suppuration orbitaire.

Commentaire global

- La rhinopharyngite aiguë ne justifie pas de traitement antibiotique en dehors de complication, chez l'adulte comme chez l'enfant.
- Place importante des soins locaux (désinfection rhinopharyngée) dans le traitement des rhinopharyngites aiguës, des sinusites aiguës compliquées ou non.
- Ethmoïdite aiguë : importance des signes ophtalmologiques de gravité devant conduire à un drainage chirurgical en urgence : mydriase aréflectique, ophtalmoplégie et anesthésie cornéenne.
- Attention aux anti-inflammatoires stéroïdiens ou non dans les sinusites à risque de complications.

Dossier clinique 25

ITEMS 100, 216.

Question 1
Réponse : C.
Commentaire :
B : *Faux*. Aucun signe d'ethmoïdite noté à l'énoncé.
C : *Vrai*. Diagnostic le plus fréquent chez l'enfant en âge scolaire. La clinique est évocatrice d'une rhinopharyngite d'origine virale.

Question 2
Réponse : A.
Commentaire :
A : *Vrai*. Rhinovirus, coronavirus, VRS, adénovirus en fonction de l'âge de l'enfant.

Question 3
Réponse : C, D, E.
Commentaire :
A : *Faux*. C'est une pathologie fréquente et bénigne chez l'enfant. Cependant, attention aux complications dont certaines peuvent avoir des conséquences graves.

Question 4
Réponse : B, D.
Commentaire :
A : *Faux*. La fièvre peut être associée à la rhinopharyngite mais n'est pas une complication lorsqu'elle survient dans les délais d'évolution normaux des rhinopharyngites.
B : *Vrai*. C'est l'une des principales complications.
C : *Faux*. En principe pas de complications pulmonaires des rhinopharyngites, qui peuvent accompagnées une bronchiolite ou une autre infection pulmonaire.
D : *Vrai*. Elle survient principalement chez l'enfant entre 1 et 3 ans ; diagnostic à ne pas méconnaître pour une prise en charge adaptée.
E : *Faux*. Le caractère purulent et mucopurulent dans les délais normaux d'évolution n'est pas un facteur d'infection bactérienne et donc pas de complication.

Question 5
Réponse : A, B, C, D, E.
Commentaire :
A : *Vrai*. L'un des premiers facteurs à rechercher et responsable de rhinopharyngite.
B : *Vrai*. La carence martiale contribue à déprimer la phagocytose et la fonction lymphocytaire, tandis que la fixation du fer sur la lactoferrine ou sur la transferrine réduit la multiplication bactérienne.
C : *Vrai*. Le but étant de limiter l'obstruction nasale et l'encombrement rhinopharyngé.
D : *Vrai*. Le reflux entretient une certaine irritation de la muqueuse.

Question 6
Réponse : A, B, C, E.
Commentaire :
A : *Vrai*. Définition.
C : *Vrai*. Les signes généraux sont plus marqués et importants que lors d'une rhinopharyngite sans antécédents.
D : *Faux*. Elles sont en général présentes lors de la phase aiguë.

Question 7
Réponse : B.
Commentaire :
A : *Faux*. L'aspect est celui d'un tympan normal avec une collection séromuqueuse rétrotympanique.
B : *Vrai*. L'aspect est typique d'une OMA collectée.
C : *Faux*. Pas d'otorrhée signalée à l'examen.
D : *Faux*. En cas d'otite externe les tympans sont normaux.
E : *Faux*. Le tympan est congestif, pas de collection.

Question 8
Réponse : A, C.
Commentaire :
A, C : *Vrai*. 100 % des OMA collectées ou perforées sont d'origine bactérienne ; l'*Haemophilus* est retrouvé dans 50 % des cas et le pneumocoque dans 40 % des cas.
D, E : *Faux*. Germe possible mais plus rare.

Question 9
Réponse : D.
Commentaire :
A : *Faux*. Orientation diagnostique : œil rouge et douloureux.
B : *Faux*. Œil rouge et douloureux.
C : *Faux*. Œil rouge et non douloureux mais diagnostic plus rare.
D : *Vrai*. Les sécrétions mucopurulentes sur un œil rouge et non douloureux et l'aspect des paupières collées le matin doivent faire évoquer en premier lieu ce diagnostic.
E : *Faux*. Les sécrétions sont claires.

Question 10
Réponse : A.
Commentaire :
A : *Vrai*. L'association OMA et conjonctivite mucopurulente oriente vers l'*Haemophilus influenzae* en premier lieu.
B : *Faux*. Est un germe en cause en cas de conjonctivite bactérienne.
C : *Faux*. Peut aussi être en cause.

Question 11
Réponse : B, C, D, E.
Commentaire :
A : *Faux*. Il est préférable devant tout œil rouge douloureux ou non de demander une consultation ophtalmologique pour ajuster l'attitude thérapeutique.
B : *Vrai*. Au moins 4 fois par jour et dans chaque œil.
C : *Vrai*. De façon systématique.
D : *Vrai*. Devant une conjonctivite bactérienne, le traitement comprend la prescription d'un collyre antibiotique.

Question 12
Réponse : A.
Commentaire :
A : *Vrai*. À faire en priorité devant toute angine érythémateuse ou érythémato-pultacée pour mettre en évidence le SGA.
B : *Faux*. Seulement si le TDR est négatif et qu'il existe des risques de RAA.
D : *Faux*. Sans intérêt.
E : *Faux*. Inutile.

Question 13
Réponse : A, C.
Commentaire :
A : *Vrai*. Le score est de 5 maximum ; les autres items étant : l'absence de toux, l'âge et la présence d'un exsudat et d'une hypertrophie amygdalienne.

Question 14
Réponse : B.
Commentaire :
A : *Faux*. Il peut être négatif alors que c'est une angine à SGA, surtout si l'enfant a déjà eu des antibiotiques.
B : *Vrai*. Il est âgé de 5 ans en période scolaire : il présente des facteurs de risque du RAA.
C, E : *Faux*. Inutile.
D : *Faux*. Inutile ; pas de signes en faveur d'une mononucléose infectieuse ; pas un diagnostic fréquent à 5 ans.

Question 15
Réponse : B.
Commentaire :
A : *Faux*. Il faut traiter l'otite et la conjonctivite ; l'angine est probablement due au même germe.
B : *Vrai*. Infection probable à *Haemophilus influenzae*.
D : *Faux*. À ce stade et compte tenu de son âge, on réalise un traitement antibiotique ; n'a pas eu de traitement pour l'épisode actuel.
E : *Faux*. Nous sommes déjà à un stade de complications de la rhinopharyngite avec des signes d'infection bactérienne ; pas de surveillance.

Grille d'évaluation

	Réponses	Points	PMZ	SMZ	Autoévaluation
1	C	30	C		
2	A	15	A		
3	C, D, E	15		A	
4	B, D	30		E	
5	A, B, C, D, E	15			
6	A, B, C, E	30			
7	B	15	B		
8	A, C	30	A, C		
9	D	15			
10	A	15	A		
11	B, C, D, E	15			
12	A	15			
13	A, C	15			
14	B	30			
15	B	15			
	Total	300			

Points clés

- L'évolution normale de la rhinopharyngite se fait sur 7 à 10 jours.
- La présence de sécrétions mucopurulentes durant cette période ne signifie pas que la rhinopharyngite s'est compliquée.
- Ne pas méconnaître les facteurs de risque de la rhinopharyngite : le tabagisme passif, un RGO, la pollution, la vie en communauté, la carence martiale, les perturbations du système immunitaire.

Commentaire global

- L'otite moyenne aiguë collectée ou perforée est dans 100 % des cas d'origine bactérienne : dans 50 % l'*Haemophilus* est en cause, dans 40 % des cas le pneumocoque est en cause.
- L'otite moyenne aiguë est d'origine rhinopharyngée.
- Attention : bien connaître les complications de la rhinopharyngite.
- L'un des traitements de la rhinopharyngite chronique est l'adénoïdectomie, qui présente un double but : d'une part mécanique (libération de l'obstruction rhinopharyngée) et d'autre part biologique en enlevant les tissus altérés par une inflammation chronique.
- L'association conjonctivite bactérienne et OMA doit faire évoquer une infection à *Haemophilus*.
- Connaître le score de Mac Isaac et le TDR.

Dossier clinique 26
ITEMS 146, 242.

Question 1
Réponse : A, D, E.
Commentaire :
A : *Vrai*. À réaliser de façon systématique pour compléter le tableau clinique et orienter le diagnostic.
B : *Faux*. Cet examen indispensable doit être bilatéral en observant d'abord le côté gauche, apportant ainsi un élément de comparaison.
C : *Faux*. Non indispensable à ce stade.
D : *Vrai*. Douleur de l'oropharynx droit.
E : *Vrai*. Systématique.

Question 2
Réponse : Angine ulcéreuse de Vincent. [Également accepté : Angine fusospirillaire.]
Commentaire : C'est le premier diagnostic à évoquer devant une angine ulcéreuse ; il faut éliminer une agranulocytose ou une hémopathie aiguë ; la NFS doit être réalisée en urgence.

Question 3
Réponse : C.
Commentaire :
A : *Faux*. Utile dans les suspicions d'angine à SGA/ angine érythémateuse ou érythémato-pultacée.
B : *Faux*. Donne une indication pour la réalisation ou pas du TDR.
C : *Vrai*. À faire car donne le diagnostic.
D : *Faux*. En cas de suspicion de MNI.
E : *Faux*. Il est clinique (angine) mais besoin de le confirmer par le prélèvement.

Question 4
Réponse : D, E.
Commentaire :

E : *Vrai*. Association fusospirillaire, bacille Gram-négatif anaérobie.

Question 5
Réponse : A, B, E.
Commentaire :
A, B : *Vrai*. Peut être en cause dans l'infection.
C : *Faux*. Se voit dans l'angine vésiculeuse et au niveau des amygdales ; des vésicules au niveau des commissures labiales peuvent être concomitantes (fréquence élevée).
E : *Vrai*. Le mauvais état buccodentaire favorise l'infection à germes fusospirillaires.

Question 6
Réponse : B, C.
Commentaire :
B : *Vrai*. Traitement ambulatoire, l'hospitalisation en dehors des complications n'est pas indiquée.
C : *Vrai*. À associer au traitement antibiotique, paracétamol, collutoire antiseptique.
D, E : *Faux*. Pas d'indication.

Question 7
Réponse : A.
Commentaire :
A : *Vrai*. Complication de l'angine de Vincent par embolies infectieuses à distance/migration des germes, adénophlegmon et thrombophlébites septiques de la veine jugulaire.
B : *Faux*. À évoquer ; reste un diagnostic différentiel de l'angine ulcéreuse mais le début est brutal, associé à une fièvre et un torticolis.
D : *Faux*. Peut donner le change avec une angine ulcéreuse mais l'amygdale est indurée à la palpation ; pas de torticolis.
E : *Faux*. Rare ; pas de torticolis ni fièvre.

Question 8
Réponse : A, C.
Commentaire :
A : *Vrai*. Nécessaire pour analyse du flux au niveau de la veine jugulaire ; permet d'apprécier la thrombose veineuse.
B, D, E : *Faux*. Inutile.
C : *Vrai*. Permet le bilan d'extension de la thrombose veineuse, apprécie la présence ou non d'une collection cervicale, recherche des emboles septiques pulmonaires.

Question 9
Réponse : NFS. [Également accepté : Hémogramme.]
Commentaire : Nécessaire afin d'éliminer une agranulocytose ou une leucémie aiguë.

Question 10
Réponse : A.
Commentaire :
A : *Vrai*. Un taux de PNN < 500 mm^3 signe une agranulocytose.
B : *Faux*. Les autres lignées sont normales.
C : *Faux*. Le taux des plaquettes est normal.
E : *Faux*. Taux de GR normal.

Question 11
Réponse : A, B, C, D.
Commentaire :
A : *Vrai*. Agranulocytose médicamenteuse ; c'est une urgence médicale ; complication connue des antithyroïdiens de synthèse.
B : *Vrai*. Contre-indication formelle aux antithyroïdiens de synthèse dans le futur ; pas de réintroduction.
C : *Vrai*. Isolement protecteur du patient.
D : *Vrai*. Hémocultures, coproculture, ECBU, prélèvement de gorge ; les prélèvements ne sont pas toujours informatifs.
E : *Faux*. Non adapté à la situation.

Question 12
Réponse : A, B, C.
Commentaire :
A : *Vrai*. Il faut vérifier les PNN car le risque d'agranulocytose même rare existe.
B : *Vrai*. À retenir.
C : *Vrai*. À faire, car il peut y avoir une perturbation du bilan hépatique.
D : *Faux*. Réévaluation hormonale après 3 à 4 semaines ; une fois l'euthyroïdie obtenue, contrôle tous les 3 à 4 mois par la suite jusqu'à équilibration.
E : *Faux*. À faire en cas de vascularite suite au traitement au long cours par le propylthiouracile.

Question 13
Réponse : B, C, E.
Commentaire :
A : *Faux*. Dangereux, il faut traiter son hyperthyroïdie.
C : *Vrai*. Font parti du traitement.
D : *Faux*. Pas d'indication dans la maladie de Basedow.
E : *Vrai*. La tachycardie est souvent présente.

Question 14
Réponse : B.
Commentaire :
A : *Faux*. Formellement contre-indiqué, ainsi pour tous les antithyroïdiens de synthèse quels qu'ils soient.
B : *Vrai*. L'intervention doit se faire en euthyroïdie ; le Lugol agit par saturation et rapidement mais échappement au bout de 15 jours environ (effet Wolff-Chaikoff).
C : *Faux*. Traitement possible mais patiente jeune ; la chirurgie reste l'option de choix.
D : *Faux*. Antithyroïdien de synthèse.
E : *Faux*. Il faut opérer en euthyroïdie et après préparation au Lugol.

Question 15
Réponse : A, B, D.
Commentaire :
E : *Faux*. Au stade de début, on peut observer une hyperthyroïdie mais l'évolution se fait vers l'hypothyroïdie.

Dossiers cliniques progressifs

Grille d'évaluation

	Réponses	Points	PMZ	SMZ	Autoévaluation
1	A, D, E	15	A, D	B	
2	Angine ulcéreuse de Vincent / Angine fusospirillaire	30			
3	C	30	C		
4	D, E	15			
5	A, B, E	15			
6	B, C	15			
7	A	15			
8	A, C	15			
9	NFS / Hémogramme	30			
10	A	30			
11	A, B, C, D	15			
12	A, B, C	15			
13	B, C, E	15			
14	B	15			
15	A, B, D	30			
	Total	300			

Points clés

- Le premier diagnostic à évoquer devant une angine ulcérée est l'angine de Vincent, mais attention en fonction du terrain et du mode d'évolution aux diagnostics différentiels (cancer de l'amygdale, agranulocytose médicamenteuse, hémopathie maligne).
- Le traitement est ambulatoire par antibiotique, mais attention aux complications et connaître les caractéristiques du syndrome de Lemierre, souvent méconnu mais pas si rare.

Commentaire global

- L'angine de Vincent est une angine unilatérale très douloureuse due à des germes anaérobies.
- Ne pas oublier de rechercher la porte d'entrée — en général mauvais état buccodentaire, tabac, alcool —, qu'il faudra traiter dans un second temps pour éviter la récidive.
- Le traitement antibiotique donne de bons résultats si bien conduit.
- Le chancre syphilitique de l'amygdale réalise un aspect très voisin mais l'ulcération correspond à une induration en « carte de visite » d'où l'intérêt de palper l'amygdale. Le prélèvement de gorge révèle un *Treponema pallidum*, l'adénopathie satellite est de taille importante avec des ganglions plus petits autour.

- Attention aux règles de prescription des antithyroïdiens de synthèse :
  - NFS obligatoire en début de traitement : la leuconeutropénie ne contre-indique pas l'antithyroïdien de synthèse : il est stoppé et repris sous surveillance à la normalisation du bilan ; par contre, l'agranulocytose contre-indique formellement toute réintroduction des antithyroïdiens de synthèse, quels qu'ils soient ;
  - un dosage des β-HCG doit être réalisé avant la mise en place du traitement chez la femme jeune.
- Proposer un traitement chirurgical de l'hyperthyroïdie si contre-indication des antithyroïdiens de synthèse : radical mais efficace ; ^{131}I : délai d'action plus long et n'entraîne pas de diminution du taux des anticorps ; le risque d'exophtalmie reste présent après traitement par iode radioactif.

Pièges à éviter

- Devant toute angine ulcéreuse, le premier examen à réaliser est une NFS afin d'éliminer une agranulocytose ou une hémopathie qui représentent des urgences vitales.

Dossier clinique 27

ITEM 150.

Question 1
Réponse : Otite moyenne aiguë droite purulente. [Également accepté : Otite moyenne aiguë droite collectée.]

Question 2
Réponse : A, B, C, D.
Commentaire :
B : *Vrai*. Même si l'origine est virale initialement.
C : *Vrai*. 25 à 40 % des cas.
D : *Vrai*. De 10 à 40 % selon les études.
E : *Faux*. Elle a simplement modifié le sérotype de *S. pneumoniae* le plus fréquemment retrouvé, sans entraîner l'émergence des autres bactéries.

Question 3
Réponse : B.
Commentaire :
A : *Faux*. Au contraire, surtout avec une rhinopharyngite associée.
B : *Vrai*. Enfant fébrile, douleurs intenses et aspect tympanique collecté.
C : *Faux*. C'est l'intérêt même du traitement antibiotique.
D : *Faux*. Amoxicilline seule. L'association avec l'acide clavulanique augmente le risque d'apparition de résistance aux antibiotiques et n'est indiquée en première intention qu'en cas de conjonctivite associée (*H. influenzae*).
E : *Faux*. Pas en première intention.

Question 4
Réponse : Mastoïdite aiguë droite.

Question 5
Réponse : B, D, E.
Commentaire :
B : *Vrai*. Il permet de confirmer le diagnostic, de rechercher d'autres complications (empyème cérébral, thrombose du sinus latéral ou sigmoïde) et de guider la prise en charge.
D : *Vrai*. Résistance au traitement antibiotique + complication → paracentèse au minimum. Une ponction d'un abcès rétroauriculaire ou une mastoïdectomie seront à discuter en fonction de l'imagerie.

Question 6
Réponse : A, B, D.
Commentaire :
C : *Faux*. Thrombose du sinus latéral droit.

Question 7
Réponse : A, C, D.
Commentaire :
A : *Vrai*. Elle permet un prélèvement à visée bactériologique ainsi qu'un lavage de la caisse du tympan.
B : *Faux*. La thrombolyse n'est pas un traitement des thromboses veineuses.
C : *Vrai*. Antibiothérapie prolongée et adaptée à la bactériologie.
D : *Vrai*. Il existe une complication grave de cette mastoïdite justifiant d'une chirurgie de drainage.
E : *Faux*. Le tableau est grave et pourrait évoluer défavorablement en l'absence de traitement.

Question 8
Réponse : A, B, E.
Commentaire :
C : *Faux*. Elle sera à envisager si cet aspect otoscopique persiste plus de 3 mois.
D : *Faux*. Surdité de transmission.

Question 9
Réponse : A, C, D.
Commentaire :
E : *Faux*. Tympanogramme plat.

Grille d'évaluation

	Réponses	Points	PMZ	SMZ	Autoévaluation
1	Otite moyenne aiguë droite purulente / collectée	40			
2	A, B, C, D	40	A		
3	B	20		C	
4	Mastoïdite aiguë droite	40			
5	B, D, E	40			
6	A, B, D	20	A		
7	A, C, D	40	A, C, D	B, E	
8	A, B, E	40		B, E	
9	A, C, D	20	A, C	B	
	Total	300			

Dossier clinique 28
ITEMS 89, 103, 150.

Question 1
Réponse : C.
Commentaire :
- A : *Faux.* Car contexte infectieux aigu fébrile.
- B : *Faux.* Car épanchement liquidien purulent rétrotympanique et non simple aspect congestif de la membrane tympanique.
- D : *Faux.* Car contexte aigu fébrile. Le cholestéatome congénital se révèle par une masse blanchâtre chronique rétrotympanique à tympan normal en dehors d'un contexte infectieux.
- E : *Faux.* Tympan gauche montrant une OSM simple.

Question 2
Réponse : A, B, C, E.
Commentaire :
- D : *Faux.* Les troubles de la conscience doivent faire suspecter une complication, en particulier neurologique (collection intracrânienne…).

Question 3
Réponse : A, D.
Commentaire :
- E : *Faux. Fusobacterium necrophorum* est un germe impliqué dans les mastoïdites se compliquant de thrombophlébite du sinus latéral.

Question 4
Réponse : A, D.
Commentaire :
- A : *Vrai.* Le paracétamol est donné à titre antalgique et antipyrétique.
- D : *Vrai.* L'antibiothérapie est indispensable car il s'agit d'une OMA purulente et que Jean est âgé de moins de 2 ans.

Question 5
Réponse : B, D.
Commentaire :
- A : *Faux.* La réapparition des symptômes durant l'antibiothérapie ou dans les 4 jours suivant son arrêt est à considérer comme un échec de traitement (absence de guérison) et non une récidive.
- B : *Vrai.* Les germes à couvrir sont le pneumocoque de sensibilité diminuée aux bêtalactamines (> 50 %) et *H. influenzae* (40 %). Le traitement recommandé en deuxième intention est l'association amoxicilline-clavulanate ou le cefpodoxime en cas d'échec en cours de traitement, et l'association amoxicilline-acide clavulanique en cas d'échec dans les 4 jours suivant l'arrêt du traitement.
- C : *Faux.* Les recommandations 2011 de la Société de pathologie infectieuse de langue française réservent cet antibiotique aux deuxièmes échecs.
- D : *Vrai.* La paracentèse permet d'isoler un germe dans 55 à 70 % des cas en situation d'échec.
- E : *Faux.* Cet épanchement liquidien met plusieurs semaines à plusieurs mois à disparaître. S'il persiste 3 mois ou plus, on parle d'OSM.

Question 6
Réponse : A, E.
Commentaire :
- D : *Faux.* Ce vaccin n'a guère modifié l'incidence des OMA à pneumocoques ; en revanche, la répartition des sérotypes s'est modifiée.
- E : *Vrai*[1]. Les OMA dites « complexes » sont les OMA récidivantes, les OMA résistant au traitement, les OMA avec otorrhée et les OMA évoluant vers une OSM.

Question 7
Réponse : B, D, E.
Commentaire :
- A : *Faux.* Les adénites de la région mastoïdienne se traduisent par une tuméfaction rétroauriculaire qui respecte le sillon rétroauriculaire.
- C : *Faux.* L'OMA congestive est virale et ne peut donc pas entraîner directement une complication bactérienne telle qu'une mastoïdite. En revanche, elle peut évoluer, parfois en quelques heures, vers une OMA purulente bactérienne.
- D : *Vrai.* Les mastoïdites surviennent dans environ 50 % des cas au cours d'un premier épisode d'OMA.
- E : *Vrai.* Il existe également un tympan bombant et opaque en otoscopie puisque la mastoïdite complique une OMA purulente. L'aspect de chute de la paroi postérieure du conduit auditif externe est le suivant : la portion la plus médiale de la paroi postérieure du conduit auditif, refoulée vers l'avant, devient parallèle au plan tympanique au lieu de former un angle aigu avec lui.

Question 8
Réponse : A, C.
Commentaire :
- B : *Faux.* Les germes habituellement impliqués sont les pneumocoques et d'autres espèces de streptocoques dont *Streptococcus pyogenes*.
- D : *Faux.* Il est toujours nécessaire d'essayer d'isoler les bactéries impliquées dans des complications infectieuses sévères telles qu'une mastoïdite.
- E : *Faux.* Une mastoïdectomie n'est nécessaire que dans 30 % des cas.

Question 9
Réponse : C, D.
Commentaire :
- A : *Faux.* Les paralysies faciales sur OMA guérissent sans séquelles dans quasi tous les cas.
- B : *Faux.* La labyrinthite est une inflammation d'origine infectieuse de l'oreille interne — cet organe sensoriel est aussi dénommé le labyrinthe.
- C : *Vrai.* L'incidence des surdités de perception après méningite bactérienne est de l'ordre de 20 % ;

---

1 Dagan R., et al. Prevention of early episodes of otitis media by pneumococcal vaccines might reduce progression to complex disease. Lancet Infect Dis, 2016 ; 16 : 480.

elles sont plus fréquentes en cas de méningite à pneumocoques.

D : *Vrai*. Cette complication est liée à la proximité entre l'oreille moyenne et l'articulation temporomandibulaire. Elle survient aussi parfois en contexte de mastoïdite. L'ankylose temporomandibulaire se traduit par une limitation d'ouverture buccale ou trismus.

E : *Faux*. Après 2 ans, les méningites compliquant les OMA deviennent exceptionnelles et l'antibiothérapie n'est plus systématique dans cette infection.

Question 10
Réponse : B, E.
Commentaire :

B : *Vrai*. Ces bulles sont inconstantes mais sont très utiles au diagnostic lorsqu'elles sont présentes.

C : *Faux*. Comme on peut le voir sur ces images, la présence d'un triangle lumineux en avant du manche du marteau est un signe classique mais non spécifique de la normalité du tympan en otoscopie.

D : *Faux*. Le tableau de l'OMA purulente est aigu et associe fièvre, otalgies, tympan opaque et bombant ou otorrhée purulente.

Question 11
Réponse : B, D, E.
Commentaire :

A : *Faux*. L'OSM touche près de 50 % des enfants.

C : *Faux*. Les OSM unilatérales doivent faire rechercher, en particulier chez le grand enfant et l'adulte, une tumeur obstruant la trompe d'Eustache du côté de l'OSM (carcinome du cavum…).

E : *Vrai*. L'OSM guérit le plus souvent spontanément à la fin de la maladie d'adaptation, période d'immaturité physiologique du système immunitaire se terminant vers l'âge de 4 à 5 ans. Elle peut cependant dégénérer vers d'autres formes d'otite chronique, essentiellement l'otite muqueuse à tympan ouvert, la poche de rétraction tympanique et le cholestéatome. Les risques de séquelles langagières à long terme en cas d'OSM non traitée sont très faibles voire nuls.

Question 12
Réponse : B, C.
Commentaire :

E : *Faux*. Même si les OSM sont liées à un portage bactérien chronique local sous forme de biofilms, les prélèvements bactériologiques de liquide d'OSM sont habituellement négatifs en l'absence de surinfections aiguës.

Question 13
Réponse : A, C.
Commentaire :

A : *Vrai*. Les techniques d'audiométrie varient selon l'âge. Les audiométries vocales sont généralement souhaitables, mais elles sont naturellement irréalisables lorsque l'enfant n'a pas encore acquis le langage.

C : *Vrai*. Les seuils en CO (courbe ou conduction osseuse) sont à 0 dB et les seuils en CA (courbe ou conduction aérienne) à 40 dB pour toutes les fréquences testées : il s'agit d'une surdité de transmission de 40 dB (surdité légère).

D : *Faux*. La courbe aérienne est obtenue en délivrant les sons par un casque ou plus rarement par un embout intra-auriculaire ; la courbe osseuse est obtenue en délivrant les sons à l'aide d'un vibrateur mastoïdien.

E : *Faux*. Ce test repose sur l'observation de réactions ou de réponses volontaires ou involontaires à des stimulations sonores. On parle d'audiométrie subjective ou comportementale. Sa fiabilité dépend de la qualité du conditionnement de l'enfant. Ce point doit être précisé par l'audiométriste en commentaire de son audiogramme.

Question 14
Réponse : B, D, E.
Commentaire :

A : *Faux*. Aucun traitement médicamenteux, notamment antibiotique ou corticoïde, n'a fait la preuve de son efficacité dans l'OSM à moyen et à long terme.

C : *Faux*. La pose d'ATT n'est pas systématique dans l'OSM. Elle est justifiée chez Jean du fait de sa surdité de transmission bilatérale avec retard de langage et irritabilité.

D : *Vrai*. Avant l'âge de 4 ans, l'adénoïdectomie est indiquée en association avec la pose d'ATT en cas d'hypertrophie adénoïdienne symptomatique sur un mode obstructif (rhinopharyngites à répétition ou obstruction pharyngée symptomatique).

E : *Vrai*. Une prise en charge orthophonique est en particulier utile si les difficultés de langage persistent malgré la pose d'ATT et la normalisation de l'audition.

Question 15
Réponse : A, B, E.
Commentaire :

C : *Faux*. Les labyrinthites séreuses compliquant une OSM sont très rares.

D : *Faux*. Les surdités de transmission par atteinte des oreilles externe ou moyenne n'excèdent jamais 60 dB. Dans les OSM, la surdité est habituellement comprise entre 20 et 40 dB (surdité légère).

E : *Vrai*. Le retard de langage est habituellement modéré avec surtout des déformations de mots ; les troubles du comportement sont souvent à type d'irritabilité, de difficultés de concentration ou de tendance à l'isolement.

Grille d'évaluation

	Réponses	Points	PMZ	SMZ	Autoévaluation
1	C	30	C		
2	A, B, C, E	15			
3	A, D	30			
4	A, D	30	A, D		
5	B, D	15			
6	A, E	15			
7	B, D, E	15			
8	A, C	15			
9	C, D	15			
10	B, E	15		D	
11	B, D, E	30	B, E		
12	B, C	15	B, C		
13	A, C	30		E	
14	B, D, E	15		C	
15	A, B, E	15		D	
	Total	300			

Commentaire global

- Concernant les bactéries impliquées dans les OMA, une autre bactérie fréquemment isolée en complément du pneumocoque et d'*Haemophilus influenzae* est *Moraxella catarrhalis*. Cependant, son rôle pathogène est discuté, la majorité des OMA dues à cette bactérie guérissant spontanément et cette bactérie étant exceptionnellement isolée dans les échecs de traitement. Il n'est donc pas nécessaire que l'antibiothérapie probabiliste couvre ce germe dans les OMA.

Pièges à éviter

- Ne pas connaître les signes parfois peu spécifiques des OMA du nourrisson : irritabilité, altération de l'état général, troubles du sommeil, vomissements, fièvre inexpliquée.

Points clés

- Connaître les signes d'OMA congestive et purulente, les origines respectivement virales et bactériennes de ces deux formes d'OMA, les deux germes habituellement impliqués dans l'OMA purulente, les indications et modalités de l'antibiothérapie dans les OMA, la définition des échecs et des récidives d'OMA.
- Connaître la définition de l'OSM, les modalités et les indications de son traitement.
- Connaître la filiation entre l'OSM et les autres formes d'otite chronique.
- Connaître les complications des otites aiguës et chroniques, en particulier les mastoïdites, les paralysies faciales, les labyrinthites et les complications intracrâniennes (thrombophlébite du sinus latéral, abcès, empyèmes).

Dossier clinique 29

ITEMS 88, 203, 298.

Question 1
Réponse : A, D, E.

Question 2
Réponse : B, C, D, E.
Commentaire :
A : *Faux*. Le bruit accompagnant ne reflète en rien la gravité de la dyspnée.
B : *Vrai*. Une tachypnée superficielle signe un épuisement du patient.

Question 3
Réponse : A, B, C, E.
Commentaire :
B : *Vrai*. Les doses peuvent être de cet ordre.
D : *Faux*. Toujours en position demi-assise.
E : *Vrai*. Toujours humidifier l'air inspiré.

Question 4
Réponse : B, C, D.
Commentaire :
D : *Vrai*. Risque de second carcinome métachrone.
E : *Faux*. Associée à une dysphonie, l'aphonie se rencontre dans les laryngites virales banales, glottiques.

Question 5
Réponse : B, C, D.

Commentaire :
B : *Vrai*. Les tumeurs des cordes vocales se révèlent par une dysphonie. Une dysphagie ou une dyspnée signent une extension de la tumeur initiale.
D : *Vrai*. Ce sont les seuls cancers des VADS qui sont très peu lymphophiles (moins de 3 % de risque d'atteinte ganglionnaire sur un T1 de la corde vocale); par contre, le risque est de 20 % en cas de T2 de la corde vocale.

Question 6
Réponse : A, D.
Commentaire :
C : *Faux*. Peut se rencontrer aussi en cas de pathologie tumorale.
D : *Vrai*. Typique et classique.
E : *Faux*. La voix est couverte mais sans aphonie.

Question 7
Réponse : Carcinome épidermoïde.

Question 8
Réponse : *Haemophilus influenzae*. [Également accepté : *Haemophilus*.]

Question 9
Réponse : A.
Commentaire :
A : *Vrai*. Seule la TDM est recommandée.
B : *Faux*. À faire en fonction de la disponibilité des centres ; non recommandé actuellement.

Question 10
Réponse : B, C.
Commentaire :
A, D : *Faux*. Patient à mettre dans une unité de soins intensifs ou en soins continus.

B : *Vrai*. Au moins amoxicilline-acide clavulanique.
C : *Vrai*. Si possible pour éliminer une cellulite cervicale associée. Attention : risque de décompensation…
E : *Faux*. Aucun intérêt, sauf pour une intubation si dégradation.

Question 11
Réponse : A.
Commentaire :
B : *Faux*. En cas de tumeur obstructive, l'intubation peut être impossible.
C : *Faux*. Les antibiotiques ne servent à rien dans ce cas ; en revanche, la corticothérapie à haute dose peut être débutée, ce n'est pas une erreur d'en prescrire.
D : *Faux*. C'est la trachéotomie qui est le geste à faire en première intension.

Question 12
Réponse : C.
Commentaire :
A : *Faux*. La panendoscopie utilise des tubes rigides.
B : *Faux*. C'est un examen morphologique et non dynamique car la mobilité laryngée ne peut être étudiée sous anesthésie générale.
C : *Vrai*. L'image est directe contrairement à la laryngoscopie indirecte (éventuellement, l'œsophagoscopie au tube rigide peut être remplacée par une endoscopie œsophagienne au tube souple faite par un gastro-entérologue); la bronchoscopie n'est pas obligatoire. Elle peut être remplacée par un examen au tube souple réalisé par un pneumologue s'il existe une image pulmonaire suspecte sur la TDM faite avant l'endoscopie.
E : *Faux*. La cavoscopie n'est pas intégrée dans une panendoscopie.

Grille d'évaluation

	Réponses	Points	PMZ	SMZ	Autoévaluation
1	A, D, E	40			
2	B, C, D, E	30	B		
3	A, B, C, E	30	A	D	
4	B, C, D	15			
5	B, C, D	15			
6	A, D	15			
7	Carcinome épidermoïde	15			
8	*Haemophilus influenzae*	15			
9	A	30			
10	B, C	40			
11	A	40			
12	C	15			
	Total	300			

Pièges à éviter
- Les tumeurs sous-glottiques peuvent se révéler par une dyspnée d'installation très rapide, en quelques heures.
- Les dyspnées laryngées peuvent évoluer très rapidement vers une asphyxie. Leur prise en charge doit se faire en urgence et les patients seront au mieux surveillés en soins intensifs ou en unité de soins continus pendant la période aiguë.

Dossier clinique 30
ITEMS 90, 220, 298, 302.

Question 1
Réponse : A, C, D.
Commentaire :
B : *Faux*. Masse médiane juxta-hyoïdienne.
D : *Vrai*. Masse pulsatile.
E : *Faux*. Pas d'état inflammatoire.

Question 2
Réponse : A, D.
Commentaire :
B : *Faux*. Les diagnostics possibles ne donnent généralement pas de céphalées.
D : *Vrai*. Les signes peuvent être discrets.
E : *Faux*. Dans ce cas, ce signe domine la clinique et le patient consulte pour cette raison.

Question 3
Réponse : A, B, D.
Commentaire :
A : *Vrai*. Il faut éliminer une hyperleucocytose et une hémopathie.
B : *Vrai*. Recherche une pathologie pulmonaire ou médiastinale (lymphome).
C, E : *Faux*. Pas d'emblée.

Question 4
Réponse : B, C.
Commentaire :
A : *Faux*. Adénopathie principale trop grosse pour surveillance.
B : *Vrai*. Recherche de carcinome ORL dans ce contexte tabagique.
C : *Vrai*. Établira l'origine inflammatoire, tumorale ou infectieuse.
D : *Faux*. Ne précisera pas le diagnostic.
E : *Faux*. Risque de dissémination si origine métastatique.

Question 5
Réponse : C, D.
Commentaire :
A : *Faux*. Pas de curage si adénopathie infectieuse, inflammatoire ou lymphome.
B : *Faux*. Pas de possibilité d'extemporané ni de diagnostic précis de lymphome.
C : *Vrai*. L'extemporané se fait sur tissu frais.
D : *Vrai*. Cela conditionne l'attitude peropératoire : poursuite d'un geste chirurgical ?
E : *Faux*. Pas assez précis pour un diagnostic précis, notamment pour le lymphome.

Question 6
Réponse : B, D.
Commentaire :
A : *Faux*. Il faut traiter en un temps ; le diagnostic sera présenté secondairement en RCP.
B : *Vrai*. (Cf. A).
C : *Faux*. N'ayant pas de tumeur primitive, on ne traite que les zones suspectes pour éviter les comorbidités.
D : *Vrai*. ± Cavum, causes fréquentes de primitif non retrouvé à l'endoscopie.
E : *Faux*. Il ne faut pas prélever à l'aveugle (sauf pour les amygdales) : le patient peut bénéficier ensuite d'un TEP-scanner pour trouver le primitif et l'examen fixera partout en cas de prélèvements multiples…

Question 7
Réponse : A.
Commentaire :
A : *Vrai*. Examen le plus sensible si panendoscopie et scanner cervicothoracique sans particularité.

Question 8
Réponse : A, C, D.
Commentaire :
A : *Vrai*. Pathologie maligne de la glande parotide.
C : *Vrai*. À ne pas oublier chez la personne âgée : métastase ganglionnaire d'un spinocellulaire ; chez le sujet plus jeune, d'un mélanome.
D : *Vrai*. Cause infectieuse dentaire ou tumorale de la cavité buccale ou plutôt de l'oropharynx.

Question 9
Réponse : C, E.
Commentaire :
A : *Faux*. N'existe pas ; exostose du conduit auditif externe.
B : *Faux*. Le texte précise que la masse n'est pas inflammatoire.
C : *Vrai*. Tumeur du pôle inférieur de la glande.
D : *Faux*. La colique salivaire n'est pas précisée et il ne s'agirait pas du pôle inférieur isolé.
E : *Vrai*. (Cf. Question 8).

Question 10
Réponse : D.
Commentaire :
A : *Faux*. Ne remplace pas le scanner si exploration nécessaire.
B : *Faux*. Examen de référence pour explorer la parotide.
C : *Faux*. Pas d'emblée.
D : *Vrai*. Précise la lésion et recherche l'origine.
E : *Faux*. Si altération de l'état général et polyadénopathies indispensable.

Question 11
Réponse : Carcinome spinocellulaire du cuir chevelu.
[Également accepté : Carcinome spinocellulaire de la

face. Carcinome épidermoïde cutané. Pas de point si mélanome.]

Question 12
Réponse : Cytoponction à l'aiguille fine. [Pas de point si biopsie.]

Question 13
Réponse : A, D.
Commentaire :
A : *Vrai*. À proximité en superficie.
D : *Vrai*. À proximité en profondeur.
E : *Faux*. Le nerf hypoglosse passe en dedans de la veine jugulaire interne, il est donc très profond et son traumatisme et très peu probable.

Question 14
Réponse : C, E.

Commentaire :
A, B : *Faux*. Traitement médical.
C : *Vrai*. Traitement médical.
D : *Faux*. HPV : facteur de risque pour les carcinomes épidermoïdes.
E : *Vrai*. Complète le bilan; discuter également un TEP-scanner.

Question 15
Réponse : A, B, C, D, E.
Commentaire :
A : *Vrai*. Rechercher du pus au niveau du Sténon, une hypertrophie parotidienne associée.
B : *Vrai*. Infection visible d'emblée.
C : *Vrai*. Possible mais peu probable.
D, E : *Vrai*. Fréquent.

Grille d'évaluation

	Réponses	Points	PMZ	SMZ	Autoévaluation
1	A, C, D	20			
2	A, D	15			
3	A, B, D	40	A		
4	B, C	15	B	A, E	
5	C, D	40	C, D	A	
6	B, D	20		A	
7	A	15			
8	A, C, D	20	C, D		
9	C, E	25			
10	D	15			
11	Carcinome spinocellulaire du cuir chevelu / de la face / Carcinome épidermoïde cutané [Pas de point si mélanome]	15			
12	Cytoponction à l'aiguille fine [Pas de point si biopsie]	15			
13	A, D	15			
14	C, E	15	C	A, B	
15	A, B, C, D, E	15	D, E		
	Total	300			

Commentaire global
- Question se rapportant à l'infectiologie, l'ORL, l'hématologie voire la rhumatologie. Il est important pour maîtriser l'item 216 de bien connaître les items 88, 158, 165, 169, 213, 207, 295, 299.
- La connaissance de l'anatomie permet de comprendre l'origine du drainage des infections et des tumeurs de la face et du cou ainsi que les risques des gestes opératoires.

Pièges à éviter
- Ne pas confondre les adénopathies cervicales avec d'autres masses cervicales, comme les kystes embryonnaires, ou avec des éléments anatomiques normaux comme la glande submandibulaire ou le bulbe carotidien.

Points clés
- En pratique il faudra faire la différence entre pathologies sévères (cancérologie, infection par le VIH, tuberculose), dont le bilan est prioritaire, et des

étiologies plus bénignes comme MNI, toxoplasmose, infection locale. L'interrogatoire guidera, en fonction des facteurs de risque, les premières prescriptions.
- Rechercher dans le temps l'évolution de la masse, son caractère inflammatoire ou non.

Dossier clinique 31
ITEM 220.

Question 1
Réponse : A, B, D, E.
Commentaire :
A : *Vrai*. Essentiel d'avoir cette référence en cas de cancer pour évaluer la dénutrition.
B : *Vrai*. Facteur de risque de cancer secondaire.
C : *Faux*. Peu d'intérêt car la masse est présente depuis plusieurs années, donc probablement aucun rapport avec une infection virale récente.
D : *Vrai*. Réactivation possible en cas d'infection ancienne de type tuberculose.
E : *Vrai*. Signe évocateur de lymphome.

Question 2
Réponse : A, B, C.

Question 3
Réponse : D.
Commentaire :
A : *Faux*. Les adénopathies sont rarement présentes en position médiane.
B : *Faux*. Immobile à la déglutition.
C : *Faux*. N'est pas situé en regard de l'os hyoïde.
E : *Faux*. Plutôt en position latérocervicale.

Question 4
Réponse : D.
Commentaire :
A, B : *Faux*. Aucune raison car non douloureux.
C : *Faux*. Aucune indication et dangereux.
E : *Faux*. Car risque de récidive.

Question 5
Réponse : C.
Commentaire :
A : *Faux*. Aucune suspicion de lymphome.
B : *Faux*. Aucune indication ; examen irradiant et inutile dans cette indication.
C : *Vrai*. Il faut rechercher si cette masse n'est pas une thyroïde ectopique car, si c'est le cas, cela constitue une contre-indication à la chirurgie.
E : *Faux*. Ce n'est pas une tuberculose.

Question 6
Réponse : A, C, D.
Commentaire :
B : *Faux*. Il s'agit d'une atteinte évoluant depuis 2 mois ; elle est ni aiguë ni inflammatoire.
C : *Vrai*. Kyste congénital de la partie latérocervicale du cou.
E : *Faux*. Situé sur la ligne médiane.

Question 7
Réponse : A, D.
Commentaire :
A : *Vrai*. Car risque de dénutrition.
B : *Faux*. Contre-indication car prise d'anticoagulant.
C : *Faux*. La TDM doit être injectée.
D : *Vrai*. Examen essentiel pour le bilan des lésions synchrone et la biopsie.
E : *Faux*. Aucune raison car absence de symptômes neurologiques.

Question 8
Réponse : D, E.
Commentaire :
A : *Faux*. Uniquement sous anesthésie générale.
B : *Faux*. Uniquement au bloc opératoire.
C : *Faux*. Permet de voir le plan glottique et tout l'oropharynx.
E : *Vrai*. Le schéma est indispensable. Il doit être daté et signé dans le dossier du patient.

Question 9
Réponse : C.

Question 10
Réponse : C.
Commentaire :
E : *Faux*. Muscle de l'oreille.

Question 11
Réponse : Le plan personnalisé de soin. [Également accepté : PPS.]

Question 12
Réponse : E.
Commentaire :
A, B : *Faux*. Car respect du X.
C : *Faux*. Car respect du XII.
D : *Faux*. Car la veine jugulaire controlatérale est conservée.
E : *Vrai*. Car section du XI.

Question 13
Réponse : A, B, E.
Commentaire :
A : *Vrai*. Maladie des griffes du chat.
B : *Vrai*. Car présence d'un lapin.
C : *Faux*. Car un adénophlegmon évolue de façon aiguë.
D : *Faux*. Car évolution de façon chronique.
E : *Vrai*. À toujours évoquer devant une masse subaiguë notamment chez les patients jeunes.

Question 14
Réponse : D.
Commentaire :
A : *Faux*. Tularémie.
B : *Faux*. Syphilis.
C : *Faux*. Brucellose.
E : *Faux*. Maladie de Lyme.

Question 15
Réponse : C.
Commentaire :

A : *Faux*. Sinon évolution chronique et poursuite évolutive.

B, D : *Faux*. C'est une bactérie.
E : *Faux*. Traitement médical initial.

Grille d'évaluation

	Réponses	Points	PMZ	SMZ	Autoévaluation
1	A, B, D, E	20	A		
2	A, B, C	20			
3	D	20			
4	D	20		C	
5	C	20		B	
6	A, C, D	20		B, E	
7	A, D	20	D	B	
8	D, E	20	E		
9	C	20			
10	C	20		E	
11	Plan personnalisé de soin / PPS	20			
12	E	20			
13	A, B, E	20			
14	D	20			
15	C	20			
	Total	300			

Commentaire global
- Pas de difficulté particulière. Bien comprendre que la panendoscopie est essentielle devant toute suspicion de tumeur ORL ou d'adénopathie primitive. Elle doit être réalisée au bloc opératoire sous anesthésie générale.
- Connaître le kyste du tractus thyréoglosse qui est en position paramédiane en regard de l'os hyoïde, mobile à la déglutition. Ce diagnostic peut faire la différence entre les étudiants dans ce dossier.
- Connaître la maladie des griffes du chat et le nom du germe.

Pièges à éviter
- Ne pas connaître les étiologies des masses cervicales en fonction de leurs modes de présentation.
- Diagnostiquer la présence d'une thyroïde à l'échographie avant la chirurgie d'un kyste du tractus thyréoglosse.
- Ne pas connaître l'anatomie cervicale au scanner.
- Ne pas connaître les nerfs crâniens et leurs fonctions propres.

Dossier clinique 32

ITEM 90.

Question 1
Réponse : B, C, E.

Question 2
Réponse : C.

Question 3
Réponse : A, B.

Question 4
Réponse : B, D, E.

Question 5
Réponse : B, E.

Question 6
Réponse : B, C, D, E.

Question 7
Réponse : A, C.

Question 8
Réponse : D.

Question 9
Réponse : C, D.

Question 10
Réponse : A, C, E.

Grille d'évaluation

	Réponses	Points	PMZ	SMZ	Autoévaluation
1	B, C, E	30			
2	C	30			
3	A, B	30			
4	B, D, E	30			
5	B, E	30			
6	B, C, D, E	30			
7	A, C	30			
8	D	30			
9	C, D	30			
10	A, C, E	30			
	Total	300			

Dossier clinique 33

ITEM 149.

Question 1
Réponse : C.

Question 2
Réponse : B.

Question 3
Réponse : A, C.
Commentaire :
D : *Faux*. Après 15 ans, en fonction du score de Mac Isaac.

Question 4
Réponse : A, C.
Commentaire :
B : *Faux*. Devant une angine pseudomembraneuse et d'autres arguments pour une MNI, éventuellement.
C : *Vrai*. Cette enfant fait partie de la population à risque de RAA car plusieurs antécédents d'angine, âge entre 5 et 25 ans, et collectivité (enfant scolarisé).
D : *Faux*. Si l'angine était ulcéro-nécrotique bilatérale.

Question 5
Réponse : A, B, E.

Question 6
Réponse : A, B, D.
Commentaire :
C : *Faux*. Un syndrome de Lemierre est à redouter devant une angine ulcéro-nécrotique dans un contexte d'état bucco-dentaire altéré, chez un adolescent ou un adulte jeune.
E : *Faux* : à redouter si infection steptococcique (rare).

Question 7
Réponse : A, B, E.

Question 8
Réponse : B.
Commentaire : Il existe une médialisation du pilier antérieur gauche qui masque l'amygdale, alors qu'elle était visible initialement.

Question 9
Réponse : A, B, C.
Commentaire :
D et E : *Faux*. Cette enfant ne s'alimente plus et nécessite donc un traitement et une réhydratation par voie intraveineuse.

Question 10
Réponse : B, C, E.
Commentaire :
A : *Faux*. D'un abcès rétrostylien.
D : *Faux*. À discuter en cas de deuxième épisode phlegmoneux.

Question 11
Réponse : A, B.
Commentaire : Le RAA peut se traduire par une atteinte monoarticulaire. L'évolution de l'articulation se fait sans séquelle, mais une séquelle cardiaque est à craindre, à rechercher par un bilan cardiologique incluant une échographie transthoracique, et à prévenir par une antibioprophylaxie.

Question 12
Réponse : A, E.
Commentaire : La scarlatine et l'atteinte rénale, rares, sont liées à l'infection streptococcique initiale mais n'entrent pas dans le RAA, plus de 2 semaines après le début des symptômes.

Points clés

Les angines de l'enfant sont majoritairement d'origine virale. Toutefois la période entre 3 et 15 ans correspond au pic d'incidence des angines bactériennes, ce qui rend le TDR systématique dans cette tranche d'âge.

Dossiers cliniques progressifs

Commentaire global

Les angines sont des infections fréquentes, dont la prise en charge et les complications doivent être connues. Cette bonne connaissance permet de limiter le coût de la prise en charge tout en assurant la sécurité du patient, mais aussi de limiter l'émergence de résistances bactériennes.

Grille d'évaluation

	Réponses	Points	PMZ	SMZ	Autoévaluation
1	C	25			
2	B	25			
3	A, C	25			
4	A, C	25			
5	A, B, E	25			
6	A, B, D	25			
7	A, B, E	25			
8	B	25			
9	A, B, C	25			
10	B, C, E	25			
11	A, B	25			
12	A, E	25			
	Total	300			

Dossier clinique 34

ITEM 273.

Question 1
Réponse : A, D.

Question 2
Réponse : A, E.

Question 3
Réponse : A, B, C, D.

Question 4
Réponse : A, B, C.

Question 5
Réponse : A, B.

Question 6
Réponse : A.

Question 7
Réponse : B.

Question 8
Réponse : A.

Question 9
Réponse : A, C.

Question 10
Réponse : A.

Question 11
Réponse : C, D.

Question 12
Réponse : A, D.

Grille d'évaluation

	Réponses	Points	PMZ	SMZ	Autoévaluation
1	A, D	25			
2	A, E	25			
3	A, B, C, D	25			
4	A, B, C	25			
5	A, B	25			
6	A	25			
7	B	25			
8	A	25			
9	A, C	25			

	Réponses	Points	PMZ	SMZ	Autoévaluation
10	A	25			
11	C, D	25			
12	A, D	25			
	Total	300			

Dossier clinique 35
ITEMS 334, 335.

Question 1
Réponse : A, B, C, D, E.
Commentaire : Ce sont les urgences vitales à évaluer et à prendre en charge.

Question 2
Réponse : A, B, C, D.
Commentaire : Ce sont les urgences fonctionnelles à évaluer et à prendre en charge, sauf la manœuvre de Dix et Hallpike car un risque de traumatisme rachidien, même minime, contre-indique cette manœuvre, qui d'ailleurs est loin d'être urgente à réaliser.

Question 3
Réponse : A, E.
Commentaire : Le contact avec l'eau ainsi que le méchage du MAE risquent de provoquer une surinfection. Les antibiotiques n'ont aucune utilité. La tympanoplastie n'est pas à prévoir car la majorité des perforations tympaniques post-traumatiques se referment spontanément, d'où l'intérêt des examens réguliers cliniques et audiométriques.

Question 4
Réponse : B, E.
Commentaire : Il s'agit d'une PFP d'installation tardive et progressive (secondaire). Le traitement est médical à base de corticoïdes (prednisolone ou prednisone). La graduation permet de suivre l'évolution de la PFP. Le scanner permet de localiser le site d'atteinte du nerf facial.

Question 5
Réponse : C, D.
Commentaire : La commotion labyrinthique ne se voit pas au scanner et entraîne une surdité de perception. La fistule périlymphatique n'entraîne jamais de surdité de transmission exclusive. Le pneumolabyrinthe reflète une fracture translabyrinthique, donc cophose.

Dossier clinique 36
ITEMS 103, 109.

Question 1
Réponse : A, E.

Question 2
Réponse : A, B, C, E.
Commentaire : Les signes neurovégétatifs font partie du syndrome vestibulaire et ne donnent pas d'orientation sur la cause.

Question 3
Réponse : C, D.
Commentaire : Clinique évocatrice de VPPB, pas de syndrome vestibulaire spontané en ce cas, donc A et B faux, et pas d'acouphène en cas de VPPB — plutôt associé à la maladie de Ménière, dont ils sont un élément de la triade symptomatique.

Question 4
Réponse : A, B, D.
Commentaire : Le nystagmus variant suivant la position du patient est retrouvé dans les VPPB, il a alors des caractéristiques bien précises ; le VPPB est une atteinte périphérique. Le nystagmus central multidirectionnel change de direction en fonction du regard et non en fonction de la position du patient.

Question 5
Réponse : B.
Commentaire : Il s'agit des signes du HINTS.

Question 6
Réponse : A, B, D.
Commentaire : Les céphalées lors des crises répétées sont évocatrices de migraines vestibulaires, l'otalgie n'est pas un signe classique de la maladie de Ménière.

Question 7
Réponse : B, C, D, E.
Commentaire : La névrite est un syndrome vestibulaire aigu isolé, sans surdité. Les squames à l'otoscopie signent un cholestéatome.

Question 8
Réponse : A, C, D, E.
Commentaire : Le mécanisme du barotraumatisme est différent de la fracture du rocher : problème de pression vs choc violent pour la fracture.

Question 9
Réponse : A, B, C, D.
Commentaire : La carence en vitamine D peut participer aux troubles de l'équilibre mais ne peut en être la cause isolée, contrairement aux autres diagnostics fréquents cités.

Question 10
Réponse : A, C, D, E.

Commentaire : La compensation vestibulaire est un mécanisme physiologique activé en cas de déficit vestibulaire unilatéral.

Grille d'évaluation

	Réponses	Points	PMZ	SMZ	Autoévaluation
1	A, E	30			
2	A, B, C, E	30			
3	C, D	30			
4	A, B, D	30			
5	B	30			
6	A, B, D	30			
7	B, C, D, E	30			
8	A, C, D, E	30			
9	A, B, C, D	30			
10	A, C, D, E	30			
	Total	300			

Dossier clinique 37

ITEM 87.

Question 1
Réponse : B, C.

Question 2
Réponse : A, C, D.

Question 3
Réponse : B.

Question 4
Réponse : C.

Question 5
Réponse : B, D.

Grille d'évaluation

	Réponses	Points	PMZ	SMZ	Autoévaluation
1	B, C	20			
2	A, C, D	20			
3	B	20			
4	C	20			
5	B, D	20			
	Total	100			

CHAPITRE 21

Questions isolées

Questions

QI 1

Voici l'examen otoscopique d'un patient (figure 21.1).
Que retrouvez-vous sur cet examen ?
A Otoscopie droite normale.
B Un tympan clair, sans anomalie.
C Une masse rétrotympanique.
D Un épanchement liquidien rétrotympanique.
E Otoscopie gauche normale.

QI 2

Voici une audiométrie (figure 21.2).
Quelle(s) est (sont) la (les) proposition(s) exacte(s) ?
A Audition normale gauche.
B Surdité neurosensorielle gauche sur les fréquences aiguës.
C Surdité de transmission gauche.
D Surdité mixte gauche.
E Surdité neurosensorielle droite sur les fréquences graves.

QI 3

Vous recevez une patiente qui présente une surdité de perception (neurosensorielle) isolée sur les fréquences graves à droite. L'audition est normale à gauche.
Quels seront les résultats attendus en acoumétrie au diapason 500 Hz ?
A Weber latéralisé à gauche.
B Weber latéralisé à droite.
C Rinne positif à droite.
D Rinne positif à gauche.
E Rinne négatif à droite.

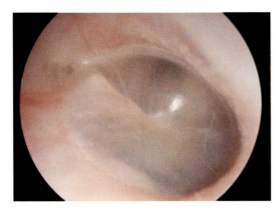

Fig. 21.1.

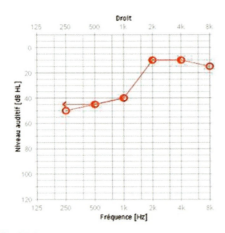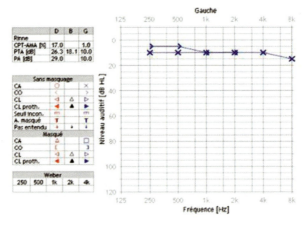

Fig. 21.2.

QI 4

L'examen suivant a été réalisé (figure 21.3).
Quelle est votre interprétation de cet examen ?
A Audition normale.
B Surdité de transmission bilatérale et symétrique.
C Surdité de perception bilatérale et symétrique.
D Surdité mixte bilatérale.
E Surdité mixte droite.

QI 5

Voici un examen (figure 21.4).
Quelle(s) est (sont) la (les) proposition(s) exacte(s) ?
A Il s'agit d'un tympanogramme.
B Il s'agit d'otoémissions.
C Il s'agit d'un potentiel évoqué auditif (PEA).
D Cet examen permet d'obtenir des seuils auditifs objectifs sur les fréquences graves.
E Cet examen permet d'obtenir des seuils auditifs objectifs pour les fréquences aiguës.

QI 6

Parmi les otoscopies suivantes (figure 21.5), laquelle (lesquelles) est (sont) évocatrice(s) du diagnostic d'otite séromuqueuse et susceptible(s) d'entraîner une surdité de transmission ?
A Otoscopie 1.
B Otoscopie 2.
C Otoscopie 3.
D Otoscopie 4.
E Otoscopie 5.

QI 7

Parmi les otoscopies suivantes, laquelle (lesquelles) est (sont) compatible(s) avec l'audiogramme ci-après (figure 21.6) ?

A Otoscopie 1.
B Otoscopie 2.
C Otoscopie 3.
D Otoscopie 4.
E Otoscopie 5.

QI 8

L'unité de mesure de l'audiométrie clinique est :
A dB A.
B db B.
C dB C.
D dB SPL.
E dB HL.

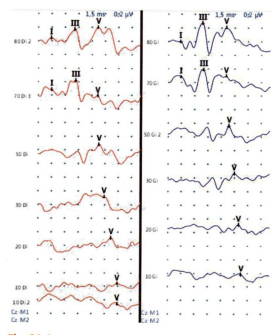

Fig. 21.4.

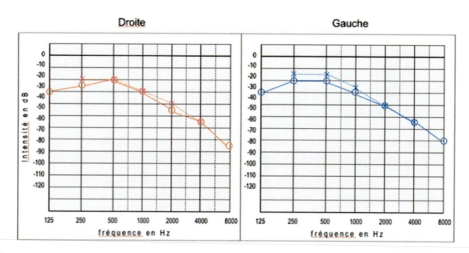

Fig. 21.3.

Questions isolées

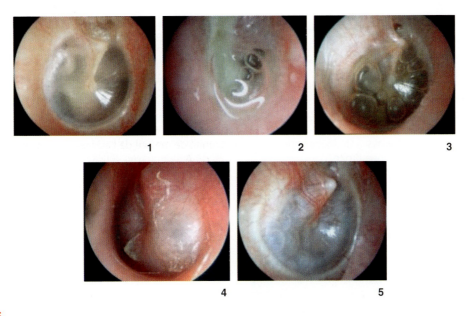

Fig. 21.5.

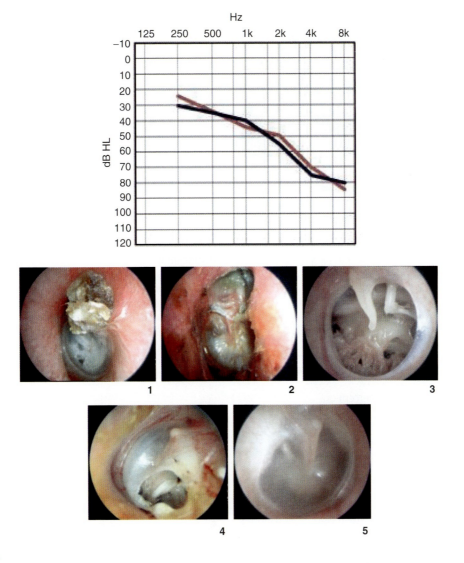

Fig. 21.6.

Questions isolées

QI 9

Un patient présente un schwannome vestibulaire droit. Quel(s) est (sont) le(s) signe(s) clinique(s) potentiellement présent(s) parmi les suivants ?
A Une surdité droite avec épreuve de Weber latéralisée à gauche.
B Une surdité droite avec épreuve de Rinne droite négative.
C Une instabilité sans signes vertigineux importants.
D Une anesthésie cornéenne droite.
E Une paralysie oculomotrice.

QI 10

L'otoscopie droite d'un patient est la suivante (figure 21.7).

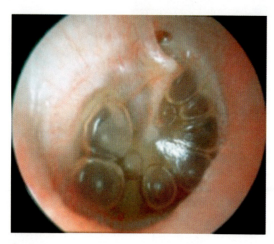

Fig. 21.7.

Quel(s) élément(s) de l'examen est (sont) le(s) plus vraisemblable(s) ?
A L'épreuve de Weber est latéralisée à droite.
B L'épreuve de Weber est latéralisée à gauche.
C L'épreuve de Rinne montre une CO > CA.
D L'épreuve de Rinne montre une CO < CA.
E L'épreuve de Rinne est indifférente.

QI 11

Concernant l'aplasie d'oreille, quelle(s) est (sont) la (les) proposition(s) exacte(s) ?
A Il existe une surdité de perception.
B Il existe une surdité de transmission.
C Elle est très majoritairement bilatérale.
D Il s'agit d'une malformation d'oreille interne.
E Le Rinne est négatif.

QI 12

Que signifie le fait que les otoémissions acoustiques soient présentes chez un nouveau-né ?

A L'audition est considérée comme normale.
B Il existe une surdité de transmission.
C Il existe une surdité mixte.
D Il existe une surdité de perception.
E La perte auditive est inférieure à 30 dB.

QI 13

Quels sont les tests objectifs de mesure de l'audition ?
A Audiométrie avec réflexe conditionné.
B Potentiels évoqués auditifs.
C Otoémissions acoustiques.
D Impédancemétrie.
E Audiométrie vocale.

QI 14

Quelles fréquences sont testées par les PEA ?
A Les fréquences aiguës.
B Les fréquences graves.
C Les fréquences moyennes.
D Les fréquences 4 000 Hz.
E Les fréquences 500 Hz.

QI 15

Quelles causes peuvent être responsables de surdité ?
A Un syndrome d'Usher.
B Les mucopolysaccharidoses.
C Un syndrome de Wardenburg.
D Un traumatisme obstétrical (utilisation de forceps).
E Une grossesse gémellaire.

QI 16

À propos des migraines, quelle(s) est (sont) la (les) proposition(s) exacte(s) ?
A Le diagnostic est exclusivement clinique.
B Une imagerie cérébrale doit systématiquement être réalisée afin d'éliminer une céphalée secondaire.
C La présence d'une phono-photophobie associée doit faire réaliser une ponction lombaire à la recherche de méningite infectieuse.
D La présence de paresthésie des deux membres supérieurs précédant la céphalée peut se voir dans le cadre d'une aura.
E Il existe souvent un terrain familial migraineux.

QI 17

Vous recevez un homme de 51 ans qui présente des douleurs de l'hémiface gauche. La douleur est décrite comme des décharges électriques durant une dizaine de secondes, au niveau de la joue gauche. Parmi les éléments suivants, quelle(s) proposition(s) s'applique(nt) à une névralgie essentielle du V2 ?
A Apparition et disparition brutales de la douleur.
B Larmoiement et rougeur oculaire associés.

C Présence d'une zone dont la stimulation provoque la douleur.
D Présence d'un fond douloureux permanent entre les crises.
E Un EEG est indispensable afin d'éliminer une lésion sur le trajet du nerf trijumeau.
F Le traitement médical repose principalement sur les triptans.

QI 18
Concernant les algies vasculaires de la face, quelle(s) est (sont) la (les) proposition(s) exacte(s) ?
A Le nombre de crises rentre dans les critères diagnostiques.
B Ce sont des douleurs unilatérales intenses provoquées par la stimulation d'une zone gâchette.
C La céphalée s'accompagne généralement de rougeur et larmoiement homolatéraux.
D La céphalée peut également s'accompagner de congestion nasale, de myosis et d'énophtalmie.
E La fréquence des crises est généralement hebdomadaire.

QI 19
Concernant la paralysie faciale *a frigore*, quelle(s) est (sont) la (les) proposition(s) exacte(s) ?
A Elle est le plus souvent d'origine virale.
B Elle atteint le plus souvent uniquement le territoire inférieur.
C Étant liée le plus souvent au virus du zona, elle contre-indique la prescription de corticoïdes.
D La rééducation par le kinésithérapeute ne doit pas comporter de stimulations électriques.
E Les paralysies faciales incomplètes ont un meilleur pronostic de récupération sans séquelle.

QI 20
À propos des paralysies faciales, quelle(s) est (sont) la (les) proposition(s) exacte(s) ?
A Le signe de Charles Bell est en faveur d'une paralysie faciale centrale.
B La cause la plus fréquente de paralysie faciale périphérique est la paralysie faciale *a frigore*.
C La présence d'un réflexe stapédien conservé dans une paralysie faciale périphérique totale remet en cause le diagnostic de paralysie faciale *a frigore*.
D Une paralysie faciale peut être recherchée chez le sujet comateux par la manœuvre de Dix et Hallpike.
E Une paralysie faciale due au virus de la varicelle et du zona s'accompagne volontiers de vésicules en arrière du sillon rétroauriculaire.

QI 21
Concernant les épreuves vestibulaires caloriques, quelle(s) est (sont) la (les) proposition(s) exacte(s) ?
A Elles peuvent être réalisées sous anesthésie générale chez l'enfant.
B Elles peuvent être réalisées à l'air en cas de perforation tympanique.
C Elles explorent la fonction du canal semicirculaire externe.
D Elles peuvent entraîner des vertiges et des nausées.
E Elles excluent une atteinte vestibulaire en cas de normalité.

QI 22
Concernant la névrite vestibulaire, quelle(s) est (sont) la (les) proposition(s) exacte(s) ?
A C'est un déficit vestibulaire unilatéral d'installation rapide.
B Elle entraîne des crises vertigineuses de 5 à 15 minutes et récurrentes.
C Elle nécessite un traitement par corticoïdes.
D Elle constitue la cause la plus fréquente des vertiges de l'adulte.
E Elle peut être associée à un vertige positionnel paroxystique bénin.

QI 23
Le syndrome d'apnée obstructive du sommeil chez l'enfant peut être :
A Lié à une hypertrophie des végétations adénoïdes.
B Responsable de trouble de l'attention et de difficultés scolaires.
C Lié à une malformation osseuse thoracique.
D Diagnostiqué par l'observation de l'enfant pendant son sommeil par les parents.
E Considéré comme grave si l'enfant fait plus de 5 apnées par nuit.

QI 24
Parmi les signes fonctionnels ci-dessous, quel(s) est (sont) celui (ceux) que doit rechercher l'interrogatoire en cas de cancer des VADS ?
A Odynophagie.
B Otalgie réflexe.
C Hypersalivation.
D Dysphonie.
E Régurgitations.

QI 25
Un jeune homme de 17 ans arrive aux urgences pour épistaxis de la narine droite. Il est rapidement orienté par l'infirmière d'accueil et mis dans un box. Quels sont les deux premiers gestes à réaliser devant une épistaxis chez ce patient en urgence, sachant que rien n'a été réalisé au préalable (vous êtes le premier à rentrer dans le box) ?
A Évacuation des caillots par mouchage.
B Mise en place d'une voie veineuse périphérique.

C Remplissage vasculaire pour corriger l'hypovolémie.
D Prise de sang pour contrôle de l'INR.
E Compression externe manuelle et bidigitale pendant 10 minutes.

QI 26

Les artères issues du système carotidien interne qui participent à la vascularisation des fosses nasales sont les artères… [1 mot].

QI 27

Parmi la liste des éléments ci-dessous, lequel (lesquels) est (sont) en faveur d'une épistaxis grave ?
A Pâleur.
B Sueurs.
C Agitation.
D Télangiectasies du visage.
E Persistance du saignement depuis plusieurs jours.

QI 28

Vous recevez un patient de 42 ans pour une épistaxis gauche. Le patient est sous traitement anticoagulant pour une phlébite. Il est agité, la PA est à 160/95, le pouls à 90/min. Un bilan a déjà été réalisé : l'Hb est à 9 g/dl, l'INR est à 2,2 avec une cible entre 2 et 3. Quelle(s) option(s) thérapeutique(s) proposez-vous à ce stade ?
A Administration de vitamine K.
B Transfusion de culots globulaires.
C Embolisation.
D Administration d'un anxiolytique non sédatif.
E Tamponnement antéropostérieur avec une sonde à double ballonnet.

QI 29

Sur ce scanner en coupe axiale qui n'est pas injecté (figure 21.8), pointer la zone qui correspond à la tache vasculaire de la fosse nasale droite [Question « zone à pointer »].

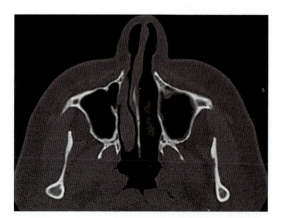

Fig. 21.8.

QI 30

Quelle(s) est (sont) la (les) proposition(s) exacte(s) ?
A la mobilité du voile est prise en charge par le nerf IX.
B la mobilité du voile est prise en charge par le nerf X.
C le signe du rideau correspond à la paroi pharyngée postérieure qui se déplace du côté sain lors de la phonation.
D le nerf XII intervient dans la production de la voix.
E le nerf XII intervient dans la production de la parole.

QI 31

Concernant le diagnostic positif de dysphonie, quelle(s) est (sont) la (les) proposition(s) exacte(s) ?
A Un scanner cervicofacial est systématiquement prescrit.
B Le caractère d'installation de la dysphonie est essentiel à l'orientation diagnostique.
C La nasofibroscopie est l'examen clé du diagnostic étiologique.
D La nasofibroscopie se réalise au bloc opératoire sous anesthésie générale.
E Toutes les dysphonies doivent faire pratiquer une laryngoscopie en suspension.

QI 32

L'intubation orotrachéale prolongée peut provoquer une dysphonie par :
A Immobilité laryngée unilatérale par lésion de la voie motrice.
B Immobilité laryngée unilatérale par blocage articulaire.
C Lésion d'allure bénigne de la corde vocale appelé granulome.
D Lésion d'allure bénigne de la corde vocale appelé nodule.
E Immobilité laryngée bilatérale par blocage articulaire.

QI 33

Quel(s) examen(s) d'imagerie est (sont) recommandé(s) au cours du bilan d'une immobilité laryngée unilatérale ?
A TDM injectée depuis la base du crâne jusqu'au thorax.
B TDM non injectée depuis la base du crâne jusqu'au thorax.
C IRM cervicofaciale injectée.
D IRM cervicofaciale non injectée.
E Échographie thyroïdienne.

QI 34
Concernant la maladie de Parkinson, quelle(s) est (sont) la (les) proposition(s) exacte(s) ?
A Le patient présente une anomalie du timbre de la voix avec une voix pharyngée.
B Le patient présente une dysarthrie.
C Le patient présente une hypophonie.
D La voix est lente et monotone.
E La prise en charge repose sur un bilan et des séances de rééducation orthophonique.

QI 35
Concernant la paralysie faciale *a frigore*, quelle(s) est (sont) la (les) proposition(s) exacte(s) ?
A Elle est considérée d'origine virale.
B Elle atteint le plus souvent uniquement le territoire inférieur.
C Étant liée le plus souvent au virus du zona, elle contre-indique la prescription de corticoïdes.
D La rééducation par le kinésithérapeute ne doit pas comporter de stimulations électriques.
E Les paralysies faciales incomplètes ont un meilleur pronostic de récupération sans séquelle.

QI 36
À propos des paralysies faciales, quelle(s) est (sont) la (les) proposition(s) exacte(s) ?
A Le signe de Charles Bell est en faveur d'une paralysie faciale centrale.
B La cause la plus fréquente de paralysie faciale périphérique est la paralysie faciale a frigore.
C La présence d'un réflexe stapédien conservé dans une paralysie faciale périphérique totale remet en cause le diagnostic de paralysie faciale *a frigore*.
D Une paralysie faciale peut être recherchée chez le sujet comateux par la manœuvre de Dix et Hallpike.
E Une paralysie faciale due au virus de la varicelle et du zona s'accompagne volontiers de vésicules en arrière du sillon rétroauriculaire.

QI 37
L'examen clinique d'un patient se présentant aux urgences pour fracture des os propres du nez suite à une rixe doit rechercher :
A Un écoulement clair antérieur à type de goutte à goutte.
B Une luxation du septum nasal à la rhinoscopie antérieure.
C Une luxation du cornet moyen à la rhinoscopie antérieure.
D Une mobilité du plateau palatin antéropostérieure.
E Un hématome du cavum.

QI 38
Le bilan paraclinique d'un patient présentant une fracture du nez sans autres atteintes nécessite :
A Une radiographie des os propres du nez de face et de profil.
B Une radiographie de face de type incidence de Blondeau.
C Un orthopantogramme.
D Une TDM faciale à distance en cas de doute clinique.
E Une rhinomanométrie antérieure.

QI 39
La prise en charge thérapeutique d'une fracture des os propres du nez sans épistaxis ou plaie cutanéomuqueuse nécessite :
A Une réduction orthopédique au besoin jusqu'à 20 jours après le traumatisme.
B Une réduction chirurgicale par des broches.
C Une rhinoseptoplastie en urgence.
D Un traitement antibiotique systématique.
E Un traitement anti-inflammatoire par corticoïde.

QI 40
Quels sont les signes cliniques qui doivent faire évoquer une rhinosinusite aiguë, quelle que soit sa localisation ?
A Obstruction nasale fébrile.
B Rhinorrhée purulente.
C Syndrome douloureux postural.
D Épistaxis.
E Prurit palatin.

QI 41
Quels sont les critères majeurs en faveur d'une surinfection bactérienne devant une rhinosinusite aiguë ?
A Syndrome douloureux postural unilatéral pulsatile rebelle aux antalgiques.
B Fièvre > 39 °C.
C Rhinorrhée unilatérale ou avec majoration d'abondance/purulence.
D Persistance des douleurs malgré un traitement symptomatique > 48 heures.
E Signes fonctionnels persistant > 10 jours malgré un traitement optimal.

QI 42
Quels sont les deux germes les plus fréquents retrouvés dans les rhinosinusites aiguës bactériennes ?
A *Streptococcus pneumoniae*.
B Staphylocoque doré.
C *Haemophilus influenzae*.
D *Branhamella catarrhalis*.
E *Streptococcus pyogène*.

Questions isolées

QI 43
Quels sont les examens complémentaires recommandés devant une rhinosinusite aiguë bactérienne non compliquée ?
A NFS.
B CRP.
C TDM sans injection.
D TDM avec injection.
E Aucun examen n'est recommandé.

QI 44
Quels signes de gravité dont la présence justifie un avis immédiat et/ou une hospitalisation recherchez-vous devant une rhinosinusite aiguë ?
A L'œdème péri-orbitaire et le chémosis.
B L'exophtalmie.
C La diplopie.
D L'ophtalmoplégie.
E La baisse d'acuité visuelle.

QI 35
Quelle est l'antibiothérapie recommandée en cas de rhinosinusite aiguë bactérienne maxillaire d'origine rhinogène non compliquée en l'absence d'allergie ?
A Amoxicilline-acide clavulanique.
B Pristinamycine.
C Amoxicilline.
D Moxifloxacine.
E L'antibiothérapie n'est pas recommandée.

QI 46
L'ethmoïdite aiguë de l'enfant :
A Nécessite toujours une prise en charge chirurgicale.
B Est une infection du jeune enfant.
C Est une infection de l'adolescent.
D Est souvent découverte sur des épistaxis à répétition.
E Nécessite la réalisation d'un scanner.

QI 47
Vous voyez en consultation une patiente âgée de 45 ans qui se plaint d'une sensation de blocage alimentaire qui s'aggrave progressivement depuis 3 mois avec une perte de 4 kg sur le dernier mois. L'examen physique met en évidence un goitre nodulaire gauche d'environ 6 cm de diamètre. Le reste de l'examen est sans particularité. Parmi les examens paracliniques suivants, lequel ou lesquels demandez-vous en première intention ?
A Une scintigraphie thyroïdienne car une hyperthyroïdie provoque un amaigrissement.
B Un dosage des T3, T4 et des TRAKs pour éliminer une maladie de Basedow.
C Un dosage de la TSH pour éliminer une dysthyroïdie.
D Un dosage de la thyroglobuline pour estimer le volume de la thyroïde.
E Une échographie pour cartographier l'ensemble des nodules et le volume thyroïdien.

QI 48
Vous prévoyez une prise en charge chirurgicale pour un patient qui présente un carcinome médullaire de la thyroïde. Parmi les éléments suivants, lequel peut compromettre le pronostic vital immédiat de votre patient s'il n'a pas été dépisté et pris en charge avant l'intervention ?
A La présence d'une hyperparathyroïdie.
B La présence d'un phéochromocytome.
C La présence d'un taux de calcitonine élevé.
D La présence d'une adénopathie cervicale associée.
E La présence d'anticorps antithyroïdiens.

QI 49
Vous suivez une patiente qui présente une maladie d'Hashimoto de longue date. Celle-ci présente une voussure cervicale évocatrice d'un nodule de la thyroïde apparu il a environ 3 mois. Quelle(s) est (sont) la (les) proposition(s) exacte(s) ?
A Il n'est pas nécessaire de réaliser une échographie car le traitement radical par chirurgie est d'emblée indiqué.
B L'échographie est indispensable pour poser l'indication d'un traitement chirurgical.
C Vous ne réalisez jamais de cytoponction à l'aiguille fine en raison de la maladie d'Hashimoto.
D Le bilan hormonal thyroïdien n'est pas indispensable avant la chirurgie en raison de l'hypothyroïdie.
E Le bilan paraclinique est semblable à celui de tout nodule thyroïdien.

QI 50
Quelle(s) est (sont) la (les) proposition(s) exacte(s) concernant un volumineux goitre thyroïdien ?
A L'échographie peut sous-estimer le volume de la thyroïde.
B Le scanner cervicothoracique permet d'analyser le caractère plongeant en endothoracique du goitre.
C Le bilan biologique révèle le plus souvent une euthyroïdie.
D La compression trachéale engendrée est d'emblée symptomatique.
E Le traitement est le plus souvent chirurgical.

QI 51
Dans le cadre d'un nodule thyroïdien, quelle(s) est (sont) la (les) proposition(s) exacte(s) ?
A Le risque de malignité est plus élevé s'il s'agit d'un patient adolescent.

B L'irradiation cervicale est un des facteurs de risque prouvé de carcinome thyroïdien.
C Le caractère unilatéral est facteur de mauvais pronostic.
D Les nodules toxiques sont plus volumineux que les nodules froids.
E La cytoponction est inutile et contre-indiquée pour un nodule de 4 cm.

QI 52
Le syndrome d'apnée obstructive du sommeil chez l'enfant peut être :
A Lié à une hypertrophie des végétations adénoïdes.
B Responsable de trouble de l'attention et de difficultés scolaires.
C Lié à une malformation osseuse thoracique.
D Diagnostiqué par l'observation de l'enfant pendant son sommeil par les parents.
E Considéré comme grave si l'enfant fait plus de cinq apnées par nuit.

QI 53
À propos des angines de l'enfant, quelle(s) est (sont) la (les) proposition(s) exacte(s) ?
A Chez l'enfant, 50 à 90 % des angines sont d'origine bactérienne.
B L'origine streptococcique est la cause bactérienne la plus fréquente chez l'enfant et son pic d'incidence est chez les moins de 3 ans.
C La coexistence d'une toux, de myalgies, d'une conjonctivite et d'une angine érythémateuse est en faveur d'une origine streptococcique.
D En absence d'accès au test de diagnostic rapide, l'attitude thérapeutique en cas d'angine érythémato-pultacée chez un enfant de 6 ans est un traitement symptomatique.
E Un test de diagnostic rapide positif en cas d'angine érythémato-pultacée justifie la prescription d'antibiotique.

QI 54
Un enfant de 3 ans est à votre consultation pour une rhinopharyngite fébrile. Sur cette iconographie clinique d'otoscopie (figure 21.9), quel tympan a les critères d'une otite moyenne aiguë (OMA) :
A Le tympan A car il y a une perte des reliefs tympaniques.
B Le tympan B car il y a une perte des reliefs tympaniques.
C Le tympan A car il y a un épanchement dans la caisse.
D Le tympan B car il y a une rétraction tympanique.
E Le tympan A car il est inflammatoire.

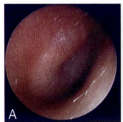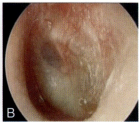

Fig. 21.9. A. Otoscopie droite. B. Otoscopie gauche.

QI 55
Un enfant de 3 ans est à votre consultation pour une rhinopharyngite fébrile. Sur cette iconographie clinique d'otoscopie (cf. figure 21.9), quel tympan a les critères d'une otite séromuqueuse (OSM) :
A Le tympan B car les reliefs tympaniques sont conservés.
B Le tympan A car les reliefs tympaniques sont conservés.
C Le tympan A car le tympan est bombé.
D Le tympan B car il y a une rétraction tympanique.
E Le tympan A car il y a une perte des reliefs.

QI 56
Un enfant de 3 ans est à votre consultation pour une rhinopharyngite fébrile. Vous avez diagnostiqué une otite moyenne aiguë. Parmi les critères de traitement de l'otite moyenne aiguë suivants, lesquels font référence aux bonnes pratiques actuelles :
A Si elle est prescrite, l'antibiothérapie doit être efficace sur le pneumocoque.
B Si elle est prescrite, l'antibiothérapie doit être efficace sur le staphylocoque.
C L'antibiothérapie est systématique car l'enfant a 3 ans.
D L'antibiothérapie peut le plus souvent être évitée à 3 ans.
E L'antibiothérapie locale est préférable.

QI 57
D'après cette otoscopie droite en faveur d'une otite externe (figure 21.10), quelle(s) est (sont) la (les) proposition(s) exacte(s) ?
A La peau du conduit auditif externe est normale.
B La peau du conduit auditif externe est le siège d'une dermoépidermite.
C Le traitement local cible *Staphylococcus aureus* et *Streptococcus pneumoniae*.
D Le traitement local cible *Staphylococcus aureus* et *Pseudomonas aeruginosa*.
E Le traitement local cible *Haemophilus influenzae* et *Streptococcus pneumoniae*.

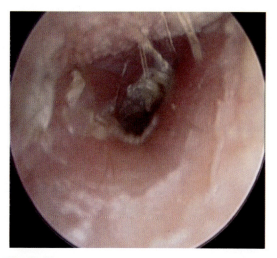

Fig. 21.10.

QI 58

Parmi les critères suivants, lesquels sont en rapport avec une otite moyenne aiguë ?
A Le tympan est bombé à l'otoscopie.
B La fièvre peut manquer.
C L'antibiothérapie est recommandée avant l'âge de 2 ans.
D Une paracentèse pour prélèvement bactériologique précède l'antibiothérapie lorsqu'elle est prescrite.
E *Staphylococcus aureus* est une cible de l'antibiothérapie.

QI 59

Parmi les critères suivants, lesquels sont en rapport avec une otite séromuqueuse ?
A Le tympan est bombé à l'otoscopie.
B Une surdité de transmission est fréquente.
C L'antibiothérapie est recommandée avant l'âge de 2 ans.
D La forme unilatérale doit faire redouter une tumeur sur le trajet de la trompe d'Eustache (tube auditif).
E La tympanométrie peut contribuer au diagnostic.

QI 60

Parmi les critères suivants, lesquels sont en rapport avec une otite externe ?
A Le tympan est bombé à l'otoscopie.
B L'eczéma est une cause favorisante.
C L'antibiothérapie orale est recommandée.
D La forme unilatérale doit faire redouter une tumeur sur le trajet de la trompe d'Eustache (tube auditif).
E *Staphylococcus aureus* est une cible de l'antibiothérapie.

QI 61

Une dame de 38 ans, qui vient d'accoucher de son troisième enfant, ressent une baisse progressive de son audition. Sa tante et sa mère ont été opérées d'une surdité de transmission. Elle vous remet un audiogramme réalisé il y a quelques semaines : il y a une surdité de transmission droite. Vous reprenez l'examen clinique. En faveur d'une otospongiose, vous retenez les éléments suivants :
A L'otoscopie est normale.
B L'otoscopie révèle un épanchement de l'oreille moyenne droite.
C La surdité de transmission est d'évolution progressive.
D La surdité apparaît au décours d'une grossesse.
E Une surdité de transmission est retrouvée chez la mère et la tante.

QI 62

Parmi les critères suivants, lesquels vous évoquent une presbyacousie ?
A La surdité prédomine sur les fréquences graves et médiums.
B L'acoumétrie au diapason retrouve un Rinne négatif.
C La surdité est d'évolution progressive.
D La surdité est bilatérale et symétrique.
E La surdité est de transmission par ankylose progressive des osselets.

QI 63

Chez l'enfant, le dépistage de la surdité :
A Est organisé dès la maternité par un dépistage chez le nouveau-né.
B Privilégie l'acoumétrie au diapason.
C Recueille la présence des otoémissions acoustiques par un test automatique.
D Mesure la compliance tympanique par tympanométrie automatique.
E Est indispensable lors d'un retard de langage.

QI 64

Une femme de 52 ans se plaint d'entendre mal de l'oreille droite. Elle vous décrit sa démarche inhabituelle avec des embardées, comme si elle avait bu. Vous complétez vos explorations cliniques et paracliniques à la recherche d'un schwannome vestibulaire. En faveur de ce diagnostic, vous retenez les critères suivants lors des différents examens :
A Les tympans sont normaux.
B L'audiométrie révèle une surdité de perception unilatérale droite.
C Les PEA montrent un allongement des latences du côté droit.

D L'IRM retrouve une lésion du conduit auditif interne droit.
E Les épreuves vestibulaires retrouvent une aréflexie droite.

QI 65

Une femme de 38 ans vous remet cet audiogramme réalisé il y a quelques semaines (figure 21.11). Vous constatez la normalité de l'otoscopie.
Vous reprenez l'examen clinique d'après cet audiogramme. Quelle(s) est (sont) la (les) proposition(s) exacte(s) ?
A La vibration du diapason 500 Hz placé sur le vertex est perçue dans l'oreille droite.
B La surdité droite est de perception.
C La surdité gauche est de perception.
D Il s'agit d'une presbyacousie.
E Le Rinne audiométrique est de 35 dB sur la fréquence 1 000 Hz à droite.

QI 66

Un homme de 68 ans vous remet cet audiogramme réalisé il y a quelques semaines (figure 21.12). Vous constatez la normalité de l'otoscopie. Vous reprenez l'examen clinique d'après cet audiogramme. Quelle(s) est (sont) la (les) proposition(s) exacte(s) ?

A La vibration du diapason 500 Hz placé sur le vertex est perçue dans l'oreille droite.
B La surdité droite est de perception.
C La surdité droite est de transmission.
D Il s'agit d'une presbyacousie.
E Le Rinne audiométrique droit sur les fréquences conversationnelles est de 36,25 dB.

QI 67

Chez l'enfant, l'étiologie de surdité la plus fréquemment retrouvée pour expliquer un retard de langage est la suivante :
A Otospongiose.
B Séquelles d'otite chronique.
C Fracture du rocher.
D Bouchon de cérumen.
E OSM.

QI 68

Quels signes cliniques sont observés lors d'une dyspnée laryngée avec atteinte glottique ?
A Une voix normale.
B Une dysphonie.
C Une dyspnée aux deux temps.
D Une dyspnée inspiratoire.
E Un *wheezing*.

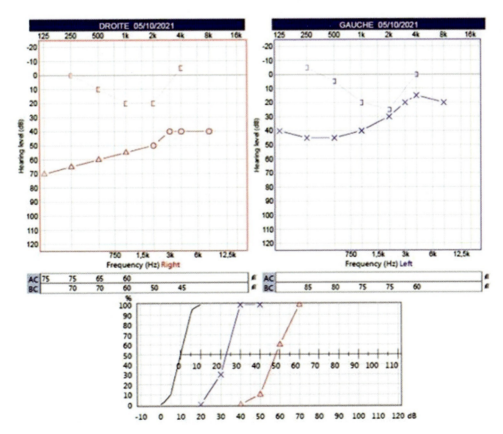

Fig. 21.11.

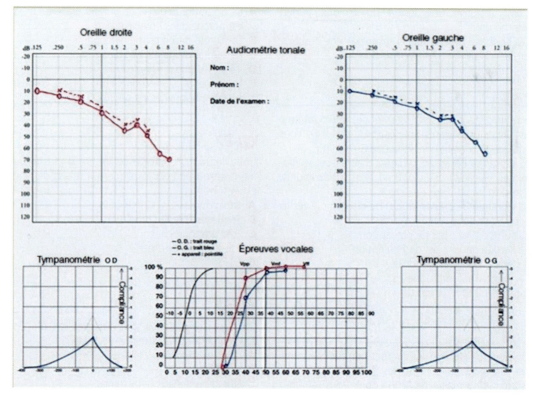

Fig. 21.12.

QI 69

Concernant l'innervation du larynx, quelle(s) est (sont) la (les) proposition(s) exacte(s) ?
A Le nerf récurrent est également appelé nerf laryngé supérieur.
B Le nerf récurrent est une branche du nerf vague (X).
C Tous les muscles extrinsèques du larynx sont innervés par le nerf hypoglosse (XII).
D Tous les muscles intrinsèques du larynx sont innervés par le nerf laryngé inférieur.
E Une paralysie récurrentielle se traduit par l'immobilité d'une corde vocale.

QI 70

Le vestibule laryngé comprend :
A Les plis vestibulaires (bandes ventriculaires).
B Les ventricules laryngés.
C Les plis vocaux (cordes vocales).
D Le cartilage épiglottique.
E Les vallécules épiglottiques.

QI 71

Concernant les infections laryngées bactériennes, quelle(s) est (sont) la (les) proposition(s) exacte(s) ?
A Le tableau est dominé chez l'adulte par une dysphonie.
B Le traitement repose sur une antibiothérapie et une corticothérapie courte.
C Le pronostic vital peut être engagé.
D *Haemophilus influenzae* est le principal germe à l'origine d'une épiglottite chez l'enfant.
E Une endoscopie des VADS sous anesthésie générale est systématiquement indiquée.

QI 72

Quelles sont les étiologies pouvant être à l'origine d'une paralysie récurrentielle bilatérale ?
A Une sclérose latérale amyotrophique.
B Un syndrome de Guillain-Barré.
C Une ingestion de caustique.
D Une thyroïdectomie totale.
E Une syphilis tertiaire.

QI 73

Concernant l'anatomie du pharynx, quelle(s) est (sont) la (les) proposition(s) exacte(s) ?
A La cavité orale fait partie du pharynx.
B Le pharynx est divisé en trois étages.
C L'hypopharynx et le pharyngolarynx désignent le même étage anatomique.
D L'oropharynx est situé entre le nasopharynx et l'hypopharynx.
E Le nasopharynx est également appelé cavum.

QI 74

Vous recevez le résultat de la biopsie d'une lésion amygdalienne qui confirme la présence d'un carcinome épidermoïde de l'amygdale gauche. Quelles mesures du Plan cancer engagez-vous ?
A Présentation du dossier en réunion de concertation pluridisciplinaire.
B Programmation d'une consultation d'annonce.
C Mise en invalidité professionnelle.
D Prévenir le courtier en assurance du patient.
E Remise d'un programme personnalisé de soins.

QI 75

Vous recevez en consultation un patient âgé de 50 ans, au seul antécédent d'intoxication alcoolo-tabagique chronique, qui présente une dysphonie depuis 3 semaines. Vous suspectez un cancer du larynx. Quelle(s) est (sont) la (les) proposition(s) exacte(s) ?
A Un scanner cervicofacial sans injection doit être réalisé.
B L'endoscopie ou la panendoscopie des VADS sous anesthésie générale est indispensable.
C Une localisation synchrone doit être recherchée.
D Un scanner du thoracique injecté doit être réalisé.
E Un bilan dentaire doit être réalisé.

QI 76

Parmi les signes cliniques suivants, lesquels doivent vous faire évoquer un carcinome épidermoïde de l'amygdale palatine ?
A Otalgie gauche.
B Adénopathie cervicale gauche en zone IIA.
C Dysphonie.
D Dysphagie.
E Dyspnée.

QI 77

Un homme de 60 ans, éthylo-tabagique, consulte pour une otalgie droite évoluant depuis 3 semaines. L'examen otoscopique est normal. Que faut-il évoquer en priorité ?
A Une carie dentaire.
B Une otite séromuqueuse.
C Une sinusite maxillaire.
D Un cancer de l'hypopharynx.
E Un cancer de l'oropharynx.

QI 78

Le carcinome épidermoïde est le type histologique habituellement retrouvé dans une ou plusieurs des localisations suivantes : laquelle ou lesquelles ?
A Hypopharynx.
B Larynx.
C Oropharynx.
D Ethmoïde.
E Cavum.

QI 79

Quelle(s) est (sont) la (les) proposition(s) exacte(s) concernant le cancer du cavum ?
A L'adénocarcinome est la forme histologique la plus fréquemment rencontrée.
B Le virus HPV est un facteur de risque.
C Le virus EBV est un facteur de risque.
D Les populations d'Asie du Sud-Est et du pourtour méditerranéen sont particulièrement concernées.
E L'éthylo-tabagisme n'est pas un facteur de risque.

QI 80

Quel bilan d'extension réaliserez-vous suite à la découverte d'un cancer du cavum ?
A Un scanner du massif facial et de la base du crâne.
B Une IRM de la base du crâne et cérébrale.
C Un TEP-scanner.
D Une panendoscopie des VADS.
E Une FOGD.

QI 81

Vous diagnostiquez un cancer de l'ethmoïde. Quel est le facteur de risque principal de cette tumeur ?
A Le virus HPV16.
B Le virus HPV18.
C Le virus d'Epstein Barr.
D Le tabagisme chronique.
E Les poussières de bois.

QI 82

Quels signes cliniques peuvent être présents dans un cancer du sinus maxillaire ?
A Une obstruction nasale unilatérale.
B Des épistaxis unilatérales récidivantes.
C Une mobilité dentaire en secteur 3 ou 4.
D Une hypoesthésie dans le territoire du V2.
E Une ulcération basi-linguale.

QI 83

Vous recevez un homme de 55 ans, éthylo-tabagique, qui présente une tuméfaction jugulo-carotidienne depuis 3 mois, non inflammatoire. Que devez-vous évoquer en priorité ?
A Une sarcoïdose.
B Une lymphogranulomateuse bénigne d'inoculation.
C Une adénopathie métastatique d'un carcinome des VADS.
D Une toxoplasmose.
E Une tuberculose ganglionnaire.

Questions isolées

QI 84

Face à une tuméfaction latérocervicale, quelles peuvent être les diagnostics différentiels à éliminer avant d'évoquer une adénopathie ?
A Un kyste amygdaloïde.
B Un paragangliome carotidien.
C Un schwannome du X.
D Un kyste du tractus thyréoglosse.
E Un lipome.

QI 85

Sur la coupe de scanner ci-dessous (figure 21.13), précisez la localisation de l'adénopathie cervicale identifiée ?
A Sous-mentale.
B Spinale.
C Pré-laryngée.
D Jugulo-carotidienne.
E Sus-claviculaire.

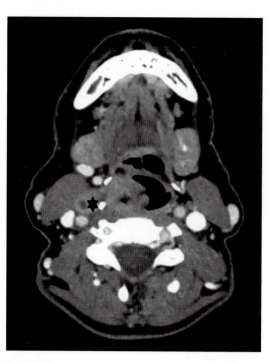

Fig. 21.13.

QI 86

Parmi les propositions suivantes, lesquelles font partie du bilan paraclinique minimal devant une tuméfaction cervicale ?
A Bilan biologique inflammatoire : NF, VS, CRP.
B TEP-scanner.
C Échographie cervicale.
D Panendoscopie.
E Angio-IRM.

QI 87

Vous recevez un patient de 40 ans, originaire d'Asie du Sud Est qui présente une tuméfaction supra-centimétrique, mobile, de la région spinale droite. Quel diagnostic devez-vous évoquer en priorité ?
A Leucémie lymphoïde chronique.
B Adénopathie métastatique d'un carcinome nasopharyngé.
C Adénopathie métastatique d'un adénocarcinome de l'ethmoïde.
D Tuberculose ganglionnaire.
E Lymphangiome kystique.

Réponses

QI 1
Réponse : A, B.

QI 2
Réponse : A, E.

QI 3
Réponse : A, C, D.

QI 4
Réponse : C.

QI 5
Réponse : C, E.

QI 6
Réponse : C, E.

QI 7
Réponse : E.

QI 8
Réponse : E.

QI 9
Réponse : A, C, D.

Questions isolées

QI 10
Réponse : A, B.

QI 11
Réponse : B [PMZ], E [PMZ].

QI 12
Réponse : A, E.

QI 13
Réponse : B, C.
- A : *Faux*. Les tests d'audiométrie sont des tests de mesure de l'audition subjectifs.
- D : *Faux*. L'impédancemétrie n'est pas un test de mesure de l'audition.

QI 14
Réponse : A, D.
- A : *Vrai*. Les PEA ne testent que les fréquences aiguës : 2 000 et 4 000 Hz.

QI 15
Réponse : A, B, C, D.

QI 16
Réponse : A, E.
- A : *Vrai*. Il repose principalement sur l'interrogatoire.
- B : *Faux*. Seulement si doute diagnostique.
- C : *Faux*. Seulement si fébrile !
- D : *Faux*. Les symptômes de l'aura migraineuse sont unilatéraux.

QI 17
Réponse : A, C.
- B : *Faux*. Confusion avec les algies vasculaires de la face.
- D : *Faux*. Caractéristiques d'une névralgie secondaire du trijumeau.
- E : *Faux*. Il n'existe pas d'arguments diagnostiques EEG pour la névralgie essentielle du V.
- F : *Faux*. Confusion avec le traitement des migraines.

QI 18
Réponse : A, C.
- B : *Faux*. Confusion avec la névralgie essentielle du trijumeau.
- D : *Faux*. Myosis et énophtalmie ne font pas partie des éléments de l'algie vasculaire de la face.
- E : *Faux*. Les crises sont généralement quotidiennes.

QI 19
Réponse : A, D, E.

QI 20
Réponse : B, C.

QI 21
Réponse : B, C, D.
- A : *Faux* [SMZ]. Pas de nystagmus sous anesthésie générale.
- E : *Faux* [SMZ]. N'explorent que les canaux latéraux.

QI 22
Réponse : A, E.
- B : *Faux*. Grande crise de vertige unique et de plusieurs heures.
- C : *Faux*. Traitement symptomatique et kinésithérapie.
- D : *Faux* [SMZ]. Cause la plus fréquente : VPPB.
- E : *Vrai*. Syndrome de Lindsay-Hemenway.

QI 23
Réponse : A, B, D.
- A : *Vrai*. C'est la cause la plus fréquente.
- B : *Vrai*. Symptôme d'appel le plus fréquent.

QI 24
Réponse : A, B, D.
- A : *Vrai* [PMZ]. Signe indispensable à rechercher.
- B : *Vrai* [PMZ]. Signe indispensable à rechercher.
- C : *Faux*. Aspécifique.
- D : *Vrai* [PMZ]. Signe indispensable à rechercher.
- E : *Faux*. Se voit en cas de diverticule de Zenker.

QI 25
Réponse : A, E.

QI 26
Ethmoïdales.

QI 27
Réponse : A, B, C, D, E.

QI 28
Réponse : D.

QI 29

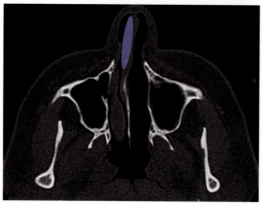

Fig. 21.14.

QI 30
Réponse : B, C, E.
Commentaire : La branche vélique du X prend en charge l'hémivoile homolatéral.

QI 31
Réponse : B, C.

QI 32
Réponse : B, C, E.

QI 33
Réponse : A, E.

QI 34
Réponse : B, D, E.

QI 35
Réponse : A, D, E.

QI 36
Réponse : B, C.

QI 37
Réponse : A, B, D.

QI 38
Réponse : D.

QI 39
Réponse : E.

QI 40
Réponse : A, B, C.

QI 41
Réponse : A, C, D.

QI 42
Réponse : A, C.

QI 43
Réponse : E.

QI 44
Réponse : A, B, C, D, E.

QI 35
Réponse : C.

QI 46
Réponse : B, E.

QI 47
Réponse : C, E.

QI 48
Réponse : A, B.

QI 49
Réponse : B, E.

QI 50
Réponse : A, B, C, E.

QI 51
Réponse : A, B.

QI 52
Réponse : A, B, D.

Commentaire :
A: *Vrai*. C'est la cause la plus fréquente.
B: *Vrai*. Symptôme d'appel le plus fréquent.

QI 53

Réponse : D, E.
Commentaire :
B: *Faux*. Pic d'incidence 3 à 15 ans.
C: *Faux*. C'est un syndrome pseudogrippal, plutôt d'origine virale.
D: *Vrai*. En effet, le risque de complication générale d'une angine est très faible, notamment en cas de TDR négatif.
E: *Vrai*. C'est l'intérêt du TDR.

QI 54

Réponse : A, C, E.

QI 55

Réponse : A, D.

QI 56

Réponse : A, D.

QI 57

Réponse : B, D.

QI 58

Réponse : A, B, C.

QI 59

Réponse : B, D, E.

QI 60

Réponse : B, E.

QI 61

Réponse : A, C, D, E.

QI 62

Réponse : C, D.

QI 63

Réponse : A, C, E.

QI 64

Réponse : A, B, C, D, E.

QI 65

Réponse : A, E.

QI 66

Réponse : B, D.

QI 67

Réponse : E.

QI 68

Réponse : B, D.

QI 69

Réponse : B, E.

QI 70

Réponse : A, B, D.

QI 71

Réponse : A, B, C, D.

QI 72

Réponse : A, B, D, E.

QI 73

Réponse : B, C, D, E.

QI 74

Réponse : A, B, E.

QI 75

Réponse : B, C, D, E.
Commentaire :
A : *Faux*. Le scanner doit être injecté en l'absence de contre-indication.

QI 76

Réponse : A, B, D.

Index

A

Abcès (complications des otites moyennes), 248
Accident vasculaire cérébral, 29, 128
Achalasie, 290, 296
Acidose métabolique, 262
Acoumétrie, 41, 55
Acouphène, 50, 55, 57, 133, 136
Acquisition normale du langage, 47
Actinomycose, 281
Adénectomie, 274, 318
Adénite, 201, 275
Adénocarcinome
– de la fente olfactive, 332
– des glandes salivaires, 86
– nasosinusien, 11
Adénoïdectomie, 264
Adénoïdo-amygdalectomie, 149
Adénome pléomorphe, 83–84, 118
Adénopathie, 272, 309, 315, 319, 322, 325, 329
– tuberculeuse, 275
Adénophlegmon, 203, 275
Aérateur transtympanique, 241
Agranulocytose, 210
Alcoolo-tabagisme, 210, 285, 291, 295, 307, 311–313, 315, 317, 319, 331
Algie vasculaire de la face, 95, 228
Aminosides, 61–62, 65
Amygdalectomie, 201
Amygdalite aiguë. *Voir* Angine
Amylose, 81
Anévrisme carotidien, 281
Angine, 187
– de Vincent, 208
– érythémateuse, 192
– érythémato-pultacée, 192
– herpétique, 207
– pseudomembraneuse, 204
– ulcéreuse et nécrotique, 207
– vésiculeuse, 206
Angiomatose hémorragique familiale, 11
Angiome sous-glottique, 263
Anorexie, 288
Anosmie, 354
Antalgiques, 102, 191
Antibioprophylaxie
– après syndrome post-streptococcique, 199
– brèche ostéoméningée, 349
– méchage antérieur, 8, 12, 357
– sujets contacts de diphtérie, 206
Antibiothérapie
– angines, 191
– diphtérie, 206
– épiglottite, 269
– otite externe, 223
– otite moyenne aiguë, 229, 233
– phlegmon péri-amygdalien, 203
– RAA, 195
– sinusites aiguës de l'adulte, 180
– sinusites aiguës de l'enfant, 182
– syndrome de Lemierre, 209
Anticorps
– anti-thyroglobuline, 156
– TRAK, 161
Antiémétiques, 344
Antipyrétiques, 191
Antithyroïdiens de synthèse, 162
Antivertigineux, 344
Aplasie d'oreille, 53
Apnées obstructives du sommeil, 144
Apophyse styloïde longue (syndrome de l'), 102, 227
Appareillage auditif, 63
Artérite gigantocellulaire de Horton, 101
Aspergillus, 223
Astérixis, 260
Asthénie, 205
Atélectasie, 368
Audibilité, 40
Audiogramme, 43
Audiométrie, 240
– comportementale, 49
– tonale, 42
– vocale, 43
Audition (baisse de l'), 39
Aura migraineuse, 93–94
Autophonie, 50

B

Bacteroides fragilis, 203
Barotraumatisme, 61, 225, 231
Bartonella hensellae, 277
Bêtabloquants, 102
Bétahistine, 139
Bethesda, 160
Blink reflexe, 111
Blocage articulaire, 26
Bouchon de cérumen, 53, 224
Bradypnée inspiratoire, 257, 259
Brèche ostéoméningée, 348
Bronchectasies, 369
Bronchoalvéolite, 369
Bronchorrhée, 369
Brucellose, 277
Bruit inspiratoire, 257
Brûlure par caustique, 300
Bruxisme, 101, 145

C

Calcitonine, 156
Cancer(s)
– bronchopulmonaire, 27
– de l'amygdale, 210
– de l'ethmoïde, 331
– de l'hypopharynx, 307, 322
– de l'œsophage, 268, 295
– de l'oropharynx, 307, 318
– de la cavité buccale, 307, 315
– de la thyroïde, 167
– des VADS, 266, 278, 306
– du cavum, 225
– du cavum/rhinopharynx, 279, 308, 328
– du larynx, 267–268, 307, 324
– du pharynx, 295
– du sinus maxillaire, 334
– nasosinusiens, 100
– œsophagien, 27
– rhinosinusiens, 307, 331
– sous-glottique, 328
– thyroïdiens, 27, 268
Candida, 223
Capsule otique, 343
Carcinome
– adénoïde kystique, 86, 320
– de la thyroïde, 167
– des glandes salivaires, 86
– épidermoïde des VADS, 317, 320, 323, 326. indifférencié de type nasopharyngé. *Voir* UNCT
Carence en iode, 154
Catarrhe tubaire, 225
Cellulite cervicale, 202
Céphalées, 90, 136
– de tension, 95
Cervicalgie, 136
Cervicotomie exploratrice, 308
Chancre syphilitique de l'amygdale, 209
Chimiothérapie des cancers des VADS, 313
Chirurgie des cancers des VADS, 312
Cholestéatome, 116, 119, 138, 237, 241, 244–245
– post-traumatique, 349
Chondrite, 223
Chute de la personne âgée, 132
Classification
– de Bethesda, 160
– de Friedmann, 148
– de Mallampati, 148
– EU-TIRADS, 156
– internationale des céphalées ICHD-3, 91
– TNM
– – des tumeurs de l'hypopharynx, 323
– – des tumeurs de l'oropharynx, 320
– – des tumeurs de la lèvre et de la cavité buccale, 317
– – des tumeurs du larynx, 326
– – des tumeurs du rhinopharynx, 330
CMV, 62
Cœur pulmonaire aigu, 260
Colique salivaire, 77

Commotion labyrinthique, 345
Conduction
– aérienne, 41, 50
– osseuse, 41, 50
Conflit vasculo-nerveux (névralgie du trijumeau), 97
Consultation d'annonce, 312
Cophose, 39, 55, 344
Cornage, 257–258, 265
Corps étranger
– de l'œsophage, 364
– de l'oreille, 224, 363
– du nez, 364
– du pharynx, 364
– laryngé, 264, 269, 366
– oropharyngé, 299
– trachéobronchiques, 366
Corynébactéries, 205
Corynebacterium diphtheriae, 189
Croup, 206, 265
Curage ganglionnaire, 312, 318
Cylindrome, 225
Cystadénolymphome papillaire, 85
Cytoponction de thyroïde, 160

D

Déficit vestibulaire, 134
Déglutition, 257, 288
Dent incluse, 99
Dépendance alcoolo-tabagique, 311
Dépistage de la surdité permanente néonatale, 47
Déplacement médiastinal, 368
Déviation segmentaire, 131
Diabète, 116
Diabolos, 241
Diapason, 41
Diastème laryngé, 262
Dihydroergotamine, 102
Diphtérie, 205, 265
Diplacousie, 55
Diplégie
– faciale, 120
– laryngée, 268
Dispositif d'annonce du Plan Cancer, 312
Dissection de l'artère vertébrale, 128
Dissociation automatico-volontaire, 108
Distorsion sonore, 50, 55
Diverticule de Zenker, 296
Douleur, 136, 308
– du nerf grand occipital, 101
Dysarthries, 22
Dyskinésie laryngée, 263
Dysmétrie cérébelleuse, 136
Dysperméabilité de la trompe d'Eustache, 52
Dysphagie, 22, 165, 259, 265, 288, 290, 293, 308, 314, 319, 322, 325, 366
Dysphonie, 18, 21, 23, 165, 259, 265, 290, 308, 322, 325
Dyspnée, 22, 28, 165, 290, 308, 314, 370

– de Kussmaul, 262
– laryngée, 257, 322, 325
– – de l'adulte, 265
– – de l'enfant, 259

E

EB. *Voir* Virus d'Epstein-Barr
Ecchymose rétroauriculaire, 341
Échelle de House et Brackman, 110
Echovirus, 207
Ectropion, 109
Eczéma, 223
Électrogustométrie, 111
Embolisation artérielle, 8
Embryopathie, 53, 62
Emphysème obstructif, 368
Enfant sourd, 66
Ensellure nasale, 355
Entérovirus, 207
Envahissement ganglionnaire, 312
Épiglottite, 264, 267
Épistaxis, 4, 332, 355
– essentielle, 11
Épreuve
– de Rinne, 41, 50, 55
– de Weber, 41, 50, 55
Équilibre, 125
Ethmoïdite, 178
Éthylo-tabagisme 229, *Voir* Alcoolo-tabagisme
Exérèse des cordes vocales, 324
Exposition professionnelle. *Voir* Maladies professionnelles

F

Fausse route, 22, 259, 268
Fibrome nasopharyngé, 10
Fibrose (maladie à IgG$_4$), 80
Fistule
– jugulocarotidienne, 281
– labyrinthique, 128, 135
– périlymphatique, 247, 344–345
Flapping tremor, 260
Flore commensale pharyngée, 201, 211
Fœtopathie, 62
Fosses nasales, 4
Fracture
– de l'os tympanal, 344
– de la base du crâne, 354
– de Le Fort, 355
– des os propres du nez, 353
– du rocher, 53, 56, 117, 128, 339
– extralabyrinthique, 343
– mastoïdienne, 344
– translabyrinthique, 342
Furoncle, 223
Fusobacterium necrophorum, 208

G

Ganglion sentinelle, 318
Gêne auditive, 55

Gène *RET*, 168
Glandes salivaires, 70
Globus hystericus, 288
Glomérulonéphrite, 198
Glossodynie, 315
Goitre, 154, 161
– plongeant, 158
Gouttes auriculaires, 62, 223, 226
Granulomes des cordes vocales, 24
Grenouillette, 78
Gustation, 108

H

Haemophilus influenzae, 197, 218, 229, 233, 264
Handicap auditif, 39, 64
Head Impulse Test, 129
Hématémèse, 6
Hématome de cloison, 355
Hémicrânie paroxystique, 96
Hémopathie maligne, 210
Hémoptysie, 6
Hémorragie
– des gros vaisseaux du cou, 314
– intralabyrinthique, 345
Hémotympan, 53, 222, 341
Hernie salivaire, 77
Herpangine, 207
HINTS test, 129
Hormones thyroïdiennes, 154
HPV, 268, 279, 307, 315, 318
Hydrops, 345
Hyperacousie, 110
Hyperparathyroïdie, 168
Hypersomnolence diurne, 145
Hypertension artérielle, 7
Hypertrophie des amygdales, 147
Hypertrophie des végétations adénoïdes, 213
Hypoacousie, 39, 133, 239
Hypophonie, 21
Hyposmie, 354
Hypothyroïdie, 29

I

IgG$_4$ (maladie à), 80
Immobilité laryngée
– bilatérale, 268
– unilatérale, 25
Immunothérapie, 313
Impédancemétrie, 44, 225
Implant cochléaire, 63, 66
Index d'apnées-hypopnées, 147
indifférencié de type nasopharyngé, 329
Intelligibilité, 40, 44
Intoxication alcoolo-tabagique. *Voir* Alcoolo-tabagisme
Intubation orotrachéale, 269
Iode, 154

Index

K

Kyste
- amygdaloïde, 279–281
- dermoïde, 282
- des cordes vocales, 29
- du tractus thyréoglosse, 282

L

Labyrinthite, 56, 128, 236, 245, 248
Lacrymation, 108
Lagophtalmie, 109
Langage, 21, 47
Laryngite, 213
- chronique, 325
- sous-glottique, 263, 267
- striduleuse, 264
Laryngocèle, 269, 282
Laryngomalacie, 262
Larynx post-radique, 267
Leucoplasie, 315
Lithiase salivaire, 77
Luxation de cloison nasale, 357
Lyme, 116
Lymphadénopathie du VIH, 277
Lymphogranulomatose bénigne d'inoculation, 277
Lymphome, 279, 285
Lyse ossiculaire, 52, 241, 244

M

Maison départementale des personnes handicapées (MDPH), 65
Maladie(s)
- à IgG$_4$, 80
- ciliaires, 238
- d'adaptation, 217
- d'Alzheimer, 297
- de Basedow, 161
- de Hodgkin, 279
- de Kimura, 80
- de Lyme, 116
- de Ménière, 57, 129, 133
- de Parkinson, 22
- de Rendu-Osler, 11
- des griffes du chat, 274, 277
- neurologiques dégénératives, 297
- professionnelles, 61, 307, 331
Manœuvre
- de Dix et Hallpike, 132, 346
- de Heimlich, 366
- de Pierre Marie et Foix, 110, 344
- de Semont-Toupet, 139
- de Valsalva, 239, 243
Mastoïdite, 82, 226, 235
Mèchage, 12
Médiastinite, 365
Méningiome intrapétreux, 119
Méningite, 57, 63, 236, 245, 248
Méningo-encéphalocèle, 348
Métastase ganglionnaire, 278
Migraine, 93
- vestibulaire, 128, 134

Mimiques, 108
MNI-test, 190, 205
Mobilité dentaire, 315, 334
Mononucléose infectieuse, 204, 277
Moraxella catarrhalis, 218, 229
Mutilation vocale, 324
Myasthénie, 29, 120, 297
Mycobactéries atypiques, 276
Mycobacterium tuberculosis, 275
Myopathies, 297
Myringite phlycténulaire, 225
Myringotomie, 234

N

Nausées, 125
Nécrose septale, 356
Neisseria gonorrhoeae, 189
Neurinome de l'acoustique, 57
Neuroendocrinopathie de type 2, 168
Neurolabyrinthite, 57
Névralgie(s), 89, 228
- du trijumeau, 97
Névrite
- faciale, 113, 348
- vestibulaire, 134, 140
Nickel, 307, 331
Nodule
- des cordes vocales, 24
- thyroïdien, 158, 164
Nystagmus, 125, 130, 345, 349

O

Obstruction
- laryngée, 261
- nasale unilatérale, 332, 364
Odynophagie, 267, 288, 290
Œdème
- de Quincke, 267
- de Reinke, 23, 268, 325
- post-radique, 314
Œsophagite, 298
Orthophonie, 29, 59, 64
Ossiculoplastie, 341
Ostéolyse basicrânienne, 331
Ostéoradionécrose, 311–312, 314
Otalgie, 218, 222, 225–226, 228
- réflexe, 101, 227, 232, 308, 318, 322
Otite
- atélectasique, 243
- barotraumatique, 231
- cholestéatomateuse, 52, 245
- chronique, 52
- externe, 218, 222, 225
- fibroadhésive, 245
- moyenne
-- aiguë, 116, 217, 229
--- collectée, 234
-- chronique, 116, 237
- muqueuse à tympan ouvert, 242
- phlycténulaire, 225
- séquelles, 243

– séromuqueuse, 53, 217, 236, 238
– – unilatérale, 227
– – unilatérale chez l'adulte, 329
– tuberculeuse, 247
Otoémissions acoustiques provoquées (OEAP), 46, 48–49
Otohématome, 222
Otoliquorrhée, 344, 348
Otorragie, 128, 344
Otorrhée, 128, 235, 242
Otospongiose, 50
Ototoxicité, 61, 65, 134

P

p16 (tumeurs de l'oropharynx), 320
Palmure laryngée, 262
Papillomatose laryngée, 24, 265, 268
Paracentèse, 234
Paracousie, 50
Paralysie
– des cordes vocales, 22
– des nerfs crâniens, 297
– faciale
– – *a frigore*, 112, 227
– – centrale, 108
– – complication d'otite moyenne, 236, 248
– – iatrogène, 118
– – infectieuse, 115
– – néonatale, 120
– – otogène, 116
– – périphérique, 106, 344
– – – post-traumatique, 339, 347
– – traumatique, 117
– – tumorale, 119
– laryngée, 25, 27, 263
Paresthésies, 112
Parotidite, 76
Parotidomégalie essentielle, 81
Perforation tympanique, 52–53, 237, 242, 245
Périchondrite, 222–223
Perte de poids, 292
Pétrosite, 226
Pharyngolaryngectomie totale, 324
Phéochromocytome, 168
Phlegmon péri-amygdalien, 200, 299
Phonation, 257
Photophobie, 136
Pile bouton (corps étranger), 363
Plaie de la région parotidienne, 117
Plan
– personnalisé après cancer (PPAC), 313
– personnalisé de soins (PPS), 312
Plénitude d'oreille, 136
Pneumocoque, 218
– de sensibilité diminuée à la pénicilline, 229
Pneumolabyrinthe, 342, 344
Poche de rétraction tympanique, 243
Polyarthrite rhumatoïde, 28
Polype sentinelle, 332
Polypnée, 259
– superficielle, 265

Potentiels évoqués auditifs précoces (PEAP), 45, 48–49
Pouls paradoxal, 260
Poussières de bois, 307, 331
Presbyacousie, 58
Presbyvestibulie, 141
Prévention
– des cancers des VADS, 315
– des troubles de l'audition, 65
Profession du bois, 331
Prothèse auditive, 64
Pseudomonas aeruginosa, 222–223, 234
Pseudomyxome laryngé, 268
Pulpite, 99, 334
Purpura du voile, 205

Q

Qualité de vie, 92

R

Radiothérapie des cancers des VADS, 312
Ranula, 78
Rééducation
– orthophonique, 29, 59, 64
– vestibulaire, 140
Réflexe
– stapédien, 37, 44, 51, 106, 110–111
– vestibulo-oculaire, 126, 129, 138
– vestibulo-spinal, 125–126
Reflux gastro-œsophagien, 227
Réhabilitation des surdités, 63
Respiration, 257
– de Cheynes-Stokes, 262
– de Kussmaul, 262
– paradoxale, 265
RET, 168
Rétraction tympanique, 116, 245
Rétrusion mandibulaire, 147
Réunion de concertation pluridisciplinaire, 311
Rhinite, 172
– allergique, 173
Rhinolalie, 22
Rhinoliquorrhée, 348, 354, 356
Rhinopharyngite, 173, 201, 210, 217
Rhinoplastie, 357
Rhinosinusite aiguë, 174
Rhumatisme articulaire aigu, 191, 194, 198
Rinne (épreuve de), 41, 50, 55
Ronflement, 144
Rougeole, 231
Rubéole, 62
Rupture carotidienne, 6

S

Santé numérique, 37
Saignement. *Voir* Épistaxis
Saphyloccocus aureus, 223
Sarcoïdose, 79, 120, 277
Satiété précoce, 288
Scarlatine, 192, 231

Index

Schwannome
- du plexus brachial, 282
- vestibulaire, 57, 129, 134, 138

Sclérose
- en plaques, 128, 133
- latérale amyotrophique, 22, 268, 297

Score
- de Mac Isaac, 193
- EU-TIRADS, 156

Septoplastie, 357
Séquelles d'otites, 52, 243
Sérothérapie antidiphtérique, 206
Sialadénite, 76
Sialadénose, 80
Sialite
- aiguë, 76
- chronique, 78
- lithiasique, 77
- tuberculeuse, 78

Sialodochite, 76
Sialorrhée, 259, 269
Sialose, 79
Signe
- de Battle, 341
- de Campbell, 259
- de Charles Bell, 109, 248
- de De Graef, 162
- de Halmagyi., 130
- de Koplick, 76
- de la fistule, 137, 236, 247–248, 345
- de la queue du sourcil, 163
- de Souques, 109
- du peaucier de Babinski, 109
- du peigne, 101
- du rideau, 22, 129

Sinusite
- aiguë, 174
- et céphalées, 99

Skew deviation, 130
Sommeil (troubles du), 144
Somnolence diurne, 145
Sonde à double ballonnet hémostatique, 13
Sonophobie, 136
Sous-maxillite, 281
Spasme
- de l'hémiface, 111, 119
- - postparalytique, 113
- des cordes vocales, 263
- laryngé, 264
- œsophagien, 290

Staphylococcie maligne de la face, 178
Staphylococcus aureus, 203, 223, 229
Staphylococcus epidermidis, 229
Stase salivaire, 291, 366
Sténose
- glottique, 268
- laryngée, 262
- œsophagienne, 298
- - post-radique, 294
- trachéale, 165

Streptococcus pneumoniae, 218, 229
Streptococcus pyogenes, 194
Streptocoque β-hémolytique du groupe A, 189, 194
Stridor, 257–258, 366
- laryngé congénital, 262

Sujet âgé (pathologie vertigineuse et marche), 140
SUNA, 97
Surdité
- d'origine génétique, 60, 62
- d'origine infectieuse, 63
- de l'enfant, 46
- de perception, 39, 54, 59
- - de l'enfant, 62
- de transmission, 39, 50
- - fracture du rocher, 346
- et vertige, 128
- fracture du rocher, 345
- mixte, 40
- ototoxique, 61, 65
- par trouble pressionnel, 57
- traumatique, 56
- unilatérale brusque, 55

Surmenage vocal, 29
Surveillance des cancers des VADS, 314
Syncinésie, 113
Syndrome
- algodysfonctionnel de l'appareil manducateur (SADAM), 101
- cérébelleux, 129
- cochléovestibulaire déficitaire, 344
- d'Alport, 62
- d'apnées obstructives du sommeil, 144
- - de l'enfant, 148
- d'Eagle, 102
- d'Usher, 62
- de Gougerot-Sjögren, 80
- de Gradenigo, 226
- de Guillain-Barré, 27, 121, 268
- de Jerwell-Lange-Nielsen, 62
- de l'apophyse styloïde longue, 102, 227
- de Lemierre, 208
- de Pendred, 62
- de pénétration, 264, 367
- de Plummer-Vinson, 297
- de Sicard, 115
- de Waardenburg, 62
- malformatif, 53, 62
- otite-conjonctivite, 233
- otomandibulaire, 53
- parkinsonien, 22, 297
- post-streptococcique, 198
- postural phobique, 141
- SADAM, 227
- sec, 79
- subjectif des traumatisés du crâne, 346
- TORCH, 62
- vestibulaire, 125, 130, 248

Syphilis, 121, 209, 268, 277

T

T3, 156
T4, 156
Tabagisme, 214, 217–218, 268, 318
Tache vasculaire, 4
Tachycardie, 265
Tamponnement
– antérieur, 12
– antéropostérieur, 13
Télangiectasies, 11
Télémédecine
– consultation audiologique, 66
– fracture des os propres du nez, 357
– paralysie faciale, 112, 349
Test(s). *Voir aussi* Épreuve
– au diapason, 41
– audiométriques, 48
– de dépistage de surdité, 48
– de diagnostic rapide (TDR SBHA), 190, 194
– de Fukuda, 131
– de Halmagyi, 129
– de la marche aveugle, 131
– de Romberg, 131
– de Schirmer, 111
– HINTS, 129
– MNI, 205
Thalidomide, 62
Thrombophlébite du sinus latéral, 237, 245, 247, 249
Thyroglobuline, 156
Thyroïde ectopique, 282
Thyroïdectomie, 162, 168
Thyroïdite
– auto-immunes, 161
– d'Hashimoto, 163
– de De Quervain, 163
Thyrotoxicose, 161–162
Timbre de la voix, 260
Tirage, 258–259, 265, 366
TORCH syndrome, 62
Toux, 259
Toxoplasmose, 62, 277
Trachéomalacie, 165
Trachéostomie définitive, 324
Trachéotomie, 269
Trapping, 368
Traumatisme
– crânien, 56, 346, 351, 354
– craniofacial, 339
– facial, 10
– laryngé, 268
– sonore, 60
Travailleurs du bois, 11, 307, 315
Trigger zone, 97
Trijumeau (névralgie du), 97
Triptans, 102
Trismus, 101, 315
Troubles
– aigus de la parole, 18
– auditifs, 40
– cochléaires, 136
– de l'accommodation, 100
– de l'audition (prévention des), 65
– de l'équilibre, 57, 132, 345
– de l'hématose, 262
– de l'hémostase, 9, 11
– de la convergence, 100
– de la déglutition, 259, 292
– du langage, 21
– du sommeil, 144
– moteurs œsophagiens, 298
TSH, 156
Tuberculose, 116, 247, 272, 275
Tularémie, 277
Tuméfaction cervicale, 308
Tumeur(s)
– battante vasculaire, 281
– de l'angle pontocérébelleux, 57, 119
– de la base du crâne, 98
– de la cloison nasale, 335
– de la glande submandibulaire, 281
– de Warthin, 83, 85
– des cordes vocales, 23
– des glandes salivaires principales, 81, 119
– du conduit auditif externe, 225
– du glomus carotidien, 281
– du quatrième ventricule, 298
– du rocher, 119
– du sphénoïde, 335
– du tronc cérébral, 119
– mixte de la parotide, 84
Tympan flaccide, 52
Tympanométrie, 44, 50, 240
Tympanoplastie, 242, 341
Tympanosclérose, 52, 243

U

UCNT (*Undifferentiated Carcinoma of Nasopharyngeal Type*), 279, 308, 328
Ulcérations muqueuses, 315

V

Vascularisation
– des fosses nasales, 4
Végétations adénoïdes, 214
Vertige, 125
– du sujet âgé, 140
– fracture du rocher, 345
– permanent, 134
– positionnel paroxystique bénin (VPPB), 132, 139
– – post-traumatique, 346
VHIT (*Video Head Impulse Test*), 138
Vieillissement vestibulaire, 138, 141
VIH, 80, 116, 277
Virus
– coxsackie, 207
– d'Epstein-Barr, 190, 204, 277, 308, 328
– HPV, 307, 315, 318
– respiratoire syncytial (VRS), 211

Voix, 21, 259, 261
Vomissements, 125
VZV, 115, 227

W

Weber (épreuve de), 41, 50, 55
Wheezing, 258, 366

Z

Zona auriculaire, 115, 224, 227, 232
Zone
– « gâchette », 97
– de Ramsay-Hunt, 106–107, 110, 115, 219, 224, 227

Elsevier Masson S.A.S
65, rue Camille-Desmoulins
92442 Issy-les-Moulineaux Cedex
Dépôt Légal: décembre 2022

Retirage: février 2023

Imprimé en Espagne par Egedsa

Commentaires : Une dyspnée ou une dysphonie sont des symptômes devant faire évoquer un cancer du larynx et/ou de l'hypopharynx.

QI 77
Réponse : D, E.

QI 78
Réponse : A, B, C.

QI 79
Réponse : C, D, E.

QI 80
Réponse : A, B, C.

QI 81
Réponse : E.

QI 82
Réponse : A, B, D.

QI 83
Réponse : C.

QI 84
Réponse : A, B, C, E.

QI 85
Réponse : D.

QI 86
Réponse : A, C.

QI 87
Réponse : B.